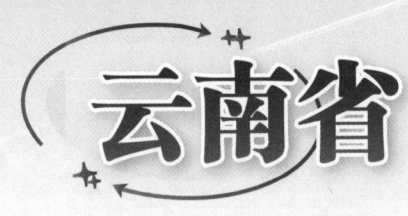

云南省

医疗护理员职业技能培训教材

云南省卫生健康委员会医政医管局
云 南 省 老 年 护 理 协 会　编著

U0313534

云南出版集团
YNK 云南科技出版社
·昆明·

图书在版编目（CIP）数据

医疗护理员职业技能培训教材 / 云南省卫生健康委
员会医政医管局 , 云南省老年护理协会编著 . 昆明：
云南科技出版社 , 2023.1
ISBN 9787558742002

Ⅰ . ①医… Ⅱ . ①云… ②云… Ⅲ . ①护理学 – 职业
培训 – 教材 Ⅳ . ① R47

中国版本图书馆 CIP 数据核字 (2022) 第 071678 号

医疗护理员职业技能培训教材

YILIAO HULIYUAN ZHIYE JINENG PEIXUN JIAOCAI

云南省卫生健康委员会医政医管局　　云南省老年护理协会　编著

出 版 人：温　翔
策　　划：高　亢
责任编辑：赵　敏
封面设计：常继红
责任校对：张舒园
责任印制：蒋丽芬

书　　号：ISBN 9787558742002
印　　刷：昆明猩煋印务有限公司
开　　本：787mm×1092mm　1/16
印　　张：28.5
字　　数：658 千字
版　　次：2023 年 1 月第 1 版
印　　次：2023 年 1 月第 1 次印刷
定　　价：86.00 元

出版发行：云南出版集团　云南科技出版社
地　　址：昆明市环城西路 609 号
电　　话：087164192481

编 委 会

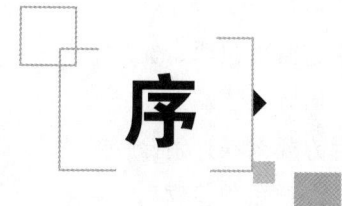

序

　　随着医疗卫生领域优质护理服务的深化，人们对全方位、多层次的护理需求日趋增长。相关数据显示，截至2020年，我国人口数量为14.12亿，60岁及以上人口数近2.5亿人，失能老人约4400万人、60岁以下重度残疾人为1147.5万人、医疗机构日均住院人数为536万人，对专业的医疗护理服务呈现庞大而刚性的需求。医疗护理员作为护理人力资源的重要补充性人员，越来越受到社会各界的重视。

　　2020年上半年，中华人民共和国人力资源和社会保障部与国家市场监督管理总局、国家统计局联合向社会发布了16个新职业，其中"医疗护理员"作为新职业，正式纳入我国职业分类大典。医疗护理员能在医院、养老机构、临终关怀机构、社区卫生服务中心、家庭等场所从事基本的护理技术服务。加强医疗护理员培训和管理是实施健康中国战略、积极应对人口老龄化的重要举措，有利于精准对接人民群众多样化、多层次的健康需求，扩大社会就业。在全面实施健康中国战略的进程中，医疗护理员能力的提升对促进健康服务业发展、保障和改善民生有积极意义。对此，2019 年 7 月，国家卫生健康委员会、人力资源和社会保障部等五部门联合发布《关于加强医疗护理员培训和规范管理工作的通知》，首次从国家层面对此项工作建立了标准，指导各地按照《医疗护理员培训大纲》加快培养医疗护理员，提升从业技能，提高服务质量，扩大社会就业岗位。2020年，云南省卫生健康委员会同云南省人力资源和社会保障厅等五部门联合印发《关于加强云南省医疗护理员培训和规范管理工作的通知》，通过规范并统一全省医疗护理员的培训和管理工作，逐步形成云南省医疗护理员培训规范管理的模式、机制。

　　在此背景下，云南省老年护理协会组织多家省市医院、高职院校专家，撰写了《云南省医疗护理员职业技能培训教材》。该书严格按照《医疗护理员培训大纲》要求，从医疗护理员的职业素养入手，定义了该工种从业人员应具备的"德"与"位"，从医者的角度来塑造该职业的社会属性和职业站位；在基础护理层面明确了从事该工作应掌握的"技"与"法"，从一般患者及重点特殊人员（老人、孕产妇及新生儿）患者的需求出发，以医疗、社区机构的实际工作需要为导向，涵盖皮肤护理、标本采集、基础护理、健康指导、中医护理、康复护理等十几大类几十项服务技能。同时，让从业人员在服务过程中熟悉医疗机构的管理、感控及从业人员的行为规范等，消除法律盲区，为守法执业锚定方向；在疾病照护和重点、特殊人群照护篇章则覆盖了《健康中国2030规划纲要》中，要加强的老年慢性疾病和孕产妇、婴幼儿常见非侵入性护理技术操作及突发情况应急处理办法。全书将专项技能提升与职业技能等级培训相贯通，通过系统、规范培训内容的梳理，对提升医疗护理员综合职业素养和专业技能水平，为社会培养出技能操作更加专业化、服务质量更加优质化的医疗护理员提供了理论支持；为稳定行业队伍、规范行业服务标准、开展医疗护理员的评价管理、指导并维护医疗护理员自身权益迈出了探索性的一步。

云南省卫生健康委医政医管局

2022 年 12 月 6 日

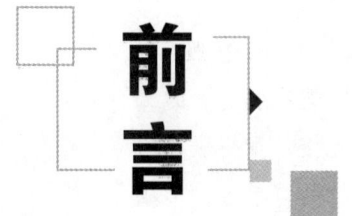

前言

　　自国家卫生健康委员会、人力资源和社会保障部、财政部、市场监督管理总局等五部门联发了《关于加强医疗护理员培训和规范管理工作的通知》（国卫医发〔2019〕49号）文件后，针对医疗机构开展医疗护理服务工作的从业人员、劳务派遣机构以及医院管理方提出规范管理、规范培训、规范服务的要求，目的在于精准对接医疗机构和患者多样化、多层次的健康服务需求，强化医疗护理员队伍职业素质提升，着重规范该职业工种的服务内容建设、专项技能培训、思想道德建设、法律法规的普及，使从业机构及人员建立法治观念、增强法律意识，德技兼修，提升服务技能水平，提升用人单位的管理效率。文件全方位地指导了工作开展的方向和步骤，在专项人才队伍建设层面还给予了政策性补贴，尤其倾向于困难人群和在岗职工。为此我会用好政策福利，在云南省卫生健康委员会医政医管局指导下，组织云南省多家省市医疗机构、高职院校专家撰写了本书。

　　依照《医疗护理员培训大纲》的架构，我们将本书分为四个篇章，从第一篇医疗护理员的职业素养入手，明确定位了本职业是什么、职业防护为什么、如何成为一个懂技能守法规的工作者，让从业人员对职业和自身有清晰的定位；第二篇基础护理，对医院感染管理知识、护理基础评估、生活照护、基础照护、康复锻炼、安全管理等内容逐一罗列，工作技能要领按教学要求辅以操作流程（图）、操作评分标准，图文并茂地呈现，务求学员在学习过程中一目了然，易学易懂，更便于学员学习及教师进行技能教学、考核。第三篇疾病照护，对普通患者内系、外系二级分科病人的照护，列出各科常见疾病主要症状以便引导护理员对患者症状正确识别后做出妥善的照护计划；第四篇重点、特殊人群照护，囊括了老年人、孕产妇、新生儿、精神疾病患者的服务重心及照护要点，让医疗护理员熟知以上人群的生理特点、发病特性和并发症表现，尽早识别风险，防微杜渐，掌握专科护理技能对症施护，精准处置；并发挥长期坚守在患者身边的时间和机会，做好技术服务的同时注重人文关怀和心理疏导，给予特殊人群更深一层的情感疗护，和谐医患关系，促进和谐康复。

本书立足于服务"十四五"卫生健康事业发展规划的落地实施，按照《全国护理事业发展规划（2021—2025）》及《健康云南2030规划纲要》的工作要求，注重医疗护理员工作与临床医疗护理服务工作的衔接，重视服务的可及性并将延续护理服务贯通整个工作流程，将健康服务的关口前置，形成从机构到社区、进家庭的全生命周期服务机制，杜绝非法执业、不当照护造成的非医疗侵害。在全面规范医疗护理员执业服务的大形势下，本书可作为各级医院、社区机构、养老院、家庭照护服务部门开展医疗护理员职业技能培训的规范化教材和用人单位服务质量的检查与评价；还可作为患者及家庭自我学习后保障个人合法权益的参考指南。本书撰写过程结合实践教学，开展多轮专家论证并反复修正，实操部分还进行教学视频录制，使得该教材更加贴近临床、贴近社会，满足不同层次、不同需求的机构及从业人员培训、考核需求，可操作性较强。

在教材即将付梓出版之际，特别感谢云南省卫生健康委员会医政医管局对我们委以重任和精准指导，感谢参与编审、编写的专家、工作人员给予的大力支持。由于编写时间仓促，编者水平有限，编写中难免有疏漏和不足之处，敬请各位同仁和读者给予批评指正。

编　者

2022 年 12 月 6 日

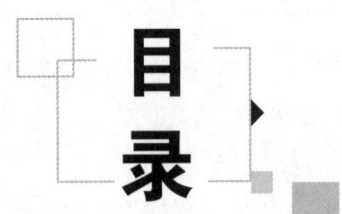
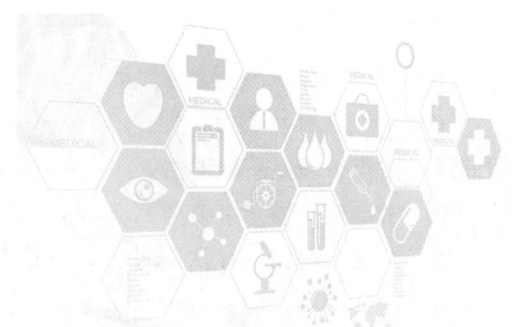

目录

三、疾病照护篇

四、重点、特殊人群照护篇

一、医疗护理员职业素养篇

第一章
医疗护理员职业道德和行为规范

医疗护理员，主要从事医疗护理辅助服务等工作，其不属于医疗机构卫生专业技术人员。医疗护理员是指通过正规培训并考核合格，在医务人员指导下，在医院、养老机构、临终关怀机构、社区卫生服务中心、家庭等场所从事基本的辅助护理工作，帮助服务对象保持、恢复和促进健康，提高服务对象生活质量的人员。医疗护理员的主要服务对象是病人，也包括老年病人、孕产妇、新生儿等。

【学习目标】

（一）识记
能正确叙述医疗护理员的岗位职责、职业道德、礼仪规范和职业安全的概念。

（二）理解
1. 能描述医疗护理员的岗位职责要求。
2. 能描述医疗护理员的职业道德要求。
3. 能描述医疗护理员的礼仪规范要求。
4. 能描述医疗护理员的职业安全要求。

（三）应用
1. 能运用医疗护理员的职业道德、礼仪规范严格要求自己，规范为病人服务。
2. 能做好防护，保证安全。

【案例导入】

小刘的母亲急诊入院治疗，医院规定，一位病人只能留一位家属陪护，病人和陪护的家属必须遵守医院的相关制度。小刘既要上班，还要照顾母亲住院的日常生活和检查，这让她感到力不从心。护士长建议并介绍小刘请一名护理员来照顾。

护理员玲慧的到来，小刘总算是多了个帮手，但把母亲完全交给别人照顾，小刘心里还是不太放心。傍晚时分，小刘按时给母亲喂药，把药放在母亲嘴里后，刚要喂水，玲慧护理员赶紧叫住她，说："妹子，您这样喂药容易呛到阿姨。"她一边说就一边先给小刘母亲叩了叩背，然后又稍稍摇起床头按操作规程喂了药。

小刘晚上回家以后，玲慧担心小刘母亲感到孤独，陪伴时耐心细心地照护，还与小刘母亲拉家常。问小刘母亲老家在哪里，有几个孩子，之前在哪里工作等。开始小刘母亲对她有些生疏，不习惯。小刘的母亲对玲慧从生疏到熟悉，从担心到信任和依赖。

自从玲慧承担护理员工作之后，小刘照护母亲的压力减轻了。玲慧的开朗善良和细心能干赢得了小刘和她母亲的认可。小刘向护士长夸奖这位护理员知书达礼，让人感觉很专业、很值得信赖，这让小刘一改之前对医院护理员的印象，"有她在我很放心。"

请思考：

1.故事里玲慧护理员照护老年人赢得家属信任，其服务技能体现在哪些方面？

2.同样的生活照护，医疗护理员和家属有什么不同？

第一节　医疗护理员的职业道德

职业道德是指从事一定职业的人们，在特定工作中与其内心信念和特殊社会手段来维系行为规范的总和，是人们在从事职业的过程中形成的一种内在的、非强制性的约束机制。医疗护理员职业道德是在一般社会道德基础上，根据医疗护理员职业的性质、任务以及医疗护理员岗位对病人所承担的社会义务和责任，对其提出的职业道德标准和行为规范，是医疗护理员用于指导自己言行，调整与病人、集体之间关系的标准，也是判断自己和他人在工作过程中的是非、善恶、荣辱的标准。

一、医疗护理员的职业道德

1.爱岗敬业，甘于奉献。热爱本职工作，认同本职工作，并真诚投入本职工作中。

2.严谨自律，遵纪守法。自觉遵守道德规范，严格遵守职业工作范畴，严于律己，认真工作，遵守国家法律法规与工作单位规章制度。

3.耐心细心，不忘关怀。护理员的日常工作是琐碎甚至劳累的，我们需要本着以病人的身心健康为中心的照护理念，积极聆听病人的需求，耐心细心地为病人提供热情周到的护理服务。

4.文明礼貌，仪表端庄。精神面貌彰显专业，穿戴整洁、得体大方、态度和蔼、举止文明是基本要求。良好的精神面貌给病人以亲切感与信任感。

5.尊重病人，保护隐私。尊重病人的人格与隐私权，不随意向他人泄露病人的个人信息与生理、心理状态。

二、医疗护理员职业素质

1. 热爱本职工作，具有为病人健康服务的敬业精神。

2. 关心病人疾苦，想病人所想，急病人所急。对病人有高度的责任心、同情心和爱心。

3. 有良好的医德医风，廉洁奉公。不做违反道德良心的不合法操作或不忠于职守的工作，以维护职业的声誉。

4. 具有诚实的品格、较高的慎独修养及高尚的思想情操。

5. 具有一定的基础文化修养、照护理论知识及人文科学知识，能胜任照护工作，并勇于钻研业务技术，保持高水平的照护能力。

6. 具有较强的照护技能，能应用工作程序的方法帮助解决病人存在或潜在的饮食、营养、排泄、清洁等问题。

7. 应与同行及其他人员保持良好的合作关系，相互尊重、友爱、团结、协作。

8. 具有健康的心理，开朗、稳定的情绪，宽容、豁达的胸怀，健壮的体格。工作作风严谨、细微、主动、果断、敏捷、实事求是。

9. 注意文明礼貌，用语规范，态度和蔼，稳重端庄，服装整洁，仪表大方。

第二节　医疗护理员的行为规范

1. 奉行救死扶伤的人道主义精神，履行维护生命、减轻痛苦、预防疾病、增进健康的神圣职责。

2. 依法依规执业，严格执行照护制度和规程，履行岗位职责，工作严谨、慎独，对个人判断及执业行为负责。

3. 遵守院纪院规，坚守岗位，不迟到早退。未经上级领导同意，不得擅自换班、积假、借假，需先请假，经批准后方可离开，上班时间不得使用手机。

4. 服务热情主动，对病人一视同仁。尊重、关心病人，保护病人隐私，维护病人健康权益。

5. 培养认真诚实，勤奋好学，敏锐果断，爱心耐心，公正大度的职业性格。

6. 培养钻研业务精神，勤于思考、勤于学习、勤于笔记、勤于实践，具有应变、动手、自控等能力。

7. 衣着整洁，仪表端庄，举止文明礼貌。离开工作岗位不得穿工作服。

8. 诚实谦让，工作中互相尊重，团结协作，不闹纠纷，不弄虚作假。

9. 关心集体，爱护公物，不谋私利，不假公济私。

10. 服从安排，有意见按组织原则提出，如意见未被采纳，不得影响工作。

11. 严禁超范围服务。

第三节　医疗护理员的礼仪规范

礼仪是一种教养，通过人的行为活动来体现，是人们在社会交往活动中形成的行为规范与准则。医疗护理员礼仪是一种职业的行为，具有丰富的文化内涵，它要求医疗护理员将自己的本性和涵养纳入规矩，融入内心，并加强约束，用道德的力量来支配自身行为。医疗护理员良好的职业礼仪能让病人感受到专业，增加病人对医疗护理员的信任，并赢得病人的尊重。

一、仪表要求

1. 仪表端庄、服装服饰合体、符合职业要求，整洁、无破损、穿着统一，挂牌上岗。
2. 头发清洁美观，前不过眉、后不过肩。
3. 不戴影响护理操作的饰物，不浓妆艳抹，不留长指甲。
4. 微笑服务、语言文明，体态、走姿、坐姿、站姿符合职业规范的要求。工作场所不大声喧哗，做到"四轻"（开、关门轻，操作轻，说话轻，走路轻）。
5. 不允许穿工作服到非工作区。

二、举止要求

1. 举止要维护患者的权益，合乎环境和传统习俗的要求。
2. 掌握分寸，稳重大方，符合人体力学原则，保持最佳生理姿势，提高工作效率。

三、言谈要求

1. 语言规范，词汇通俗易懂，语义准确，语音清晰，礼貌谦虚，学会灵活运用婉言。
2. 交流中倾听认真，解答时语调适中，听取意见虚心诚恳，耐心关注，配合恰当的体态语言。
3. 使用尊称和敬语，不公开批评病人，有不同意见宽容克制，冷静耐心解释，化解矛盾。

第四节　医疗护理员的工作守则

1. 医疗护理员应当奉行救死扶伤的人道主义精神，履行保护生命、减轻痛苦、增进健康的专业职责。
2. 对病人一视同仁，尊重病人，维护病人的健康权益。
3. 履行岗位职责，具有慎独、诚实、自律的工作作风，对个人护理判断及执业行为负责，有良好的医德医风。
4. 在班时必须按要求着装，佩戴胸牌上岗。

5. 主动向新入院的病人介绍医院的有关制度和病房环境，进行入院照护评估，了解病人需求，使其尽快适应环境，接受治疗。

6. 工作认真负责，语言文明，态度诚恳，避免恶性刺激。对个别病人提出的不合理要求应耐心劝解，既要体贴关怀又要掌握原则。

7. 遵守保护性医疗制度，有关病情恶化、预后不良等情况，由负责医师或上级医师向患者进行解释。

8. 在照护操作前应进行恰当的告知。严格遵守操作规程，选用合适的器械，不增加病人痛苦和经济负担。有关照护措施涉及患者隐私时，应用屏风遮挡。

9. 协助医护人员做好对手术病人的解释、安慰工作，消除病人的恐惧和顾虑，告知病人注意事项，协助康复功能锻炼等。

10. 保持病房良好的休养环境，空气流通、安全整洁。合理安排工作时间，避免噪声。尽量保证病房6点前、22点后及午睡时间的安静。在不影响医疗效果的情况下，部分照护可待病人醒后施行。

11. 严格执行消毒隔离制度，作好手卫生和基本防护，生活垃圾、医用垃圾分类放置、及时处理。

12. 重视病人的心理照护，对生活、饮食、照护等问题，应尽可能设法解决，定时征求病人意见，改进工作。

13. 不得在病区内聊天、会客、打闹嬉戏等；无特殊情况不得打或接私人电话；不得干私活和看非医学报刊。

14. 应加强学习，提高执业能力，适应专业发展。

15. 与其他医疗护理员及医务人员建立良好关系，密切配合、团结协作。

第五节　医疗护理员的管理与法规

一、国内护理员的管理

护工的概念在我国首次出现于20世纪90年代中期，提出使用护工分担护士的部分非技术性工作。2018年7月，国家《关于促进护理服务业改革与发展的指导意见》提出"辅助型护理人员"概念，简称护理员。医疗护理员的正规定义来自2019年8月出台的《关于加强医疗护理员培训和规范管理工作的通知》。

传统的护工通常来自全国各地，他们普遍存在着文化程度不高、生活习惯不同、就业保障少、整体素质相对差的特点，在没有统一的管理下，往往产生种种乱象甚至是事故。

当今社会护理员群体的管理形式也各有不同。医疗机构中，主要由医院的护理部、后勤部、三产部门对护理员进行统一的管理和培训。除此之外，还有家政公司、保安公司、物业管理公司等社会化的机构对护理员进行管理和培训。一些地区还存在着自由组织的群体，即由具有一定经验或者有关系、门路的介绍人进行工作推荐，这种非正规性的从业方式容易带来拉帮结派、利益纠葛与贪腐现象，扰乱了护理市场的秩序。因此，医疗护理员的管理需要正规的、多方协作的、完善的、有监管的管理运营模式和行业监督机制，并对医疗护理员进行统一的培训及管理。

二、相关法律法规

相关法律和法规主要参考《中华人民共和国劳动法》《中华人民共和国劳动合同法》《中华人民共和国消防法》及《中华人民共和国传染病防治法》等相关法律法规。

此外，也要遵守《医疗机构管理条例》《医院感染管理办法》《医疗废物管理条例》和医疗机构工作相关规章制度等。

第六节　医疗护理员的岗位职责

岗位职责是指一个岗位需要完成的工作内容以及应当承担的责任范围。医疗护理员的岗位职责是指对医疗护理员所从事的照护工作的职责和任务进行规定，以明确工作内容和范围，使工作井然有序，提高工作效率和质量，减少不良事件的发生，使病人得到周到、满意的服务。

医疗护理员的工作是在医护人员的指导下为病人提供生活照顾。所在医疗机构不同，所照护的病人不同，医疗护理员的岗位职责可能会有所不同，主要包括以下内容：

1. 在执业护士指导下，遵照分级护理标准，完成生活照护工作及辅助活动等服务。
2. 持证上岗，仪容、仪表、礼仪符合要求。
3. 遵守国家各部门相关法律法规及医院各项规章制度。
4. 给予病人生活照护，包括穿衣，进食，排泄，如厕，面部、头部、会阴及身体清洁，修剪指甲，协助床上活动等。
5. 整理床单位及周围环境，保持整洁。
6. 协助护士做好标本的采集、各种检查和手术的准备工作。
7. 陪同并协助服务对象到相关科室完成专业检查。
8. 经常与病人沟通交流，了解病人生活习惯，努力满足正常需求。
9. 熟悉病人基本生命体征和常见症状，能够协助观察生命体征的变化。
10. 预防为主，给予符合服务对象自身特点的健康生活方式和生活行为的引导。
11. 耐心、亲切地为老年人做心理疏导服务。
12. 尊重病人、爱护病人、保护病人隐私。
13. 遇有意外及突发事件，及时向医务人员汇报，不可隐瞒。
14. 在必要时能够提供紧急救护服务，并向医务人员或医疗机构发出求助信息。

第七节　医疗护理员照护流程

医疗护理员照护流程见图 1-7-1。

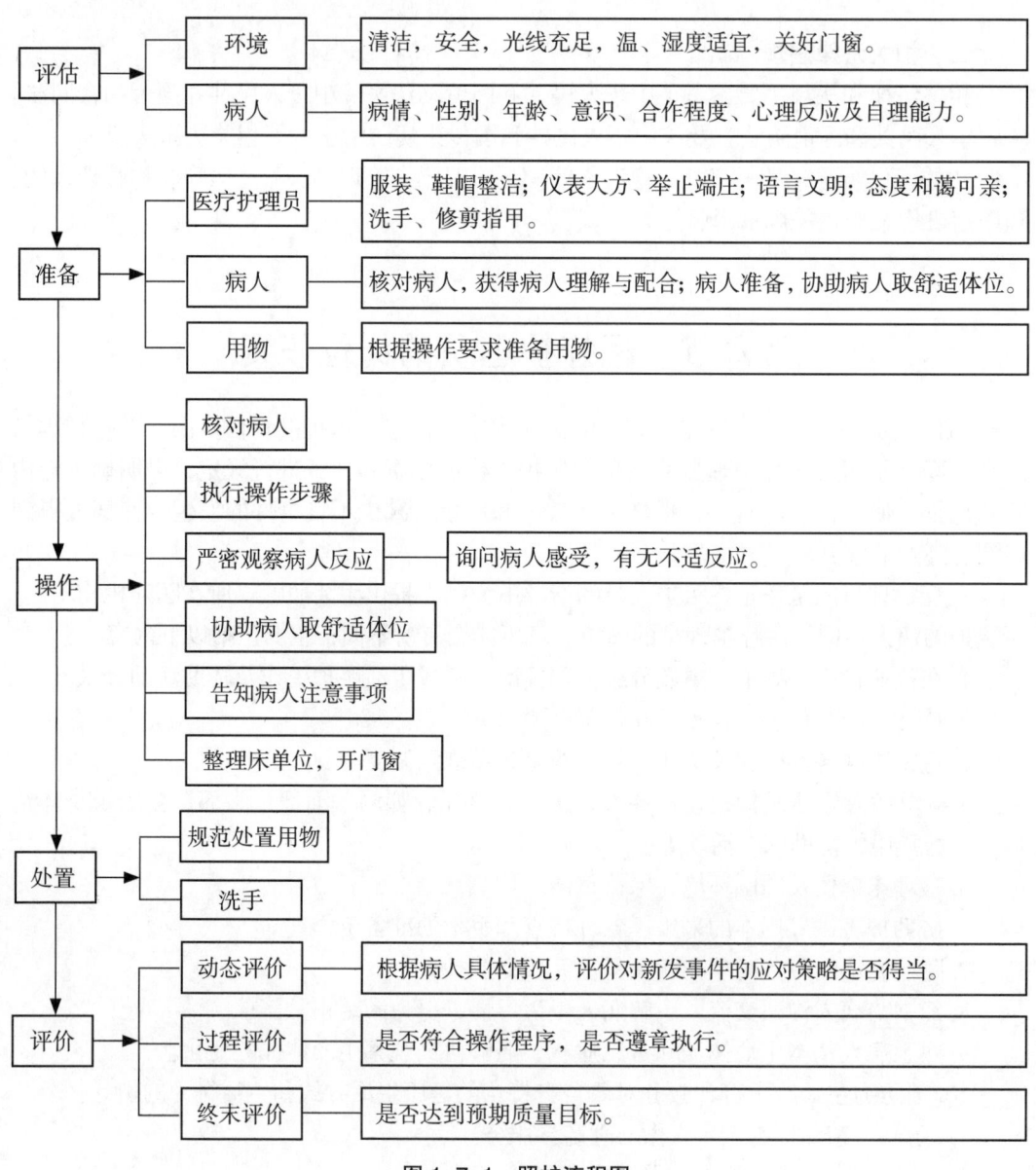

评估	环境	清洁，安全，光线充足，温、湿度适宜，关好门窗。
	病人	病情、性别、年龄、意识、合作程度、心理反应及自理能力。
准备	医疗护理员	服装、鞋帽整洁；仪表大方、举止端庄；语言文明；态度和蔼可亲；洗手、修剪指甲。
	病人	核对病人，获得病人理解与配合；病人准备，协助病人取舒适体位。
	用物	根据操作要求准备用物。
操作	核对病人	
	执行操作步骤	
	严密观察病人反应	询问病人感受，有无不适反应。
	协助病人取舒适体位	
	告知病人注意事项	
	整理床单位，开门窗	
处置	规范处置用物	
	洗手	
评价	动态评价	根据病人具体情况，评价对新发事件的应对策略是否得当。
	过程评价	是否符合操作程序，是否遵章执行。
	终末评价	是否达到预期质量目标。

图 1-7-1　照护流程图

第八节　分级照护服务

表 1-8-1　分级照护服务

照护级别	疾病照护对象	分级照护服务内容
三级照护	病人病情稳定（疾病恢复期）、病人生活能自理	1. 每天清洁床单位，保持环境清洁、空气新鲜、无异味； 2. 每天协助病人整理床单位，保持被服清洁，至少1周更换被服1次（随时污染随时更换）； 3. 保障病人饮用水供给； 4. 为病人提供订购或代购服务； 5. 协助病人做好个人卫生，洗澡更衣、理发剃须、修剪指甲每周一次，保持病人仪容仪表清洁得体； 6. 协助病人大、小便检验标本留取； 7. 每天按要求巡视病人，及时了解病人的疾病情况和心理变化，提醒服药； 8. 根据病人的兴趣，协助病人参与病区公休会、文娱活动、康复锻炼及各种兴趣活动等； 9. 根据病人护理评估并给予生活照护，观察和测量生命体征，提供陪检服务
二级照护	病情趋于稳定，病人存在和潜在有病情变化或部分生活不能自理	1~6 同三级照护； 7. 协助病人服药，提供医院内陪诊服务，给予病人心理疏导； 8. 在护士指导下协助病人疾病康复、康复锻炼，提供健康知识指导； 9. 协助护士做好病人静脉输液的观察及护理； 10. 协助病人进餐、饮水、清洗餐具及收纳病人个人物品； 11. 每天按要求观察照护病人，给予生活照护（饮食、起居、睡眠、功能锻炼），按要求观察病人疾病表现、心理变化，发现异常及时报告，测量病人生命体征并记录
一级照护	病情较重，病人生活不能自理	1~9 同二级照护； 10. 必要时给予病人床上擦浴、洗头，必要时协助病人床上大、小便； 11. 必要时协助病人床上进食、饮水； 12. 在护士指导下给予长期卧床病人气垫或床垫、功能体位摆放及肢体锻炼，每2小时翻身一次，预防压力性损伤发生； 13. 按要求观察病人病情变化、生命体征变化，如有异常及时报告
特级照护	病情危重或家属有特殊照护要求者	1~13 同一级照护； 14. 实行床旁专人照护，做好生活护理，观察病人病情及心理变化，如有异常及时报告； 15. 做好早、晚间护理，给予病人洗脸和清洁口腔早、晚各一次，每晚洗脚、冲洗会阴； 16. 在护士指导下给病人喂水、喂食； 17. 给予病人大、小便排泄照护，保持床单位清洁，病人身体无异味； 18. 在护士指导下做好病人病情观察、管道护理观察，保持病人的各种管道通畅； 19. 注意观察病人用药后的不良反应

注意事项：

1.插鼻饲管、导尿管及尿袋更换、膀胱造瘘管护理、气管切开护理、换药、特殊药物服用、输液、注射等有创护理等属执业护士操作范围。每项护理及时记录。

2.康复护理在医生康复计划指导下进行，由康复技师操作。

第九节　医疗护理员服务满意度调查

表 1-9-1　医疗护理员照护服务满意度调查表
（病人或家属填写）

病人朋友：您好！

为规范医疗护理员的服务质量，更好地为您提供安全贴心的服务，请您如实填写此表（在选项上打"√"），为我们的管理工作提出宝贵意见和建议。谢谢您的合作！祝您早日康复！

序号	调查内容	满意度			
		非常满意	较满意	一般	不满意
1	医疗护理员向您做的入院介绍您满意吗？				
2	医疗护理员服务态度您满意吗？				
3	病区医疗护理员组长工作态度您满意吗？				
4	床铺及相关物品清洁度您满意吗？				
5	医疗护理员的礼仪您满意吗？				
6	医疗护理员的手卫生您满意吗？				
7	医疗护理员协助饮食、排泄等生活护理您满意吗？				
8	医疗护理员协助检查等外出服务您满意吗？				
9	医疗护理员的沟通技巧您满意吗？				
10	医疗护理员夜间巡视您满意吗？				
11	医疗护理员协助办理出院的服务您满意吗？				
12	医疗护理员的解释您满意吗？				
13	医疗护理员服务质量总体评价您满意吗？				
14	住院期间有无医疗护理员向您提出单独收费的意向？	有☐　无☐		姓名：	
15	住院期间，您最满意的医疗护理员是谁？				

续表一

序号	调查内容	满意度			
		非常满意	较满意	一般	不满意
16	请您提出宝贵意见和建议：				

医院名称：　　　　　　病区：　　　　　　医疗护理员姓名：

调查时间：　　　　　　　　　　　　　　　调查人：

表 1-9-2　医疗护理员照护服务满意度调查表
（医护人员填写）

您好！

为提高医疗护理员的管理水平，及时了解其工作情况，以帮助我们持续改进服务质量，恳请您在医疗护理员服务情况对应选项上打"√"，谢谢您的合作！

序号	服务质量标准	满意度			
		非常满意	较满意	一般	不满意
1	着装规范、整洁，持证上岗				
2	行为举止与礼仪服务				
3	被服务人员及家属对医疗护理员的服务满意度认可程度				
4	工作细致与同情心				
5	服务技术操作熟练程度				
6	医疗护理员掌握科室有关照护业务流程及基础卫生知识				
7	与其他工作人员的配合程度				
8	遵守医院及科室的相关规定，维护医院形象				

续表 1-9-2

序号	服务质量标准	满意度			
		非常满意	较满意	一般	不满意
9	服务响应速度满足病人需求				
10	积极参加医疗护理员技能培训课程				
	合计				
11	其他指导意见和改进建议：				

医院名称：   科　室：

调查时间：   调查人：

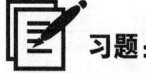 **习题：**

1. 医疗护理员的礼仪规范是什么？

2. 医疗护理员的工作流程分为几个步骤？各步骤具体内容是什么？

3. 分级照护服务分为几级？各级内容是什么？

4. 医疗护理员岗位职责的要求是什么？

第二章
医疗护理员沟通技巧

【学习目标】

（一）识记

1. 能正确陈述医疗护理员人际沟通的原则和技巧。

2. 能正确陈述与患者沟通的技巧。

3. 能正确陈述与患者家属沟通的技巧。

（二）理解

能描述沟通的概念。

（三）应用

能正确运用沟通的原则，在患者、家属人际交往中营造良好的沟通氛围。

【情景导入】

王爷爷住在医院老年科病房，近几年由于疾病，他的双下肢很难自己独立站立，但王爷爷硬要自己去上卫生间，为此曾多次发生跌倒。医疗护理员小张对王爷爷说："您不觉得危险吗？要是摔倒受伤怎么办？您就别勉强自己了。"王爷爷听了小张的话后非常生气，从那时起，王爷爷就对小张的话听而不从。

请思考：

1. 医疗护理员小张的沟通方式是否符合规范？

2. 在和老人沟通的过程中应掌握哪些技巧？

第一节 沟通概述

一、沟通的概念

沟通是信息发送者将个体之间的信息、需要、情感、态度等有意识或是无意识地发送给信息接受者，并通过反馈以寻求相互理解的过程。沟通的结果是使双方达成共识，相互影响，还能够建立起一定的人际关系。

二、沟通的原则

（一）尊重、真诚

医疗护理员在与病人的交往中要做到诚恳待人、不虚伪；敬重病人，了解病人的需求，达到信息传递、思想交流沟通的目的。例如：与病人交流时用合适的称呼，在适宜的环境，保持合适的空间距离。

（二）热情大方

医疗护理员在与病人的交往中必须把握好分寸，根据每个病人的具体情况进行评估，使用个性化的沟通技巧。既要热情大方，又不能卑微轻浮。

（三）换位思考

设身处地地为病人着想，也是想人所想、理解至上的一种处理人际关系的思考方式。人与人之间要互相理解、信任，并且要学会换位思考，互相宽容、理解，多站在病人或家属的角度上考虑问题。

（四）恰当使用身体语言

身体语言，指非语言性的身体符号，包括目光与面部表情、身体运动与触摸、姿势与外貌、身体间的空间距离等。我们在与人交流沟通时，即使不说话，也可以凭借对方的身体语言来洞察他的内心，对方也同样可以通过身体语言了解我们的真实想法。例如：交谈时，深情地注视，目光热情亲切等，可以唤起病人战胜疾病的信心和勇气，使其主动配合治疗和护理。

（五）满足病人需要

满足病人需要是沟通的目的，也是据此评价沟通的效果。医疗护理员在与病人沟通的过程中，要了解病人内在和外在的需要，沟通的语气和气氛才能适中，才能达到有效沟通的效果。

三、沟通的艺术

知识链接

一家钢铁公司的总裁史考伯有一天经过他的钢铁厂，看到几个工人正在吸烟，在他们的头顶正好有一个大大的警示牌，上面写着“禁止吸烟”。一般人在这种情况下都会

指着牌子对工人说："你们没有看到上面写着'禁止吸烟'吗？"但是这位总裁并没有这样做，他走过去递给每个工人一支香烟，说："如果你们能到外面去吸烟，那我真是感激不尽。"工人们马上意识到自己违反了规定，并且非常感激总裁委婉、善意、包容的"批评"。

第二节　沟通技巧

一、医疗护理员的仪容仪表

1.仪容美观、整洁、卫生、得体。

2.面容亲切、自然、和悦，给人以热情、大方、富有生机的美感。

3.着装整洁，发型得体，长短适中，上班期间不宜长发披肩，长发可使用头花挽成髻。

4.不留长指甲及涂彩色指甲油。

5.不戴戒指（以免影响工作）。

6.站立时头正颈直，目光平和，面带微笑，表情自然，挺胸收腹，两肩水平，外展放松，身正腿直。在病床旁沟通时可欠身，表现出医疗护理员对病人的尊重和谦逊。

7.坐位时遵守"尊者先入座"的原则，女医疗护理员坐椅子的1/2或2/3处，男医疗护理员坐椅子的2/3或满坐。

8.需要蹲下工作时，应以节力、美观为原则。不可正面对他人或背对他人蹲下，以免使他人感到不便或显得对他人不尊重。

9.行走步幅适中，速度均匀，身体协调，体态优美。

10.给病人递东西的时候，需双手递送，如果不方便时，应右手递送。

二、与病人沟通的技巧

1.合适地称呼，敬语运用恰当：如尊称病人张爷爷、王奶奶、李局长等。

2.问候式交谈：如："张奶奶，早上好！""您今天好些了吗？""昨天晚上您睡得好吗？"

3.关心式交谈，如："今天下雨了，您多穿点衣服！""我把床头摇高一点，这样您会感觉舒适一点。"

4.夸赞式交谈，如："张奶奶，您今天配合得真好，谢谢您！""您看上去气色好多了。""您真棒，已经可以下地走路了，这样的话，过两天就可以出院了。"

5.言他式交谈，如："张奶奶，今天天晴了。""您的衣服真漂亮，穿上看起来精神好多了。"

6.遵从式交谈，如："张奶奶，您最会听话了，我最喜欢您了，您现在好好吃饭，来，我喂您啊，吃好饭，我们才有劲呢！"

7.开放式提问，如："您感觉怎么样？""昨天晚上您睡不着，您在想什么？"

8.闭合式提问，如："您有几个孩子？""您伤口痛吗？"

三、与病人沟通的程序、流程

表 2-2-1　医疗护理员与病人沟通项目展示

沟通项目	沟通内容	注意事项
1.自我介绍	"您好，我叫张霞，是您的医疗护理员，您叫我小张就可以了。我做医疗护理员工作已经5年了，护理过很多病人，掌握了基础护理照护技术及专科照护技术，我很乐意为您服务，也希望您能喜欢我。"	1.要给病人留下美好的第一印象； 2.内容简洁、明了； 3.时间越多越好； 4.选择恰当的时机； 5.自信、充满信心； 6.态度要亲切、和蔼，恰当运用身体语言
2.为病人翻身	"您好，我现在要给您翻身，翻身能让您舒服一点，也避免局部皮肤受压时间太长，您看可以吗？那您配合我一下。嗯，您配合得真好，现在舒服一点了吗？我给您垫一下软枕。嗯，好了，您睡一会儿吧。"	1.简洁明了地解释目的，取得病人的理解与配合； 2.操作时要轻柔、富有情感，边操作边做好安抚； 3.病人不配合的时候可另选时间
3.护送病人做检查	"您好，我是医疗护理员张霞，您需要做×××检查，您的责任护士安排我送您去做检查，已经预约好了，我们现在就去，可以吗？"	1.带病人外出前必须通知责任护士或主班护士； 2.提前预约检查时间，避免让病人久等； 3.护送危重病人或输液病人做检查时需有医护人员陪同
4.陪同病人活动	1."让我扶着您……" 　"让我搀着您……" 　"让我扶您坐到轮椅上……" 2.配合适当的身体语言，如面带微笑、关切的目光、欠身、用手扶着病人等	1.离开病区需得到医护人员的同意； 2.语言和身体语言沟通得当
5.协助病人进食	1."我给你盛饭，您自己用勺子吃，好吗？" 2."嗯，挺好的，喝汤的时候，每次少舀一点，就不会呛到了。" 3."您吃点青菜，今天的青菜可好吃了。"	1.病人进食时注意一勺量约为勺子的前1/3，流质为2~20mL； 2.病人进食时，避免和病人说话； 3.创造有利于进食的就餐环境

四、与病人家属沟通的技巧

1.初次沟通时应了解病人的生活习惯和家属的需求及期望，需要医疗护理员做的工作。

2.及时准确报告病人的治疗情况，护理及康复情况。

3. 将日常观察到的病人的病情及时、完整、准确地反馈给家属。

4. 主动沟通病人的衣食住行，让病人家属理解和放心。

5. 对协助陪伴的家属多报告和请示，征求他们对病人的护理意见和建议。

五、沟通质量评价

表 2-2-2　医疗护理员沟通技巧质量标准

项目		质量标准	分值
结构质量2分		有医疗护理员行为规范要求	2
过程质量88分	着装	医疗护理员工作服整洁	2
		着裙装裙边不外露	2
		按规范着裤装	2
	仪表	仪表端庄，在岗不化浓妆，在岗不戴戒指、手镯	8
		佩戴服务牌上岗	6
		指甲长短符合职业要求	2
		在岗发不过肩、刘海不过眉、头饰符合要求	6
	言语	落实首问负责制	10
		语言文明规范，无冷、硬、顶现象，来有问声，去有送声	10
		身体语言表现亲切、体贴、关心、关怀	2
		不高声喧哗，不谈论与工作无关事项	8
		不谈论病人及家属隐私	10
	行为	遵守医院规章制度	4
		行为举止符合职业要求	2
		服务主动热情	6
		站姿文明规范	2
		坐姿文明规范	2
		行姿文明规范	2
		在岗不玩手机	2
结果质量10分		病人及家属满意度达到90%以上，无护理服务投诉	10
总分			
实得分			

知识链接

现代医学护理观认为，在对病人进行治疗和护理的过程中，不能用传统的生物医学观点，把人当作单纯的自然人，而应研究人的精神世界，在懂得人、理解人的基础上进行治疗和护理，从而达到生理、心理和外在环境的平衡。

案例分析

王爷爷近几年由于疾病，双下肢很难自己独立站立。他住进了医院老年科病房。虽然腿不方便，但王爷爷硬要自己去上卫生间，为此曾多次发生跌倒。

1.医疗护理员小张对王爷爷说："您不觉得危险吗？要是摔倒受伤怎么办？您就别勉强自己了。"王爷爷听了小张的话后非常生气，从那时起，王爷爷就对小张的话听而不从。

（医疗护理员应尊重王爷爷，不应该用训斥的口气和王爷爷说话，要从正面引导王爷爷不要自己单独上卫生间，可以慢慢在医疗护理员的帮助下上卫生间；同时了解王爷爷不愿意在床旁小便的心理情况。）

2.医疗护理员小刘对王爷爷说："王爷爷，您现在双腿还很难自己独立站立，我先在您的床头凳上放一个尿壶，您先用尿壶接尿，我们慢慢练习床边站立，可以站稳的时候，我们再练习走路，慢慢您就可以去卫生间自己小便了。我就在您身边，随时可以帮助您！"

王爷爷说："好的，我就是不习惯别人给我接小便，以后我要小便的时候，你出去一下啊！"

医疗护理员小刘："知道了，王爷爷！"

二、基础照护篇

第三章
医院感染管理知识

据世界卫生组织报道，全球每年有数以亿计的病人在接受医疗服务时发生感染，一些病人甚至因此而死亡。医院感染的发生不仅影响病人的安全，也威胁着医护人员的健康，同时还给个人、家庭、社会带来沉重的负担。医院感染的预防与控制，是医院及其所有工作人员共同的责任。

医疗护理员在岗时间长、工作任务多、频繁接触病人，易发生医院感染。因此，护理员应提升基本消毒隔离知识与技能，有助于预防和控制医院感染的发生。

【学习目标】

（一）识记

1. 基本的无菌技术和隔离技术。
2. 不同传播途径疾病的隔离措施。

（二）理解

1. 医院感染的基本理论。
2. 导致医院感染的常见因素。

（三）运用

1. 熟悉物理和化学消毒灭菌的正确应用方法。
2. 正确手卫生方法。
3. 各类感染标识，区分不同危险级别的医疗废物，并能正确处理。

【案例导入】

1998 年，深圳市妇女儿童医院发生了严重的医院感染暴发事件。该院 1998 年 4 月 3 日至 5 月 27 日共计手术 292 例，发生感染 166 例，切口感染率为 56.85%。事件发生后深圳市妇儿医院未及时向上级卫生行政部门报告，在自行控制措施未果、感染人数多达30余人的情况下才于5月25日报告深圳市卫生局。

此次感染是以龟分枝杆菌为主的混合感染，感染原因是浸泡刀片和剪刀的戊二醛配制错误，未达到灭菌效果。分析原因：有关工作人员严重缺乏对病人负责的精神，戊二醛用于手术器械灭菌浓度应为2%、浸泡10h，而该院制剂员将新购进未标明有效浓度的戊二醛（浓度为1%），当作20%的稀释10倍有关。

请思考：

1.请问消毒液的浓度对消毒灭菌效果有影响吗？

2.如何预防住院病人发生医院感染？

第一节 医院感染概述

一、概念

医院感染是指住院病人在医院内获得的感染，包括在住院期间发生的感染和在医院内获得出院后发生的感染，但不包括入院前已存在或入院时已处于潜伏期的感染。医院工作人员在医院内获得的感染也属医院感染。

二、医院感染发生的原因

（一）机体自身因素

1.生理因素：包括年龄、性别等。婴幼儿和老年人医院感染发生率高，女性在特殊生理时期，如月经期、妊娠期、哺乳期时，个体敏感性增加，抵抗力下降，是发生医院感染的高危时期。

2.病理因素：疾病使病人对病原微生物的抵抗力降低。如恶性肿瘤、糖尿病、肝脏疾病、皮肤或黏膜损伤等。

3.心理因素：个体的情绪、主观能动性、暗示作用等在一定程度上可影响其免疫功能和抵抗力。

（二）机体外在因素

1.诊疗活动：侵袭性操作，放疗、化疗、免疫抑制剂应用，抗菌药物不合理使用等。

2.医院环境：医院是各类病人聚集的场所，其环境易受各种病原微生物的污染。病人使用过的物品处理不规范，病原微生物可通过污染的物品传播，造成医院内感染。

3.医院感染管理机制：医院感染管理制度不健全，资源不足，工作人员缺乏医院感染的相关知识，对医院感染的严重性认识不足、重视不够、制度执行不严格、监督不到位等都会影响医院感染的发生。

三、医院感染发生的条件

感染源、传播途径和易感宿主是医院感染发生的三个要素，三者同时存在并互相联系，就构成了感染链，缺少或切断任一要素，将不会发生医院感染。

（一）感染源

1. 内源性感染源：病人本人。

2. 外源性感染源：病人之外的宿主或医院环境，主要包括已感染的病人及病原携带者、环境贮源（医院的空气、水源、设备、器械、药品、食品、垃圾等）、动物感染源。

（二）传播途径

传播途径指病原体从感染源传播至易感宿主的途径，主要包括：接触传播、空气传播、飞沫传播、其他途径。最常见的传播媒介是医院工作人员的手。

（三）易感宿主

易感宿主指对某种疾病或传染病缺乏免疫力的人，如将易感者作为一个总体，则称为易感人群。医院是易感人群相对集中的地方，易发生感染且感染容易流行。

第二节　清洁、消毒、灭菌

一、概念

（一）清洁

清洁指去除物体表面有机物、无机物和可见污染物的过程，是物品消毒、灭菌前的必要步骤。

（二）消毒

消毒指清除或杀灭传播媒介上病原微生物，使其达到无害化的处理。

（三）灭菌

灭菌指杀灭或清除医疗器械、器具和物品上一切微生物的处理，并达到灭菌保障水平的方法。

（四）无菌技术

无菌技术指在医疗、护理操作过程中，防止一切微生物侵入人体和防止无菌物品、无菌区域被污染的技术。

二、常用消毒灭菌方法

常用的消毒灭菌方法有物理消毒灭菌法和化学消毒灭菌法两大类。

（一）物理消毒灭菌法

利用物理因素，如热力、辐射、过滤等清除和杀灭微生物的方法。

1.热力消毒灭菌法

表 3-2-1　各型热力消毒灭菌法

名称	特点	适用范围
燃烧法	简单、迅速、彻底，物品损坏不可恢复	不需要保存的物品，如污染的废弃物、带分泌物的敷料和纸张等
压力蒸汽灭菌法	热力消毒灭菌法中效果最好的一种方法	耐热、耐湿类器械、器具和物品的灭菌
煮沸消毒法	应用最早，家庭消毒；简单方便、经济实用	金属、搪瓷、玻璃、餐饮用具、橡胶类

2.辐射消毒法

（1）理论知识

表 3-2-2　辐射消毒法

名称	特点	适用范围	注意事项
日光照射法	利用日光的热、干燥、紫外线作用，操作简单、方便	床垫、被服、书籍	物品放于直射阳光下曝晒 6 小时以上，定时翻动，使物品各面均能受到日光照射
紫外线消毒法	可杀灭多种微生物，但辐射能量低，穿透力弱	空气、物体表面	①空气消毒：灯距地面 1.8~2.2m，照射时间 ≥ 30min；物品表面消毒：有效距离 25~60cm，消毒时间 20~30min。②保持灯管清洁：1 次 / 周用 70%~80% 乙醇布巾擦拭。③消毒环境合适：清洁干燥，适宜温度为 20~40℃，湿度为 40%~60%。④正确计算并记录消毒时间：从灯亮 5~7min 后开始计时，时间超过 1000h 需更换灯管。⑤加强防护：紫外线对人的眼睛和皮肤有刺激作用，照射时人应离开病房，照射完毕应开窗通风。⑥定期检测：至少每年检定一次灯管照射的强度，辐照强度应 ≥ 70uW/cm^2

（2）实践技能——紫外线空气消毒法：见图 3-2-1。

（二）化学消毒灭菌法

采用各种化学消毒剂来清除和杀灭微生物的方法。凡不适用于物理消毒灭菌的物品都可以选择化学消毒灭菌法，如对病人的皮肤、黏膜、排泄物及周围环境、贵重金属及某些塑料制品的消毒。

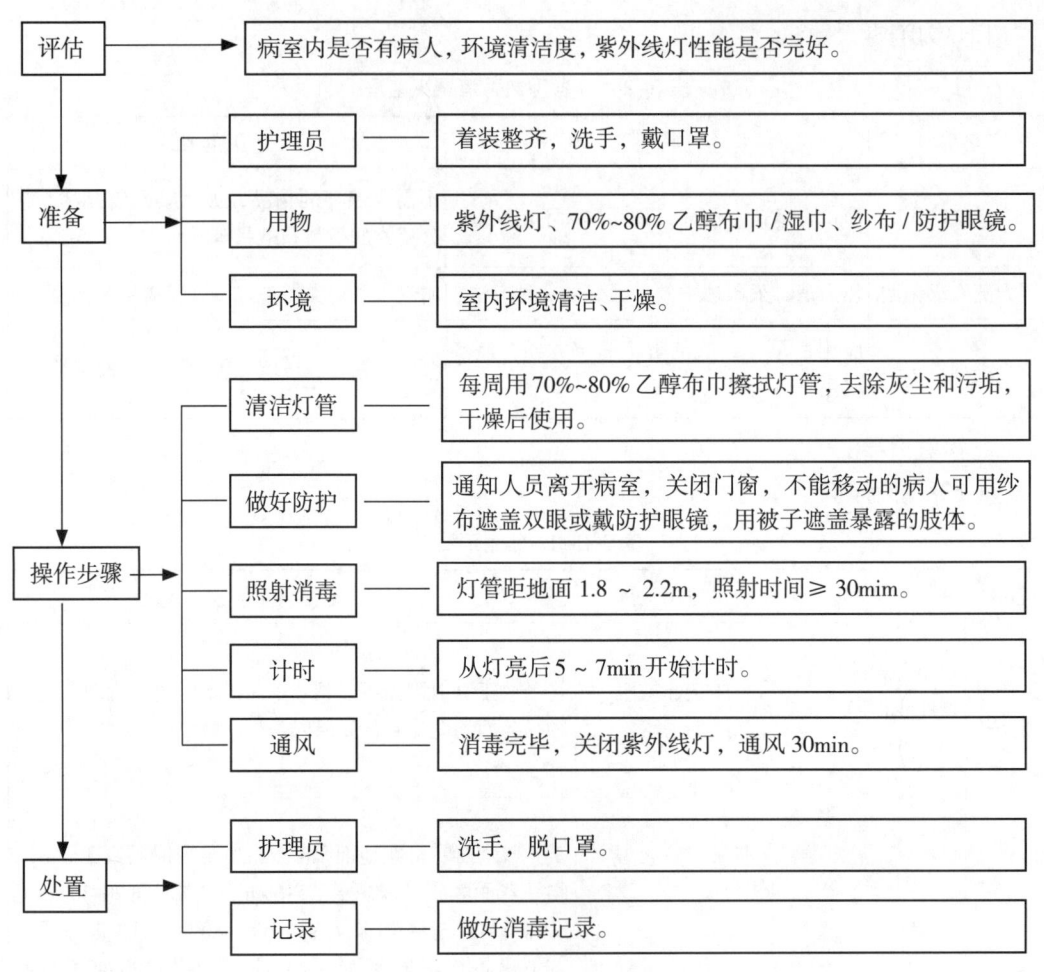

图 3-2-1 紫外线空气消毒流程图

1. 化学消毒剂的种类：以消毒效力进行划分。

表 3-2-3 化学消毒剂种类

分类	特点	种类
灭菌剂	能杀灭包括细菌芽胞在内的一切微生物，达到灭菌要求	戊二醛、环氧乙烷
高效消毒剂	能杀灭细菌繁殖体、病毒、真菌及其孢子，对细菌芽孢也有一定的杀灭作用	过氧乙酸、过氧化氢、部分含氯消毒剂
中效消毒剂	能杀灭分枝杆菌、真菌、病毒及细菌繁殖体等微生物	醇类、碘类、部分含氯消毒剂
低效消毒剂	能杀灭细菌繁殖体和亲脂病毒	酚类、胍类、季铵盐类

2. 化学消毒剂的使用方法

（1）理论知识

表 3-2-4　化学消毒剂使用方法

名称	特点	适用范围	注意事项
浸泡法	被消毒物品清洗、擦干后浸没于规定浓度的消毒液中	适用于大多数物品	①打开物品的轴节或套盖，管腔内灌满消毒液。②按规定的浓度和规定时间进行浸泡
擦拭法	消毒剂擦拭被污染物品的表面或皮肤、黏膜	适用于大多数物品、皮肤、黏膜	一般选用易溶于水、穿透力强、无明显刺激性的消毒剂
喷雾法	用喷雾器将消毒剂均匀地喷洒于空气或物品表面进行消毒	空气、物品表面	按规定的浓度进行消毒
熏蒸法	将消毒剂加热或加入氧化剂，使其产生气体进行消毒灭菌的方法	换药室、病室的空气消毒；精密贵重仪器、不能蒸煮、浸泡的物品	消毒剂用量、消毒时间、操作方法和注意事项等遵循产品的使用说明

（2）实践技能——擦拭消毒法：擦拭消毒法流程见图 3-2-2。

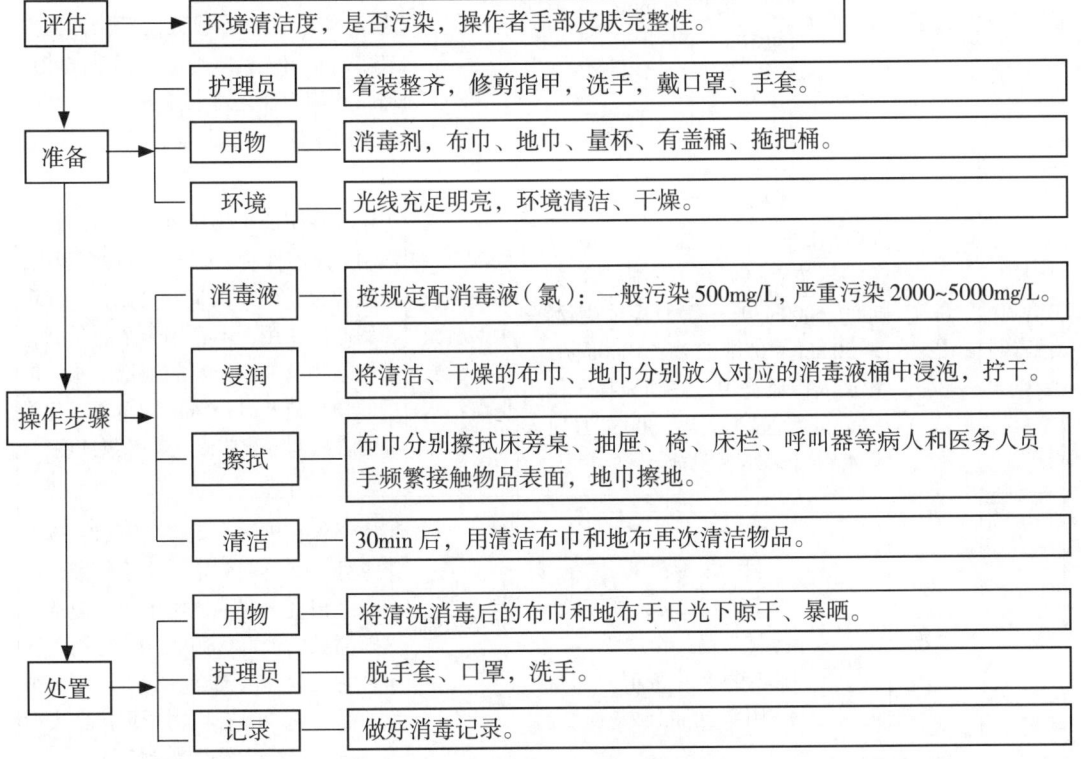

图 3-2-2　擦拭消毒法操作流程图

注意事项：①消毒剂须现配现用，保证有效的消毒液浓度。②如遇物品表面或地面受到病人血液或体液等污染时，应先采用可吸附的材料将其清除，再根据污染的病原体特点选用适宜的消毒剂进行消毒。③布巾和地巾应严格分区使用。④凡医护人员开展侵入性操作、吸痰等高危诊疗结束后，应立即实施环境清洁与消毒。⑤应遵循先清洁、后消毒的原则。

3. 常用化学消毒剂

表 3-2-5　常用化学消毒剂

名称	消毒效力	浓度	时间	适用范围	注意事项
过氧乙醇	高效中效	遵循产品使用说明	遵循产品使用说明	不耐热的诊疗器械、器具、物品	①室温下密闭避光，置于阴凉、干燥通风处。②加强日常监测，使用场所应注意通风。③消毒或灭菌后以无菌方式取出，用无菌水冲净。④对皮肤、黏膜有刺激性，对人体有毒性，配制和使用中注意个人防护
戊二醛	灭菌	≥ 1.8%	消毒时间 60min，灭菌时间 10h	不耐热的诊疗器械、器具、物品	①室温下密闭避光保存，容器加盖。②加强日常监测，使用前加入 pH 调节剂和防锈剂，配制好的消毒液最多使用 14d。③消毒或灭菌后以无菌方式取出，用无菌水冲净。④对皮肤、黏膜有刺激性，对人体有毒性，配制和使用中注意个人防护
含氯消毒剂	高效中效	①细菌繁殖体污染：含有效氯 500mg/L—浸泡/擦拭 > 10min。②病毒、细菌芽胞污染：2000~5000mg/L—浸泡/擦拭/喷洒 > 30min。③排泄物：1000mg/L 干粉加入排泄物中，略加搅拌，作用 > 2h。④医院污水：500mg/L 加入污水中，> 2h 后排放		物品、物体表面、分泌物、排泄物、医院污水	①保存在阴凉干燥通风处、防潮。②配制的溶液性质不稳定，应现配现用，加盖保存，使用时间 ≤ 24h。③有腐蚀和漂白作用，不宜于金属制品、有色织物及油漆家具的消毒。④消毒后的物品应及时用清水冲净。⑤配置好的含氯消毒液应测试有效氯浓度
醇类	中效	70%~80%	①手消毒：擦拭搓揉 ≥ 15s。②皮肤、物体表面：擦拭 2 遍，作用 3min。③诊疗器具：浸泡，加盖，作用 ≥ 30min 或擦拭 2 遍	手、皮肤、物体表面及诊疗器具	①密闭保存于阴凉干燥、通风、避光避火处。②定期测定，用后盖紧，保持有效浓度。③不适用于空气消毒及医疗器械的消毒灭菌。④不宜用于脂溶性物品表面的消毒。⑤不应用于被血、脓、粪便等有机物严重污染表面的消毒。⑥对醇类过敏者慎用

第三节　医院日常的清洁、消毒、灭菌

清洁、消毒、灭菌工作贯穿于医院日常诊疗护理活动和卫生处理工作中。

一、环境空气消毒

医院环境的清洁与消毒是控制医院感染的基础。从空气消毒的角度将医院环境分为四类，根据类别采用相应的消毒方法。

（一）Ⅰ类环境

Ⅰ类环境包括洁净手术部（室）和其他洁净场所（如洁净骨髓移植病房）。采用层流通风法使空气净化。

（二）Ⅱ类环境

Ⅱ类环境包括非洁净手术部（室）、产房、导管室、血液病病区、烧伤病区等保护性隔离病区、重症监护病区（室）、新生儿室等。必须采用对人无毒无害、可连续消毒的方法。可采用空气消毒器进行空气消毒。

（三）Ⅲ类环境

Ⅲ类环境包括母婴同室；消毒供应中心的检查包括灭菌区和无菌物品存放区；血液透析中心（室）；其他普通住院病区等。除可采用Ⅱ类环境的空气消毒方法外，还可应用臭氧、紫外线等空气消毒方法，消毒时要求人离开房间。

（四）Ⅳ类环境

Ⅳ类环境包括普通门（急）诊及其检查、治疗室；感染性疾病科门诊和病区。采用Ⅲ类环境的空气消毒方法。

二、环境表面清洁、消毒

环境物品表面、地面应保持清洁，干燥、无尘、无污垢、无碎屑、无异味等；不得检出致病微生物。如无明显污染，采用湿式清洁；如受到肉眼可见污染时应及时清洁、消毒。

1. 对治疗车、床栏、床头柜、门把手、灯开关、水龙头等频繁接触的物品表面，应每天清洁消毒。

2. 被病人血液、呕吐物、排泄物或病原微生物污染时，根据情况采用中水平以上的消毒方法。

3. 少量的溅污（＜10mL）可先清洁再消毒；大量的溅污（≥10mL），先用吸湿材料去除可见污染，再清洁消毒。

4. 人员流动频繁、拥挤的场所，应增加清洁消毒的频次，并且每天工作结束后进行清洁消毒。

5. 感染高风险的部门应保持清洁、干燥，随时做好消毒和终末消毒。

6.被朊病毒、气性坏疽及突发不明原因的传染病病原体污染的环境、物体表面，随时做好消毒和终末消毒。

三、床单位、被服类清洁、消毒

（一）目的

对床单位、被服类物品进行清洁消毒，达到预防感染的目的。

（二）操作流程

床单位、被服类消毒流程见图3-3-1。

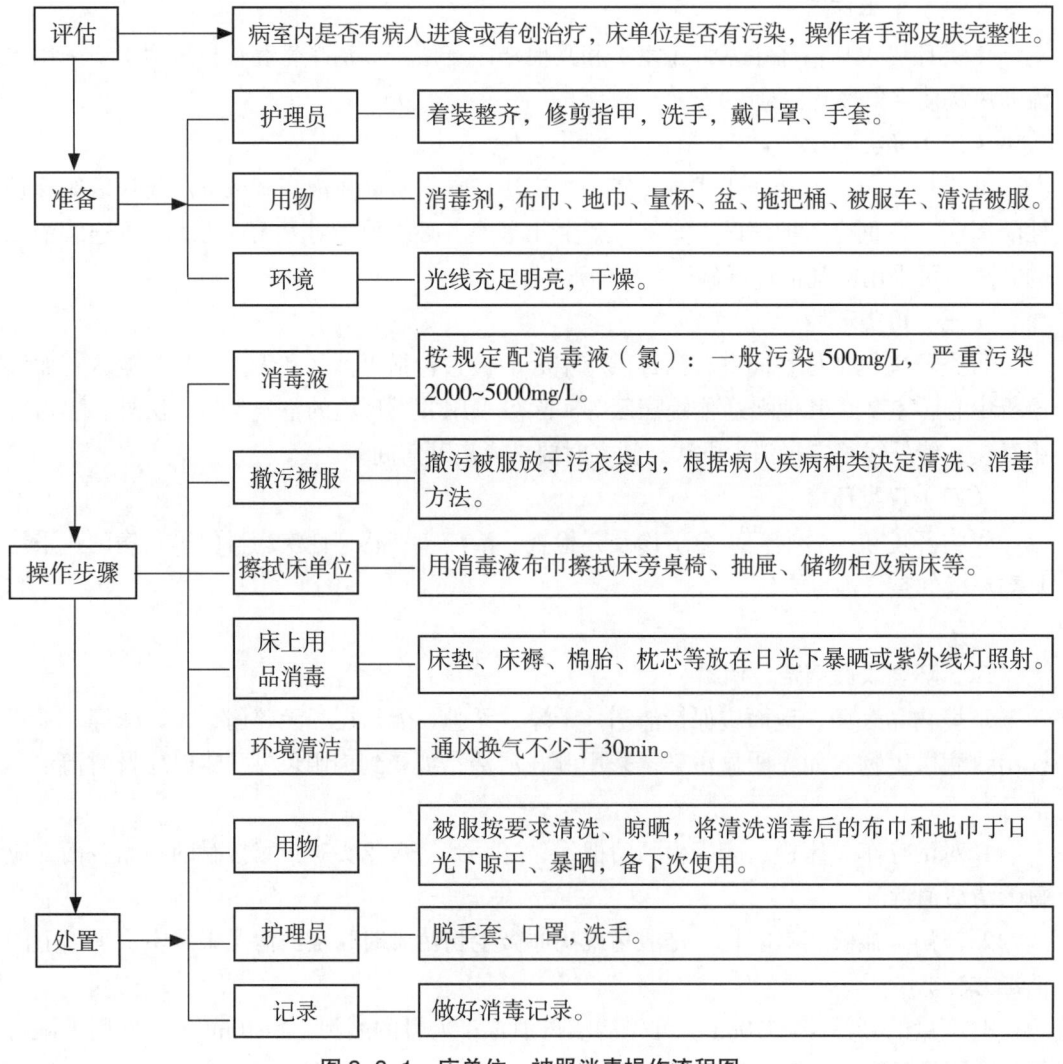

图 3-3-1　床单位、被服消毒操作流程图

（三）注意事项

1.严格分类清洗、摆放：明显污染的病人衣被与一般病人的衣被严格分开；病人的

与医务人员的严格分开；污染的与洁净的严格分开摆放。

2. 定期更换：直接接触病人的衣服和床单、被套、枕套等应一人一用一更换，住院期间每周更换，遇污染及时更换。间接接触病人的被芯、枕芯、被褥、床垫、床周围帘等应定期清洗或消毒，遇污染应及时更换。更换后的用品应及时清洗与消毒，消毒方法符合规范要求。

3. 感染病人的被服用专机洗涤，用 70 ℃含有效氯 500mg/L 的消毒洗衣溶液洗涤 30~60min，然后清水漂净。甲类及按甲类管理的一类传染病病人的衣服应先用压力蒸汽灭菌后，再送洗衣房洗涤或烧毁。

4. 加强工作人员的防护以及衣被收集袋、接送车、洗衣机、洗衣房、被服室的消毒。

5. 严禁在病室内清点污衣被。

四、餐饮具和卫生洁具的清洁消毒

1. 病人日常使用的茶具、餐具要严格执行一涮、二洗、三冲、四消毒、五储存的工作程序。

2. 消毒处理后要求清洁干爽、无污物，不得检出大肠杆菌、致病菌。

3. 重复使用的痰器、便器等需清洗消毒后干燥备用。

4. 抹布、地巾、拖布头等洁具应该分区使用，标识清楚，清洗后再浸泡消毒（30min），冲净消毒液，干燥备用。推荐使用脱卸式拖头。

第四节 智能化消毒

智能化消毒是指通过网络远程控制消毒设备，人为设定消毒时间及强度后自动对室内空气及物表进行安全有效的消毒，并可对消毒设备进行管理、监控及信息采集的一种智能化消毒方法。

如何安全高效地杀灭细菌、灭活病毒和微生物，提高消毒防控水平？智能化消毒是一个全新的概念，也是一种安全、有效、可行的消毒方法。

最新的国标 GB/T 36758—2018《含氯消毒剂卫生要求》中次氯酸已单独列出，次氯酸水不但涵盖普通含氯消毒剂使用的用途，还可以用于室内空气、二次供水设备设施表面、手、皮肤和黏膜的消毒。中国标准出版社出版的《医院消毒技术规范》（第二版）指出次氯酸水（hypochlorous acid water），即指原液含有稳定次氯酸分子的水溶液，是一种新型的高效消毒剂，其特点是杀菌谱广、杀灭力强、安全性高、环保性好。在生物学中，次氯酸被中性粒细胞用来消灭细菌。人体白细胞本来就含有微量的次氯酸成分，因此当人体受病菌入侵时，白细胞会启动防御系统抵抗外来病菌，主动将病原菌吞噬。杀菌是次氯酸最主要的功能，微生物的细胞膜表面是带有负电荷的，因此次氯酸根（ClO⁻，带负电荷）不能轻易进入细胞内部。而次氯酸（HClO）是中性小分子，可以穿透细胞膜，进入细胞内部，并与其内部的 DNA 和线粒体发生反应，使其死亡。

根据工艺特点，将次氯酸水 pH 调整为 5~6 的微酸性状态，其稳定性大大增强，效能大大提高。微酸性次氯酸水可达到食品级，多项研究表明微酸次氯酸水呼吸道刺激试验为阴性，此消毒剂安全性高，杀菌率＞ 99.99%，更符合常态化消毒的要求，顺应消毒的发展趋势。

随着生产工艺的不断改进，微酸性次氯酸水的生产设备可小型化，可根据需求生产出不同浓度的微酸性次氯酸水，以满足同等消费消毒需求。关联相关消毒设备可做到定时、定点、定任务消毒。科技的进步给我们的生产及生活带来了前所未有的改变，人们的意识也随着变化，智能化消毒离我们越来越近了。

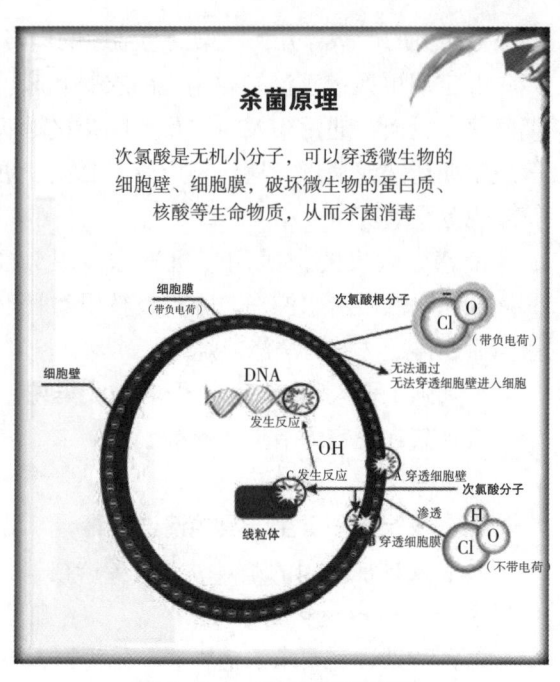

图 3-4-1　次氯酸杀菌原理

智能化、数字化、壁挂式微酸性次氯酸消毒机可实现多种消毒任务且模式可自行设定，远程控制。消毒记录可记录、可追溯，不受人为因素影响。其可对空气、物体表面一机同步消毒整体空间。其常应用于教室、餐厅、办公室、卫生间、业务大厅、会议厅、影院、医院、寝室等公共公场所的消毒。该消毒机安全、环保、高效、几乎无味，并能广谱杀菌，能够杀灭各种微生物，对致病性细菌、真菌、化脓性球菌、枯草芽孢杆菌黑色变种、大肠杆菌、金黄色葡萄球菌、铜绿假单胞菌、白色念珠菌、细菌芽孢、手足口、诺如、冠状病毒等多种致病微生物，有可达 99.999% 的快速杀灭能力；对于病毒有灭活作用。智能化壁挂式数字消毒机，喷雾距离 5m；作用范围 60~80m²。特别设计的雾化喷射结构，可以将雾化后的消毒液干雾喷射到 5m 以外产生布朗运动，使其雾化分子颗粒能够覆盖更大、更广的空间范围，是一种全新的消毒方法，同时也是消毒防控一种不错的选择。

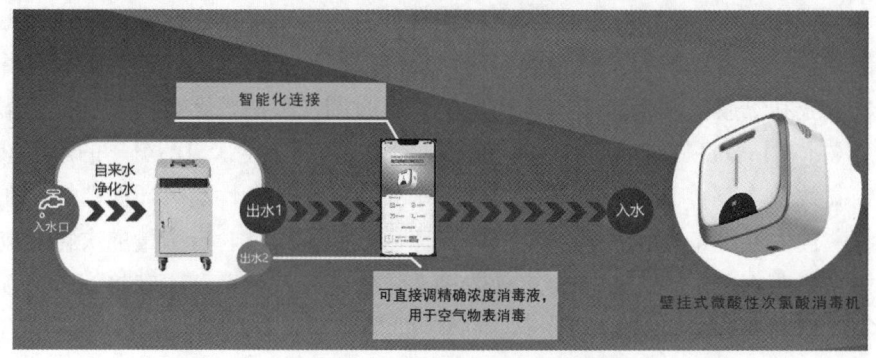

图 3-4-2　智能化消毒示意图

专用消毒液经过机器中专业设计的风道结构加速，可将雾化分子颗粒保持在直径 5 μm 左右，有效形成气溶胶，使消毒剂微粒在空气中悬浮时间大于 30min，作用更持久彻底。

智能远程集群化控制，联网功能可进行远程集群控制（1~N 台），使用移动端手机、平板电脑以及 PC 端操作与更新，随时掌握实时状态。

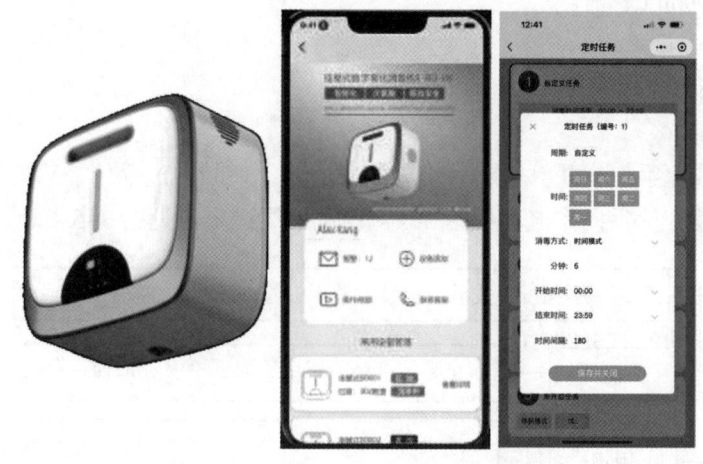

图 3-4-3　智能化消毒设备及操作示意图

智能化消毒可实现消毒液自动生成，无须专业人员配置，消毒设备操作简单，可根据需求设定（如图 3-4-3），无须专业人员操作，网上实施监控及管理，随时打印消毒报表。可快速杀灭空气及物体表面各类致病源，大幅度增加消毒频次，明显提高医院院感控预防水平，明显提升公共场所消毒防控能力。除此之外，实验表明其对除甲醛、除氨、除异味均有较好的作用。智能化消毒无疑是一种精准消毒、科学消毒的全新方法。

第五节　手卫生

一、基础知识

（一）概念

手卫生是洗手、卫生手消毒、外科手消毒的总称。

有效的洗手可以清除手上 99% 以上的各种暂居菌，是预防和控制医院感染最简单、最有效、最方便、最经济的措施，是标准预防的重要措施之一。

1.洗手：用肥皂（皂液）和流动水洗手，去除手部皮肤污垢、碎屑和部分致病菌的过程。

2.卫生手消毒：用速干手消毒剂揉搓双手，以减少手部暂居菌的过程。

（二）手卫生指征

1.直接接触病人前后，从同一病人身体的污染部位移动到清洁部位时。

2. 接触病人的黏膜、破损皮肤或伤口前后。

3. 接触病人的血液、体液、分泌物、排泄物、伤口敷料之后。

4. 接触病人周围环境及物品后。

5. 穿脱隔离衣前后，脱手套之后。

6. 行无菌操作接触清洁无菌物品之前。

7. 处理药物和配餐前。

二、实践技能

（一）洗手

1. 目的：清除手部皮肤污垢和大部分的暂居菌，切断通过手传播感染的途径。

2. 操作流程：洗手操作流程见图 3-5-1；洗手揉搓步骤见图 3-5-2。

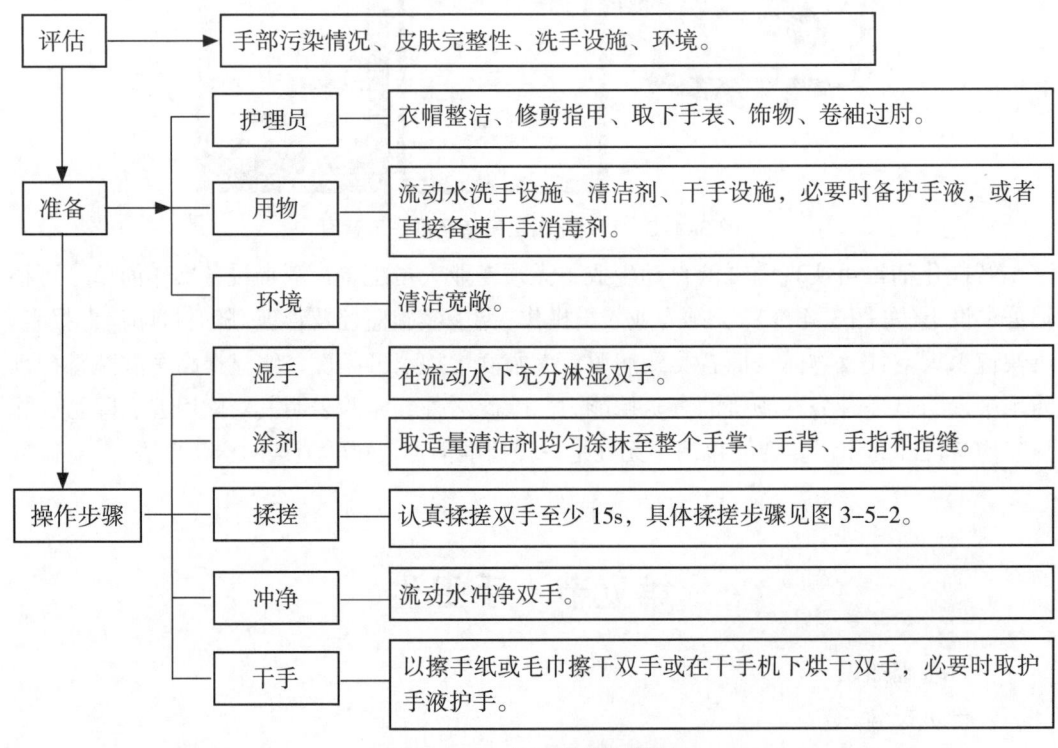

图 3-5-1　洗手操作流程图

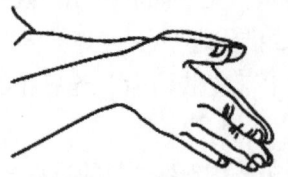

A. 掌心相对，手指并拢相互揉搓

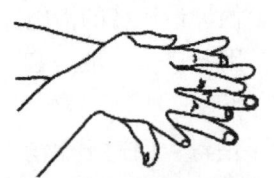

B. 掌心对手背沿指缝相互揉搓，交换进行

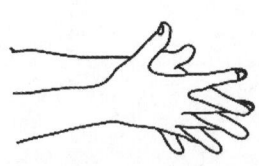

C.掌心相对，双手交叉指缝相互揉搓

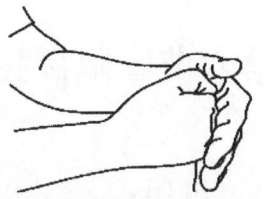

D.弯曲手指使关节在另一掌心旋转揉搓，交换进行

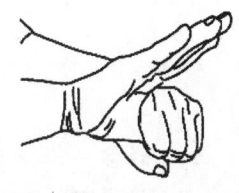

E.一手握另一手大拇指旋转揉搓，交换进行

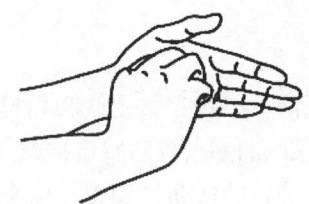

F.五个手指尖并拢在另一掌心中旋转揉搓，交换进行

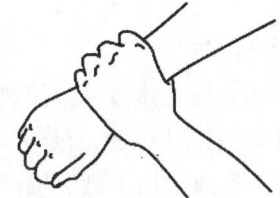

G.握住手腕回旋揉搓，交换进行

图3-5-2　洗手揉搓步骤图

3.注意事项

（1）明确选择洗手方法的原则：当手部有血液和其他体液等肉眼可见污染时，应用清洁剂和流动水洗手。当手部没有肉眼可见污染时，可用速干手消毒剂消毒双手代替洗手。

（2）洗手前应将手部饰物摘除，不戴假指甲或涂指甲油，修剪指甲，长度不超过指尖。

（3）遵循洗手的流程，揉搓面面俱到。

（4）干手巾一人一巾。

（二）卫生手消毒

1.目的：清除致病性微生物，预防感染与交叉感染，避免污染无菌物品和清洁物品。

2.操作步骤

（1）取适量速干手消毒剂于掌心，均匀涂抹双手。

（2）严禁按照洗手揉搓步骤进行揉搓，揉搓时间至少15s。

（3）直到手部干燥。

3.注意事项

（1）卫生手消毒前手部应干燥。

（2）揉搓时保证手消毒剂完全覆盖手部皮肤。

第六节　隔离技术

一、概念

（一）隔离

隔离指将传染源、传播者和高度易感人群安置在指定地点和特殊环境中，暂时避免和周围人群接触。对传染病病人采取传染源隔离、切断传播途径；对易感人群采取保护性隔离。

（二）标准预防

基于病人的血液、体液、分泌物（不包括汗液）、非完整皮肤和黏膜均可能含有感染性因子的原则，针对医院所有病人和工作人员采取的一组预防感染措施。包括手卫生、根据预期可能的暴露选用手套、隔离衣、口罩、护目镜或防护面罩，以及安全注射；也包含穿戴合适的防护用品处理病人环境中污染的物品与医疗器械。

二、隔离技术工作区的划分

表 3-6-1　隔离区域划分

区域	特点	范围
清洁区	未被病原微生物污染的区域	医务人员值班室、更衣室、配餐室及病区以外的区域
半污染区	有可能被病原微生物污染的区域	医务人员办公室、治疗室、护士站、内走廊等
污染区	病人直接或间接接触的区域	病室、处置间、污染间等
缓冲区	清洁区与半污染区之间、半污染区与污染区之间设立两侧有门的小室	

三、隔离原则

1.隔离标志明确，卫生设施齐全：隔离病室门外或病人床头安置不同颜色的提示卡以表示不同性质的隔离。

2.严格执行服务流程，加强三区管理：明确服务流程，保证洁污分开，防止因人员流程、物品流程交叉导致污染。

3.隔离病室环境定期消毒，物品处置规范。

4.实施隔离教育，加强隔离病人心理护理。

5.实施终末消毒处理：对出院、转科或死亡病人及其所住病室、物品、医疗器械等进行终末消毒处理。

四、隔离的种类及措施

隔离预防主要是在标准预防的基础上，实施两大类隔离：一是基于传染源特点切断疾病传播途径的隔离，二是基于保护易感人群的隔离。

表 3-6-2　隔离种类与措施

种类	适应证	标志	隔离措施
接触传播	适用于肠道感染、多重耐药菌感染、埃博拉出血热、皮肤感染等	蓝色 接触隔离	①进入隔离室前必须戴好口罩帽子，必要时穿隔离衣。②接触病人的血液、体液、分泌物、排泄物等时，应戴手套，手上有伤口时戴双层手套。③出室前按要求脱隔离衣及手套。④接触甲类传染病应按要求穿脱、处置防护服
空气传播	经空气传播的呼吸道传染疾病，如肺结核、水痘等	黄色 空气隔离	①病人安置单间病室，医务人员严格按照区域流程，在不同区域穿戴不同的防护用品。正确穿脱并处理用物。②进入确诊或可疑传染病人房间时，应戴帽子、医用防护口罩；遇可能产生喷溅的诊疗操作时，应戴防护目镜和防护面罩，穿隔离衣。③当接触病人及其血液、体液、分泌物、排泄物时应该戴手套，病人口鼻分泌物需严格消毒后再倾倒。④严格空气消毒
飞沫传播	经飞沫传播的，如百日咳、流行性感冒、病毒性腮腺炎及 SARS 等特殊急性呼吸道传染疾病	粉色 飞沫隔离	①病人安置单间病房，医务人员严格按照区域流程，在不同的区域穿戴不同的防护用品。正确穿脱并处理用物。②与病人近距离（＜1m）接触时，应戴帽子、医用防护口罩；遇可能产生喷溅的诊疗操作时，应戴防护目镜和防护面罩，穿隔离衣。③当接触病人及其血液、体液、分泌物、排泄物时应该戴手套。④加强通气或进行空气消毒
保护性隔离	抵抗力低下极易感染的病人，如严重烧伤、早产儿、白血病、脏器移植及免疫缺陷等病人		①设专用的隔离室病人住单间病室隔离，室外悬挂明显的隔离标志。②进出隔离室应穿戴灭菌后的隔离衣、帽子、口罩、手套和拖鞋，未经消毒处理的物品不可带入隔离区域。严格执行手卫生。③污物处理：病人的引流物、排泄物、被其血液和体液污染的物品应及时分装，密闭标记后送指定地点。④尽量减少入室人员，工作人员患呼吸道疾病或咽部带菌者应避免接触病人，原则上不予探视

五、隔离技术基本操作方法

为保护医院工作人员和病人，避免感染和交叉感染，应加强手卫生，根据情况使用帽子、口罩、手套、鞋套、护目镜、防护面罩、防水围裙、隔离衣、防护服等防护用品。

（一）帽子、口罩的使用

1. 理论知识

（1）帽子：防止工作人员头发散落或被污染，分为一次性帽子和布制帽子。

（2）口罩：能阻止对人体有害的可见或不可见的物质吸入呼吸道，也能防止飞沫污染无菌物品或清洁物品。口罩包括三类：

表 3-6-3　口罩的分类

种类	图示	作用	特点
纱布口罩	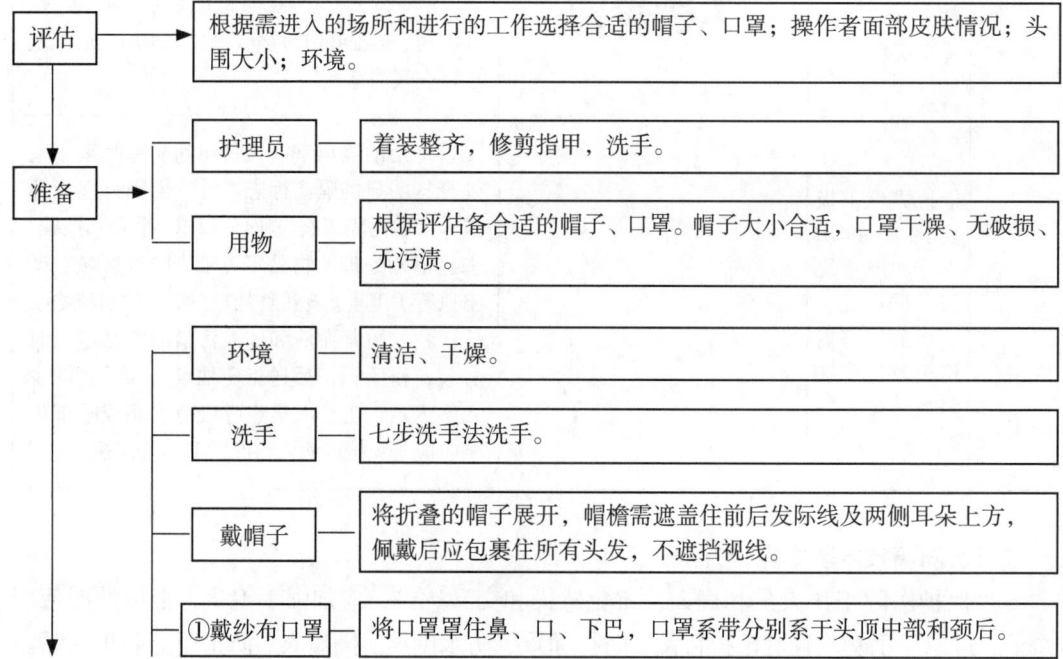	保护呼吸道免受有害粉尘、气溶胶、微生物及灰尘伤害	纱布应不少于 12 层，密度适当
外科口罩		在有创操作过程中能阻止血液、体液和飞溅物传播	一次性无纺布口罩，有可弯折鼻夹，多为夹层，外层防水，中间夹层过滤，可阻隔空气中 5μm 颗粒超过 90%，内层吸湿
医用防护口罩		阻止空气传播的直径 ≤5μm 感染因子或近距离 <1m 接触经飞沫传播的疾病	密闭型拱形，配有不小于 8.5cm 的可弯折鼻夹，口罩的颗粒过滤率不小于 95%

2. 实践技能

（1）目的：保护工作人员和病人，防止感染和交叉感染。

（2）操作流程：戴（脱）帽子、口罩的操作流程见图 3-6-1；外科口罩佩戴方法见图 3-6-2；医用防护口罩佩戴方法见图 3-6-3。

评估	→	根据需进入的场所和进行的工作选择合适的帽子、口罩；操作者面部皮肤情况；头围大小；环境。
准备	护理员	着装整齐，修剪指甲，洗手。
	用物	根据评估备合适的帽子、口罩。帽子大小合适，口罩干燥、无破损、无污渍。
	环境	清洁、干燥。
	洗手	七步洗手法洗手。
	戴帽子	将折叠的帽子展开，帽檐需遮盖住前后发际线及两侧耳朵上方，佩戴后应包裹住所有头发，不遮挡视线。
	①戴纱布口罩	将口罩罩住鼻、口、下巴，口罩系带分别系于头顶中部和颈后。

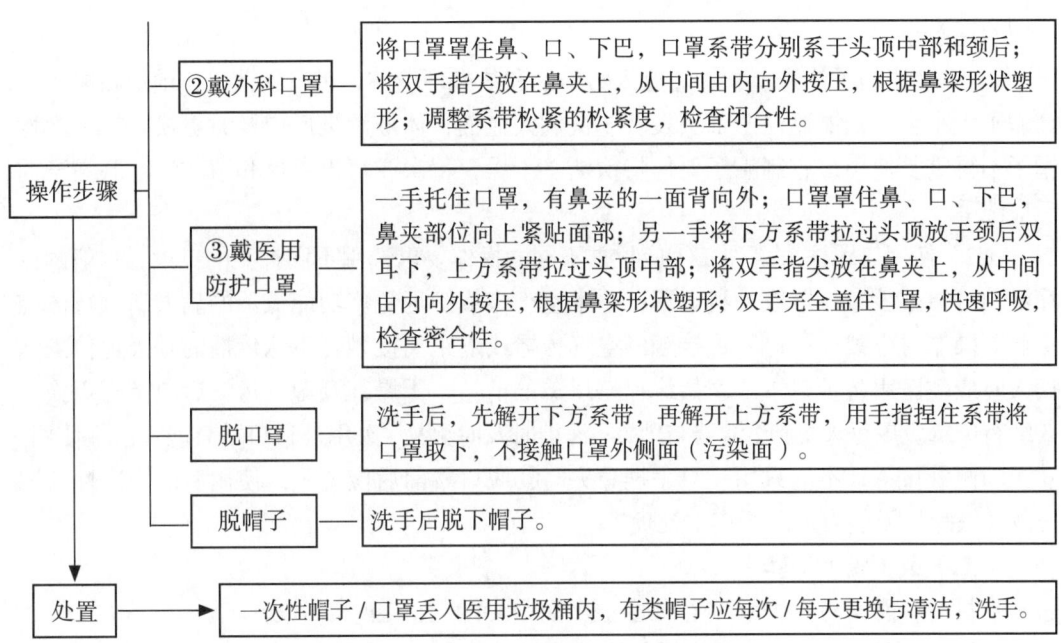

操作步骤	②戴外科口罩	将口罩罩住鼻、口、下巴，口罩系带分别系于头顶中部和颈后；将双手指尖放在鼻夹上，从中间由内向外按压，根据鼻梁形状塑形；调整系带松紧的松紧度，检查闭合性。
	③戴医用防护口罩	一手托住口罩，有鼻夹的一面背向外；口罩罩住鼻、口、下巴，鼻夹部位向上紧贴面部；另一手将下方系带拉过头顶放于颈后双耳下，上方系带拉过头顶中部；将双手指尖放在鼻夹上，从中间由内向外按压，根据鼻梁形状塑形；双手完全盖住口罩，快速呼吸，检查密合性。
	脱口罩	洗手后，先解开下方系带，再解开上方系带，用手指捏住系带将口罩取下，不接触口罩外侧面（污染面）。
	脱帽子	洗手后脱下帽子。
处置		一次性帽子/口罩丢入医用垃圾桶内，布类帽子应每次/每天更换与清洁，洗手。

图3-6-1　戴（脱）帽子、口罩操作流程

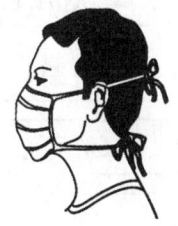

图3-6-2　外科口罩佩戴方法

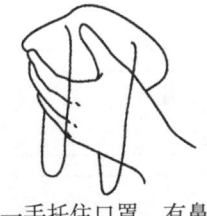

A. 一手托住口罩，有鼻夹的一面背向外

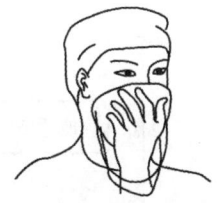

B. 口罩罩住鼻、口及下巴，鼻尖部位向上紧贴面部

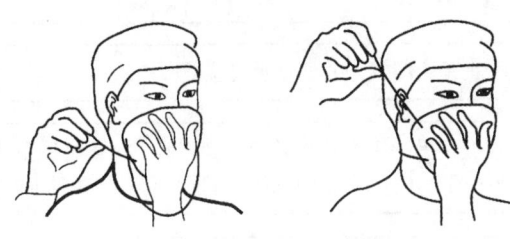

C. 将下方系带拉过头顶，放在颈后双耳下

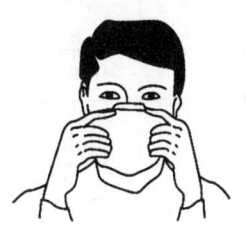

D. 双手指尖放在金属夹上，根据鼻梁形状塑形

图3-6-3　医用防护口罩佩戴方法

3. 注意事项

（1）使用帽子注意事项：①进入污染区和洁净环境前、进行无菌操作前应戴帽子。②帽子大小合适，能遮住全部头发。③被病人血液、体液污染后应及时更换。④一次性帽子不得重复使用；布制帽子要保持清洁、干燥，每次或每天更换和清洁。⑤脱帽子前后应洗手。

（2）使用口罩注意事项：①应根据不同的操作要求选用不同种类的口罩，一般的诊疗活动可佩戴纱布口罩或外科口罩；手术室工作或护理免疫功能低下的病人、进行体腔穿刺等操作时应戴外科口罩；接触经空气传播或近距离接触经飞沫传播的呼吸道传染病病人时应戴医用防护口罩。②始终保持口罩的清洁、干燥，潮湿、污染后应及时更换。③纱布口罩应该每天更换、清洁与消毒；污染时及时更换，医用外科口罩只能一次性使用。④正确佩戴口罩，不应只用一只手捏鼻夹。⑤脱口罩前后应洗手，使用后的一次性口罩应放入医疗垃圾袋内，以便集中处理。

（二）戴（脱）手套

1. 目的：能够防止病原微生物通过护理员的手传播疾病和污染环境。

2. 操作流程：戴（脱）手套操作流程见图 3-6-4，操作示意见图 3-6-5。

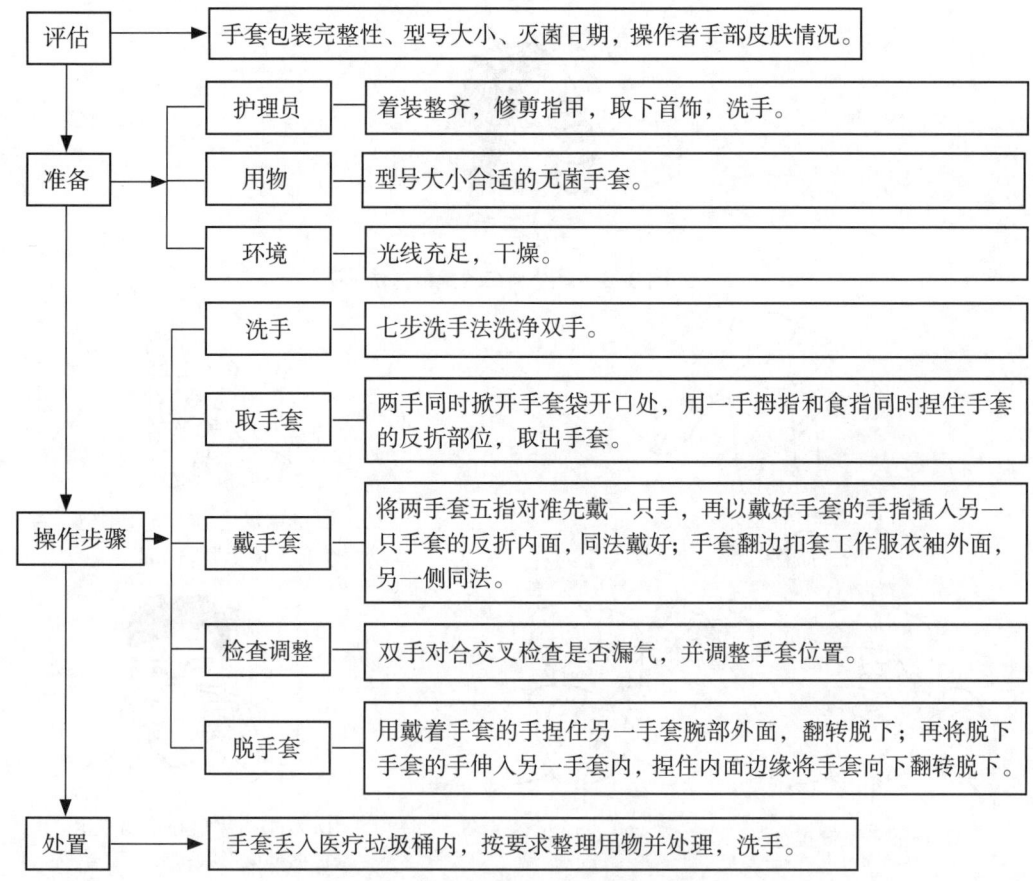

| 评估 | → | 手套包装完整性、型号大小、灭菌日期，操作者手部皮肤情况。 |

准备	护理员	着装整齐，修剪指甲，取下首饰，洗手。
	用物	型号大小合适的无菌手套。
	环境	光线充足，干燥。

操作步骤	洗手	七步洗手法洗净双手。
	取手套	两手同时掀开手套袋开口处，用一手拇指和食指同时捏住手套的反折部位，取出手套。
	戴手套	将两手套五指对准先戴一只手，再以戴好手套的手指插入另一只手套的反折内面，同法戴好；手套翻边扣套工作服衣袖外面，另一侧同法。
	检查调整	双手对合交叉检查是否漏气，并调整手套位置。
	脱手套	用戴着手套的手捏住另一手套腕部外面，翻转脱下；再将脱下手套的手伸入另一手套内，捏住内面边缘将手套向下翻转脱下。

| 处置 | → | 手套丢入医疗垃圾桶内，按要求整理用物并处理，洗手。 |

图 3-6-4　戴（脱）手套操作流程

3.注意事项

（1）护理员接触病人血液、体液、分泌物、呕吐物及污染物品时应戴手套。

（2）选择适合手掌大小的手套尺码，修剪指甲，以防刺破手套。

（3）手套出现破损或可疑污染时应立即更换。

（4）在护理下一位病人之前应重新洗手更换手套，一次性手套一次性使用，戴手套不能替代洗手。

（5）脱手套时避免强拉，注意不要污染双手。

（6）脱手套后应洗手。

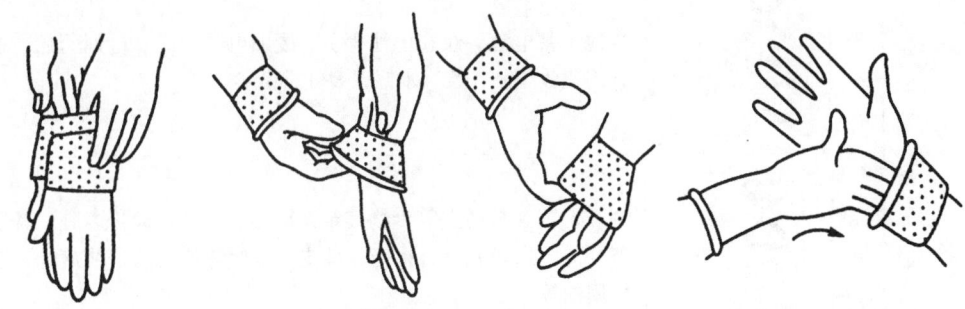

| A.两手指捏住两只手套的反折部分，对准五指 | B.戴好手套的手指插入另一只手套的反折内面 | C.将一只手套的翻边扣套在工作服衣袖外面 | D.将另一只手套的翻边扣套在工作服外面 |

图 3-6-5　戴手套操作方法

第七节　垃圾分类与管理

医疗废物中可能含有大量的病原微生物和有害的化学物质，甚至会有放射性和损伤性物质，是引起疾病传播和相关公共卫生问题的重要危险性因素。

垃圾的合理分类与处理不仅可以降低环境污染，还可以防止病原微生物的传播和污染事故的发生，从而降低医院感染的发生率。

一、概述

（一）生活垃圾

1.概念：生活垃圾是指在日常生活中或者为日常生活提供服务的活动中产生的固体废物以及法律、行政法规规定视为生活垃圾的固体废物。

2. 分类

表 3-7-1 生活垃圾分类

种类	图示	内容
可回收物	可回收物 Recyclable	纸类（报纸、传单、杂志及其他未受污染的纸质品等）、除塑料袋外的塑料制品、金属（铁、铜、铝等制品）、玻璃、织物等
有害垃圾	有害垃圾 Hazardous Waste	电池（蓄电池、纽扣电池等）、废旧电子产品、过期药品、过期日用化妆用品、废弃水银温度计、染发剂等
厨余垃圾	厨余垃圾 Food Waste	剩饭、剩菜与糕点等食物残余，菜梗、菜叶，动物内脏、骨骼，茶叶渣，水果残余，果壳，瓜皮，盆栽等植物的残枝落叶，废弃食用油等
其他垃圾	其他垃圾 Residual Waste	受污染与无法再生的纸张（纸杯、照片、复写纸、压敏纸、收据用纸、卫生纸、尿片等）、妇女卫生用品、一次性餐具、烟等

（二）医疗垃圾

1. 概念：医疗垃圾是指医疗卫生机构在医疗、预防、保健及其他活动中产生的具有直接或间接传染性、毒性以及其他危害性的废物。

2. 分类

表 3-7-2 医疗垃圾分类

类别	定义	范围
感染性废物	携带病原微生物具有引发感染性疾病传播危险的医疗废物	◆ 被病人血液、体液、排泄物污染的物品； ◆ 隔离传染病人或疑似传染病人产生的生活垃圾和医用垃圾； ◆ 病原体的培养基、标本和菌种保存液、废弃的血液、血清等； ◆ 一次性使用医疗用品及一次性医疗器械
病理性废物	诊疗过程中产生的人体废弃物和医学实验动物尸体等	◆ 手术及其他诊疗过程中产生的废弃的人体组织、器官等； ◆ 病理切片后废弃的人体组织、病理蜡块等； ◆ 医学实验动物的组织、尸体

续表 3-7-2

类别	定义	范围
损伤性废物	能够刺伤或割伤人体的废弃的医用锐器	◆ 医用针头、缝合针； ◆ 各类医用锐器：手术刀、备皮刀、手术锯等； ◆ 载玻片、玻璃试管、玻璃安瓿等
药物性废物	过期、淘汰、变质或被污染的废弃药品	◆ 废弃的一般性药品，如抗生素、非处方类的药品等； ◆ 废弃的细胞毒性药物和遗传性药物，如致癌性药物、免疫抑制剂等； ◆ 废弃的疫苗、血液品等
化学性废物	具有毒性、腐蚀性、易燃易爆性的废弃的化学物品	◆ 医疗影像室、实验室废弃的化学试剂； ◆ 废弃的化学消毒剂； ◆ 废弃的汞温度计

（三）垃圾的处理

1. 生活垃圾的处理：生活垃圾装入黑色垃圾袋中，及时收取送至指定收集点，污物袋需坚韧耐用、不漏水。

2. 医疗垃圾的处理

（1）处理

①黄色袋装医用垃圾，放入医疗垃圾桶内，并严格建立污物入袋制度。

②损伤性废物置于医疗废物专用的黄色锐器盒内，加盖密闭。

③病理性废物单独置于黄色垃圾袋中。

④可燃性污物应密闭运送，及时焚烧；非可燃性污物应按要求分别处理以防止污染扩散。

（2）注意事项

①按类别分置于专用的包装物和容器内，无破损、渗漏和其他缺陷。

②废物成分不能过满，内容的 3/4 满时就应封口，封口紧实严密，注明科室和数量。

③分类收集，禁混、禁漏、禁污。

④运送时防止流失、泄漏、扩散和直接接触身体，各种包装和运送工具应有专用的医疗废物标识。

⑤做好登记，内容包括来源、种类、重量和数量、交接时间、最终去向及经办人签名等资料，保存三年。

⑥对垃圾暂存处设施及时清洁和消毒处理，禁止转让、买卖医疗垃圾。

⑦做好个人防护处理：处理污物时需带好一次性手套，必要时戴口罩，穿隔离衣。接触污物后一定要注意手部的清洁，手卫生后再做其他事情。

第四章
医疗护理员基础评估

评估：评价、估量。评估是一项实践性很强的技能，贯穿于照护病人的全过程。通过对病人身体现状的客观评价，正确估量病人接受照护的每一实施环节是否可行；对接受照护的环境、设施、设备等进行安全评价，确保护理照护措施准确到位，为病人提供个性化优质照护。

医疗护理员基础评估包括：一般照护评估、照护问题评估、风险预测评估、老年人能力评估等。

【学习目标】

（一）识记
1. 能描述基础评估的方法与评估内容。
2. 能掌握一般照护评估、照护问题及风险预测评估、老年人能力评估的基本方法。
（二）了解
1. 能叙述护理评估的特点、类型。
2. 能描述疼痛、营养、尿失禁、睡眠障碍、吞咽困难、跌倒、认知功能、压力性损伤、老年人能力评估的方法与注意事项。
（三）运用
1. 能应用所学知识对病人实施正确的评估。
2. 能根据评估结果给予病人正确的照护。

【案例导入】

王奶奶，女，75岁，因"2型糖尿病，肺部感染"入住医院呼吸内科治疗。她于两个月前发生过一次跌倒行为，15天前发生过一次噎食。查体发现：意识清醒，营养状况差，生活基本自理，体温36.6℃，全身水肿，皮肤菲薄，双下肢水肿明显，全身散在红色皮疹，有瘙痒感，骶尾部皮肤瘀红6cm×8cm，外踝1cm×0.8cm潮红，压之可褪色。

请思考：

1.请问护理员对王奶奶的护理评估包含哪些内容？

2.评估时应对王奶奶进行哪些危险因素评估？

第一节　评估概述

一、评估的定义

评估是有计划、有目的、有系统地收集病人资料，并对资料加以整理与分析的过程，目的是明确服务对象所要解决的健康问题，从而为护理活动提供基本依据。

二、评估的特点

1.评估是所有照护工作的基础，是提供个性化优质照护的前提。

2.评估直接影响照护的准确性。如果评估不正确，将导致照护实施错误以及预期目标失败。

3.评估是一个动态循环的过程，贯穿于病人照护的各个环节。

三、评估实施的步骤

1.收集数据：通过与病人沟通和使用评估工具收集相关数据。

2.与病人或家属共同制订照护计划。

3.落实照护措施。

4.评价病人措施落实的效果

5.结合病人实际情况修改计划或实施新的计划。

四、评估的方法

（一）系统地观察

通过视、听、嗅、味、触等感觉来取得病人的资料，护理员与病人的初次见面就是观察的开始。如病人的外貌、步态、精神状况、反应情况等；而病人住院期间，护理员的评估及实施措施后效果的评估都依赖于系统的、连续的、细致的观察。

（二）交谈

护理员通过与病人、家属、照护者及相关医务人员进行交谈来了解病人的健康状况。护理员运用有效的沟通方式，通过日常的照护与病人交谈，让病人感到很轻松、自然，从而收集到病人较为真实的资料。

（三）查阅记录

包括病人的医疗护理记录、辅助检查等，获得病人的健康信息。

第二节　一般照护评估

一般照护评估是指医疗护理员在对病人提供照护活动前，对病人接受照护的身体现状、环境、温度、湿度和所使用的设施设备状况等进行的基础评估（见照护技能与照护流程相关章节）。

一、日常生活能力评估

日常生活活动即进行衣、食、住、行、个人卫生等的基本动作和技巧，是人们为了独立生活而每天必须反复进行的、最基本、具有共同性的身体动作群。日常生活能力评估可用于评定病人日常生活功能损害程度。

日常生活能力量表（ADL）制定于 1969 年，由躯体生活自理量表（BADL）和工具性日常生活活动量表（IADL）组成。躯体生活自理能力量表（BADL），可用来测定病人照顾自己生活的能力相关的六个方面：进食、穿衣、上厕所、梳洗、行走和洗澡。工具使用能力量表（IADL），可用来测定病人与使用工具能力相关的八个方面：打电话、购物、散步、做家务、洗衣、使用交通工具、服药和自理财务。工具使用能力量表（IADL）更容易受疾病和早期认知功能下降的影响。

（一）生活自理能力量表（BADL）

表 4-2-1　生活自理能力量表

项目	评分	标准	评估日期		
大便	0 5 10	失禁或昏迷 偶有失禁（每周＜1次） 控制			
小便	0 5 10	失禁或昏迷或需由他人导尿 偶有失禁（每24小时＜1次） 控制			
修饰	0 5	需要帮助 自理（洗脸、梳头、刷牙、剃须）			
用厕	0 5 10	依赖他人 需部分帮助 自理（去和离开厕所、使用厕纸、穿脱裤子）			
进食	0 5 10	较大或完全依赖 需部分帮助（夹菜、盛饭） 自理（能进食各种食物，但不包括取饭、做饭）			

续表 4-2-1

项目	评分	标准	评估日期		
转移	0	完全依赖他人，无坐位平衡			
	5	需大量帮助（1~2人，身体帮助），能坐			
	10	需少量帮助（言语和身体帮助）			
	15	自理			
活动	0	不能步行			
	5	在轮椅上能独立行动			
	10	需1人帮助步行（言语或身体帮助）			
	15	独立步行（可用辅助器，在家及附近）			
穿衣	0	依赖他人			
	5	需一半帮助			
	10	自理（自己系开纽扣，关、开拉链和穿鞋）			
上下楼梯	0	不能			
	5	需要帮助（言语、身体、手杖帮助）			
	10	独立上下楼梯			
洗澡	0	依赖			
	5	自理（无指导能进出浴池并自理洗澡）			

评分标准：

1. < 20 分为生活完全需要依赖。

2. 20~40 分为生活需要很大依赖。

3. 40~60 分为生活需要帮助。

4. > 60 分为生活基本自理。

5. 得 40 分以上者，康复治疗效益最大。

（二）工具性日常生活活动量表（IADL）

表 4-2-2 工具性日常生活活动量表

标准（评估以最近一个月表现为准）	说明
1. 上街购物［□ 不适用（勾选"不适用"者，此项分数视为满分）］ □ 3. 独立完成所有购物需求 □ 2. 独立购物日常生活用品 □ 1. 每一次上街购物都需要有人陪 □ 0. 完全不会上街购物	勾选"1"或"0"者列为失能项目
2. 外出活动［□ 不适用（勾选"不适用"者，此项分数视为满分）］ □ 4. 能够自己开车、骑车 □ 3. 能够自己搭乘大众运输工具 □ 2. 能够自己搭乘计程车，但不会搭乘大众运输工具 □ 1. 当有人陪同可搭计程车或大众运输工具 □ 0. 完全不能出门	勾选"1"或"0"者列为失能项目

续表 4-2-2

标准（评估以最近一个月表现为准）	说明
3. 食物烹调［□ 不适用（勾选"不适用"者，此项分数视为满分）］ 　□ 3. 能独立计划、烹煮和摆设一顿合适的饭菜 　□ 2. 如果准备好一切佐料，会做一顿适当的饭菜 　□ 1. 会将已做好的饭菜加热 　□ 0. 需要别人把饭菜煮好、摆好	勾选"0"者列为失能项目
4. 家务维持［□ 不适用（勾选"不适用"者，此项分数视为满分）］ 　□ 4. 能做较繁重的家事或需偶尔家事协助，如搬动沙发、擦地板、洗窗户 　□ 3. 能做较简单的家事，如洗碗、铺床、叠被 　□ 2. 能做家事，但不能达到可被接受的整洁程度 　□ 1. 所有的家事都需要别人协助 　□ 0. 完全不会做家事	勾选"1"或"0"者列为失能项目
5. 洗衣服［□ 不适用（勾选"不适用"者，此项分数视为满分）］ 　□ 2. 自己清洗所有衣物 　□ 1. 只清洗小件衣物 　□ 0. 完全依赖他人	勾选"0"者列为失能项目
6. 使用电话的能力［□ 不适用（勾选"不适用"者，此项分数视为满分）］ 　□ 3. 独立使用电话，包含查电话簿、拨号等 　□ 2. 仅可拨熟悉的电话号码 　□ 1. 仅会接电话，不会拨电话 　□ 0. 完全不会使用电话	勾选"1"或"0"者列为失能项目
7. 服用药物［□ 不适用（勾选"不适用"者，此项分数视为满分）］ 　□ 3. 能自己负责在正确的时间用正确的药物者 　□ 2. 需要提醒或少许协助项目 　□ 1. 如果事先准备好服用的药物分量，可自行服用 　□ 0. 不能自己服用药物	勾选"1"或"0"者列为失能项目
8. 处理财务能力［□ 不适用（勾选"不适用"者，此项分数视为满分）］ 　□ 2. 可以独立处理财务 　□ 1. 可以处理日常的购买，但需要别人协助与银行往来或大宗买卖 　□ 0. 不能处理钱财	勾选"0"者列为失能项目

注：上街购物、外出活动、食物烹调、家务维持、洗衣服等五项中有三项以上需要协助者即为轻度失能

第三节　照护问题及风险预测评估

一、疼痛评估

2001 年，世界卫生组织将疼痛列为第五大生命体征，但疼痛与其他四项体征不同，它是一种主观感受，不具备客观的评估依据，而且疼痛的原因和影响因素较多，个体也

存在差异。

疼痛评估是进行有效疼痛控制的首要环节，不仅可以识别疼痛是否存在，还有助于对镇痛治疗的评价。疼痛评估的原则是常规、量化、全面和动态。

（一）评估内容

1.疼痛发生的时间、部位、程度、性质、伴随症状、疼痛时的表达方式。

2.产生疼痛的原因，加重和缓解的因素、目前处理和疗效。

3.病人自身控制疼痛的方式，对疼痛的耐受性。

（二）方法

1.数字评分法：用数字代替文字来表示疼痛的程度。将一条直线等分成10段，按0~10分次序评估疼痛程度，0分表示没有疼痛，10分表示剧痛，中间次序表示疼痛的不同程度（图4-3-1）。病人可以选择其中一个能代表自己疼痛感受的数字来表示疼痛的程度。可用此法对比疼痛治疗前后的效果。

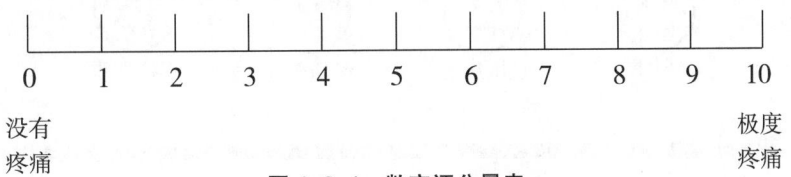

图4-3-1　数字评分量表

2.文字描述评定法：把一条直线等分成5段，每个点均有相应描述病痛程度的文字，依次为没有疼痛、轻度疼痛、中度疼痛、重度疼痛、非常严重的疼痛、无法忍受的疼痛（图4-3-2）。请病人按照自身疼痛的程度选择合适的描述文字。

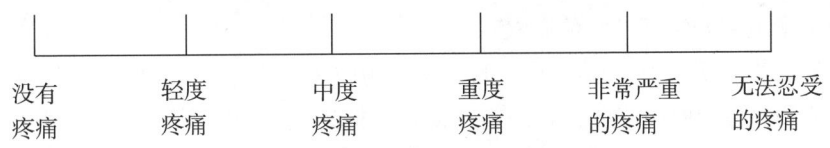

图4-3-2　文字描述评定量表

3.Wong-Baker面部表情疼痛评定法：采用从微笑、悲伤至哭泣的六个面部表情来表达疼痛程度（图4-3-3），请病人立即指出能反映其疼痛的那张面部表情图。此法没有特定的文化背景和性别要求，尤其适用于急性疼痛者、老年人、儿童及表达能力丧失者。

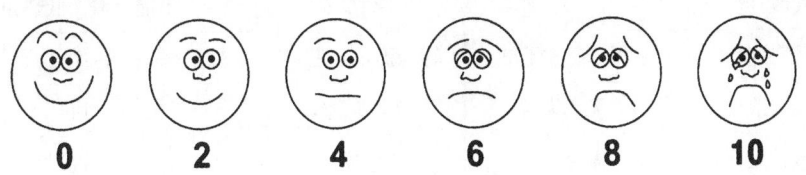

图4-3-3　面部表情量表

结果判定标准："0"表示无疼痛，"2"表示有一点疼痛，"4"表示轻微疼痛，"6"表示疼痛较明显，"8"表示疼痛较严重，"10"表示剧烈疼痛。

4.按WHO的疼痛分级标准进行评估,疼痛分为4级。

0级　无痛。

1级　轻度疼痛,平卧时无疼痛,翻身咳嗽时有轻度疼痛,但可以忍受,睡眠不受影响。

2级　中度疼痛,静卧时痛,翻身咳嗽时加剧,不能忍受,睡眠受干扰,要求用镇痛药。

3级　重度疼痛,静卧时疼痛剧烈,不能忍受,睡眠严重受干扰,需要用镇痛药。同时,病人的表情、动作、睡眠等情况,也可作为评估疼痛程度的参考指标,如疼痛剧烈会使病人表情极度痛苦、大汗淋漓、辗转难眠等。伴有疼痛的病人常出现不同程度的心理问题,如焦虑、抑郁,而不良的心理问题会加重疼痛,因此评估不能忽视心理、感觉、行为和认知等方面。痛尺见图4-3-4。

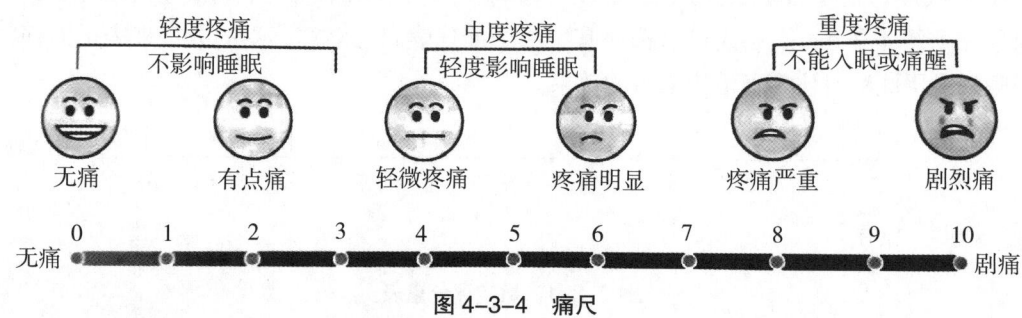

图4-3-4　痛尺

二、营养评估

营养不良在住院病人中有较高的发生率,它不仅使病人免疫功能、生活质量下降,延缓疾病康复,还使患病率和病死率升高。

(一)主观综合性营养评估(SGA)

主观综合性营养评估(SGA)是美国肠外肠内营养学会(ASPEN)推荐的临床营养状况评估工具。临床应用广泛,方法简便易行,但易受主观因素影响。

1.主观综合性营养评估量表(表4-3-1)

表4-3-1　主观综合性营养评估表

指标	A级	B级	C级
近期体重变化	无/升高	减少<5%	减少>5%
饮食改变	无	减少	不能进食/低热量流质
胃肠道症状	无/食欲不减	轻微恶心、呕吐	严重恶心(持续2周计)、呕吐
活动能力改变	无/减退	能下床活动	卧床
应激程度	无/低度	中度	高度
肌肉消耗	无	轻度	重度
三头肌皮褶厚度	正常	轻度减少	重度减少
踝部水肿	无	轻度	重度

2.量表使用说明

（1）体重变化：考虑过去 6 个月或近 2 周的情况。

（2）胃肠道症状至少持续 2 周，偶尔一两次不予考虑。

（3）应激参照：大面积烧伤、高热或大出血属高度应激，长期发热、慢性腹泻属中度应激，长期低热或恶性肿瘤属低度应激。

（4）评价结果：若选项 B ＞ 5 项，定为轻 – 中度营养不良；若选项 C ＞ 5 项，定为重度营养不良。

（二）微型营养评价（MNA）

微型营养评价是临床常用的营养筛查和评价工具，由两部分构成，一是营养筛查，二是营养评估。MNA 分两步进行，对那些有高风险的病人（营养筛查得分 ≤ 11 分），可进行第二步营养评估以确定营养不良的程度并有助于制订最佳的营养治疗方案。

此法快速、简单、易操作，一般需 10min 即可完成，主要用于老年病人的营养评估。

1.营养筛查

（1）营养筛查的内容（见表 4-3-2）。

表 4-3-2 微型营养评价营养筛查部分

筛查内容	评分（分值）
A 既往 3 个月内，是否因食欲下降、咀嚼或吞咽等消化问题导致食物摄入量减少？	0 严重食欲减退 1 中等程度食欲减退 2 食欲减退
B 最近 3 个月内体重是否减轻？	0 体重减轻超过 3kg 1 不知道 2 体重减轻 1~3kg 3 无体重下降
C 活动情况如何？	0 卧床或长期坐着 1 能离床或椅子，但不能出门 2 能独立外出
D 在过去 3 个月内是否受心理创伤或罹患急性疾病	0 是 1 否
E 有否神经心理问题	0 严重认知障碍或抑郁 1 轻度认知障碍 2 无心理问题
F 体重指数 BMI（kg/m²）	0 ＜ 19 1 19~21 2 21~23 3 ≥ 23
	合计：_____分

注：体重指数（BMI）是指用体重和身高的比例来衡量体重是否正常，即体重（kg）/身高（m²）的比值。中国标准：体重指数 ≥ 24 为超重，≥ 28 为肥胖，＜ 18.5 为消瘦。

（2）结果评价：营养筛查得分 ≥ 12 分，无营养不良的风险，不需要完成进一步的评价。得分 ≤ 11 分，可能存在营养不良，继续进行第二部分营养评估。

2. 营养评估

（1）营养评估内容（见表4-3-3）

表4-3-3　微型营养评价营养评估部分

评估内容	评分（分值）
G 是否独立生活（不住在医院或养老机构）？	0　否 1　是
H 每日应用处方药超过3种？	0　是 1　否
I 有压力性疼痛或皮肤溃疡吗？	0　是 1　否
J 病人每天完成几餐？	0　1餐 1　2餐 3　3餐
K 蛋白质的摄入量是多少？ * 每日至少一份奶制品（牛奶、酸奶）①是 ②否 * 每周2~3份豆制品或鸡蛋 ①是 ②否 * 每日吃肉、鱼和家禽 ①是 ②否	0　0选择0或1个"是" 0　5选择2个"是" 1　0选择3个"是"
L 每日能吃2份以上的水果或蔬菜吗？	0　否 1　是
M 每日喝多少液体（水、果汁、咖啡、茶、奶等）？	0.0　<3杯 0.5　3~5杯 1.0　>5杯
N 喂养方式如何？	0　无法独立进食 1　独立进食稍有困难 2　完全独立进食
O 对营养状况的自我评价如何？	0　营养不良 1　不能确定 2　营养良好
P 与同龄人相比，你如何评价自己的健康状况？	0.0　不太好 0.5　不知道 1.0　一样好 2.0　更好
Q 上臂围（MAC）是多少（cm）？	0.0　<21 0.5　21~22 1.0　≥22
R 腓肠肌围（CC）是多少（cm）？	0　<31 1　≥31
合计：_____分	

注：1. 上臂围（MAC）是测量上臂中点位置的周长。我国男性上臂围平均为27.5cm，女性为25.8cm。测量值>正常值的90%为营养正常，80%~90%为轻度营养不良，60%~80%为中度营养不良，

＜60%为严重营养不良。

2.腓肠肌围（CC）是测量腓肠肌中点位置的周长，＜31cm为营养不良

（2）结果评价：若MNA≥24分，表示营养状况良好；若17≤MNA≤23.5，表示存在发生营养不良的危险；若MNA＜17分，表明有确定的营养不良。

三、尿失禁评估

尿失禁（UI）又称为小便失禁，即膀胱内的尿液不能控制而自行流出，是临床常见问题，尤以老年人多发。

（一）尿失禁问卷表内容

国际尿失禁咨询委员会尿失禁问卷表简表（ICI-Q-SF）（表4-3-4）可用于调查尿失禁的发生率和尿失禁对病人的影响程度。请被调查者仔细回想近4周内出现的症状，尽可能回答问题。

表4-3-4 国际尿失禁咨询委员会尿禁问卷表简表（ICI-Q-SF）

出生： 年 月 日 性别：	
1.失禁的次数	
□ 从不失禁	0
□ 一周大约一次或不到一次	1
□ 一周2次或3次	2
□ 每天大约一次	3
□ 每天多次	4
□ 一直失禁	5
2.通常失禁的尿量是多少	
□ 不失禁	0
□ 少量	2
□ 中等量	4
□ 大量	6
3.失禁对你日常生活的影响程度 　　　0　1　2　3　4　5　6　7　8　9　10 没有影响　　　　　　　　　　　　　影响非常大	
4.通常在什么情况下失禁 □ 从不失禁 □ 睡着时 □ 在活动或运动时 □ 没有明显理由的情况下失禁 □ 未到达厕所就失禁 □ 在打喷嚏或咳嗽时 □ 在小便完穿好衣服后 □ 任何时间都可能失禁	

（二）结果评价

结果判定标准：问题 1、问题 2、问题 3 项的分数相加之和。

1. 0 分无任何失禁症状，无须处理。

2. 1~7 分轻度失禁。

3. 8~14 分中度失禁。

4. 15~21 分重度失禁。

四、睡眠障碍评估

睡眠障碍是指入睡、睡眠保持、睡眠时限出现障碍或出现异常的睡眠行为。睡眠障碍表现为睡眠量的异常和睡眠中的发作性异常。睡眠量的异常指睡眠量过度增多或不足（失眠）；睡眠中的发作性异常则是指睡眠中出现的异常行为，如睡行症（梦游症）、梦呓（说梦话）、夜惊、梦魇等。

（一）阿森斯失眠量表（AIS）

阿森斯失眠量表（AIS）主要用于记录受试者对遇到过的睡眠障碍的自我评估。由于其自测结果准确，且使用方便，在临床上得到广泛应用，成为了国际医学界公认的评价失眠的标准量表。

1. 阿森斯失眠量表的内容（见表 4-3-5）

表 4-3-5　阿森斯失眠量表

指导语：对于以下列出的问题，如果在过去 1 个月内每周至少发生 3 次在您身上，就请您勾选相应的自我评估结果	
1. 入睡时间（关灯后到睡着的时间） □ 没问题 □ 轻微延迟 □ 显著延迟 □ 延迟严重或没有睡觉	0 1 2 3
2. 夜间苏醒 □ 没问题 □ 轻微影响 □ 显著影响 □ 严重影响或没有睡觉	0 1 2 3
3. 比期望的时间早醒 □ 没问题 □ 轻微提早 □ 显著提早 □ 严重提早或没有睡觉	0 1 2 3

续表 4-3-5

4. 总睡眠时间 □ 足够 □ 轻微不足 □ 显著不足 □ 严重不足或没有睡觉	0 1 2 3
5. 总睡眠质量（无论睡多长） □ 满意 □ 轻微不满 □ 显著不满 □ 严重不满或没有睡觉	0 1 2 3
6. 白天情绪 □ 正常 □ 轻微低落 □ 显著低落 □ 严重低落	0 1 2 3
7. 白天身体功能（体力或精神，如记忆力、认知力、注意力等） □ 足够 □ 轻微影响 □ 显著影响 □ 严重影响	0 1 2 3
8. 白天思睡 □ 不思睡 □ 轻微思睡 □ 显著思睡 □ 严重思睡	0 1 2 3
合计：_____分	

2. 评分标准：总分 0~24 分，得分越高，表示睡眠质量越差。

（1）< 4 分无睡眠障碍。

（2）4~6 分有睡眠障碍。

（3）> 6 分失眠。

3. 注意事项：量表测评的是最近一个月的睡眠情况，使用该量表时应测评时间，强调是"最近一个月的睡眠情况"；同时避免在一个月内进行 2 次或多次测评。

（二）爱泼沃斯嗜睡量表（ESS）

随着对睡眠研究的深入，对睡眠疾病的研究已经从失眠开始涉及瞌睡和打鼾。爱泼沃斯嗜睡量表（ESS）是测评睡眠质量并判断是否嗜睡的标准量表，其判断准确，家庭自测性强，是国际公认的最具实用性的睡眠量表之一。

1. 爱泼沃斯嗜睡量表的内容（见表 4-3-6）

表 4-3-6 爱泼沃斯嗜睡量表（ESS）

项目	得分
1. 坐着阅读书刊 □ 从不打瞌睡 □ 轻度打瞌睡 □ 中度打瞌睡 □ 严重打瞌睡	0 1 2 3
2. 看电视 □ 从不打瞌睡 □ 轻度打瞌睡 □ 中度打瞌睡 □ 严重打瞌睡	0 1 2 3
3. 在公共场合坐着不动（如剧院和开会） □ 从不打瞌睡 □ 轻度打瞌睡 □ 中度打瞌睡 □ 严重打瞌睡	0 1 2 3
4. 乘坐汽车超过 1 小时（中间不休息） □ 从不打瞌睡 □ 轻度打瞌睡 □ 中度打瞌睡 □ 严重打瞌睡	0 1 2 3
5. 环境许可，在下午躺下休息 □ 从不打瞌睡 □ 轻度打瞌睡 □ 中度打瞌睡 □ 严重打瞌睡	0 1 2 3
6. 坐下与人交谈 □ 从不打瞌睡 □ 轻度打瞌睡 □ 中度打瞌睡 □ 严重打瞌睡	0 1 2 3
7. 午餐未喝酒，餐后安静地坐着 □ 从不打瞌睡 □ 轻度打瞌睡 □ 中度打瞌睡 □ 严重打瞌睡	0 1 2 3

续表 4-3-6

项目	得分
8. 遇堵车时停车数分钟以上 □ 从不打瞌睡 □ 轻度打瞌睡 □ 中度打瞌睡 □ 严重打瞌睡	0 1 2 3
合计：_____分	

2. 评分标准：总分 0~24 分，得分越高，表示瞌睡状况越严重。

（1）＞4 分说明瞌睡。

（2）＞10 分说明非常瞌睡。

（3）＞16 分说明有危险性的瞌睡。

五、吞咽障碍评估

吞咽障碍是指由于下颌、双唇、舌、软腭、咽喉、食管等器官结构和（或）功能受损，不能安全有效地把食物输送到胃内的过程。

洼田饮水实验由日本人洼田俊夫在 1982 年设计后提出，通过饮用 30mL 水来筛查病人有无吞咽障碍及其程度，安全快捷（见表 4-3-7）。

表 4-3-7　洼田饮水实验

评价结果	评价方法
1 级（优）	能顺利地 1 次将水咽下
2 级（良）	分 2 次以上，能不呛咳地咽下
3 级（中）	能 1 次咽下，但有呛咳
4 级（可）	分 2 次以上咽下，但有呛咳
5 级（差）	频繁呛咳，不能全部咽下

检查方法：病人端坐，喝下 30mL 温开水，观察所需要时间喝水呛咳的情况。

评价结果：正常：1 级，5 秒之内；可疑：5 秒以上或 2 级；异常：3~5 级。

六、跌倒评估

跌倒是指突发的、不自主的、非故意的体位改变，导致身体的任何部位（不包括双脚）倒在地面或更低的平面上。

老年人是跌倒发生的高危人群，因其发生率高、后果严重，是老年人伤残和死亡的重要原因之一。跌倒并非自然老化的必然结果，而是可以预防和控制的。只要能正确评估和识别发生跌倒的危险因素，就可以制订有针对性、有效的防控照护方案。

（一）改良 Morse 跌倒危险因素评估量表

1. 评估表内容（见表4-3-8）

表4-3-8　改良 Morse 跌倒危险因素评估量表

危险因素 / 评分标准	分值
1. 跌倒 / 晕厥史（1 年内） □ 没有 □ 有	0 25
2. 多于一个医学诊断 □ 没有 □ 有	0 10
3. 年龄 ≥ 65 岁 / 视听障碍 □ 没有 □ 有	0 10
4. 步行需要帮助 □ 否 / 轮椅 / 平车 / 卧床 □ 助行器、拐杖、手杖、搀扶 □ 扶家具 / 扶护栏 / 扶墙	0 15 30
5. 接受特殊药物治疗 / 静脉输液 □ 没有 □ 有	0 10
6. 步态 / 移步 □ 正常 / 卧床 / 轮椅 □ 乏力需辅助支撑 / 体位性低血压 □ 损伤步态	0 10 20
7. 自我认知及依从性 □ 正常 □ 高估自己行走能力 / 无控制能力 / 依从性差	0 10
8. 夜间起床如厕 □ 没有 □ 有	0 10
总得分（125 分）	

2. 结果评价及填表说明

（1）凡住院评估对象有一项（含）以上危险因素，应建立 Morse 跌倒危险因素评估量表（改良），根据评估情况选填相应分值。

（2）危险程度：低危：< 25 分；中危：25~45 分；高危：> 45 分。

（3）评估时机：初次评估后，中危 1 次 / 周，高危 1 次 /3 天，病情变化随时评估。

（4）特殊药物：麻醉药、抗组胺药、降压药、镇静催眠药、护癫痫抗痉挛药、缓泻药、利尿药、降糖药、抗抑郁抗焦虑抗精神病药等。

（二）老年人坠床／跌倒危险因子评估量表

1.评估表内容（见表4-3-9）

表4-3-9　老年人坠床／跌倒危险因子评估量表

危险因子（可多选）	分值
最近一年曾有不明原因跌倒经历	1
意识障碍	1
视力障碍（单盲、双盲、弱视、白内障、青光眼、眼底病、复视等）	1
活动障碍、肢体偏瘫	3
年龄（≥65岁）	1
体能虚弱（生活能部分自理，白天过半时间要卧床或坐椅）	3
头晕、眩晕、体位性低血压	2
服用影响意识或活动的药物 □散瞳剂 □镇静安眠剂 □降压利尿剂 □镇挛抗癫剂 □麻醉止痛剂	1
无家人或其他人员陪伴	1
总分	

2.结果评价：总分≥4分，列为有跌倒／坠床的高危者。

七、认知功能评估

随着逐年增龄，认知症的发病率也随之增加，简易智能状态评估表（MMSE）操作简单，短时间内（10mim左右）即能完成。是目前应用最广泛的失智症筛查首选量表。

（一）评估量表内容

简易智能状态检查（MMSE）（见表4-3-10）测评被试者的定向力、记忆力、注意力及计算力、回忆力、语言能力、视空间能力六个方面的内容，共19个条目，30个题目。

表4-3-10　简易智能状态量表（MMSE）

1 定向力	今年是哪一年	1	0
	现在是什么季节	1	0
	现在是几月份	1	0
	今天是几号	1	0
	今天是星期几	1	0

续表 4-3-10

2	我们现在在哪个城市	1	0
	哪个区	1	0
	什么街	1	0
	什么医院 / 社区 / 养老机构	1	0
	这里是第几层	1	0
3 记忆力	我告诉您 3 件东西的名称，我说完之后请您重复一遍这 3 件东西是什么 "树""钟""汽车"		
	树	1	0
	钟	1	0
	汽车	1	0
4 注意力 计算力	请您算一算，100-7 等于多少，然后所得的数目再减去 7，连续 5 次（若错了，但下一个答案是对的，那么只记一次错误）		
	100-7=	1	0
	93-7=	1	0
	86-7=	1	0
	79-7=	1	0
	72-7=	1	0
5 回忆力	现在请您说出刚才我让您记住的是哪三件东西		
	树	1	0
	钟	1	0
	汽车	1	0
6	（出示手表）请问这是什么？	1	0
	（出示铅笔）请问这是什么？	1	0
7	请您跟我说"44 只石狮子"	1	0
8	检查者给受试者 1 张卡片（上写着"请闭上您的眼睛"，请您念一念这一句话，并按上面的意思去做）	1	0
9	我给您一张纸，请您按我说的去做		
	现在开始用右手拿着这张纸	1	0
	用两只手把它对折起来	1	0
	放在您的左脚上	1	0

续表4-3-10

10	请您写一个完整的句子（在下一页空格处写）（句子必须有主语、动词、有意义） 写一完整的句子：	1	0
11	（出示图案）请您照着这个样子把它画下来（下一页） 评分标准：文盲≤17分，小学组≤20分，中学以上≤24分者有认知缺陷（27~30分——正常；13~23分——轻度；5~12分——中度；＜5分——重度）	1	0
合计			

（二）量表使用说明

1. 选择安静的环境，测评过程中不要被其他人干扰。房间内不要有日历和时钟，以免在测评定向力时起到提示作用。

2. 测评过程中不要限定时间。在测评老年人时，应注意鼓励，避免使老年人感到灰心或放弃，但不要给予提示。

3. 各个项目的测评和评分要点

（1）第1~2条目：直接询问被试者。对于季节，如果处于两季交替时，回答两个都算正确。

（2）第3条目：测评员说三样东西时，每样东西只能说一遍，不要重复，以每样东西1秒钟的速度说出。要求被试者重复时，不要求按次序回答，只要正确重复出某样东西的名称，就计1分。如果第一遍有错误，先计分，然后再重新说指导语，直到被试者能正确复述，但最多只能"学习"5次。

（3）第4条目："连续减7"测验在测评计算力的同时，还测评注意力，所以测评员不要重复被试者的答案，也不能让被试者用笔计算。在计分时，如果某个题目错了，但下一个答案是对的，那么只将计算错误的那个题目记为0分，后面计算正确的题目应记为1分。

（4）第5条目：被试者回忆这三样东西的名称时，不要求按次序回答。只要正确回忆出某样东西的名称，就计1分。

（5）第6条目：如果被试者只是说这个东西是做什么用的，但说不出东西的名称，应记为0分。

（6）第7条目：测评员自己必须咬字清楚，只能说一遍。被试者复述时清楚、准确，才判定为正确。

（7）第8条目：如果被试者不识字，不能完成指令，计0分。

（8）第9条目：测评员要把3个指令全部说完，再让被试者做，不要重复说明，也不要示范。被试者在做的时候，这3个动作次序准确，才判定为正确。

（9）第10条目：句子必须有主语和动词、有意义，才算正确。

（10）第11条目：被试者画出两个五边形，有5个边和5个角，且两个五边形的交叉处形成四边形，才判定为正确。

八、压力性损伤评估

压力性损伤是指发生在皮肤和（或）皮下软组织的局限性损伤，通常位于骨隆突处或与医疗器械或其他器械有关。压力性损伤的发病率和患病率一直居高不下，并且因人口老龄化而有增加之趋势。大多数压力性损伤是可以避免的，因此治疗压力性损伤的策略关键是以正确评估、预防为主。

（一）Barden压力性损伤危险因素评估量表

Barden压力性损伤危险因素评估量表可用于预测、筛查压力性损伤高危人群，方便有效，快速简捷，易于操作。

1.评估量表内容（见表4-3-11）

表4-3-11　Barden压力性损伤危险因素评估量表

评分内容	1分	2分	3分	4分
感觉	完全受限	非常受限	轻度受限	未受损害
潮湿	持久潮湿	非常潮湿	偶尔潮湿	很少潮湿
活动	卧床不起	局限于椅	偶尔步行	经常步行
移动	完全不能	严重受限	轻度受限	不受限
营养	非常差	可能不足	适当	良好
摩擦力和剪切力	有问题	有潜在的问题	无明显问题	
合计：_____分				

2.结果评价：评分范围6~23分，分值越低，提示发生压力性损伤的危险性越高。评分≤18分，提示病人有发生压力性损伤的风险，建议采取预防措施。

（1）15~18分轻度危险。

（2）13~14分中度危险。

（3）10~12分高度危险。

（4）9分以下　极高度危险。

（二）Norton压力性损伤风险评估量表

Norton压力性损伤风险评估量表也是目前公认用于预测压力性损伤发生的有效评分方法，特别适用于老年病人的评估。

1.评估量表内容（见表4-3-12）

表 4-3-12 Norton 压力性损伤风险评估量表

项目	评分			
	4 分	3 分	2 分	1 分
一般身体状况	良好	一般	不好	极差
精神状态	思维敏捷	无动于衷	不合逻辑	昏迷
活动能力	可以走动	需协助	坐轮椅	卧床
灵活程度	行动自如	轻微受限	非常受限	不能活动
失禁情况	无失禁	偶有失禁	经常失禁	二便失禁
合计：＿＿＿＿分				

2.结果评价：评分范围 5~20 分，分值越低，提示发生压力性损伤的危险性越高。评分≤ 14 分，提示病人有发生压力性损伤的风险，建议采取预防措施。

（1）≤ 14 分提示有发生压力性损伤的危险。

（2）≤ 8 分提示有发生压力性损伤的极高度危险。

第四节　老年人能力评估

医疗护理员对 60 岁及以上的病患老人应进行老年人能力评估,掌握老年人能力分级。

表 4-4-1 老年人能力评估内容

一级指标	二级指标
日常生活活动	进食、洗澡、修饰、穿（脱）衣、大便控制、小便控制、如厕、床椅转移、平地行走、上下楼梯
精神状态	认知功能、攻击行为、抑郁症状
感知觉与沟通	意识水平、视力、听力、沟通交流
社会参与	生活能力、工作能力、时间 / 空间定向、人物定向、社会交往能力

表 4-4-2 日常生活活动等级划分

分级	分级名称	分级标准
0	能力完好	总分为 100 分
1	轻度受损	总分为 65~95 分
2	中度受损	总分为 45~60 分
3	重度受损	总分为 ≤ 40 分

表 4-4-3　精神状态等级划分

分级	分级名称	分级标准
0	能力完好	总分为 0 分
1	轻度受损	总分为 1 分
2	中度受损	总分为 2~3 分
3	重度受损	总分为 4~6 分

表 4-4-4　感知觉与沟通等级划分

分级	分级名称	分级标准
0	能力完好	意识为清醒，视力和听力评定为 0 或 1，沟通评定为 0
1	轻度受损	意识为清醒，但视力或听力中至少一项评定为 2，或沟通评定为 1
2	中度受损	意识为清醒，但视力或听力中至少一项评定为 3，或沟通评定为 2；或意识为嗜睡，视力或听力评定为 3 及以下，沟通评定为 2 及以下
3	重度受损	意识为清醒或嗜睡，视力或听力中至少一项评定为 4，或沟通评定为 3；或意识为昏睡或昏迷

表 4-4-5　社会参与等级划分

分级	分级名称	分级标准
0	能力完好	总分为 0~2 分
1	轻度受损	总分为 3~7 分
2	中度受损	总分为 8~13 分
3	重度受损	总分为 14~20 分

表 4-4-6　老年人能力等级划分

能力等级	等级名称	等级标准
0	能力完好	日常生活活动、精神状态、感知觉与沟通的分级均为 0，社会参与的分级为 0 或 1
1	轻度失能	日常生活活动的分级为 0，但精神状态、感知觉与沟通中至少一项的分级为 1 及以上，或社会参与的分级为 2；或日常生活活动的分级为 1，精神状态、感知觉与沟通、社会参与中至少有一项的分级为 0 或 1
2	中度失能	日常生活活动的分级为 1，但精神状态、感知觉与沟通、社会参与的分级均为 2，或有一项的分级为 3；或日常生活活动的分级为 2，且精神状态、感知觉与沟通、社会参与中有 1~2 项的分级为 1 或 2

续表 4-4-6

能力等级	等级名称	等级标准
3	重度失能	日常生活活动的分级为 3； 或日常生活活动、精神状态、感知觉与沟通、社会参与的分级均为 2； 或日常生活活动的分级为 2，且精神状态、感知觉与沟通、社会参与中至少有一项的分级为 3

注：1. 处于昏迷状态者，直接评定为重度失能。若意识转为清醒，需重新进行评估。
　　2. 有以下情况之一者，在原有能力级别上提高一个级别：①确诊为认知障碍 / 痴呆；②确诊为精神疾病；③近 30 天内发生过 2 次及以上意外事件（如跌倒、噎食、自杀、走失）

表 4-4-7　老年人能力评估基本信息表

A.1　评估基本信息表

A.1.1 评估编号	□□□□□□□
A.1.2 评估基准日期	□□□□年□□月□□日
A.1.3 评估原因	1 接受服务前初评；2 接受服务后的常规评估；3 状况发生变化后的即时评估；4 因评估结果有疑问进行的复评 □

A.2　被评估者的基本信息表

A.2.1 姓名	
A.2.2 性别	1 男　2 女 □
A.2.3 出生日期	□□□□年□□月□□日
A.2.4 身份证号	□□□□□□□□□□□□□□□□□□
A.2.5 社保卡号	□□□□□□□□□
A.2.6 民族	1 汉族　2 少数民族＿＿＿＿ □
A.2.7 文化程度	1 文盲　2 小学　3 初中　4 高中 / 技校 / 中专　5 大学专科及以上　6 不详 □
A.2.8 宗教信仰	0 无　1 有＿＿＿＿ □
A.2.9 婚姻状况	1 未婚　2 已婚　3 丧偶　4 离婚　5 未说明的婚姻状况 □
A.2.10 居住情况	1 独居　2 与配偶 / 伴侣居住　3 与子女居住　4 与父母居住　5 与兄弟姐妹居住　6 与其他亲属居住　7 与非亲属关系的人居住　8 养老机构 □
A.2.11 医疗费用支付方式	1 城镇职工基本医疗保险　2 城镇居民基本医疗保险　3 新型农村合作医疗　4 贫困救助　5 商业医疗保险　6 全公费　7 全自费　8 其他 □ / □ / □ / □
A.2.12 经济来源	1 退休金 / 养老金　2 子女补贴　3 亲友资助　4 其他补贴＿＿＿＿ □ / □ / □

续表 4-4-7

A.2.13 疾病诊断	A.2.13.1 痴呆	0无　1轻度　2中度　3重度 □
	A.2.13.2 精神疾病	0无　1精神分裂症　2双相情感障碍　3偏执性精神障碍　4分裂情感性障碍　5癫痫所致精神障碍　6精神发育迟滞伴发精神障碍 □
	A.2.13.3 慢性疾病	
A.2.14 近30天内意外事件	A.2.14.1 跌倒	0无　1发生过1次　2发生过2次　3发生过3次及以上□
	A.2.14.2 走失	0无　1发生过1次　2发生过2次　3发生过3次及以上□
	A.2.14.3 噎食	0无　1发生过1次　2发生过2次　3发生过3次及以上□
	A.2.14.4 自杀	0无　1发生过1次　2发生过2次　3发生过3次及以上□
	A.2.14.5 其他	

A.3　信息提供者及联系人信息表

A.3.1 信息提供者的姓名	
A.3.2 信息提供者与老人的关系	1配偶　2子女　3其他亲属　4雇佣照顾者　5其他_____□
A.3.3 联系人姓名	
A.3.4 联系人电话	

表 4-4-8　老年人能力评估表

B.1　日常生活活动评估表

B.1.1 进食：指用餐具将食物由容器送到口中、咀嚼、吞咽等过程	□分	10分，可独立进食（在合理的时间内独立进食准备好的食物）
		5分，需部分帮助（进食过程中需要一定帮助，如协助把持餐具）
		0分，需极大帮助或完全依赖他人，或有留置营养管
B.1.2 洗澡	□分	5分，准备好洗澡水后，可自己独立完成洗澡过程
		0分，在洗澡过程中需他人帮助
B.1.3 修饰：指洗脸、刷牙、梳头、刮脸等	□分	5分，可自己独立完成
		0分，需他人帮助
B.1.4 穿衣：指穿脱衣服、系扣、拉拉链、穿脱鞋袜、系鞋带	□分	10分，可独立完成
		5分，需部分帮助（能自己穿脱，但需他人帮助整理衣物、系扣/鞋带、拉拉链）
		0分，需极大帮助或完全依赖他人
B.1.5 大便控制	□分	10分，可控制大便
		5分，偶尔失控（每周＜1次），或需要他人提示
		0分，完全失控

续表 4-4-8

B.1.6 小便控制	□分	10分，可控制小便
		5分，偶尔失控（每天＜1次，但每周＞1次），或需要他人提示
		0分，完全失控，或留置导尿管
B.1.7 如厕：包括去厕所、解开衣裤、擦净、整理衣裤、冲水	□分	10分，可独立完成
		5分，需部分帮助（需他人搀扶去厕所、需他人帮忙冲水或整理衣裤等）
		0分，需极大帮助或完全依赖他人
B.1.8 床椅转移	□分	15分，可独立完成
		10分，需部分帮助（需他人搀扶或使用拐杖）
		5分，需极大帮助（较大程度上依赖他人搀扶和帮助）
		0分，完全依赖他人
B.1.9 平地行走	□分	15分，可独立在平地上行走45m
		10分，需部分帮助（因肢体残疾、平衡能力差、过度衰弱、视力等问题，在一定程度上需他人搀扶或使用拐杖、助行器等辅助用具）
		5分，需极大帮助（因肢体残疾、平衡能力差、过度衰弱、视力等问题，在较大程度上依赖他人搀扶，或坐在轮椅上自行移动）
		0分，完全依赖他人
B.1.10 上下楼梯	□分	10分，可独立上下楼梯（连续上下10~15个台阶）
		5分，需部分帮助（需他人搀扶，或扶着楼梯、使用拐杖等）
		0分，需极大帮助或完全依赖他人
B.1. 11 日常生活活动总分	□分	上述10个项目得分之和
B.12 日常生活活动分级	□级	0 能力完好：总分100分 1 轻度受损：总分65~95分 2 中度受损：总分45~60分 3 重度受损：总分≤40分

B.2　精神状态评估表

B.2.1 认知功能	测验	"我说三样东西，请重复一遍，并记住，一会儿会问您"：苹果、手表、国旗 （1）画钟测验："请您在这儿画一个圆形的时钟，在时钟上标出 10 点 45 分" （2）回忆词语："现在请您告诉我，刚才我要您记住的三样东西是什么？" 答：_____、_____、_____（不必按顺序）
	评分 □分	0分，画钟正确（画出一个闭锁圆，指针位置准确），且能回忆出 2~3 个词 1分，画钟错误（画的圆不闭锁，或指针位置不准确），或只回忆出 0~1 个词 2分，已确诊为认知障碍，如老年痴呆
B.2.2 攻击行为	□分	0分，无身体攻击行为（如打/踢/推/咬/抓/摔东西）和语言攻击行为（如骂人、语言威胁、尖叫） 1分，每月有几次身体攻击行为，或每周有几次语言攻击行为 2分，每周有几次身体攻击行为，或每日有语言攻击行为
B.2.3 抑郁症状	□分	0分，无 1分，情绪低落、不爱说话、不爱梳洗、不爱活动 2分，有自杀念头或自杀行为
B.2.4 精神状态总分	□分	上述 3 个项目得分之和
B.2 精神状态分级	□级	0 能力完好：总分为 0 分 1 轻度受损：总分为 1 分 2 中度受损：总分 2~3 分 3 重度受损：总分 4~6 分

B.3 感知觉与沟通评估表

B.3.1 意识水平	□分	0分，意识清醒，对周围环境警觉
		1分，嗜睡，表现为睡眠状态过度延长。当呼唤或推动其肢体时可唤醒，并能进行正确的交谈或执行指令，停止刺激后又继续入睡
		2分，昏睡，一般的外界刺激不能使其觉醒，给予较强烈的刺激时可有短时的意识清醒，醒后可简短回答提问，当刺激减弱后又很快进入睡眠状态
		3分，昏迷，处于浅昏迷时对疼痛刺激有回避和痛苦表情；处于深昏迷时对刺激无反应（若评定为昏迷，直接评定为重度失能，可不进行以下项目的评估）
B.3.2 视力：若平日戴老花镜或近视镜，应在佩戴眼镜的情况下评估	□分	0分，能看清书报上的标准字体
		1分，能看清楚大字体，但看不清书报上的标准字体
		2分，视力有限，看不清报纸大标题，但能辨认物体
		3分，辨认物体有困难，但眼睛能跟随物体移动，只能看到光、颜色和形状
		4分，没有视力，眼睛不能跟随物体移动
B.3.3 听力：若平时佩戴助听器，应在佩戴助听器的情况下评估	□分	0分，可正常交谈，能听到电视、电话、门铃的声音
		1分，在轻声说话或说话距离超过2m时听不清
		2分，正常交流有些困难，需在安静的环境或大声说话才能听到
		3分，讲话者大声说话或说话很慢，才能部分听见
		4分，完全听不见
B.3.4 沟通交流：包括非语言沟通	□分	0分，无困难，能与他人正常沟通和交流
		1分，能够表达自己的需要及理解别人的话，但需要增加时间或给予帮助
		2分，表达需要或理解有困难，需频繁重复或简化口头表达
		3分，不能表达需要或理解他人的话
B.3 感知觉与沟通分级	□级	0 能力完好：意识清醒，且视力和听力评为0或1，沟通评为0 1 轻度受损：意识清醒，但视力或听力中至少一项评为2，或沟通评为1 2 中度受损：意识清醒，但视力或听力中至少一项评为3，或沟通评为2 或嗜睡，视力或听力评定为3及以下，沟通评定为2及以下 3 重度受损：意识清醒或嗜睡，但视力或听力中至少一项评为4，或沟通评为3；或昏睡/昏迷

B.4 社会参与评估表

B.4.1 生活能力	□分	0分，除个人生活自理外（如饮食、洗漱、穿戴、二便），能料理家务（如做饭、洗衣）或当家管理事务
		1分，除个人生活自理外，能做家务，但欠好，家庭事务安排欠条理
		2分，个人生活能自理；只有在他人帮助下才能做些家务，但质量不好
		3分，个人基本生活事务能自理（如饮食、二便），在督促下可洗漱
		4分，个人基本生活事务（如饮食、二便）需要部分帮助或完全依赖他人帮助
B.4.2 工作能力	□分	0分，原来熟练的脑力工作或体力技巧性工作可照常进行
		1分，原来熟练的脑力工作或体力技巧性工作能力有所下降
		2分，原来熟练的脑力工作或体力技巧性工作明显不如以往，部分遗忘
		3分，对熟练工作只有一些片段保留，技能全部遗忘
		4分，对以往的知识或技能全部磨灭
B.4.3 时间/空间定向	□分	0分，时间观念（年、月、日、时）清楚；可单独出远门，能很快掌握新环境的方位
		1分，时间观念有些下降，年、月、日清楚，但有时相差几天；可单独来往于近街，知道现住地的名称和方位，但不知道回家路线
		2分，时间观念较差，年、月、日不清楚，可知上半年或下半年；只能单独在家附近行动，对现住地只知道名称，不知道方位
		3分，时间观念很差，年、月、日不清楚，可知上午或下午；只能在左邻右舍间串门，对现住地不知道名称和方位
		4分，无时间观念，不能单独外出
B.4.4 人物定向	□分	0分，知道周围人们的关系，知道祖孙、叔伯、姑姨、侄子侄女等称谓的意义；可分辨陌生人的大致年龄和身份，可用适当称呼
		1分，只知家中亲密近亲的关系，不会分辨陌生人的大致年龄，不能称呼陌生人
		2分，只能称呼家中人，或只能照样称呼，不知其关系，不辨辈分
		3分，只认识常同住的亲人，可称呼子女或孙子女，可辨熟人和生人
		4分，只认识保护人，不辨熟人和生人
B.4.5 社会交往能力	□分	0分，参与社会，在社会环境有一定的适应能力，待人接物恰当
		1分，能适应单纯环境，主动接触人，初见面时难让人发现智力问题，不能理解隐喻语
		2分，脱离社会，可被动接触，不会主动待人，谈话中很多不适词句，容易上当受骗
		3分，勉强可与人交往，谈吐内容不清楚，表情不恰当
		4分，难以与人接触

续表 4-4-8

B.4.6 社会参与总分	□分	上述 5 个项目得分之和
B.4 社会参与分级	□级	0 能力完好：总分 0~2 分 1 轻度受损：总分 3~7 分 2 中度受损：总分 8~13 分 3 重度受损：总分 14~20 分

表 4-4-9　老年人能力评估报告

C.1 一级指标分级	C.1.1 日常生活活动：□级		C.1.2 精神状态：□级	
	C.1.3 感知觉与沟通：□级		C.1.4 社会参与：□级	
C.2 老年人能力初步等级	0 能力完好　1 轻度失能　2 中度失能　3 重度失能　□			
C.3 等级变更条款	1 有认知障碍 / 痴呆、精神疾病者，在原有能力级别上提高一个等级； 2 近 30 天内发生过 2 次及以上跌倒、噎食、自杀、走失者，在原有能力级别上提高一个等级； 3 处于昏迷状态者，直接评定为重度失能； 4 若初步等级确定为"3 重度失能"，则不考虑上述 1~3 中各情况对最终等级的影响，等级不再提高 □			
C.4 老年人能力最终等级	0 能力完好　1 轻度失能　2 中度失能　3 重度失能　□			
评估员签名＿＿＿＿＿＿、＿＿＿＿＿		日期＿＿＿年＿＿＿月＿＿＿日		
信息提供者签名＿＿＿＿＿		日期＿＿＿年＿＿＿月＿＿＿日		

第五章
生活照护

由于疾病本身或疼痛等因素的影响，住院病人在日常生活中的自我照护能力降低，导致病人舒适度降低，甚至影响疾病的康复及预后，医疗护理员作为从事基本的辅助护理工作者，在护士的指导下，能为病人提供全面的生活照护服务。生活照护包括饮食、清洁、口腔、睡眠、排痰、排泄、移动、辅助用品的使用等方面的照护，提供安全规范的生活照护服务对促进病人疾病的康复具有重要意义。

【学习目标】

（一）识记

能正确叙述为病人进行饮食照护、清洁照护、口腔照护、睡眠照护、排痰照护、排泄照护、移动照护、辅助用品的使用的照护要点。

（二）理解

1. 能描述病人饮食的进食种类及饮食需求。

2. 能说出保持口腔卫生的措施及特殊人群口腔卫生的要点。

3. 能描述常见睡眠障碍及影响因素。

4. 能说出常见的异常排便、排尿情况。

（三）应用

1. 能运用基本知识及生活照护技能为病人提供饮食、清洁、口腔、睡眠、排痰、排便、排尿、移动、辅助用品的使用和日常照护。

2. 能对病人进行一定程度的健康教育，提高病人的生活质量，促进病人疾病的康复。

【案例导入】

李某，女，50岁，教师，因脑梗死导致双侧肢体瘫痪，生活完全不能自理。日常的进食及清洁均需他人照护，病人平日自尊心较强，无法接受自己目前的状态，常常与医疗护理员王某诉说自己很担忧疾病的预后，无法正常回归工作岗位，焦虑，难以入睡，并且由于长时间卧床，不习惯床上排便，病人近期频繁出现便秘情况，病人十分苦恼。

请问：

1.在日常照护中，医疗护理员该如何为病人提供饮食、排便及清洁卫生照护？

2.医疗护理员该如何维持病人的生理需要？

第一节　饮食营养及照护

人类通过饮食获取身体所需的各种营养物质以供给基础代谢，脑力、体力活动的消耗。营养素的缺乏往往会给人体的健康带来不好的影响，病人身体的恢复更是需要充足的营养。医疗护理员要关注病人的营养需求，做好病人的饮食护理。

一、医院基本饮食的分类

表 5-1-1　医院基本饮食的分类

基本饮食的种类	举例	适用人群
普通饮食	一般的无刺激性的食物	消化功能正常、无饮食限制、体温正常、病情较轻或者恢复期的病人
软质饮食	软饭、包子、馒头、面条、碎肉、碎菜	消化功能差、咀嚼功能差、低热、消化道术后恢复期的病人
半流质饮食	粥、蒸鸡蛋羹、豆花、烂面条	口腔及消化道疾病、发热或者术后病人
流质饮食	牛奶、豆浆、稀藕粉、米汤、菜汁、果汁、清肉汤	口腔疾患、各种大手术后、急性消化道疾病或者高热危重病人

二、病人营养饮食的需求

（一）卧床病人器官功能变化

因疾病、身体不适导致卧床、活动量减少、食欲缺乏、消化能力下降，视觉、嗅觉、味觉等器官反应迟钝等，这些变化可明显影响病人的食物摄取、消化和吸收能力，使得病人因食物摄入不足出现急性或慢性营养缺乏甚至营养不良的风险。特别是长期卧床病人，严重的营养不良可导致肌肉萎缩、瘦体组织量减少等，出现免疫功能下降，重要器官功能衰退，加重原有疾病，治疗效果不佳，最终导致病人死亡。因此，积极促进卧床病人进食，保证营养需求，是医疗护理员重要的岗位职责和使命。

（二）卧床病人的营养需求

食物是人类营养之源、生存之本，因此卧床病人和健康人的营养需求有相同的目标，那就是以平衡膳食为目标。平衡膳食指的是全面达到营养素供给量的膳食，即进食者得到的能量和营养素都能达到满足维持生命的要求，要求摄入的各营养素间具有适当的比例，能到达维持健康的目的。要做到膳食平衡，需要做到以下几点：

1. 每日膳食中食物的品种要多样化。中国居民常选用的食物品种，分为谷薯类（谷物、杂豆、薯类）、畜禽肉、水产品、蛋类、蔬菜类、水果类、奶类、大豆及坚果类。平衡膳食的食物品种需要包括上述的食物品种，粗细搭配和荤素混食，供给进食者必需的能量和各种营养素。由于不同食物含有营养素种类和含量不均等，因此需要进食多个食物品种，不偏食、不挑食，才能摄入品种齐全和足量的营养素。医疗护理员在照护病人膳食时，一定要经常更换食物品种，每日膳食要尽量包括上述食物品种，或定期替换，以保证病人膳食食物组成多样化。

2. 各种食物类进食量之间的比例应适当。《中国居民膳食指南（2016）》推荐中国居民每日主要食物类的摄入量为谷薯类 250~400g，畜禽肉 40~75g，水产品 40~75g，蛋类 40~50g，蔬菜类 300~500g，水果类 200~350g，奶类 300g，大豆及坚果类 25~35g，盐 6g 以下，烹调油 25~30g，水 1500~1700mL。医疗护理员应根据病人的饮食量、食欲和病情严重程度，按照上面各食物类摄入量的比例为病人准备适合病人进食的饭菜。

3. 科学地加工烹调，尽量减少营养素的损失，保证病人进食新鲜的饭菜。

4. 良好的进餐习惯，一日三餐定时定量。每日进食的食物总量，可以按照 1/3、1/3、1/3 或 1/4、1/2、1/4 的比例进行分配。卧床病人由于食欲差和一次进食量较少，可以应用少食多餐，每日可以进食 4~6 餐，按照适合病人的比例把食物总量分配到各餐即可。

5. 食物安全，对人体无毒、无害，不含有对人体造成危害的各种有害因素。食物中的有害微生物、化学物质、农药残留、食品添加剂等应符合《中华人民共和国食品安全法》的规定。

（三）适合卧床病人进食的食物

1. 普通饮食：膳食要求各营养素之间配比合理并供应充足，符合平衡膳食要求。适用范围：凡消化功能正常，无咀嚼障碍，疾病恢复期，体温正常或接近正常，不需要对任何营养素加以限制的病人。食物选择要求如下。

（1）宜用食物：与正常人饮食大致相同，新鲜、卫生的各种食物均可食用。

（2）忌（少）用食物：刺激性食物或调味品，如辣椒、大蒜、芥末、胡椒、咖喱等不宜使用；难消化的食物、过分坚硬的食物以及容易产气的食物，如油炸食物、动物油脂、干豆类等应尽量少用。

2. 软食：食物的质地以烂、软、少渣、易咀嚼为特点，是一种营养平衡但比普通饮食更容易消化的膳食。适用范围：软食适用于消化吸收功能差、体温正常或轻度发热、咀嚼不便（如拔牙）而不能进食大块食物者以及老年人和 3~4 岁幼儿。酌情用于消化性溃疡恢复期病人，以及肛门、结肠及直肠等术后病人。食物选择要求如下。

（1）宜用食物，主要包括以下几类：

主食类：以软饭、面条为主，也可以是馒头、蒸糕、包子、饺子、馄饨等。

副食类：动物性食物可选用质地细嫩的鸡肉、鱼肉、虾肉、瘦肉为宜。制作上应切小块或制成肉丸、肉饼、肉末并焖烂。蔬菜类应选用含粗纤维少的蔬菜及嫩菜叶，如南瓜、冬瓜、菜花、马铃薯和胡萝卜等，切成小段后进行烹调。炒鸡蛋、蒸蛋羹、煮蛋、牛奶、酸奶、豆制品如豆腐、豆浆、粉皮、粉丝、豆腐乳等都可以食用。

（2）忌用和少用食物，主要包括以下几种：

不宜用大块的盐腌制品及油煎炸食品：如腊肉、咸鱼、咸肉、油炸馒头、炸猪排等。

不宜用含粗纤维多的蔬菜：如芹菜、韭菜、豆芽菜、竹笋、榨菜、生萝卜、洋葱、辣椒、青豆、荸荠等，但可将它们榨成汁食用。

禁用食物：整粒豆类、糙米、硬米饭及硬果类如花生仁、核桃、杏仁、榛子等，应制成花生酱、杏仁酪、核桃酪后食用。

忌用浓烈的调味品：如辣椒粉、芥末、胡椒粉、咖喱等。

3. 半流质饮食：将食物加工成半流体状态，食物极细软，易于咀嚼、吞咽和消化，是限量、多餐次的进餐形式。适用范围：半流质饮食适用于发热，口腔疾病病人咀嚼、吞咽困难者，消化道功能受损者，身体虚弱、术后恢复期病人。食物选择：

（1）宜用食物，包括以下几种：

主食：米类，如大米粥、小米粥、碎菜肉糜粥、蛋花粥等；面食类，如烂面条、面片、馄饨、面包、烤馒头片、蛋糕、饼干、小笼包子、小花卷、藕粉等。

副食：肉类可选用筋少的瘦嫩肉、鸡鸭、鱼虾、内脏等，可先煮烂再切碎，制成泥、丸等，蛋类、乳类及其制品均可食用。豆类宜制成豆浆、豆腐脑、豆腐、豆腐干、腐乳。水果及蔬菜需制成果冻、果汁、菜汁等食用。

（2）忌（少）用食物，食物包括以下几种：

忌用坚硬而不消化的食物：蒸米饭、蒸饺、烙饼以及粗粮等。

忌用大块肉类、整豆类、含粗纤维蔬菜、油炸食品，如熏鱼、炸丸子等。

浓烈、有刺激性的调味品应避免使用。

4. 流质饮食：是一种短期食用的不平衡膳食。一般呈流体状态或在口腔内能融化为液体的极易消化、含渣很少、无刺激的饮食。根据不同的疾病需要流质饮食一般可分为5种形式，即流质、清流质、厚流质、冷流质和不胀气流质（忌甜流质）。

适用范围：流质饮食多适用于高热、咀嚼无力、口腔咽部吞咽困难者，不完全肠梗阻、肠道手术术前准备及术后病人，急性传染病病人，急性消化道炎症病人及病情危重者。痢疾、胰腺炎、腹部胃肠道术后病人的首次食物，宜先采用清流质或不胀气流质；口腔手术，面、颈部术后宜进食厚流质（均浆膳食）；喉部术后1~2天，消化道出血病人宜进食冷流质。食物选择：

（1）宜用食物包括以下几种：

流质：可选用各种乳类及乳制品，如牛奶、酸奶、牛奶蒸蛋、牛奶可可等；米面类的浓米汤，米面糊；汤类，如肉汤、鸡汤、肝泥汤等；豆类，如豆浆、豆腐脑、杏仁豆腐、去壳赤豆或绿豆汤等；还有蛋花汤、蒸蛋羹、藕粉、蔬菜汁、水果汁等。

清流质：一种低能量、含少量营养素的清淡流质。每天提供蛋白质20g，脂肪10g，碳水化合物100g。可选用去油猪肉汤、去油牛肉汤、米汤、蔬菜汤、过滤果汁、稀藕粉、淡茶等不胀气、无残渣食物。

厚流质：各种食物去渣制成稠流体或糊状食物。能量及各营养素可根据病人的情况进行调整，以满足需求。可选用较稠的藕粉、鸡蛋薄面糊、牛乳冲乐口福、肝泥等。

冷流质：一般选用冷牛乳、冷米汤、冷豆浆、冷蛋羹、冷藕粉、冰淇淋、冰砖、冰棍、甜果汁、冷的果汁胶冻等、凉的无刺激性流质食物。在扁桃体术后第 1 天、消化道溃疡后消化道出血后可食用，应注意甜度、咸度、黏度适宜。

不胀气流质：除忌用蔗糖、牛乳、豆浆等产气食品外，其他同流质。

（2）忌（少）用食物：避免一切非流质的固体食物、多膳食纤维食物以及过甜、过咸、过酸的调味品。

三、协助病人进食

（一）协助能自理病人经口进食

1. 目的：协助病人顺利安全进食，摄入机体所需的营养物质，促进机能的恢复和疾病的康复。

2. 操作流程

| 评估 | → | 1.病人：病人意识清醒、口腔吞咽无障碍、饮食需求为软食。
2.环境：病室环境干净整洁，光线充足，温、湿度适宜，用餐氛围愉快。 |

| 准备 | → | 1.医疗护理员：衣帽整洁、洗手、戴口罩。
2.病人：如厕、洗手、清洁口腔。
3.用物：餐具、餐巾、食物、水杯、温水、纸巾、餐中或餐后用药、一次性手套。 |

操作步骤	→	1.核对解释：核对病人基本信息，向病人介绍当天的食谱，增进病人食欲。洗手、必要时漱口。
	→	2.摆放体位：协助能下床的病人下床取坐位进餐；不能下床的病人，床头抬高30°~45°，枕头垫高头部，腰下放置软枕，床上摆放餐桌。
	→	3.围餐巾、戴义齿：将餐巾围于病人的下颌，以免油渍弄脏病人衣物，有义齿的病人协助佩戴义齿。
	→	4.摆食物：将餐具与食物按照病人的喜好合理摆放在餐桌上，方便病人取食。视力障碍的病人告知食物的名称及位置。
	→	5.协助自行进食：先协助病人喝少量的温水或者汤水，再协助病人进食其他的食物，告知病人小口进食，细嚼慢咽，注意观察病人的用餐情况。服餐前、餐中药。
	→	6.协助喝水：协助病人喝少量温水，可使用吸管，小口吸入，以免呛咳。
	→	7.协助清洁口腔：餐后协助病人温水漱口或刷牙，清洁口腔内食物残渣，取下病人义齿，清洁后重新佩戴或保存在冷水杯中。

| 整理、记录 | → | 1.收拾餐具，清洗餐具及餐巾，合理定点放置，晾干备用。
2.协助病人取舒适体位。
3.整理病人床单位，洗手，记录病人进食种类、进食量及进水量以及有无不良反应。 |

图 5-1-1　协助能自理病人经口进食操作流程图

3. 注意事项

（1）对病人家属自行带来的饭菜要评估是否符合病人目前的饮食要求。

（2）病人进食过程中，嘱咐病人不要边讲话边吃饭，以免发生误吸，喝水要小口喝，以免发生呛咳。

（3）若病人有视力障碍，需在旁为其介绍食物的种类，协助病人取食。协助肢体偏瘫的病人扶稳碗筷，鼓励病人用健侧手取食，进食结束后协助病人用纸巾擦拭口唇周围油渍。

（4）固体食物和液体食物轮换进食，以免发生噎食，如发生噎食立即停止进食，协助病人清理口腔内食物，轻拍病人背部，待病人症状缓解后再决定是否继续进食，如病人噎食严重，紧急呼叫医护人员并配合处理。

（5）病人进食时，注意观察病人的饮食喜好及饮食习惯，必要时对病人做适当的健康教育。

（6）嘱咐病人进食结束后至少休息 30min，之后根据病人病情及肢体活动度做适量活动以促进食物的消化吸收。

4. 医疗护理员如何评估病人进食量是否足够？

（1）病人进餐次数是否正常？

①≥ 3 次（进食量不足风险较小）。② 2 次（有进食量不足风险）。③≤ 1 次（进食量不足）。

（2）病人进餐时间是否规律？

①规律（进食量不足风险较小）。② 1~2 餐不规律（存在进食量不足风险）。③极不规律（进食量不足）。

（3）病人进食是否有主动性？

①病人进食积极主动（进食量不足风险较小）。②病人进食意愿不够，但在劝导下会主动进食（存在进食量不足风险）。③病人没有进食意愿，拒绝主动进食，需要医疗护理员喂食（进食量不足）。

（4）病人实际进食量与要求的饭菜量差距是否过大？

①要求的饭菜量基本能吃完（进食量不足风险较小）。②要求的饭菜量能吃完一半以上（存在进食量不足风险）。③要求的饭菜量能吃完的不足一半（进食量不足）。

（5）病人精神状态是否低下？

①病人精神状态和情绪正常，清醒的时间较多，大部分时间均能正常走动（进食量不足风险较小）。②病人精神状态和情绪不好，卧床时间较多（存在进食量不足风险）。③病人绝大部分时间处于睡眠状态，甚至昏迷（进食量不足）。

上述 5 个选项能帮助医疗护理员从不同角度判断病人进食量是否足够，可以间接评估病人是否存在营养不良。短时间内进食量不足证明病人有营养不良风险，长时间的进食量不足，病人存在营养缺乏和营养不良。医疗护理员但凡发现上述 5 个选项中任何一个选项不正常，应该对病人进食量不足提高警惕，想办法帮助病人增加进食量，情况严

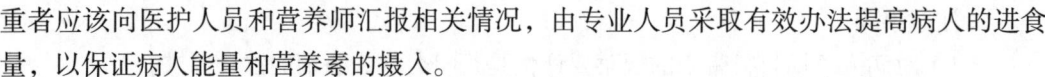

重者应该向医护人员和营养师汇报相关情况，由专业人员采取有效办法提高病人的进食量，以保证病人能量和营养素的摄入。

5. 评分标准

表 5-1-2　协助能自理病人经口进食操作评分标准

姓名：　　　得分：　　　监考人：　　　　日期：　　年　　月　　日

项目	评分标准和细则	分值	扣分及原因	得分
准备质量 10 分	1. 评估 （1）病人：病人意识，口腔吞咽有无障碍，饮食需求； （2）环境：干净整洁，光线充足，温、湿度适宜，用餐氛围愉快。	5		
	2. 准备 （1）护理员：衣着整洁，洗手，戴口罩； （2）用物：餐具、餐巾齐全，食物种类及软硬符合病人病情。	5		
过程质量 80 分	1. 协助病人自行进食 （1）核对病人基本信息，向病人解释操作目的及当天食谱；	4		
	（2）进餐体位舒适；洗手；	3		
	（3）餐巾围于下颌防油渍；	5		
	（4）协助需要佩戴义齿的病人戴义齿；	5		
	（5）食物及餐具摆放合理；	10		
	（6）指引病人进食顺序正确；	15		
	（7）指导病人喝水方法正确；	10		
	（8）餐后温水漱口或刷牙；	10		
	（9）有义齿的病人义齿清洁保存得当。	5		
	2. 整理、记录 （1）清洗餐具及餐巾，合理放置；	5		
	（2）安置病人取舒适体位；	5		
	（3）洗手，记录。	3		
结果质量 10 分	1. 用物准备齐、全，放置合理。	2		
	2. 协助进食流程正确，方法熟练、稳妥，动作轻柔，无噎食与呛咳。	5		
	3. 沟通有效，病人饮食细节观察到位。	3		
总分		100		

（二）为不能自理病人经口喂食

1. 目的：协助不能自行经口进食的病人安全进食，满足人体所需的营养物质，减少疾病期间并发症的发生，促进病人疾病的康复。

2. 操作流程

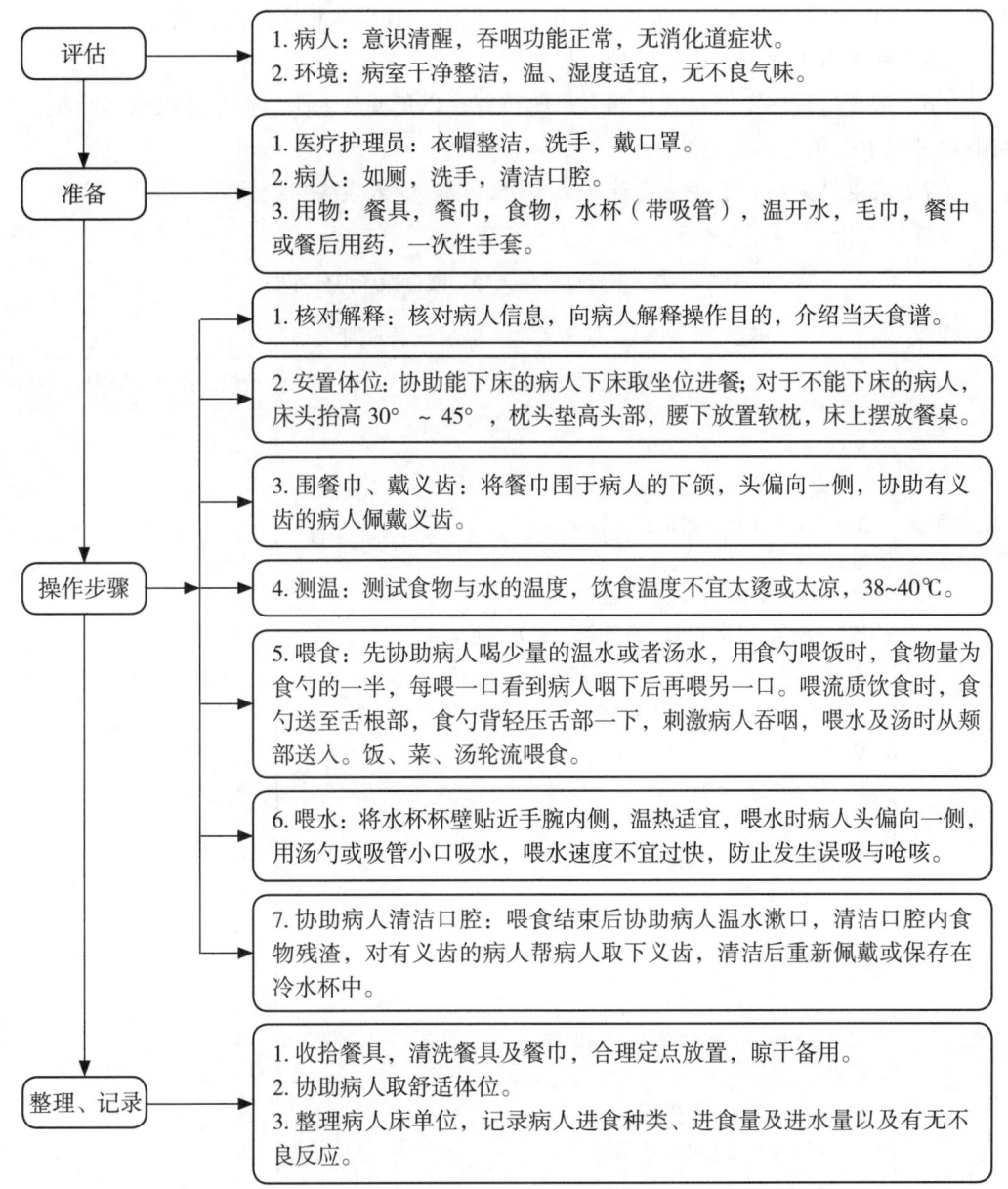

| 评估 | → | 1. 病人：意识清醒，吞咽功能正常，无消化道症状。
2. 环境：病室干净整洁，温、湿度适宜，无不良气味。 |

| 准备 | → | 1. 医疗护理员：衣帽整洁，洗手，戴口罩。
2. 病人：如厕，洗手，清洁口腔。
3. 用物：餐具，餐巾，食物，水杯（带吸管），温开水，毛巾，餐中或餐后用药，一次性手套。 |

操作步骤

1. 核对解释：核对病人信息，向病人解释操作目的，介绍当天食谱。

2. 安置体位：协助能下床的病人下床取坐位进餐；对于不能下床的病人，床头抬高30°～45°，枕头垫高头部，腰下放置软枕，床上摆放餐桌。

3. 围餐巾、戴义齿：将餐巾围于病人的下颌，头偏向一侧，协助有义齿的病人佩戴义齿。

4. 测温：测试食物与水的温度，饮食温度不宜太烫或太凉，38~40℃。

5. 喂食：先协助病人喝少量的温水或者汤水，用食勺喂饭时，食物量为食勺的一半，每喂一口看到病人咽下后再喂另一口。喂流质饮食时，食勺送至舌根部，食勺背轻压舌部一下，刺激病人吞咽，喂水及汤时从颊部送入。饭、菜、汤轮流喂食。

6. 喂水：将水杯杯壁贴近手腕内侧，温热适宜，喂水时病人头偏向一侧，用汤勺或吸管小口吸水，喂水速度不宜过快，防止发生误吸与呛咳。

7. 协助病人清洁口腔：喂食结束后协助病人温水漱口，清洁口腔内食物残渣，对有义齿的病人帮病人取下义齿，清洁后重新佩戴或保存在冷水杯中。

| 整理、记录 | → | 1. 收拾餐具，清洗餐具及餐巾，合理定点放置，晾干备用。
2. 协助病人取舒适体位。
3. 整理病人床单位，记录病人进食种类、进食量及进水量以及有无不良反应。 |

图5-1-2 不能自理病人经口喂食操作流程图

3. 注意事项

（1）避免为病人准备干硬、黏性强的食物，以免病人难以吞咽导致咽部留下食物残渣，误咽引起窒息。

（2）喂食速度及喂食量适中，食勺放入病人嘴里，确认病人嘴巴闭紧后再抽出食勺。

（3）偏瘫的病人要使用防滑餐具，医疗护理员要根据病人张嘴的大小和舌头的活动度，为病人选用合适的食勺。

（4）协助进食时动作要轻柔，确认病人将一口食物完全咽下之后再喂下一口，不催

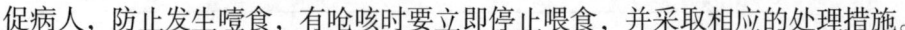
促病人，防止发生噎食，有呛咳时要立即停止喂食，并采取相应的处理措施。

（5）病人有不适感，报告医护人员。

（6）喂食过程中不能站在比病人高的位置，以免使病人头后仰导致误吸与呛咳，同时喂食过程中避免与病人交谈。

（7）喂食结束后，避免立即让病人平卧，以防病人发生食物反流。

4.评分标准

表 5-1-3　不能自理病人经口喂食操作评分标准

姓名：　　　　得分：　　　监考人：　　　　日期：　　年　　月　　日

项目	评分标准和细则	分值	扣分及原因	得分
准备质量 10分	1.评估 （1）病人：意识，肢体活动能力。 （2）环境：明亮，整洁，无异味。 2.准备 护理员：衣着整洁，洗手，戴口罩。 用物：餐具、餐巾齐全，食物符合病人病情。	5 5		
过程质量 80分	1.核对病人信息，向病人解释操作目的，告知食物种类 2.喂食 （1）喂食体位正确； （2）颌下围餐巾； （3）协助需带义齿的病人佩戴义齿； （4）食物温度适宜； （5）喂食顺序正确； （6）喂水速度适宜； （7）喂食结束协助病人清洁口腔； （8）戴义齿病人清洁义齿正确保存。 3.整理、记录 （1）整理床单位，安置病人； （2）清洗餐具及餐巾，合理放置； （3）洗手，记录。	3 5 5 5 5 15 15 10 5 5 5 2		
结果质量 10分	1.准备合理，用物齐全。 2.喂食、喂水流程及方法正确，病人无噎食及呛咳。	5 5		
总分		100		

（三）为留置鼻饲管病人鼻饲

1.目的：为留置鼻饲管的病人从管内注入食物、水、药物，以满足病人的营养供给及治疗需求。

2. 操作流程

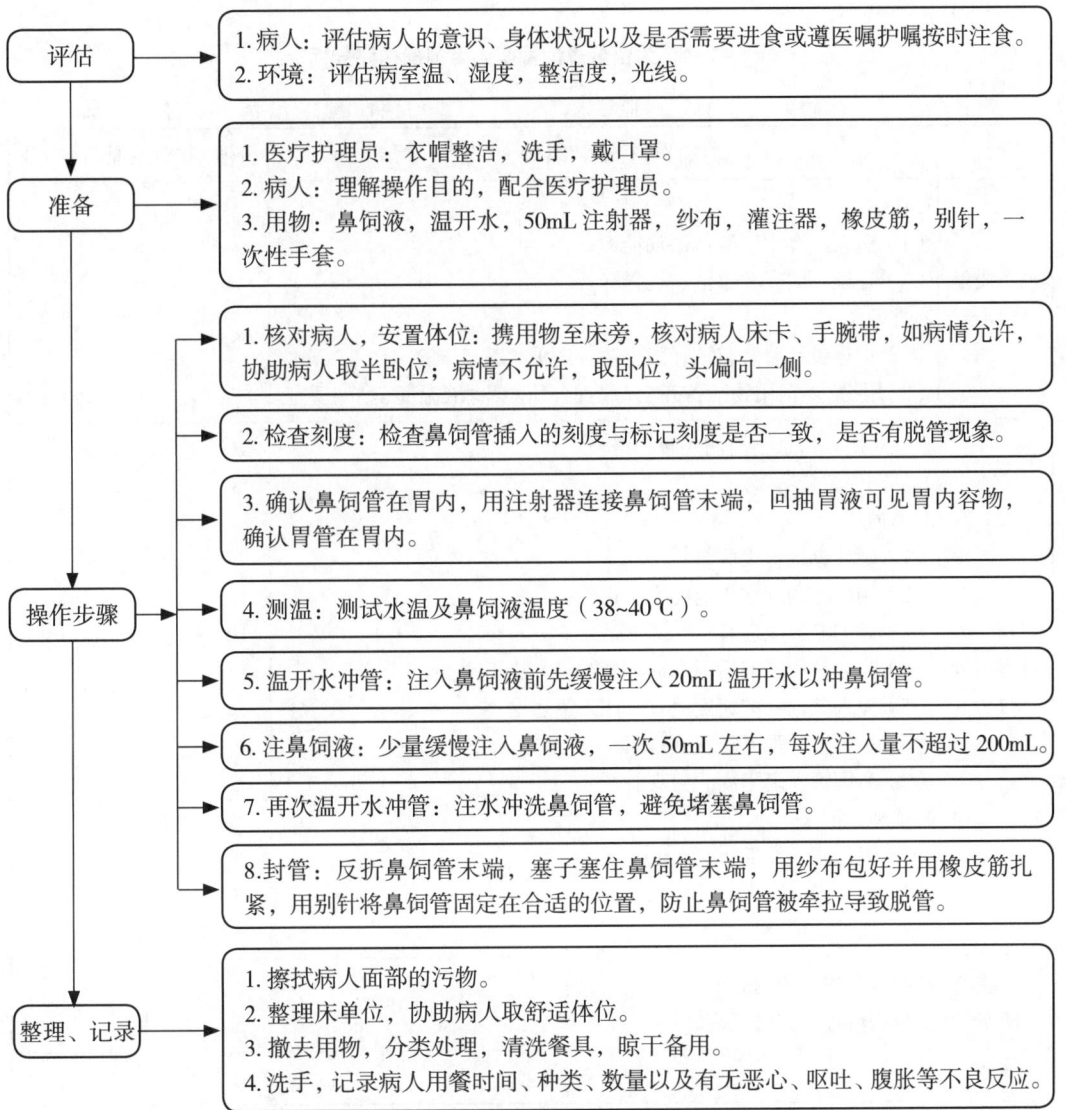

```
评估  ──→  1.病人：评估病人的意识、身体状况以及是否需要进食或遵医嘱护嘱按时注食。
           2.环境：评估病室温、湿度，整洁度，光线。

  ↓

准备  ──→  1.医疗护理员：衣帽整洁，洗手，戴口罩。
           2.病人：理解操作目的，配合医疗护理员。
           3.用物：鼻饲液，温开水，50mL注射器，纱布，灌注器，橡皮筋，别针，一
              次性手套。

  ↓

操作步骤 ──→ 1.核对病人，安置体位：携用物至床旁，核对病人床卡、手腕带，如病情允许，
              协助病人取半卧位；病情不允许，取卧位，头偏向一侧。

           2.检查刻度：检查鼻饲管插入的刻度与标记刻度是否一致，是否有脱管现象。

           3.确认鼻饲管在胃内，用注射器连接鼻饲管末端，回抽胃液可见胃内容物，
              确认胃管在胃内。

           4.测温：测试水温及鼻饲液温度（38~40℃）。

           5.温开水冲管：注入鼻饲液前先缓慢注入20mL温开水以冲鼻饲管。

           6.注鼻饲液：少量缓慢注入鼻饲液，一次50mL左右，每次注入量不超过200mL。

           7.再次温开水冲管：注水冲洗鼻饲管，避免堵塞鼻饲管。

           8.封管：反折鼻饲管末端，塞子塞住鼻饲管末端，用纱布包好并用橡皮筋扎
              紧，用别针将鼻饲管固定在合适的位置，防止鼻饲管被牵拉导致脱管。

  ↓

整理、记录 ──→ 1.擦拭病人面部的污物。
             2.整理床单位，协助病人取舒适体位。
             3.撤去用物，分类处理，清洗餐具，晾干备用。
             4.洗手，记录病人用餐时间、种类、数量以及有无恶心、呕吐、腹胀等不良反应。
```

图 5-1-3 为留置鼻饲管病人鼻饲操作流程图

3. 注意事项

（1）鼻饲液注入前，一定要先确认鼻饲管在病人的胃内，不能盲目注入鼻饲液。

（2）抽吸病人胃内容物时要注意观察所抽出胃内容物的颜色、性状，如有异常要立即告知医护人员。

（3）注入鼻饲管内的鼻饲液及水的温度一定不能过高，以免烫伤病人的胃黏膜，也不能太凉，以免引起病人胃部不适或腹痛。病人有不适感，报告医护人员。

（4）注入的鼻饲液不能太黏稠，以免注入困难，甚至堵塞鼻饲管。

（5）鼻饲液一次注入量不宜过多，50mL左右，每次不超过200mL，2~3h注入一次，

以免造成病人腹胀或呕吐。

4.评分标准

表 5-1-4 为留置鼻饲管病人鼻饲操作评分标准

姓名： 　　得分： 　　监考人： 　　日期： 　年 　月 　日

项目	评分标准和细则	分值	扣分及原因	得分
准备质量 10分	1.评估 （1）病人：意识、肢体活动能力； （2）环境：明亮，整洁，无异味。	5		
	2.准备 （1）护理员：着装整洁，指甲短，洗手，戴口罩； （2）用物：鼻饲用物准备齐全，放置合理，鼻饲液温度、黏稠适宜。	5		
过程质量 80分	1.核对病人信息，向病人解释得当。	3		
	2.鼻饲体位合适。	3		
	3.鼻饲 （1）确认鼻饲管无脱管；	3		
	（2）判断鼻饲管在胃内的方法正确；	10		
	（3）鼻饲液温度适宜；	10		
	（4）注入鼻饲液前后温水冲洗鼻饲管方法正确；	15		
	（5）注入鼻饲液的速度适宜，注入量适中；	15		
	（6）鼻饲管封管方法正确；	5		
	（7）鼻饲管固定牢固、美观。	5		
	4.整理、记录 （1）擦拭病人面部；	3		
	（2）妥善安置病人，清理用物；	5		
	（3）洗手，记录。	3		
结果质量 10分	1.准备合理，用物齐全。	5		
	2.鼻饲流程及方法正确。	5		
总分		100		

第二节 清洁照护

机体清洁是每个人的基本生理需求，保持头发、皮肤、会阴部及床单位清洁对维护病人形象，提升病人舒适度，减少感染的发生具有重要意义。

一、头发清洁

（一）协助病人床上梳头

1.目的

（1）维持头发的整齐与清洁，增进病人的美观与舒适。

（2）刺激头部的血液循环，促进头发的代谢与健康。

2.操作流程

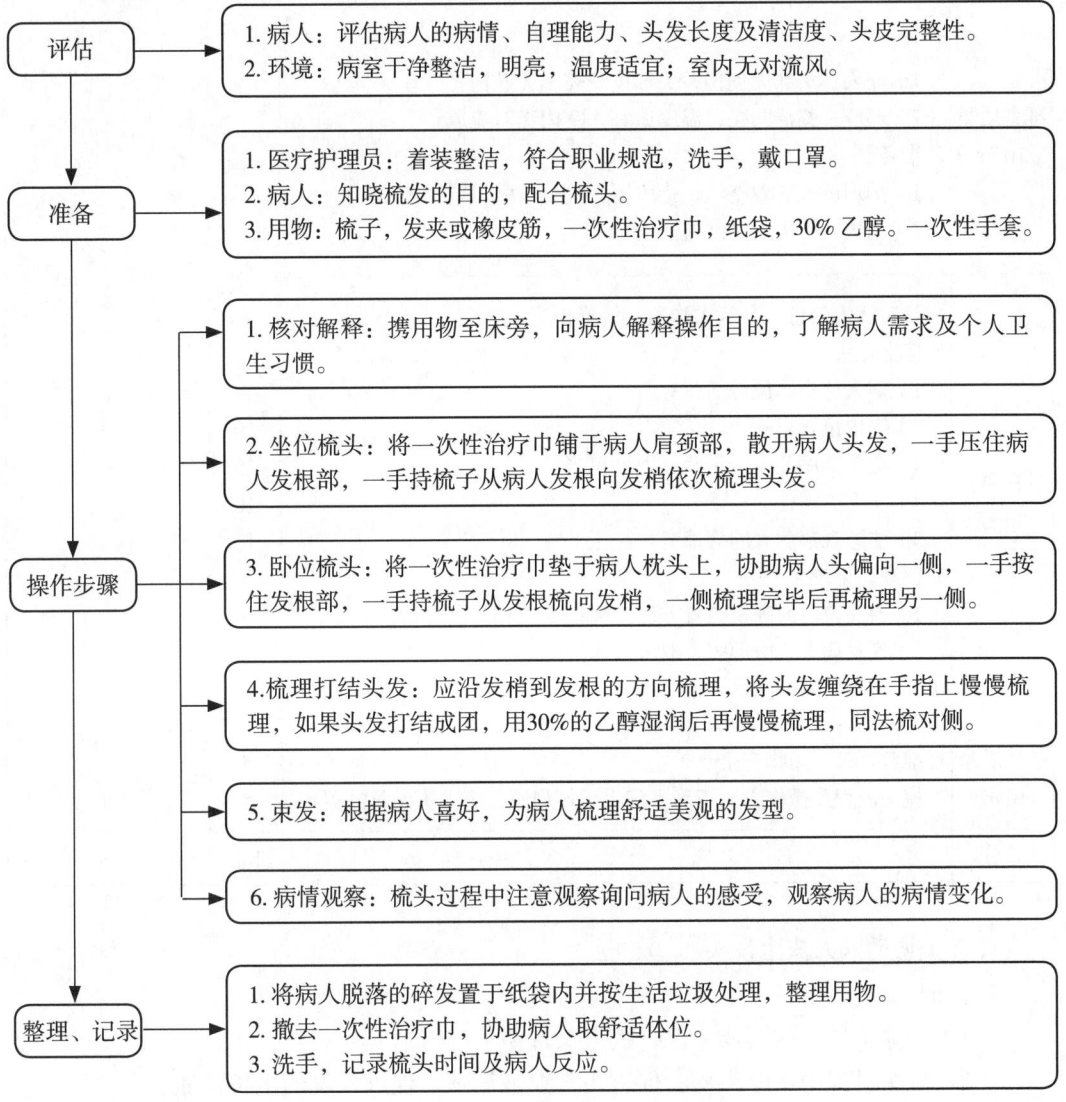

图 5-2-1　协助病人床上梳头操作流程图

3.注意事项

（1）梳头过程中如果遇到病人头发打结不易梳开时避免强行梳拉，以免造成病人头皮疼痛。

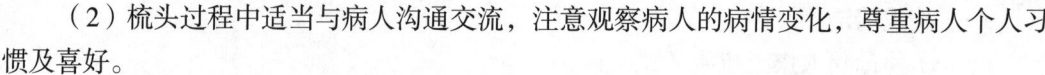

（2）梳头过程中适当与病人沟通交流，注意观察病人的病情变化，尊重病人个人习惯及喜好。

4.评分标准

表5-2-1 协助病人床上梳头操作评分标准

姓名：　　　　得分：　　　　监考人：　　　　日期：　　年　　月　　日

项目	评分标准和细则	分值	扣分及原因	得分
准备质量 10分	1.评估 （1）病人：头部无创伤，头部皮肤完整无破损； （2）环境：整洁明亮，温度适宜，室内无对流风。 2.准备 （1）护理员：衣着整洁，指甲短，洗手，戴口罩； （2）用物：梳头用物准备齐全。	5 5		
过程质量 80分	1.核对病人信息，与病人沟通、解释得当。 2.床上梳头 （1）病人梳头体位舒适； （2）铺巾位置正确； （3）梳头顺序及方向正确，力度得当； （4）发型美观； （5）注意观察病人的病情变化。 3.整理、记录 （1）梳头脱落的碎发处置方法正确； （2）安置病人，协助病人取舒适体位； （3）整理用物，洗手并记录。	5 5 10 25 10 10 5 5 5		
结果质量 10分	1.准备合理，用物齐全。 2.梳头流程及操作方法正确，病人无疼痛感，病人头发整洁美观。	5 5		
总分		100		

（二）协助病人床上洗头

1.目的

（1）去除头发上的污物，保持病人头部清洁与舒适。

（2）洗头过程中按摩头皮，促进头部血液循环，促进头发的生长代谢。

2.操作流程

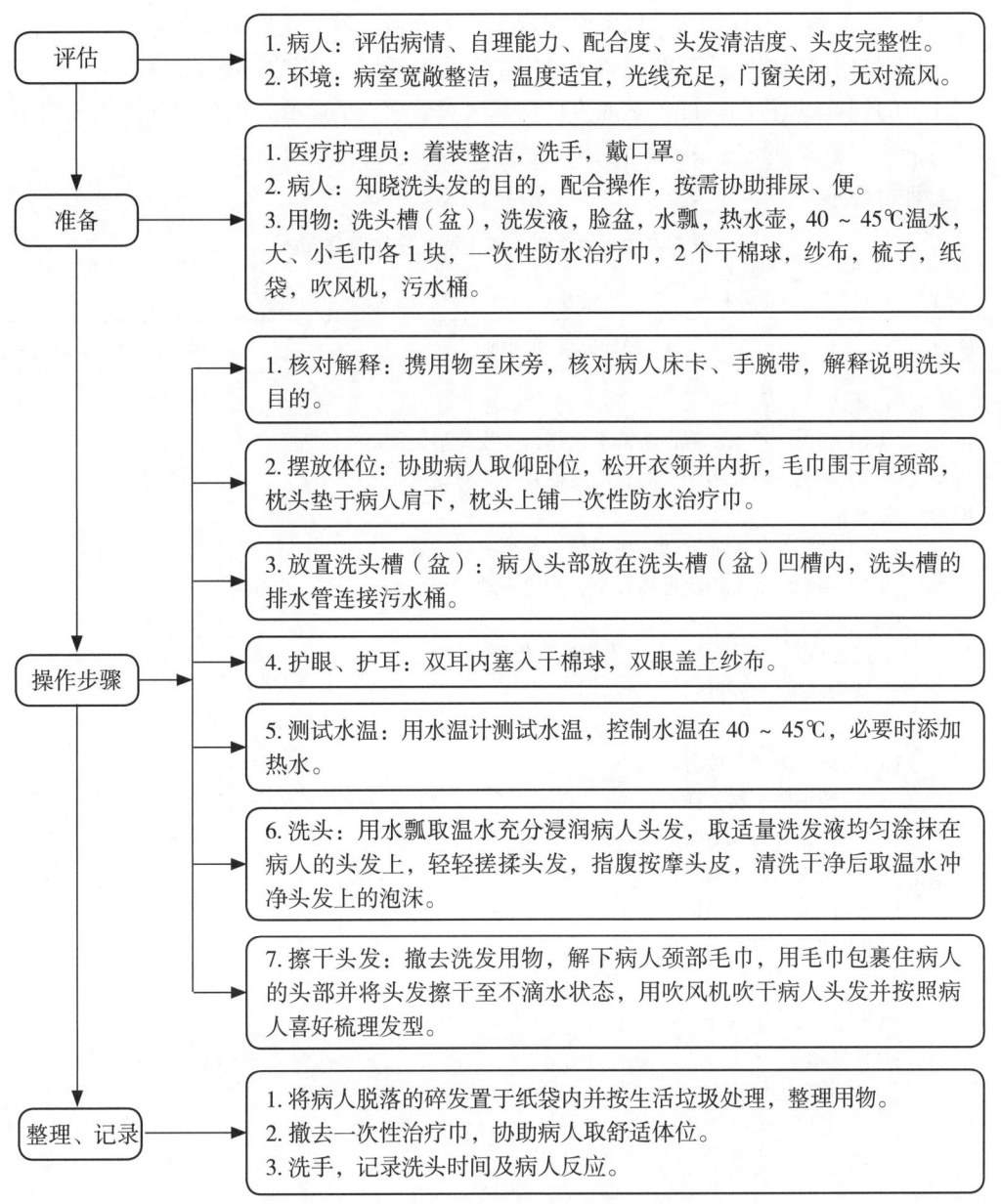

评估 → 1.病人：评估病情、自理能力、配合度、头发清洁度、头皮完整性。
2.环境：病室宽敞整洁，温度适宜，光线充足，门窗关闭，无对流风。

准备 → 1.医疗护理员：着装整洁，洗手，戴口罩。
2.病人：知晓洗头发的目的，配合操作，按需协助排尿、便。
3.用物：洗头槽（盆），洗发液，脸盆，水瓢，热水壶，40～45℃温水，大、小毛巾各1块，一次性防水治疗巾，2个干棉球，纱布，梳子，纸袋，吹风机，污水桶。

操作步骤 →
1.核对解释：携用物至床旁，核对病人床卡、手腕带，解释说明洗头目的。

2.摆放体位：协助病人取仰卧位，松开衣领并内折，毛巾围于肩颈部，枕头垫于病人肩下，枕头上铺一次性防水治疗巾。

3.放置洗头槽（盆）：病人头部放在洗头槽（盆）凹槽内，洗头槽的排水管连接污水桶。

4.护眼、护耳：双耳内塞入干棉球，双眼盖上纱布。

5.测试水温：用水温计测试水温，控制水温在40～45℃，必要时添加热水。

6.洗头：用水瓢取温水充分浸润病人头发，取适量洗发液均匀涂抹在病人的头发上，轻轻搓揉头发，指腹按摩头皮，清洗干净后取温水冲净头发上的泡沫。

7.擦干头发：撤去洗发用物，解下病人颈部毛巾，用毛巾包裹住病人的头部并将头发擦干至不滴水状态，用吹风机吹干病人头发并按照病人喜好梳理发型。

整理、记录 →
1.将病人脱落的碎发置于纸袋内并按生活垃圾处理，整理用物。
2.撤去一次性治疗巾，协助病人取舒适体位。
3.洗手，记录洗头时间及病人反应。

图 5-2-2　协助病人床上洗头操作流程图

3.注意事项

（1）洗头过程中随时观察病人病情变化，如发现病人面色、脉搏、呼吸异常应立即停止洗头。

（2）身体极度虚弱的病人不宜进行床上洗头。

（3）洗头过程中注意为病人保暖，洗头完毕要及时擦干头发，以免着凉。

（4）洗头时动作轻柔，防止污水溅入病人眼睛和耳内，避免污水泼洒在病人的衣服和床单上。

（5）洗头时间不宜过长，以免引起病人头部充血、疲劳造成病人不适。

（6）使用吹风机吹头发时注意用电安全，避免插座上沾染水渍引起触电。

（7）控制吹风机的热度，不能直接用热风对着病人的脸吹，以免引起病人皮肤干燥或眼睛干涩，温觉灵敏度差的病人不能用强热风吹头发，以免烫伤病人。

4. 评分标准

表 5-2-2　协助病人床上洗头操作评分标准

姓名：　　　　得分：　　　　监考人：　　　　　日期：　　年　　月　　日

项目	评分标准和细则	分值	扣分及原因	得分
准备质量 10分	1. 评估 （1）病人：意识清醒，头部无创伤，头皮完整无伤口； （2）环境：明亮整洁，温、湿度适宜，无对流风。 2. 准备 （1）护理员：衣着整洁，指甲短，洗手，戴口罩； （2）用物：洗头用物准备齐全，摆放合理。	5 5		
过程质量 80分	1. 准确核对病人信息，与病人沟通、解释得当。 2. 洗头体位正确舒适。 3. 协助洗头 （1）防水治疗巾放置正确； （2）洗头槽（盆）摆放正确； （3）保护好病人的眼睛和耳道； （4）洗头水温度适宜； （5）洗头手法正确； （6）冲洗头发方法正确； （7）擦干及吹干头发方法正确； （8）头发梳理整齐。 4. 整理记录 （1）整理用物； （2）安置病人体位； （3）洗手，记录。	5 5 3 5 5 5 15 10 10 5 5 5 2		
结果质量 10分	1. 用物齐全，准备合理。 2. 床上洗头流程及方法正确，动作熟练，病人头部清洁舒适。	5 5		
总分		100		

二、皮肤清洁

皮肤是人体最大的器官，承担着机体感觉、体温调节、分泌、排泄、屏障及免疫等重要生理功能。皮肤每天都会分泌大量的油脂和排泄汗液，如果皮肤清洁不到位，不仅会影响病人的舒适度，如皮肤有伤口极易造成伤口感染，不利于病人疾病的恢复，因此，医疗护理员在日常生活照护中要注重病人皮肤的清洁卫生。

（一）协助病人床上洗脸

1. 目的

（1）清除病人面部污垢，保持面部皮肤清洁，使病人感到舒适，有较好的精神面貌。

（2）通过洗脸，促进面部血液循环，预防感染。

2. 操作流程

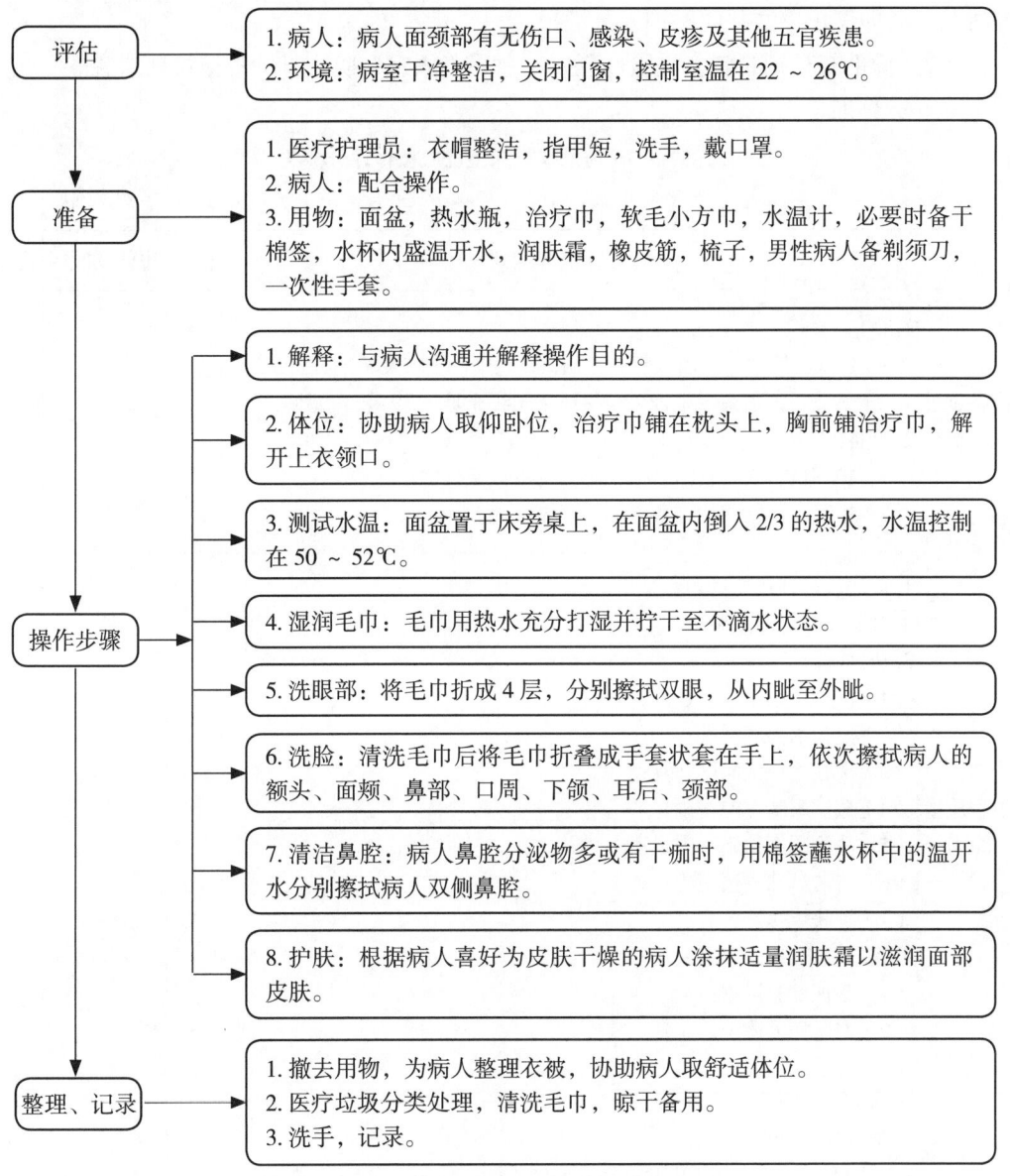

图 5-2-3　协助病人床上洗脸操作流程图

3. 注意事项

（1）洗脸水温度适宜，防止病人烫伤或受凉，擦洗动作要轻柔。

（2）为病人洗脸时如发现病人眼部有干燥硬结的分泌物，不可以用力抠，以免划伤病人面部皮肤，要用温热的湿毛巾覆盖在病人眼睛上，等硬结软化后再将其擦拭。

（3）洗脸结束后，洗脸毛巾要放在通风处保持清洁干燥，以免滋生细菌。

（4）为病人洗脸时不宜使用碱性香皂，以免破坏面部的酸性保护膜。

（5）眼角、耳廓、颈部等褶皱较多的部位要注意重点擦拭。

（6）洗脸过程中注意观察病人的面色及皮肤有无异常变化，若出现面色苍白或寒颤等情况，立即停止擦洗并向医护人员汇报。

（7）面部有鼻饲管者，洗脸过程中注意妥善固定，防止鼻饲管被拉扯滑脱。

4. 评分标准

表 5-2-3　协助病人床上洗脸操作评分标准

姓名：　　　　得分：　　　　监考人：　　　　日期：　　年　　月　　日

项目	评分标准和细则	分值	扣分及原因	得分
准备质量 10分	1. 评估 （1）病人：评估病人面颈部有无伤口、感染、皮疹及其他五官疾患； （2）环境：评估病室是否干净整洁，光线充足，温、湿度适宜。 2. 准备 （1）护理员：衣着整洁，指甲短，洗手，戴口罩； （2）用物：洗脸用物准备齐全，摆放合理。	5 5		
过程质量 80分	1. 向病人解释操作目的。 2. 洗脸体位舒适正确。 3. 协助洗脸 （1）治疗巾铺巾位置正确； （2）洗脸水温度适宜； （3）洗脸毛巾湿润度适宜； （4）擦拭眼睛方向正确； （5）洗脸顺序正确，力量适中； （6）清洁鼻孔方法正确； （7）护肤。 4. 整理、记录 （1）整理洗脸用物； （2）安置病人体位； （3）洗手，记录。	5 5 5 5 5 10 15 10 5 5 5 5		
结果质量 10分	1. 准备合理，用物齐全。 2. 床上洗脸流程及方法正确，病人面部干净，口角、耳后、颈部无污垢，眼、鼻部无分泌物。	5 5		
总分		100		

（二）协助病人床上洗手

1.目的：帮助生活不能自理或有肢体功能障碍的病人保持手部皮肤清洁，清除指甲下的污垢，刺激上肢的血液循环，促进局部皮肤的代谢。

2.操作流程

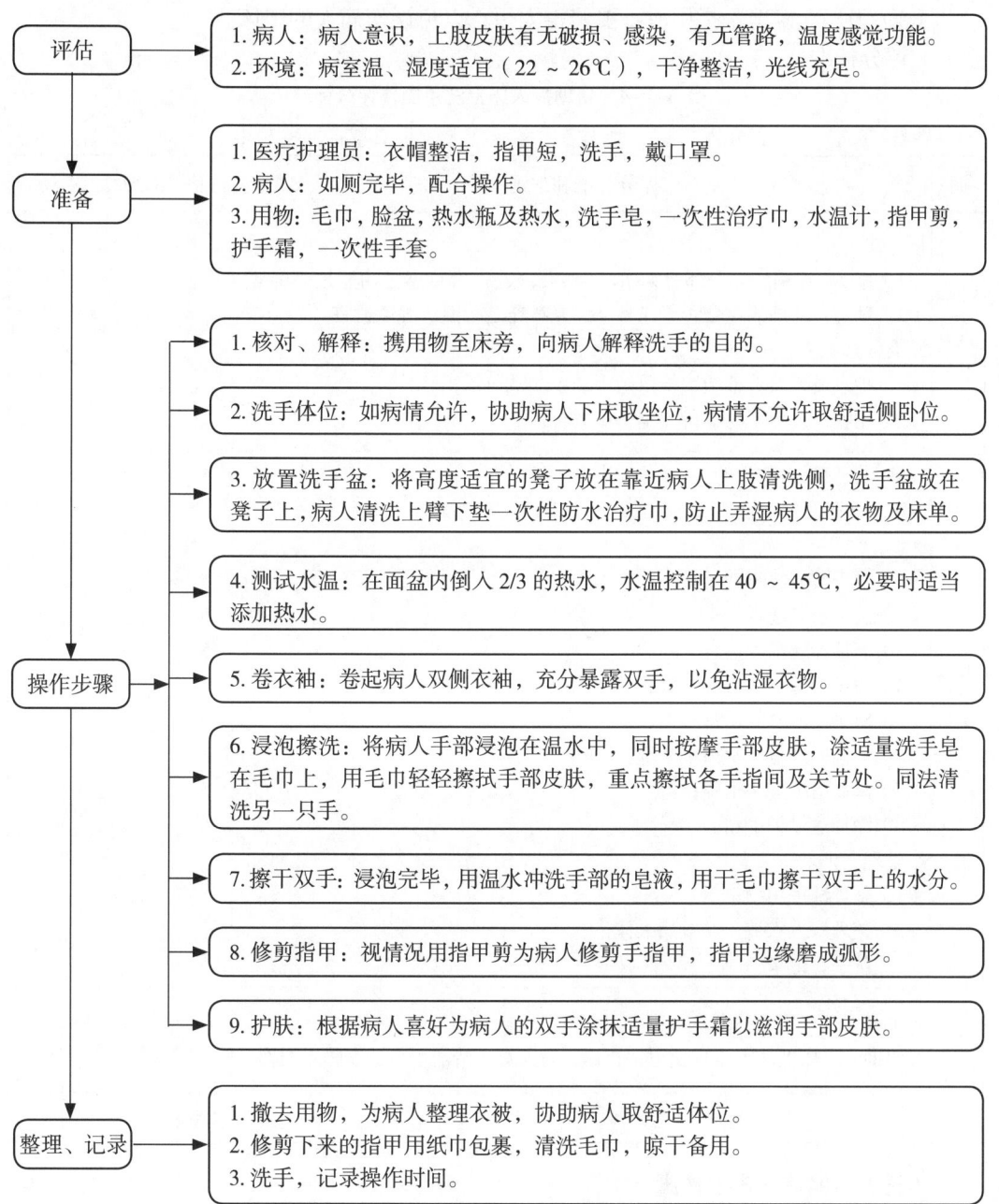

评估
1.病人：病人意识，上肢皮肤有无破损、感染，有无管路，温度感觉功能。
2.环境：病室温、湿度适宜（22～26℃），干净整洁，光线充足。

准备
1.医疗护理员：衣帽整洁，指甲短，洗手，戴口罩。
2.病人：如厕完毕，配合操作。
3.用物：毛巾，脸盆，热水瓶及热水，洗手皂，一次性治疗巾，水温计，指甲剪，护手霜，一次性手套。

操作步骤
1.核对、解释：携用物至床旁，向病人解释洗手的目的。

2.洗手体位：如病情允许，协助病人下床取坐位，病情不允许取舒适侧卧位。

3.放置洗手盆：将高度适宜的凳子放在靠近病人上肢清洗侧，洗手盆放在凳子上，病人清洗上臂下垫一次性防水治疗巾，防止弄湿病人的衣物及床单。

4.测试水温：在面盆内倒入2/3的热水，水温控制在40～45℃，必要时适当添加热水。

5.卷衣袖：卷起病人双侧衣袖，充分暴露双手，以免沾湿衣物。

6.浸泡擦洗：将病人手部浸泡在温水中，同时按摩手部皮肤，涂适量洗手皂在毛巾上，用毛巾轻轻擦拭手部皮肤，重点擦拭各手指间及关节处。同法清洗另一只手。

7.擦干双手：浸泡完毕，用温水冲洗手部的皂液，用干毛巾擦干双手上的水分。

8.修剪指甲：视情况用指甲剪为病人修剪手指甲，指甲边缘磨成弧形。

9.护肤：根据病人喜好为病人的双手涂抹适量护手霜以滋润手部皮肤。

整理、记录
1.撤去用物，为病人整理衣被，协助病人取舒适体位。
2.修剪下来的指甲用纸巾包裹，清洗毛巾，晾干备用。
3.洗手，记录操作时间。

图 5-2-4　协助病人床上洗手操作流程图

3.注意事项

（1）为病人浸泡双手时水温要适宜，防止烫伤病人。有留置管路者，不浸泡。

（2）双手浸泡时间不宜超过 15min，以免手部皮肤皱起。

（3）洗手过程中动作幅度不宜过大，注意保持床单位的清洁干燥。

（4）洗手时指间处及指关节处的褶皱等不易清洗的地方要重点清洗。

（5）为病人修剪手指甲时不要修得太短，以免误伤病人的甲床。

4.评分标准

表 5-2-4　协助病人床上洗手操作评分标准

姓名：　　　　得分：　　　　监考人：　　　　日期：　　年　　月　　日

项目	评分标准和细则	分值	扣分及原因	得分
准备质量 10分	1. 评估 （1）病人：评估病人手部有无伤口、感染、破溃，温度感觉功能是否正常； （2）环境：评估病室是否干净整洁，光线充足，温、湿度适宜。 2. 准备 （1）护理员：衣着整洁，指甲短，洗手，戴口罩； （2）用物：洗手用物准备齐全，摆放合理。	5 5		
过程质量 80分	1. 向病人解释操作目的。	5		
	2. 洗手体位正确舒适。	5		
	3. 协助洗手			
	（1）洗手盆摆放高度适宜；	5		
	（2）洗手水温适宜；	5		
	（3）衣袖卷起高度适宜；	5		
	（4）擦拭手部皮肤力度适宜，关注褶皱处；	10		
	（5）双手浸泡时间适宜；	10		
	（6）正确冲洗皂液及擦干手部皮肤；	10		
	（7）修剪指甲方法正确；	5		
	（8）涂抹适量护手霜。	5		
	4. 整理、记录			
	（1）整理洗手用物；	5		
	（2）整理病人衣被，安置病人体位；	5		
	（3）洗手，记录。	5		
结果质量 10分	1. 准备合理，用物齐全。	5		
	2. 协助病人床上洗手流程及方法正确，病人双手清洁干净，皮肤无损伤。	5		
总分		100		

（三）协助病人床上洗脚

1.目的：为不能自理或肢体功能障碍的病人清除足部污垢，保持足部皮肤清洁，提升病人舒适度，促进下肢血液循环。

2.操作流程

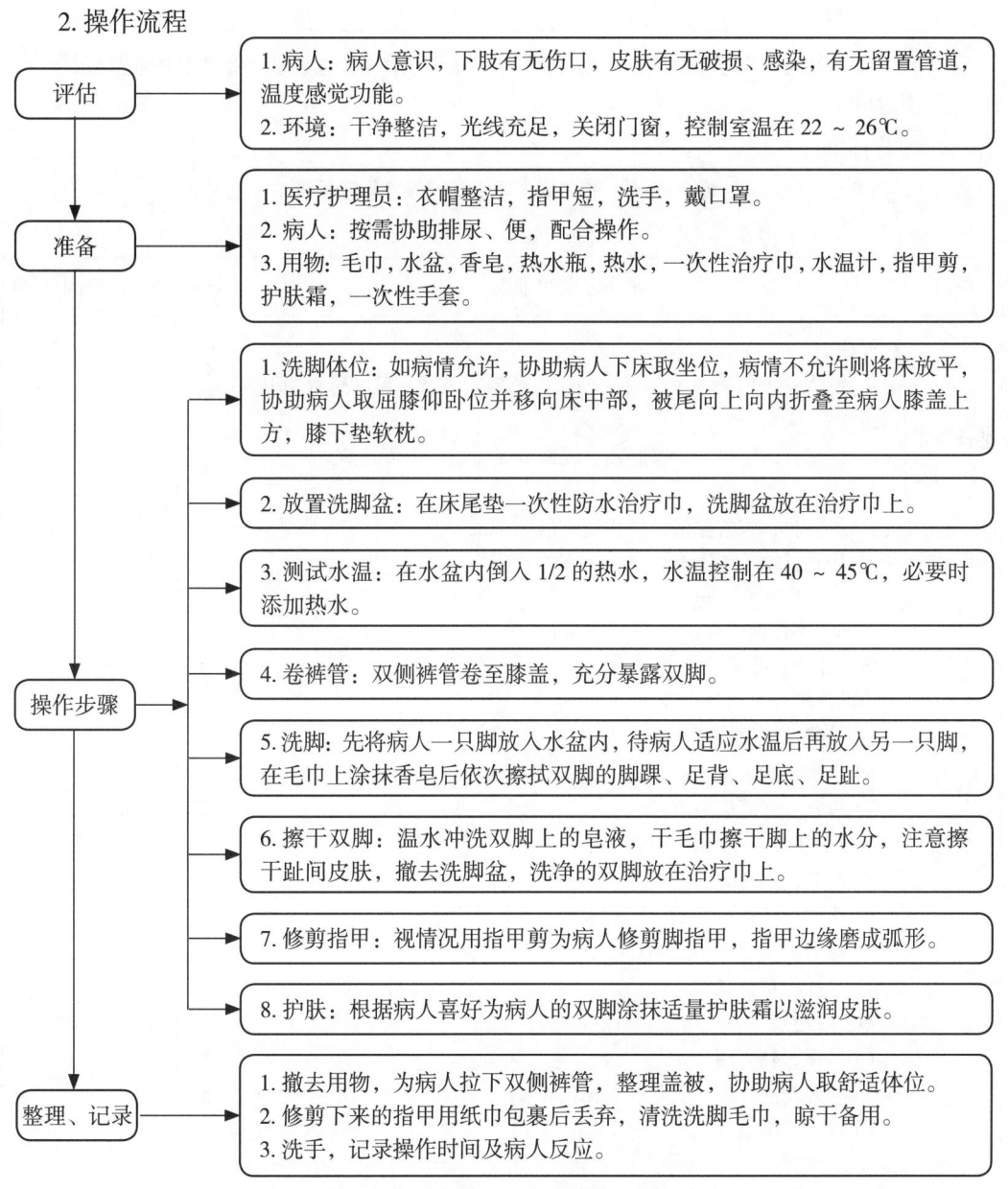

| 评估 | → | 1.病人：病人意识，下肢有无伤口，皮肤有无破损、感染，有无留置管道，温度感觉功能。
2.环境：干净整洁，光线充足，关闭门窗，控制室温在 22 ～ 26℃。 |

| 准备 | → | 1.医疗护理员：衣帽整洁，指甲短，洗手，戴口罩。
2.病人：按需协助排尿、便，配合操作。
3.用物：毛巾，水盆，香皂，热水瓶，热水，一次性治疗巾，水温计，指甲剪，护肤霜，一次性手套。 |

操作步骤 →

1.洗脚体位：如病情允许，协助病人下床取坐位，病情不允许则将床放平，协助病人取屈膝仰卧位并移向床中部，被尾向上向内折叠至病人膝盖上方，膝下垫软枕。

2.放置洗脚盆：在床尾垫一次性防水治疗巾，洗脚盆放在治疗巾上。

3.测试水温：在水盆内倒入 1/2 的热水，水温控制在 40 ～ 45℃，必要时添加热水。

4.卷裤管：双侧裤管卷至膝盖，充分暴露双脚。

5.洗脚：先将病人一只脚放入水盆内，待病人适应水温后再放入另一只脚，在毛巾上涂抹香皂后依次擦拭双脚的脚踝、足背、足底、足趾。

6.擦干双脚：温水冲洗双脚上的皂液，干毛巾擦干脚上的水分，注意擦干趾间皮肤，撤去洗脚盆，洗净的双脚放在治疗巾上。

7.修剪指甲：视情况用指甲剪为病人修剪脚指甲，指甲边缘磨成弧形。

8.护肤：根据病人喜好为病人的双脚涂抹适量护肤霜以滋润皮肤。

| 整理、记录 | → | 1.撤去用物，为病人拉下双侧裤管，整理盖被，协助病人取舒适体位。
2.修剪下来的指甲用纸巾包裹后丢弃，清洗洗脚毛巾，晾干备用。
3.洗手，记录操作时间及病人反应。 |

图 5-2-5 协助病人床上洗脚操作流程图

3.注意事项

（1）洗脚水温适宜，不能太烫，特别是对于有肢体功能障碍等感觉减退的病人，以免烫伤病人。

（2）洗脚时间不宜过长，以免病人下肢长时间暴露在外，导致病人受凉。

（3）泡脚过程中注意观察病人的病情变化，如有异常，立即报告医护人员并配合处理。

（4）洗脚过程中，注意保持病人衣物及床单位的清洁干燥。

（5）如果为病人修剪脚指甲，指甲碎屑一定要用纸巾包裹丢弃，以免遗留在床上划伤病人的皮肤。

4. 评分标准

表 5-2-5　协助病人床上洗脚操作评分标准

姓名：　　　　得分：　　　　监考人：　　　　日期：　　年　　月　　日

项目	评分标准和细则	分值	扣分及原因	得分
准备质量 10分	1. 评估 （1）病人：评估病人手部有无伤口、感染、破溃，温度感觉功能是否正常； （2）环境：病室是否干净整洁，光线充足，温、湿度适宜。 2. 准备 （1）护理员：衣着整洁，指甲短，洗手，戴口罩； （2）用物：洗手用物准备齐全，摆放合理。	5 5		
过程质量 80分	1. 向病人解释操作目的。 2. 洗脚体位正确舒适。 3. 协助洗脚 （1）洗脚盆摆放位置正确； （2）洗脚水温适宜； （3）裤管卷起高度适宜； （4）擦拭脚部皮肤力度适宜； （5）双脚浸泡时间适宜； （6）正确冲洗皂液及擦干双脚水分、趾间水分； （7）修剪脚指甲方法正确； （8）涂抹适量护肤霜。 4. 整理、记录 （1）洗手，整理用物； （2）整理病人衣被，安置病人体位； （3）洗手，记录。	5 5 5 5 5 10 10 10 5 5 5 5 5		
结果质量 10分	1. 准备合理，用物齐全。 2. 协助病人床上洗脚流程及方法正确，病人清洁舒适，皮肤无损伤。	5 5		
总分		100		

（四）协助病人床上擦浴

1. 目的

（1）为不能自行沐浴的病人去除机体皮肤表面的污垢，保持皮肤清洁。

（2）促进皮肤血液循环，预防长期卧床的病人发生压力性损伤。

2. 操作流程

评估	→	1. 病人：病人病情，意识，皮肤有无破损、伤口，有无留置管路及监护贴片、导线。 2. 环境：病室干净整洁，关闭门窗，无对流风，控制室温在 22~26℃，屏风遮挡或拉上床帘，保护病人隐私。
准备	→	1. 医疗护理员：衣帽整洁，修剪指甲，洗手，戴口罩。 2. 病人：排空二便，配合操作。 3. 用物：毛巾 4 块，浴巾 2 条，水盆 2 个，沐浴露，热水，热水瓶，一次性治疗巾，水温计，梳子，污水桶，护肤霜或爽身粉，干净的衣裤、床单、被套，一次性手套。
操作步骤	→	1. 核对、解释：核对病人床卡、手腕带，解释操作目的及配合要点。观察病人情况及各种管路是否通畅，妥善放置各管路。
	→	2. 擦洗面颈部：脸盆置于床旁桌上，内置 40~45℃温水，毛巾沾湿后包在手上擦洗面颈部。
	→	3. 擦洗上肢：脱去病人上衣，臂下垫浴巾，另取一块浴巾盖住病人上半身，毛巾浸温水拧干后包在手上以离心方向依次环形擦拭病人近侧肩部、外侧臂、手背、腋下、内侧臂、手心。同法擦拭对侧各部位，注意避开管路及导线。
	→	4. 擦拭颈部。
	→	5. 擦拭胸腹：移开胸前浴巾，依次擦洗胸部，由对侧至近侧、由上至下，盖浴巾至胸部，同法擦拭腹部，毛巾包住示指，旋转擦脐部，注意避开管路及导线。
	→	6. 擦拭腰背：协助病人侧卧，背及臀下铺浴巾，同上法依次擦拭病人后颈、背部、臀部。按摩骨突出部位。病人皮肤异常报告医护人员。
	→	7. 更换上衣：撤下浴巾，涂适量爽身粉或身体乳，协助病人穿干净的上衣，妥善放置管路及导线。
	→	8. 擦洗下肢：协助病人平卧脱下裤子，暴露近侧下肢并在其下铺浴巾，远侧下肢用被子盖住，手裹毛巾同法依次擦拭髋部、外侧至足背、腹股沟擦至内侧至足心，病人侧卧，擦拭臀下沟、下肢后侧至足跟。同法擦拭对侧。
	→	9. 洗脚：病人平卧，双腿屈膝，脚下铺治疗巾，放置热水盆于治疗巾上为病人清洗双脚（同洗脚法）。
	→	10. 清洁会阴：操作者清洗双手、换盆、换水、换毛巾后进行会阴擦洗。女性病人由外向内、由上向下，搓毛巾后再由内向外自上而下清洁尿道口周围后清洁肛门，男性病人参照会阴操洗节。
	→	11. 更换干净裤子，观察病人反应和妥善放置尿管，询问病人感受。
整理、记录	→	1. 撤去用物，整理盖被，协助病人取舒适体位，观察留置管路固定、通畅，监护贴片、导线固定。 2. 清洗毛巾，晾干备用。 3. 洗手，记录操作时间及病人的反应。

图 5-2-6 协助病人床上擦浴操作流程图

3. 注意事项

（1）在为病人进行床上擦浴前要准确评估病人的身体状态，如果病人状态不佳，可考虑暂缓擦浴。

（2）擦浴时注意水温不可过高，以免烫伤病人，水温也不可过低，擦浴时间不可过长，以免造成病人着凉。

（3）床上擦浴时注意为病人保暖，注意遮挡，保护病人的隐私。

（4）在擦洗过程中擦洗动作要轻柔，注意擦净腋窝、腹股沟等皮肤皱褶处。

（5）注意观察骨突出部、受伤部位皮肤情况，给予按摩、出现红等异常情况报告医护人员。

（6）擦洗过程中注意观察病人病情变化及全身皮肤情况，如出现寒颤、面色苍白等，应立即停止擦浴，迅速报告医护人员给予紧急处理。

4. 评分标准

表 5-2-6　协助病人床上擦浴操作评分标准

姓名：　　　　得分：　　　　监考人：　　　　日期：　　年　　月　　日

项目	评分标准和细则	分值	扣分及原因	得分
准备质量10分	1. 评估 （1）病人：病人意识，病情允许，皮肤有无破损、伤口； （2）环境：病室干净整洁，关闭门窗，无对流风，控制室温在22～26℃，屏风遮挡或拉上床帘，保护病人隐私。 2. 准备 （1）护理员：衣着整洁，指甲短，洗手，戴口罩； （2）用物：温水擦浴用物齐全，摆放合理。	5 5		
过程质量80分	1. 准确核对病人信息，解释得当。 2. 温水擦浴 （1）擦浴过程中病人体位稳定，支撑合理； （2）擦浴水温适宜，及时添加热水； （3）浴巾放置位置合适； （4）脱衣裤方法正确； （5）协助病人翻身方法正确； （6）擦浴顺序正确； （7）擦浴力度柔和适中； （8）清洁会阴更换水盆及毛巾； （9）穿衣裤方法正确； （10）擦浴过程中关心病人，询问病人感受。 3. 整理、记录 （1）整理擦浴用物； （2）整理病人衣裤及床单位，安置病人； （3）洗手，记录。	5 5 5 5 5 10 10 10 5 5 5 3 5 2		
结果质量10分	1. 准备合理，用物齐全，动作熟练节力。 2. 床上擦浴流程及方法正确，病人身体清洁舒适，颈下、腋下、指趾缝、脐部、腹股沟等皮肤皱褶处擦拭干净，病人皮肤无损伤，床单位干净、整洁。	5 5		
总分		100		

三、会阴清洁

人体会阴部环境比较潮湿，阴毛较密，透气性差，会阴部皮肤分泌大量汗液，容易造成细菌及真菌感染，加之会阴部距离肛门较近，容易造成大肠杆菌逆行感染，因此，医疗护理员在病人日常生活照护中应注重会阴部的清洁卫生以提升病人的舒适度，减少感染的发生。

（一）协助女性病人冲洗会阴

1.目的：协助长期卧床、不能自理、肢体功能障碍或会阴部有伤口的女病人清除会阴局部的分泌物、去除异味、促进会阴部伤口的愈合，降低感染概率。

2.操作流程

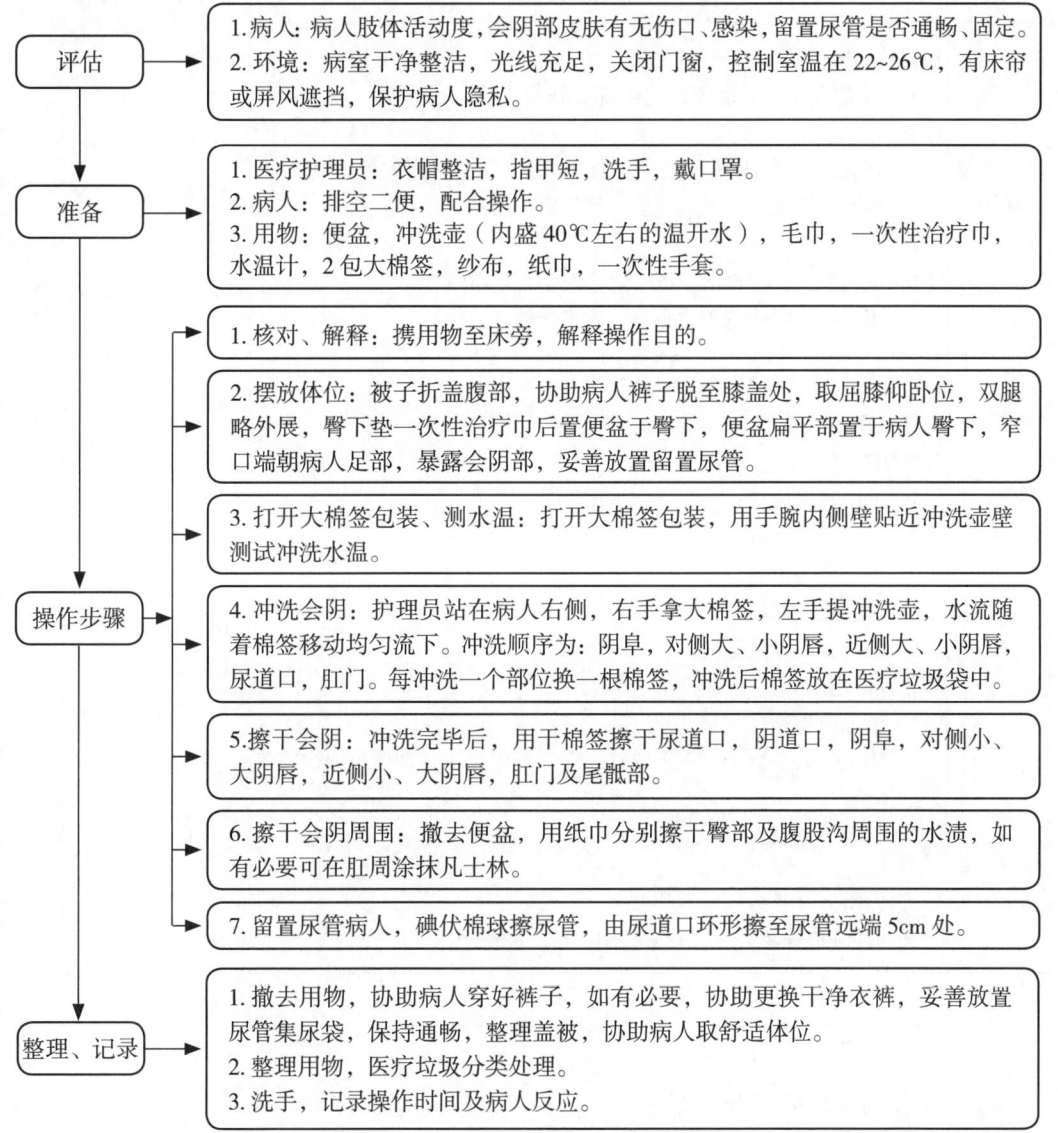

| 评估 | → | 1.病人：病人肢体活动度，会阴部皮肤有无伤口、感染，留置尿管是否通畅、固定。
2.环境：病室干净整洁，光线充足，关闭门窗，控制室温在22~26℃，有床帘或屏风遮挡，保护病人隐私。 |

准备 →
1.医疗护理员：衣帽整洁，指甲短，洗手，戴口罩。
2.病人：排空二便，配合操作。
3.用物：便盆，冲洗壶（内盛40℃左右的温开水），毛巾，一次性治疗巾，水温计，2包大棉签，纱布，纸巾，一次性手套。

操作步骤 →
1.核对、解释：携用物至床旁，解释操作目的。

2.摆放体位：被子折盖腹部，协助病人裤子脱至膝盖处，取屈膝仰卧位，双腿略外展，臀下垫一次性治疗巾后置便盆于臀下，便盆扁平部置于病人臀下，窄口端朝病人足部，暴露会阴部，妥善放置留置尿管。

3.打开大棉签包装、测水温：打开大棉签包装，用手腕内侧壁贴近冲洗壶壁测试冲洗水温。

4.冲洗会阴：护理员站在病人右侧，右手拿大棉签，左手提冲洗壶，水流随着棉签移动均匀流下。冲洗顺序为：阴阜，对侧大、小阴唇，近侧大、小阴唇，尿道口，肛门。每冲洗一个部位换一根棉签，冲洗后棉签放在医疗垃圾袋中。

5.擦干会阴：冲洗完毕后，用干棉签擦干尿道口，阴道口，阴阜，对侧小、大阴唇，近侧小、大阴唇，肛门及尾骶部。

6.擦干会阴周围：撤去便盆，用纸巾分别擦干臀部及腹股沟周围的水渍，如有必要可在肛周涂抹凡士林。

7.留置尿管病人，碘伏棉球擦尿管，由尿道口环形擦至尿管远端5cm处。

整理、记录 →
1.撤去用物，协助病人穿好裤子，如有必要，协助更换干净衣裤，妥善放置尿管集尿袋，保持通畅，整理盖被，协助病人取舒适体位。
2.整理用物，医疗垃圾分类处理。
3.洗手，记录操作时间及病人反应。

图 5-2-7 女性病人会阴冲洗操作流程图

3. 注意事项

（1）冲洗会阴的水温不宜太烫或太凉，以免烫伤病人或造成病人不舒适。

（2）冲洗会阴时，棉签的移动方向是从上向下，从外到内，一个部位一根棉签，不可以拿着棉签反复来回地擦拭。擦干时由内向外、从上向下。

（3）茶壶的水流速度要均匀适中，倾倒太快容易溅湿病人的衣裤及床单位。

4. 评分标准

表 5-2-7　协助女性病人会阴冲洗操作评分标准

姓名：　　　得分：　　　监考人：　　　　日期：　　年　　月　　日

项目	评分标准和细则	分值	扣分及原因	得分
准备质量 10分	1. 评估 （1）病人：肢体活动度，会阴部皮肤有无伤口、感染，有无留置尿管； （2）环境：病室干净整洁，光线充足，关闭门窗，控制室温在22～26℃，有床帘或屏风遮挡，保护病人隐私。 2. 准备 （1）护理员：衣帽整洁，指甲短，洗手，戴口罩； （2）用物：会阴冲洗用物齐全，放置合理。	5 5		
过程质量 80分	1. 准确核对病人信息，解释得当。 2. 体位摆放正确。 3. 会阴冲洗 （1）冲洗水温适宜； （2）水流速度合适； （3）冲洗顺序正确； （4）注意更换棉签； （5）擦干会阴方法正确。 4. 整理、记录 （1）整理用物； （2）协助病人穿裤子，妥善放置尿管、集尿袋，整理床单位，安置舒适体位； （3）洗手，记录。	5 5 10 10 20 10 10 3 5 2		
结果质量 10分	1. 准备合理，用物齐全。 2. 会阴冲洗流程及方法正确，会阴部皮肤冲洗干净。	5 5		
总分		100		

（二）协助女性病人会阴擦洗

1. 目的：同会阴冲洗目的。

2. 操作流程

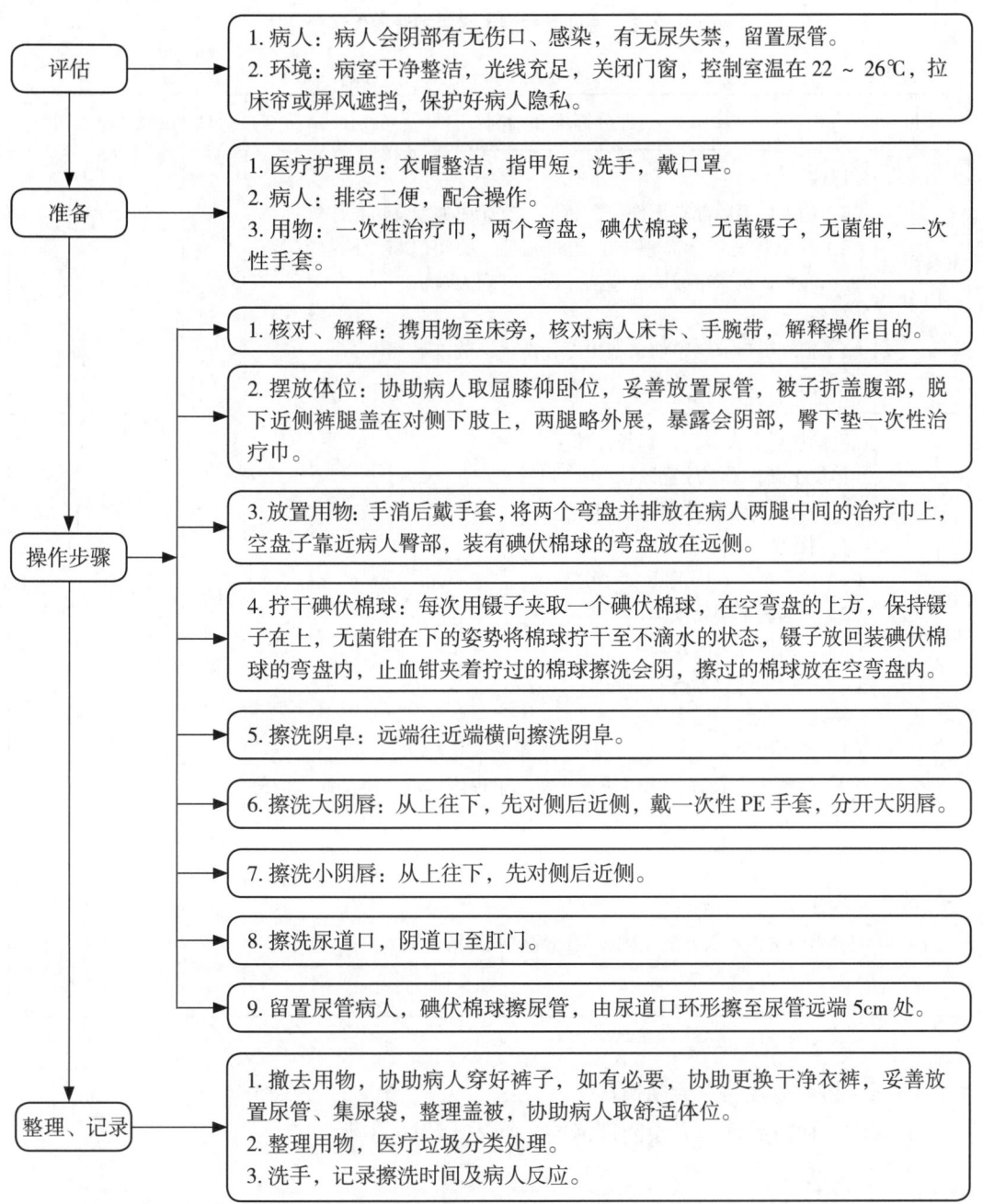

评估	1. 病人：病人会阴部有无伤口、感染，有无尿失禁，留置尿管。 2. 环境：病室干净整洁，光线充足，关闭门窗，控制室温在 22 ~ 26℃，拉床帘或屏风遮挡，保护好病人隐私。
准备	1. 医疗护理员：衣帽整洁，指甲短，洗手，戴口罩。 2. 病人：排空二便，配合操作。 3. 用物：一次性治疗巾，两个弯盘，碘伏棉球，无菌镊子，无菌钳，一次性手套。
操作步骤	1. 核对、解释：携用物至床旁，核对病人床卡、手腕带，解释操作目的。 2. 摆放体位：协助病人取屈膝仰卧位，妥善放置尿管，被子折盖腹部，脱下近侧裤腿盖在对侧下肢上，两腿略外展，暴露会阴部，臀下垫一次性治疗巾。 3. 放置用物：手消后戴手套，将两个弯盘并排放在病人两腿中间的治疗巾上，空盘子靠近病人臀部，装有碘伏棉球的弯盘放在远侧。 4. 拧干碘伏棉球：每次用镊子夹取一个碘伏棉球，在空弯盘的上方，保持镊子在上，无菌钳在下的姿势将棉球拧干至不滴水的状态，镊子放回装碘伏棉球的弯盘内，止血钳夹着拧过的棉球擦洗会阴，擦过的棉球放在空弯盘内。 5. 擦洗阴阜：远端往近端横向擦洗阴阜。 6. 擦洗大阴唇：从上往下，先对侧后近侧，戴一次性 PE 手套，分开大阴唇。 7. 擦洗小阴唇：从上往下，先对侧后近侧。 8. 擦洗尿道口，阴道口至肛门。 9. 留置尿管病人，碘伏棉球擦尿管，由尿道口环形擦至尿管远端 5cm 处。
整理、记录	1. 撤去用物，协助病人穿好裤子，如有必要，协助更换干净衣裤，妥善放置尿管、集尿袋，整理盖被，协助病人取舒适体位。 2. 整理用物，医疗垃圾分类处理。 3. 洗手，记录擦洗时间及病人反应。

图 5-2-8　协助女性病人会阴擦洗操作流程图

3. 注意事项

（1）每擦洗一个部位更换一个碘伏棉球，清洁棉球与污染棉球分开放置。

（2）擦洗方向遵循由上往下，由外向内的原则。

（3）留置导尿管的女病人，要从尿道口处向尿管远端依次用碘伏棉球擦拭。

4. 评分标准

表 5-2-8　协助女性病人会阴擦洗操作评分标准

姓名：　　　　得分：　　　　监考人：　　　　　日期：　　年　　月　　日

项目	评分标准和细则	分值	扣分及原因	得分
准备质量 10 分	1. 评估 （1）病人：会阴部有无伤口、感染，有无尿失禁、留置尿管； （2）环境：病室干净整洁，光线充足，关闭门窗，控制室温在 22 ~ 26℃，拉床帘或屏风遮挡，保护好病人隐私。	5		
	2. 准备 （1）护理员：衣着整洁，指甲短，洗手，戴口罩； （2）用物：用物准备齐全，放置合理。	5		
过程质量 80 分	1. 准确核对病人信息，解释合理。 2. 体位正确，妥善放置尿管。 3. 戴手套，弯盘位置摆放正确。 4. 会阴擦洗 （1）拧干棉球方法正确，无污染； （2）无菌镊子摆放正确； （3）会阴擦洗方向及顺序正确； （4）污染棉球位置摆放正确。 5. 整理、记录 （1）整理用物； （2）整理病人衣裤，观察尿管通畅。整理床单位，协助病人取舒适体位； （3）洗手，记录。	5 5 5 10 10 20 10 5 5 5		
结果质量 10 分	1. 准备合理，用物齐全。 2. 会阴擦洗流程及方法正确，会阴部皮肤清洁，病人舒适。	5 5		
总分		100		

（三）协助男性病人会阴擦洗

1. 目的：保持男性病人会阴部清洁、舒适，预防感染。

2. 操作流程

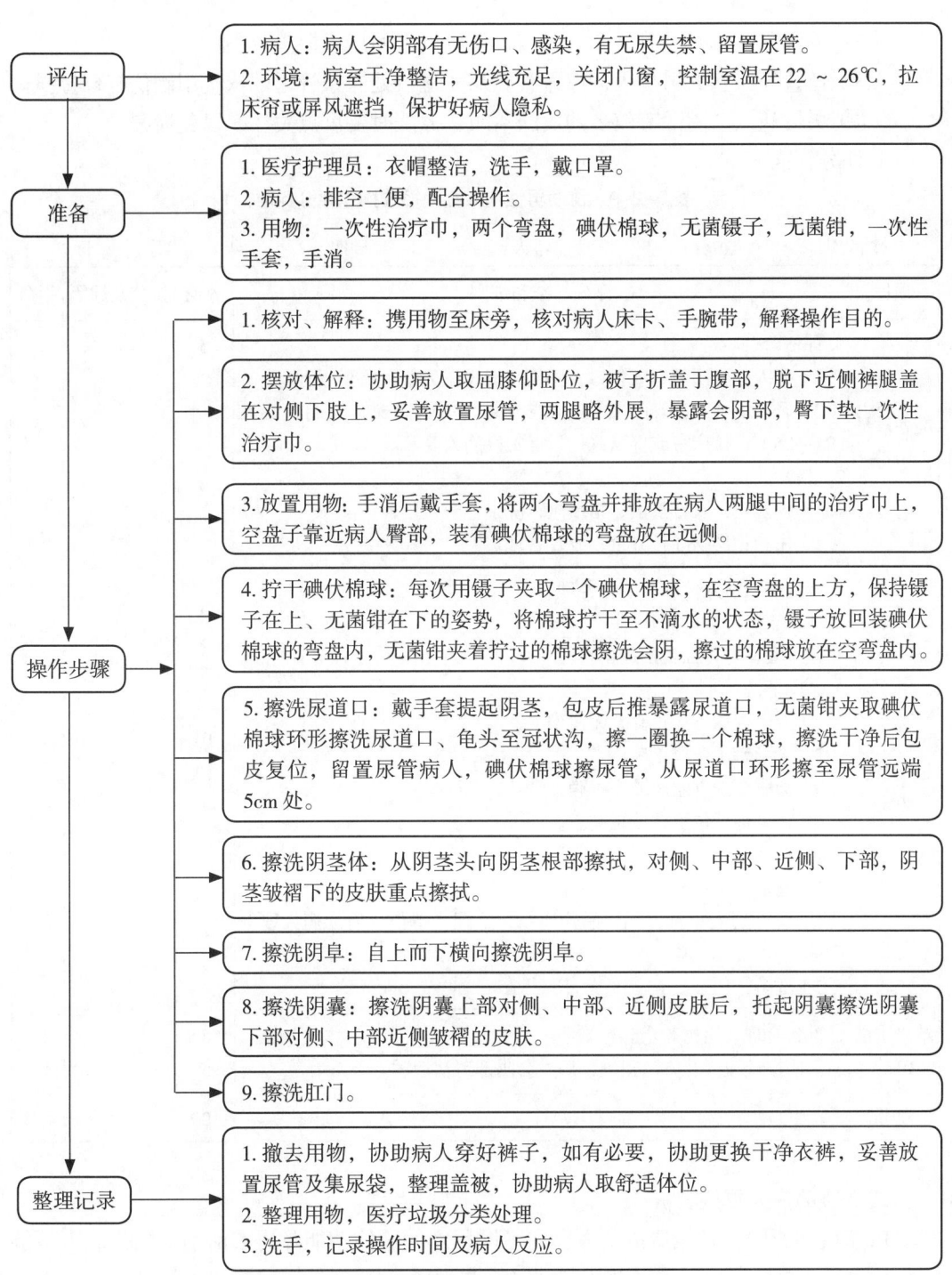

图 5-2-9 协助男性病人会阴擦洗操作流程图

3. 注意事项

（1）擦洗阴茎头时，每环形擦洗一圈更换一个碘伏棉球，清洁棉球与污染棉球分开放置。

（2）擦洗阴茎体时顺着一个方向擦，不可以来回反复擦洗。

（3）留置导尿管的男病人，擦尿管要从尿道口处向尿管远端依次用碘伏棉球擦拭。

（4）男性病人会阴部有较多的皮肤褶皱，擦洗时要重点关注，以免遗漏。

4. 评分标准

表 5-2-9　协助男性病人会阴擦洗操作评分标准

姓名：　　　得分：　　　监考人：　　　日期：　　年　　月　　日

项目	评分标准和细则	分值	扣分及原因	得分
准备质量 10分	1.评估 （1）病人：会阴部有无伤口、感染，有无尿失禁、留置尿管。 （2）环境：病室干净整洁，光线充足，关闭门窗，控制室温在22～26℃，拉床帘或屏风遮挡，保护好病人隐私。 2.准备 （1）护理员：衣着整洁，指甲短，洗手，戴口罩； （2）用物：用物准备齐全，放置合理。	5 5		
过程质量 80分	1.准确核对病人信息，解释合理。 2.体位正确。 3.戴手套，弯盘位置摆放正确。 4.会阴擦洗 （1）拧干棉球方法正确，无污染； （2）无菌镊子摆放正确； （3）会阴擦洗方向及顺序正确； （4）污染棉球位置摆放正确。 5.整理、记录 （1）整理用物； （2）整理病人衣裤，观察尿管通畅，整理床单位，协助病人取舒适体位； （3）洗手，记录。	5 5 5 10 10 20 10 5 5 5		
结果质量 10分	1.准备合理、用物齐全。 2.会阴擦洗流程及方法正确，病人会阴部清洁舒适。	5 5		
总分		100		

四、协助病人更换衣裤

由于疾病原因，可能造成病人存在不同程度的肢体功能障碍或活动受限，病人不能很好地自行更换衣裤。一套干净合适的衣物能使病人感到舒适和愉快，提升病人的精神面貌，使病人能更好地配合治疗。医疗护理员要掌握为病人更换衣裤的动作要领以及相关的配合要点。

（一）协助病人坐位更衣

1. 目的：协助肢体活动不利的病人更换干净的衣裤，提升病人的舒适度。

2. 操作流程

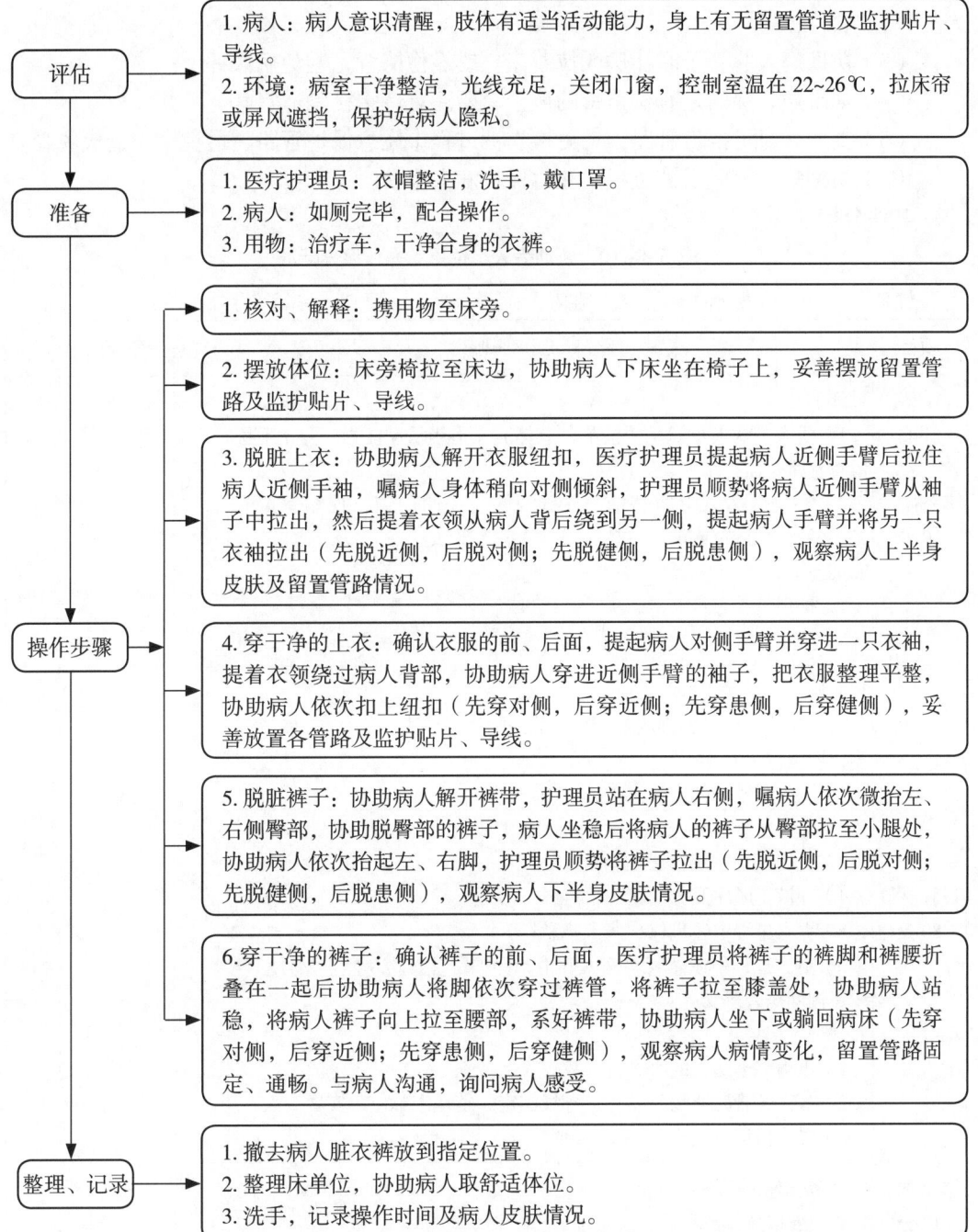

| 评估 | 1. 病人：病人意识清醒，肢体有适当活动能力，身上有无留置管道及监护贴片、导线。
2. 环境：病室干净整洁，光线充足，关闭门窗，控制室温在22~26℃，拉床帘或屏风遮挡，保护好病人隐私。 |

| 准备 | 1. 医疗护理员：衣帽整洁，洗手，戴口罩。
2. 病人：如厕完毕，配合操作。
3. 用物：治疗车，干净合身的衣裤。 |

操作步骤	1. 核对、解释：携用物至床旁。
	2. 摆放体位：床旁椅拉至床边，协助病人下床坐在椅子上，妥善摆放留置管路及监护贴片、导线。
	3. 脱脏上衣：协助病人解开衣服纽扣，医疗护理员提起病人近侧手臂后拉住病人近侧手袖，嘱病人身体稍向对侧倾斜，护理员顺势将病人近侧手臂从袖子中拉出，然后提着衣领从病人背后绕到另一侧，提起病人手臂并将另一只衣袖拉出（先脱近侧，后脱对侧；先脱健侧，后脱患侧），观察病人上半身皮肤及留置管路情况。
	4. 穿干净的上衣：确认衣服的前、后面，提起病人对侧手臂并穿进一只衣袖，提着衣领绕过病人背部，协助病人穿进近侧手臂的袖子，把衣服整理平整，协助病人依次扣上纽扣（先穿对侧，后穿近侧；先穿患侧，后穿健侧），妥善放置各管路及监护贴片、导线。
	5. 脱脏裤子：协助病人解开裤带，护理员站在病人右侧，嘱病人依次微抬左、右侧臀部，协助脱臀部的裤子，病人坐稳后将病人的裤子从臀部拉至小腿处，协助病人依次抬起左、右脚，护理员顺势将裤子拉出（先脱近侧，后脱对侧；先脱健侧，后脱患侧），观察病人下半身皮肤情况。
	6. 穿干净的裤子：确认裤子的前、后面，医疗护理员将裤子的裤脚和裤腰折叠在一起后协助病人将脚依次穿过裤管，将裤子拉至膝盖处，协助病人站稳，将病人裤子向上拉至腰部，系好裤带，协助病人坐下或躺回病床（先穿对侧，后穿近侧；先穿患侧，后穿健侧），观察病人病情变化，留置管路固定、通畅。与病人沟通，询问病人感受。

| 整理、记录 | 1. 撤去病人脏衣裤放到指定位置。
2. 整理床单位，协助病人取舒适体位。
3. 洗手，记录操作时间及病人皮肤情况。 |

图 5-2-10　协助病人坐位更衣操作流程图

3. 注意事项

（1）协助无肢体功能障碍的病人脱衣裤时先脱近侧后脱对侧，有肢体功能障碍的病人先脱健侧后脱患侧。

（2）协助无肢体功能障碍的病人穿衣裤时先穿对侧后穿近侧，有肢体功能障碍的病人先穿患侧后穿健侧。

（3）协助病人脱裤子时让病人拉着床栏或靠稳椅背，避免病人摔倒。

（4）如果病人穿的是有松紧带的裤子，要注意裤腰松紧适宜。

（5）如病人身上携带管路，在更换衣裤过程中注意保护管路，避免牵拉造成脱管。

（6）协助病人穿脱衣裤过程中注意保护病人隐私。

4. 评分标准

表 5-2-10　协助病人坐位更衣操作评分标准

姓名：　　　得分：　　　监考人：　　　日期：　　年　　月　　日

项目	评分标准和细则	分值	扣分及原因	得分
准备质量 10分	1. 评估 （1）病人：病人意识是否清醒，肢体有无适当活动能力，身上有无留置管路及监护贴片、导线。	5		
	2. 准备 （1）护理员：衣着整洁，洗手，戴口罩。 （2）用物：衣物干净整洁，尺码合适。	5		
过程质量 80分	1. 对病人解释操作目的。	2		
	2. 病人体位安全，妥善放置管路及监护贴片、导线。	3		
	3. 协助坐位更衣 （1）脱衣服顺序及方法正确；	15		
	（2）穿衣服顺序及方法正确；	15		
	（3）脱裤子顺序及方法正确；	15		
	（4）穿裤子顺序及方法正确；	15		
	（5）更衣过程中注重保护病人隐私；	3		
	（6）更衣过程中注意观察病人病情，保护留置管路及监护贴片、导线，询问病人感受。	5		
	4. 整理、记录 （1）正确整理病人的脏衣裤；	3		
	（2）观察各管路通畅，贴片、导线固定，整理床单位，安置病人；	2		
	（3）洗手，记录。	2		
结果质量 10分	1. 准备合理，用物齐全。	5		
	2. 更换衣裤操作流程及方法正确。	5		
总分		100		

（二）协助卧床病人更衣

1.目的：协助卧床病人更换干净舒适的衣裤，提升病人舒适度，预防压力性损伤。

2.操作流程

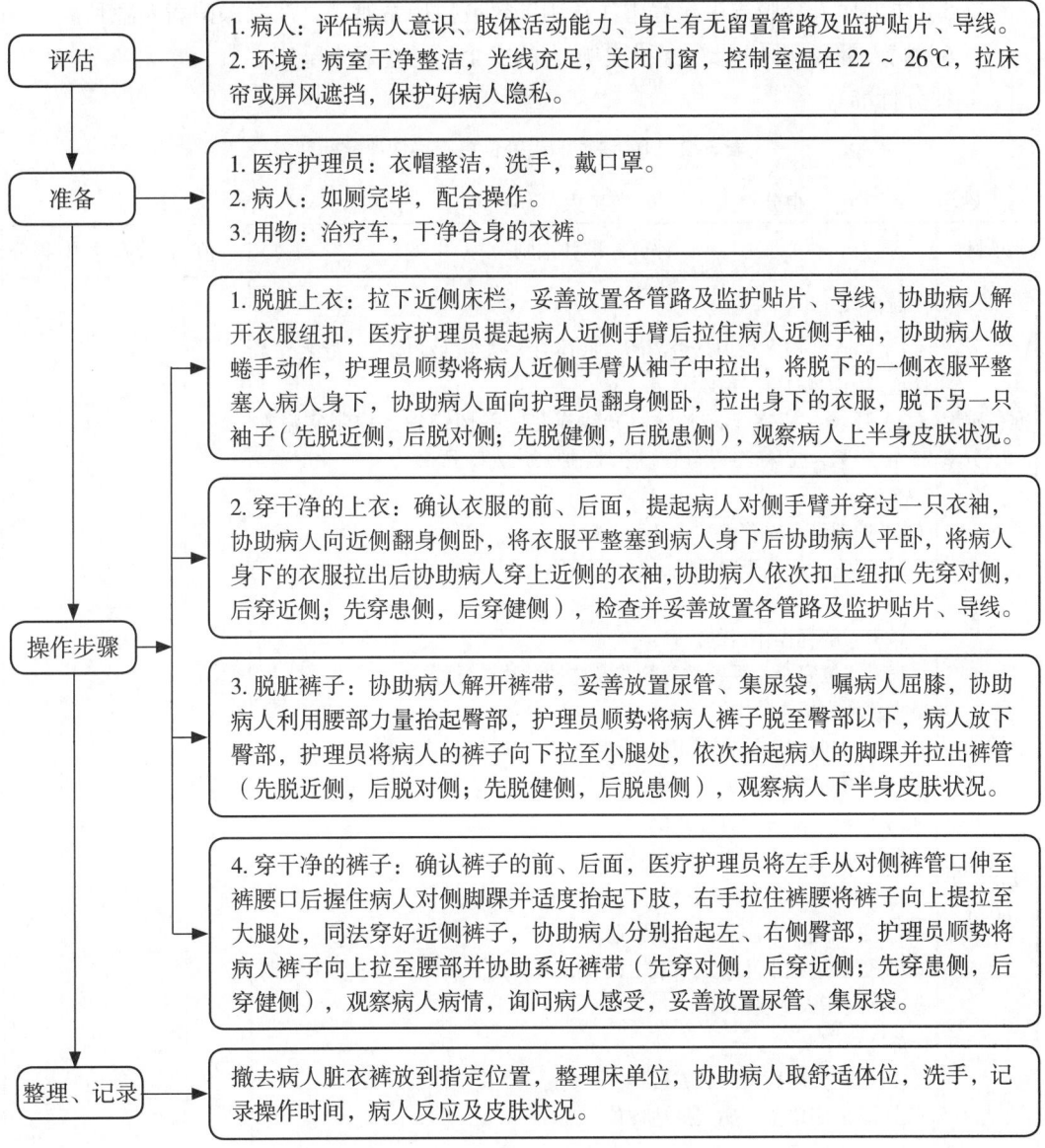

图5-2-11 协助卧床病人更衣操作流程图

3.注意事项

（1）协助无肢体功能障碍的病人床上脱衣裤时先脱近侧后脱对侧，有肢体功能障碍的病人先脱健侧，后脱患侧。

（2）协助无肢体功能障碍的病人床上穿衣裤时先穿对侧后穿近侧，有肢体功能障碍的病人先穿患侧，后穿健侧。

（3）如果给病人更换的是有松紧带裤腰的裤子，要注意裤腰松紧适宜。

（4）身上携带管道的病人，在更换衣裤过程中注意保护管道，避免牵拉造成脱管，换好衣裤后妥善固定管道，防止管道受压。

（5）协助病人穿脱衣裤过程中注意用屏风或拉床帘遮挡，注意保护病人隐私。

（6）病人翻身侧卧时要注意保护病人的安全，防止病人坠床。

4.评分标准

表 5-2-11　协助病人卧位更衣操作评分标准

姓名：　　　　得分：　　　　监考人：　　　　日期：　　　年　　　月　　　日

项目	评分标准和细则	分值	扣分及原因	得分
准备质量 10分	1.评估 （1）病人：病人意识是否清醒，肢体有无适当活动能力，身上有无管道及监护贴片、导线； （2）环境：病室干净整洁，光线充足，关闭门窗，控制室温在22～26℃，拉床帘或屏风遮挡，保护好病人隐私。 2.准备 （1）护理员：衣着整洁，洗手，戴口罩； （2）用物：衣物干净整洁，尺码合适。	5 5		
过程质量 80分	1.对病人解释操作目的。 2.病人体位安全，妥善放置管路及监护贴片、导线。 3.协助卧位更衣 （1）脱衣服顺序及方法正确； （2）穿衣服顺序及方法正确； （3）脱裤子顺序及方法正确； （4）穿裤子顺序及方法正确； （5）协助翻身方法正确； （6）更衣过程中注重保护病人隐私； （7）更衣过程中注意观察病人病情，妥善放置管路及监护贴片、导线，询问病人感受。 4.整理、记录 （1）正确整理病人的脏衣裤； （2）整理床单位，病人舒适体位； （3）洗手，记录。	5 5 10 10 10 10 5 5 5 5 5 5		
结果质量 10分	1.准备合理，用物齐全。 2.为病人卧位更换衣裤操作流程及方法正确，病人安全舒适。	5 5		
总分		100		

五、整理床单位

病人的康复修养及治疗护理大多数需要在病床上进行，医疗护理员需根据病人情况，铺符合病人疾病要求且舒适、平整、紧扎、安全、实用的床单位。及时为病人更换床单、被套、枕套，保持床单位清洁平整，有利于促进病人舒适度，提高病人生活质量，能更好地服务于病人。医疗护理员在病人日常照护中要掌握为卧床病人整理床单位、更换床单被套的技能，掌握各类病床的铺床要点。

（一）铺备用床

1. 目的：准备迎接新病人，为病人提供干净舒适的病床，保持病室的整洁。

2. 操作流程

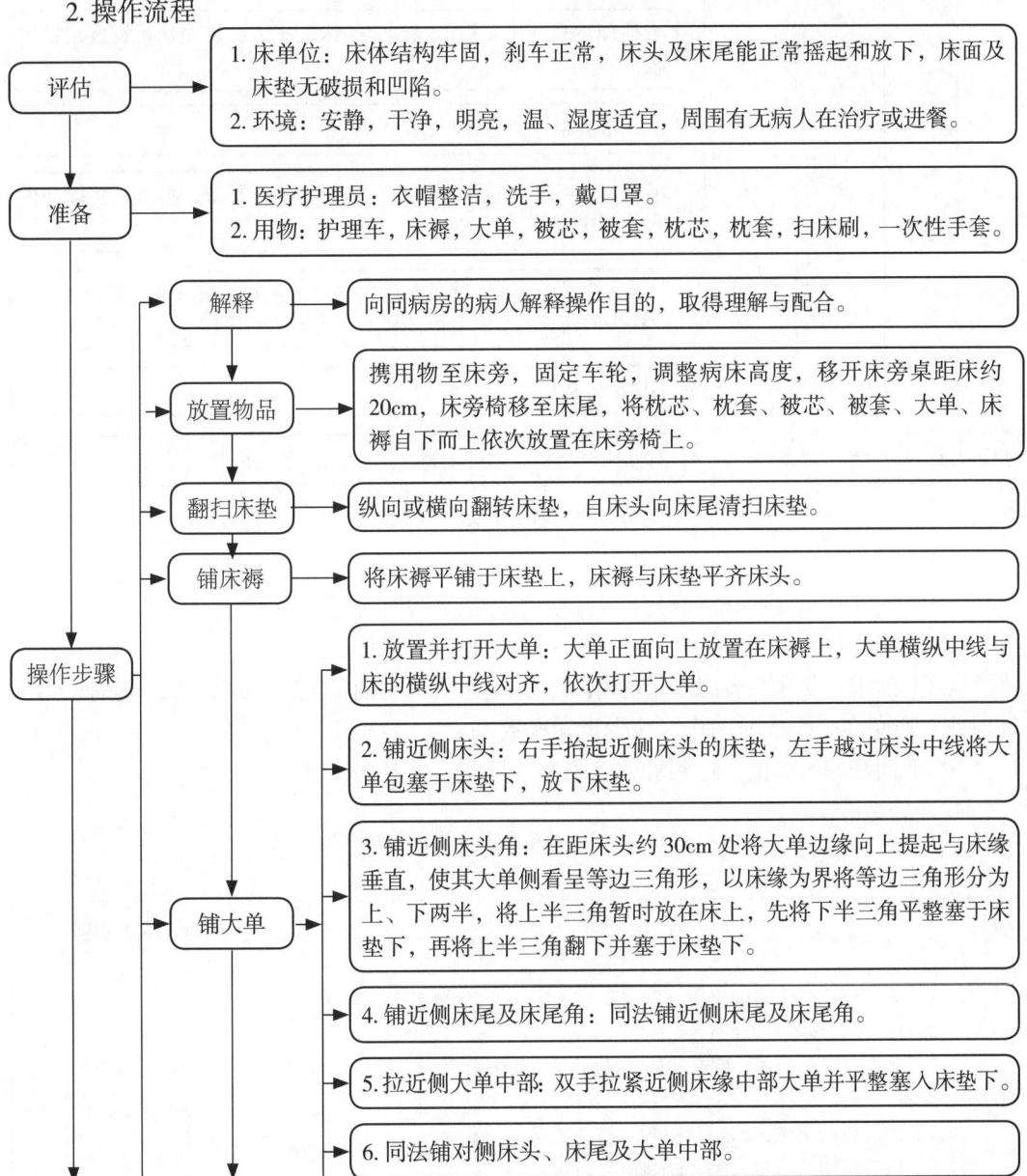

流程图内容：

评估
1. 床单位：床体结构牢固，刹车正常，床头及床尾能正常摇起和放下，床面及床垫无破损和凹陷。
2. 环境：安静，干净，明亮，温、湿度适宜，周围有无病人在治疗或进餐。

准备
1. 医疗护理员：衣帽整洁，洗手，戴口罩。
2. 用物：护理车，床褥，大单，被芯，被套，枕芯，枕套，扫床刷，一次性手套。

操作步骤

解释 → 向同病房的病人解释操作目的，取得理解与配合。

放置物品 → 携用物至床旁，固定车轮，调整病床高度，移开床旁桌距床约20cm，床旁椅移至床尾，将枕芯、枕套、被芯、被套、大单、床褥自下而上依次放置在床旁椅上。

翻扫床垫 → 纵向或横向翻转床垫，自床头向床尾清扫床垫。

铺床褥 → 将床褥平铺于床垫上，床褥与床垫平齐床头。

铺大单：
1. 放置并打开大单：大单正面向上放置在床褥上，大单横纵中线与床的横纵中线对齐，依次打开大单。
2. 铺近侧床头：右手抬起近侧床头的床垫，左手越过床头中线将大单包塞于床垫下，放下床垫。
3. 铺近侧床头角：在距床头约30cm处将大单边缘向上提起与床缘垂直，使其大单侧看呈等边三角形，以床缘为界将等边三角形分为上、下两半，将上半三角暂时放在床上，先将下半三角平整塞于床垫下，再将上半三角翻下并塞于床垫下。
4. 铺近侧床尾及床尾角：同法铺近侧床尾及床尾角。
5. 拉近侧大单中部：双手拉紧近侧床缘中部大单并平整塞入床垫下。
6. 同法铺对侧床头、床尾及大单中部。

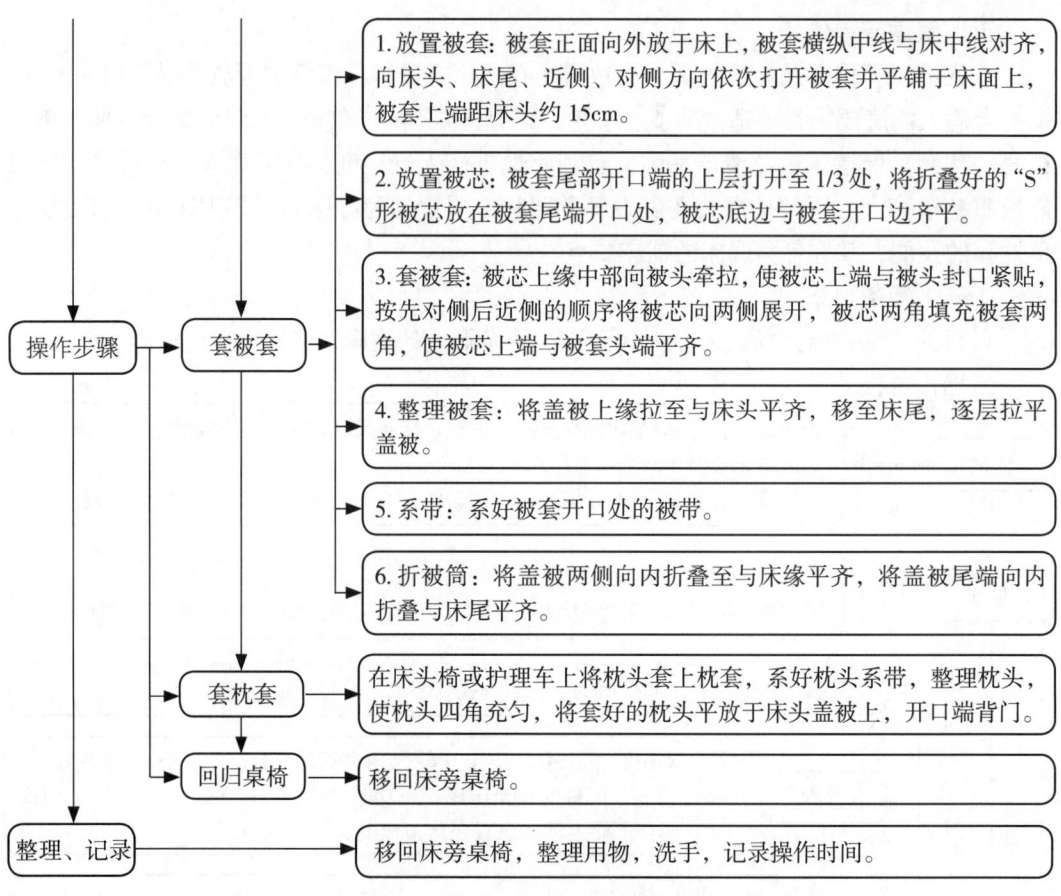

图 5-2-12　铺备用床操作流程图

3. 注意事项

（1）铺床时间要选择同病房内无病人治疗或进餐时进行。

（2）铺床时动作要轻柔，避免出现抖动或拍打等动作。

（3）铺床时要注意省时及节力原则，先铺床头，后铺床尾，再铺中部，先铺近侧再铺对侧，避免多余无效的动作，减少走动次数。

（4）铺好的床单位要达到舒适、平整、紧实、美观的要求。

4. 评分标准

表 5-2-12　铺备用床操作评分标准

姓名：　　　　得分：　　　　监考人：　　　　日期：　　　年　　月　　日

项目	评分标准和细则	分值	扣分及原因	得分
准备质量10分	1. 评估 （1）床单位：床体结构牢固，刹车正常，床头及床尾能正常摇起和放下，床面及床垫无破损和凹陷； （2）环境：安静，干净，明亮，温、湿度适宜，周围有无病人在治疗或进餐。	5		
	2. 准备 （1）护理员：衣帽整洁，指甲短，洗手，戴口罩； （2）用物：用物准备齐全，摆放顺序合理。	5		

续表 5-2-12

项目	评分标准和细则	分值	扣分及原因	得分
过程质量80分	1. 如病房里有病人，向病人解释操作目的。	3		
	2. 铺床物品顺序摆放合理。	5		
	3. 床旁桌椅摆放正确。	2		
	4. 铺备用床			
	（1）床垫翻扫干净；	5		
	（2）床褥平整，与床垫齐平；	5		
	（3）大单紧扎平整，床单中线与床中线对齐；	15		
	（4）套被套方法正确，被套充实，盖被平整，内折对称；	20		
	（5）枕套平整充实，开口背门。	10		
	5. 桌椅复位。	5		
	6. 整理、记录			
	（1）整理用物；	5		
	（2）洗手，记录操作时间。	5		
结果质量10分	1. 用物齐全，摆放顺序正确，操作手法轻柔熟练，应用节力原则。	5		
	2. 备用床安全、平整、紧实、美观、舒适。	5		
总分		100		

（二）铺暂空床

1. 目的：为暂时离床活动的病人或新入院病人铺床，保持病室的整洁。

2. 操作流程

（1）新入院病人铺好暂空床后，折盖被：盖被头端向内折 1/4，将盖被呈扇形三折叠于床尾，与床尾齐平。根据病人病情需要铺一次性治疗巾或护理垫，将治疗巾或护理垫中线与床中线对齐，上端距床头 45~50cm，两端下垂部分平整塞于床垫下。

（2）暂时离床活动的病人，清洁整理大单、被套、中单等，盖被头端向内折 1/4，再扇形三折叠于床尾，与床尾平齐。

3. 评分标准

表 5-2-13 铺暂空床操作评分标准

姓名：　　　得分：　　　监考人：　　　日期：　　年　　月　　日

项目	评分标准和细则	分值	扣分及原因	得分
准备质量10分	1. 评估 （1）床单位：床体结构牢固，刹车正常，床头及床尾能正常摇起和放下，床面及床垫无破损和凹陷； （2）环境：安静，干净，明亮，温、湿度适宜，周围有无病人在治疗或进餐。	5		
	2. 准备 （1）护理员：衣帽整洁，指甲短，洗手，戴口罩； （2）用物：用物准备齐全，摆放顺序合理。	5		

续表 5-2-13

项目	评分标准和细则	分值	扣分及原因	得分
过程质量 80分	1. 如病房里有病人，向病人解释操作目的。	3		
	2. 铺床物品顺序摆放合理。	5		
	3. 床旁桌椅摆放正确。	2		
	4. 铺暂空床			
	（1）床垫翻扫干净；	5		
	（2）床褥平整，与床垫齐平；	5		
	（3）大单紧扎平整，床单中线与床中线对齐；	15		
	（4）根据病人病情正确铺治疗巾或橡皮单；	10		
	（5）套被套方法正确，被套充实，盖被呈扇形三折叠于床尾，与床尾齐平；	20		
	（6）枕套平整充实，开口背门。	5		
	5. 桌椅复位。	3		
	6. 整理、记录			
	（1）整理用物；	5		
	（2）洗手，记录操作时间。	2		
结果质量 10分	1. 用物齐全，摆放顺序正确，操作手法轻柔熟练，应用节力原则。	5		
	2. 暂空床安全、平整、紧实、美观、舒适。	5		
总分		100		

（三）铺麻醉床

1. 目的：为术后病人准备，防止术后病人污染床单位，预防病人发生压力性损伤，保持病室整洁。

2. 操作流程

（1）用物加中单、治疗盘，抢救药物及用物仪器。

（2）同铺备用床。

（3）铺大单后铺第一条中单：铺于大单中部、上缘距床头 45~50cm，两侧边缘塞于床垫下。第二条中单根据病人病情及手术部位，头部或胸部手术病人铺在床头，中单上缘与床头平齐，下缘压在第一条中单上面的中下部，中单两侧边缘塞于床垫下。病人手术部位在骨盆或下肢，中单下缘平齐床尾，上缘压在第一条中单上面的中下部，中单两侧边缘塞于床垫下。

（4）套好盖被，将盖被距门的远侧边缘拉平向内折，与床缘平齐，被尾端向上折叠齐床尾，被头距床头约 15cm 或齐床头，将近侧盖被边缘拉平，向对侧扇形折叠，置于床边，开口处向门。

（5）套好枕套，枕头横立于床头，开口端背门。

（6）床旁椅放在床尾背门一侧，监护仪等物品放在适当位置。

3. 注意事项

（1）遵医嘱为病人准备单人病房铺麻醉床，以保证病人需要抢救时有足够的空间，同时避免各种仪器设备打扰同病房的其他病人。

（2）枕头要横立于床头，防止病人撞伤头部，其次，病人术后一定时间段内需去枕仰卧，以预防因颅内压降低而引起病人头痛。

（3）铺床时要注意省时及节力原则，先铺床头，后铺床尾，再铺中部，先铺近侧再铺对侧，避免多余无效的动作，减少走动次数。

（4）床旁椅要放在背门一侧的床尾旁边，以免妨碍术后病人转移到病床上。

（5）铺好的床单位要达到舒适、平整、紧实、美观的要求。

4. 评分标准

表 5-2-14 铺麻醉床操作评分标准

姓名： 　　得分： 　　监考人： 　　日期： 　　年 　　月 　　日

项目	评分标准和细则	分值	扣分及原因	得分
准备质量 10分	1. 评估 （1）床单位：床体结构牢固，刹车正常，床头及床尾能正常摇起和放下，床面及床垫无破损和凹陷； （2）环境：安静，干净，明亮，温、湿度适宜，周围有无病人在治疗或进餐。 2. 准备 （1）护理员：衣帽整洁，指甲短，洗手，戴口罩； （2）用物：用物准备齐全，摆放顺序合理。	5 5		
过程质量 80分	1. 如病房里有病人，向病人解释操作目的。 2. 铺床物品顺序摆放合理。 3. 床旁桌椅摆放正确。 4. 铺麻醉床 （1）床垫翻扫干净； （2）床褥平整，与床垫齐平； （3）大单紧扎平整，床单中线与床中线对齐； （4）正确平铺橡胶单及中单，中单遮盖橡胶单； （5）套被套方法正确，被套充实，被子向背门侧三折叠于背门侧床边； （6）枕套平整充实，开口背门，横立于床头。 5. 移回床旁桌椅，桌上放麻醉护理盘、监护仪等，床旁椅放在床尾背门一侧。 6. 整理、记录 （1）整理用物； （2）洗手，记录操作时间。	3 5 2 5 5 15 10 20 5 3 5 2		
结果质量 10分	1. 用物齐全，摆放顺序正确，操作手法轻柔熟练，应用节力原则。 2. 暂空床安全、平整、紧实、美观、舒适。	5 5		
总分		100		

（四）协助卧床病人清洁床单位

1. 目的：为卧床病人整理床单位，保持病床干燥、舒适、平整，促进病人舒适度。

2. 操作流程

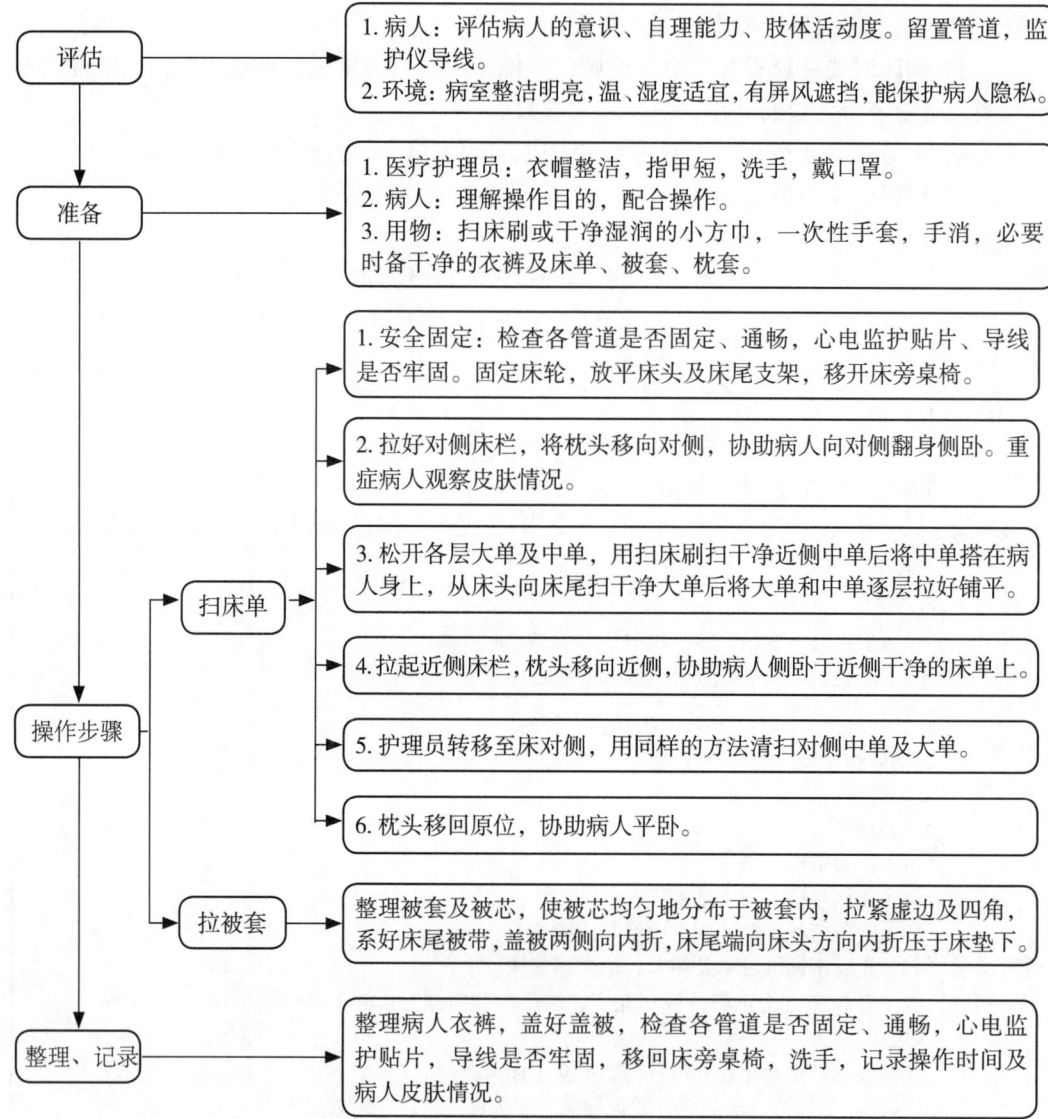

图 5-2-13　协助卧床病人清洁床单位操作流程图

3. 注意事项

（1）为病人清洁床单位时，要注意为病人保暖，防止病人受凉。

（2）协助病人翻身侧卧时，一定要拉起床栏，防止病人坠床。

（3）大单和中单清扫干净后要逐层拉紧铺平，保证床单位的紧实。

4. 评分标准

表 5-2-15　协助卧床病人清洁床单位操作评分标准

姓名：　　　　得分：　　　　监考人：　　　　日期：　　　年　　　月　　　日

项目	评分标准和细则	分值	扣分及原因	得分
准备质量 10分	1. 评估 （1）病人：意识、肢体活动能力，留置管道、监护仪及导线； （2）环境：病室整洁明亮，温、湿度适宜，有屏风遮挡，保护病人隐私。	5		
	2. 准备 （1）护理员：仪表端正，衣着整洁，洗手，戴口罩； （2）用物：扫床工具洁净。	5		
过程质量 80分	1. 核对病人信息，检查各管道、监护仪、贴片、导线。	2		
	2. 固定床轮，放平床头及床尾。	5		
	3. 移开床旁桌椅。	3		
	4. 扫床单			
	（1）协助病人翻身方法正确安全；	5		
	（2）注意观察病人皮肤情况；	5		
	（3）逐层松单，清扫床褥方法正确；	15		
	（4）床单清扫完毕，按正确方式重新铺平，压实。	15		
	5. 拉被套			
	（1）盖被平整；	5		
	（2）盖被四角充实，无虚边；	5		
	（3）被筒内折对称；	5		
	（4）被尾整齐。	5		
	6. 整理、记录			
	（1）整理扫床用物及医疗垃圾；	5		
	（2）安置病人，各管道固定通畅；	3		
	（3）洗手，记录。	2		
结果质量 10分	1. 准备合理，用物齐全。	5		
	2. 操作流程及方法正确，病人未发生坠床等安全事故，床单位整洁紧扎。	5		
总分		100		

（五）协助卧床病人更换床单、被套、枕套

1. 目的：为卧床病人更换干净的床单，保持床单位整洁干燥，促进病人舒适度。

2. 操作流程

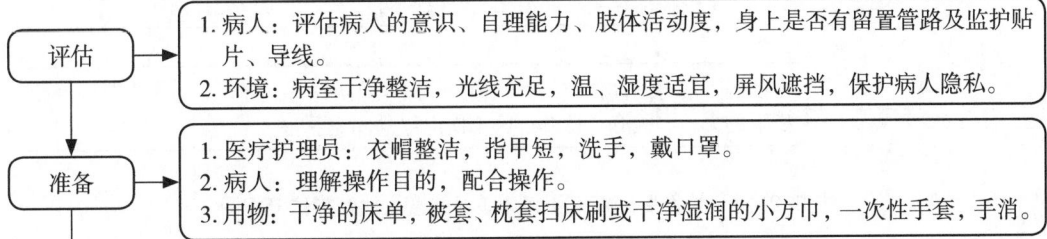

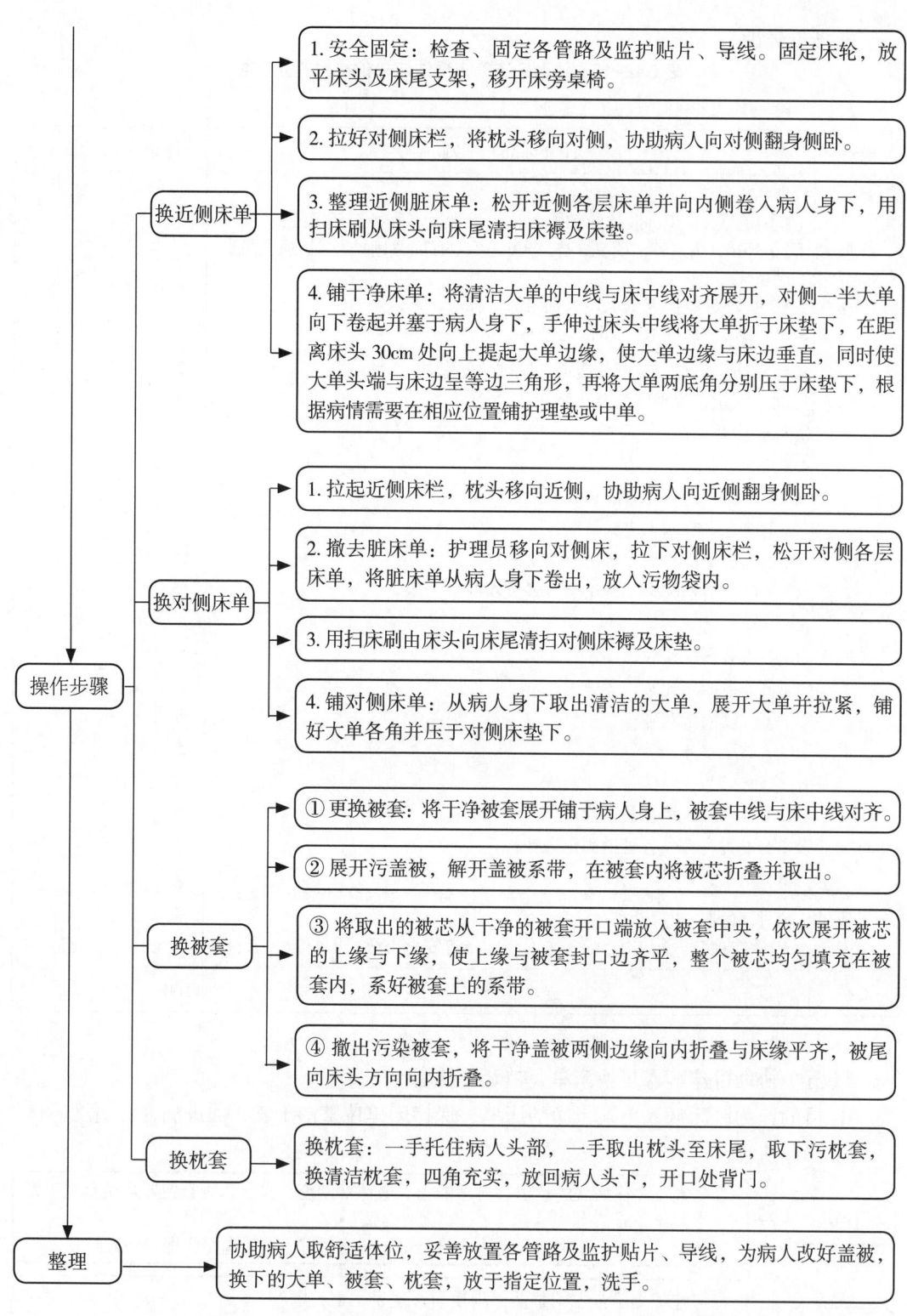

图 5-2-14　协助卧床病人更换床单、被套、枕套操作流程图

3. 注意事项

（1）如病人正在输液或病室内有其他病友在进餐时，不宜更换床单。

（2）大单中线要与床中线对齐，才能保证大单不铺偏，大单各角要拉紧。

（3）如病人身上留置管道，协助病人翻身侧卧时要妥善固定管道，防止牵拉。

（4）一般情况下每周更换 1~2 次大单、枕套、被套，如病人出汗较多或有血、尿、便、呕吐物等污染时立即更换。

（5）更换时注意为病人保暖，防止病人受凉。

4. 评分标准

表 5-2-16　协助卧床病人更换床单、被套、枕套操作评分标准

姓名：　　　　得分：　　　　监考人：　　　　日期：　　　年　　　月　　　日

项目	评分标准和细则	分值	扣分及原因	得分
准备质量 10分	1. 评估 （1）病人：意识、肢体活动能力； （2）环境：病室整洁明亮，温、湿度适宜，有屏风遮挡，保护病人隐私。 2. 准备 （1）护理员：仪表端正，衣着整洁，洗手，戴口罩； （2）用物：床单干净整洁，扫床工具洁净。	5 5		
过程质量 80分	1. 对病人解释操作目的。 2. 检查各管路及监护贴片、导线，固定床轮，放平床头及床尾。 3. 移开床旁桌椅。 4. 更换床单 （1）移动病人方法正确； （2）注意观察病人皮肤情况； （3）逐层松单，清扫床褥方法正确； （4）大单正面放置，中线对齐； （5）清洁大单平整、紧实； （6）脏床单取出及放置方法合理； （7）更换被套方法正确； （8）更换枕套方法正确。 5. 整理记录 （1）整理扫用物及脏床单； （2）安置病人； （3）洗手，记录，各管路及监护贴片、导线固定、通畅。	2 5 3 5 5 15 5 5 5 15 5 5 3 2		
结果质量 10分	1. 准备合理，用物齐全。 2. 更换床单方法正确，动作熟练轻柔，床单位平整舒适，病人无安全事故发生。	5 5		
总分		100		

第三节　口腔照护

口腔是人体的重要器官之一，是上消化道的起始部位，口腔对于机体呼吸、吞咽、咀嚼、语言表达等具有重要意义。口腔由颊部、硬腭、软腭及舌头组成，还含有牙齿及唾液腺等组织，口腔内面有黏膜覆盖。病人生病后机体免疫力降低，若口腔清洁不到位，口腔内容易滋生细菌及真菌，引起多种口腔疾患。所以，医疗护理员在病人的日常照护中要注意保持病人口腔清洁，预防口腔感染，使病人拥有良好的口腔卫生、健全的口腔功能以及消除口腔疾患。

一、世界卫生组织关于口腔健康的标准
世界卫生组织制定的牙齿健康标准是：

1. 牙齿清洁。

2. 没有龋齿。

3. 没有疼痛感。

4. 牙龈的颜色是正常的粉红色。

5. 牙龈没有出血的现象。

同时，对老年人的口腔健康提出了"8020"，即80岁的老人至少应有20颗功能牙，才能够维持口腔健康功能的需要。

二、口腔卫生
（一）漱口
将温开水或漱口液含入口中，紧闭嘴唇鼓动腮部，持续数秒后吐出。漱口液由医生开具或病人自备。

（二）刷牙
1. 牙刷、牙膏、刷牙杯病人自备。

2. 行动不方便能自理的病人，为病人准备好牙刷，牙膏适量挤在牙刷上，并准备温开水、水杯、接水器，让病人自己刷牙。帮助整理用物，牙刷使用后用清水冲洗干净，甩干水分后将牙刷刷头朝上置于杯中，并放置在干燥通风处。

三、口腔清洁
（一）协助卧床病人清洁口腔
1. 目的：保持卧床病人口腔清洁，预防口腔感染，防止口臭及牙垢，促进食欲，维持病人口腔正常生理功能。

2. 操作流程

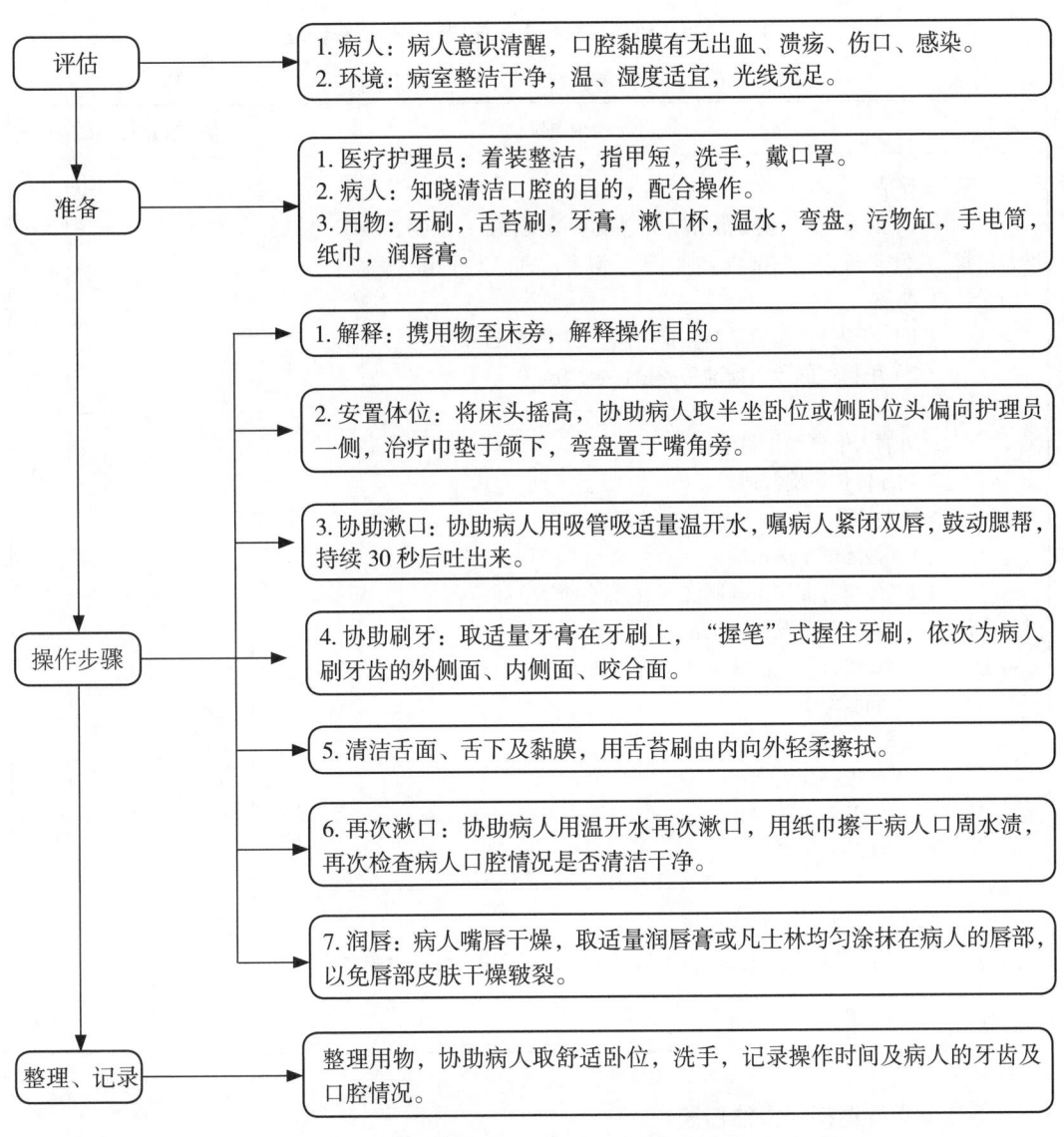

图 5-3-1 协助卧床病人清洁口腔操作流程图

3. 注意事项

（1）给病人刷牙时刷牙顺序应从上到下，从外向内，刷毛与牙齿面呈 45° 角，顺着牙缝依次刷洗，上牙从上往下刷，下牙从下往上刷。

（2）刷牙力度轻柔，刷牙动作幅度不宜过大，以免损伤病人口腔黏膜及牙龈。

（3）刷牙完毕后要注意再次观察病人口腔内部有无黏膜破损、牙龈红肿、细菌或真菌感染等情况。

4. 评分标准

表 5-3-1　协助卧床病人清洁口腔操作评分标准

姓名：　　　　得分：　　　　监考人：　　　　日期：　　年　　月　　日

项目	评分标准和细则	分值	扣分及原因	得分
准备质量 10 分	1. 评估 （1）病人：病人意识清醒，口腔黏膜有无出血、溃疡、伤口、感染； （2）环境：病室整洁干净，温、湿度适宜，光线充足。 2. 准备 （1）护理员：衣着整洁，指甲短，洗手，戴口罩； （2）用物：刷牙用物准备齐全，合理放置。	5 5		
过程质量 80 分	1. 对病人解释操作目的。 2. 刷牙体位正确舒适。 3. 协助刷牙 （1）握牙刷手法正确； （2）牙齿各面均正确刷洗，舌苔刷洗干净； （3）刷牙前后漱口方法正确； （4）观察口腔清洁效果及口腔内部情况； （5）润唇。 4. 整理、记录 （1）整理刷牙用物； （2）安置病人； （3）洗手，记录。	2 3 5 30 15 5 5 5 5 5		
结果质量 10 分	1. 准备合理，用物齐全。 2. 刷牙流程及方法正确，口腔清洁干净，未对病人口腔黏膜造成损伤。	5 5		
总分		100		

（二）为昏迷病人清洁口腔

1. 目的：为意识不清的病人清洁口腔，保持其口腔卫生，预防或减少感染的发生。

2. 操作流程

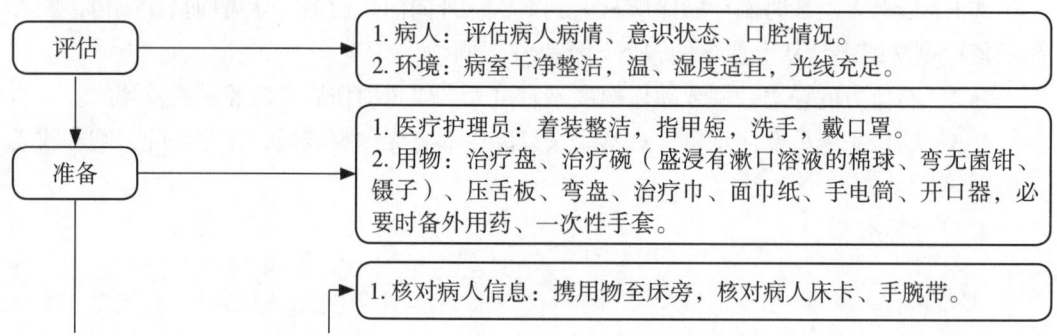

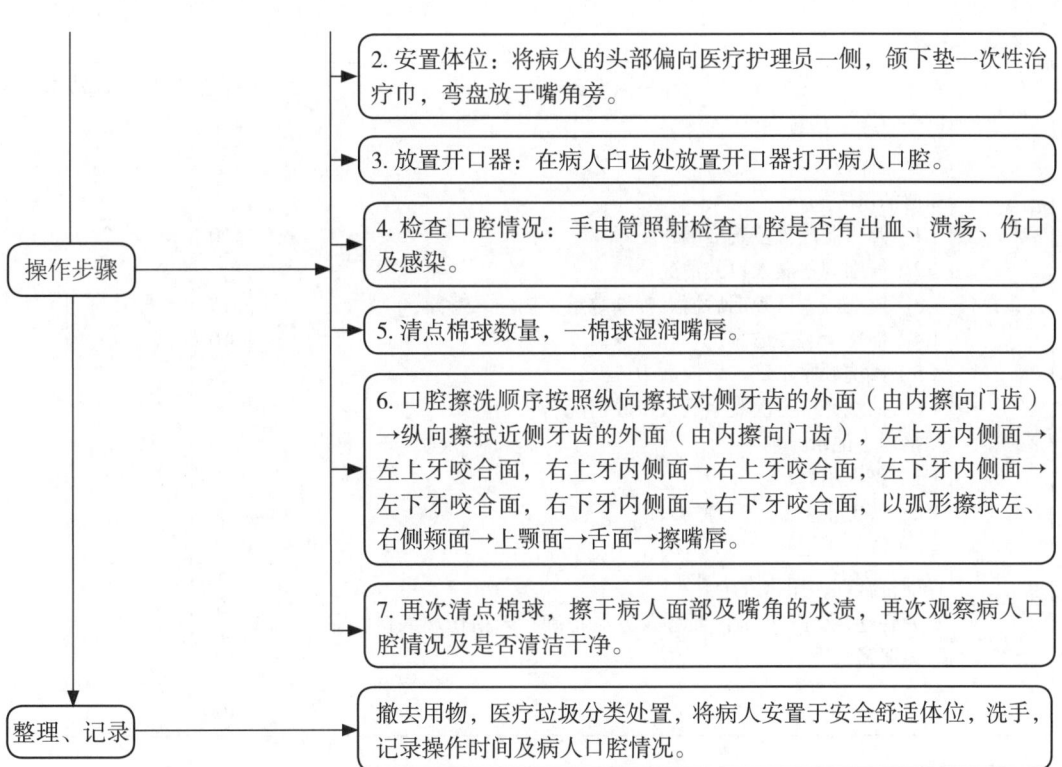

操作步骤

2. 安置体位：将病人的头部偏向医疗护理员一侧，颌下垫一次性治疗巾，弯盘放于嘴角旁。

3. 放置开口器：在病人臼齿处放置开口器打开病人口腔。

4. 检查口腔情况：手电筒照射检查口腔是否有出血、溃疡、伤口及感染。

5. 清点棉球数量，一棉球湿润嘴唇。

6. 口腔擦洗顺序按照纵向擦拭对侧牙齿的外面（由内擦向门齿）→纵向擦拭近侧牙齿的外面（由内擦向门齿），左上牙内侧面→左上牙咬合面，右上牙内侧面→右上牙咬合面，左下牙内侧面→左下牙咬合面，右下牙内侧面→右下牙咬合面，以弧形擦拭左、右侧颊面→上颚面→舌面→擦嘴唇。

7. 再次清点棉球，擦干病人面部及嘴角的水渍，再次观察病人口腔情况及是否清洁干净。

整理、记录

撤去用物，医疗垃圾分类处置，将病人安置于安全舒适体位，洗手，记录操作时间及病人口腔情况。

图 5-3-2　为昏迷病人清洁口腔操作流程图

3. 注意事项

（1）昏迷的病人禁忌漱口，用开口器时，应该从臼齿处放入，对于牙关紧闭的病人，不可以使用暴力使其开口。

（2）擦洗动作要轻柔，防止损伤黏膜及牙龈，特别是凝血功能较差的病人。

（3）擦洗时，棉球不宜过湿，以防病人将溶液吸入呼吸道，血管钳必须夹紧棉球，每次使用 1 个，防止棉球遗留在病人口腔内。

（4）长期应用抗生素的病人应注意观察病人口腔黏膜有无真菌感染。

4. 评分标准

表 5-3-2　为昏迷病人口腔清洁操作评分标准

姓名：　　　　得分：　　　　监考人：　　　　日期：　　年　　月　　日

项目	评分标准和细则	分值	扣分及原因	得分
准备质量 10 分	1. 评估 （1）病人：意识、肢体活动能力； （2）环境：病室干净整洁，温、湿度适宜，光线充足。	5		
	2. 准备 （1）护理员：衣着整洁，洗手，戴口罩； （2）用物：清洁口腔用物准备齐全。	5		

续表 5-3-2

项目	评分标准和细则	分值	扣分及原因	得分
过程质量 80 分	1. 核对病人信息。	3		
	2. 安置体位。	2		
	3. 清洁口腔			
	（1）开口器放置位置准确；	10		
	（2）仔细观察病人口腔情况；	5		
	（3）擦洗病人口腔前后清点棉球数量，棉球无遗漏；	15		
	（4）棉球干湿度适宜；	10		
	（5）擦洗顺序正确，力度适中；	20		
	（6）擦洗完毕再次观察病人口腔情况。	5		
	4. 整理、记录			
	（1）整理用物；	3		
	（2）整理床单位，安置病人；	5		
	（3）洗手，记录。	2		
结果质量 10 分	1. 准备合理，用物齐全。	5		
	2. 为昏迷病人口腔清洁流程及方法正确，未损伤病人口腔黏膜，棉球无遗漏。	5		
总分		100		

（三）协助病人清洁义齿

1. 目的：帮助佩戴活动性义齿的病人维持口腔与义齿的清洁，增加病人口腔舒适度，预防感染。

2. 操作流程

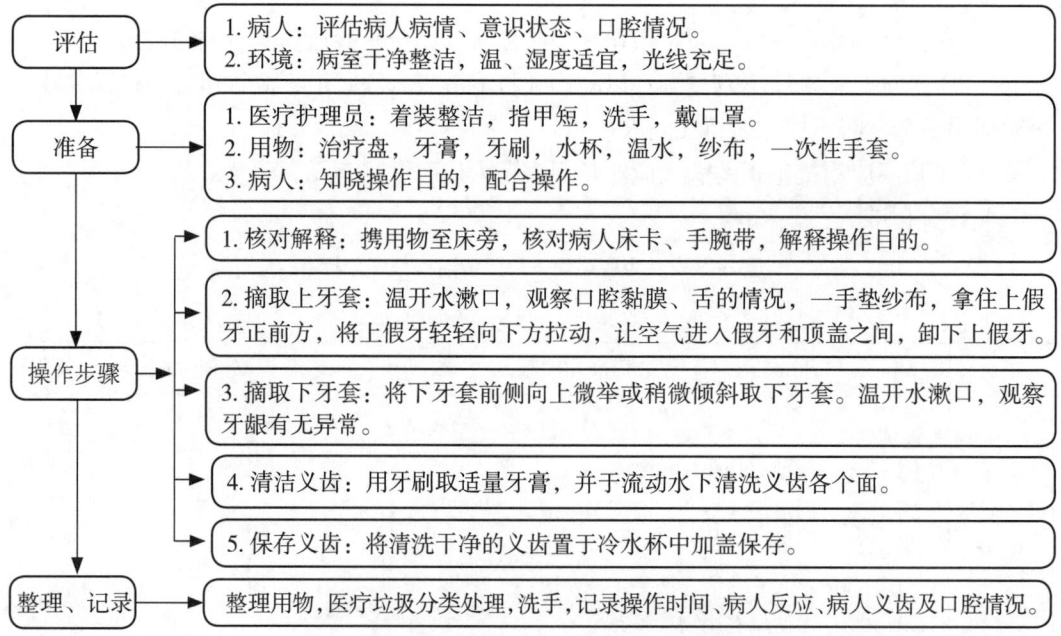

图 5-3-3　协助病人清洁义齿操作流程图

3. 注意事项

（1）摘取活动性义齿时动作要轻柔，以免刮伤病人口腔黏膜。

（2）暂时不用的义齿，可浸于冷水杯中备用，每日更换一次清水。

（3）不可将义齿泡在热水或者乙醇内，以免义齿变色、变形和老化，影响正常使用。

4. 评分标准

表 5-3-3 协助病人清洁义齿操作评分标准

姓名： 得分： 监考人： 日期： 年 月 日

项目	评分标准和细则	分值	扣分及原因	得分
准备质量 10分	1. 评估 （1）病人：意识、肢体活动能力； （2）环境：病室干净整洁，温、湿度适宜，光线充足。 2. 准备 （1）护理员：衣着整洁，洗手，戴口罩； （2）用物：用物齐全，摆放合理。	5 5		
过程质量 80分	1. 核对病人信息，解释操作目的。 2. 摘取义齿方法正确。 3. 清洁义齿方法正确。 4. 保存义齿方法正确。 5. 整理、记录 （1）整理用物； （2）整理床单位，安置病人； （3）洗手，记录。	5 20 20 20 5 5 5		
结果质量 10分	1. 准备合理，用物齐全。 2. 摘取义齿及清洁义齿流程及方法正确，未损伤病人口腔黏膜；病人的义齿清洁干净，未发生损坏。	5 5		
总分		100		

第四节 睡眠照护

睡眠能使人的精力和体力得到恢复，睡眠后能够保持良好的觉醒状态，睡眠是最自然的休息方式。通过睡眠，日间机体受到的损伤、消耗、过度劳累等能得到补充和修复，使其恢复到自然平衡状态。睡眠对于维持人类的健康，促进疾病的早日康复十分重要。住院病人由于疾病及住院环境等因素的影响，常发生不同程度的睡眠障碍，医疗护理员在为病人进行日常生活照护的过程中，要了解影响病人睡眠的因素，掌握睡眠照护的要点，以促进病人高质量入睡。

一、睡眠的分期与各阶段的变化

表 5-4-1　睡眠的分期与各阶段的变化

睡眠			
分期	慢波睡眠		快波睡眠
各期特点	第Ⅰ时相（过渡期）	很容易被唤醒，全身肌肉松弛，呼吸均匀，脉搏减慢	很难唤醒，眼肌活跃，眼球快速转动。血压、心率、心排血量增加，肾上腺素大量分泌，可能出现梦境
	第Ⅱ时相	易被唤醒，全身肌肉松弛，呼吸均匀，脉搏减慢，体温和血压下降	
	第Ⅲ时相（熟睡期）	难以唤醒，肌肉完全松弛，呼吸均匀，心跳缓慢，体温和血压下降	
	第Ⅳ时相（深睡期）	极难唤醒，全身松弛，无任何活动，体温和脉搏继续下降，机体分泌大量激素，组织愈合加快，可能发生遗尿和梦游	

二、影响睡眠的因素

表 5-4-2　影响睡眠的因素

影响因素	睡眠特点
年龄	睡眠时长会随着年龄的增长而逐渐减少
环境	光线、噪声、气味等环境因素均会干扰睡眠
疾病	疼痛会改变睡眠质量，发热病人睡眠会增多，精神疾病病人常处于觉醒状态
药物	长期服用镇静催眠药的病人停药后会产生药物依赖或者加重睡眠障碍
食物	含 L- 色氨酸丰富的食物能缩短入睡时间，促进睡眠。浓茶及咖啡会干扰睡眠，睡眠质量不好的病人应限制或避免在睡前 4~5 小时内饮用
心理	对疾病的顾虑、恐惧、紧张、焦虑等情绪会加大心理压力，从而影响睡眠质量

三、常见的睡眠障碍

表 5-4-3　常见的睡眠障碍

睡眠障碍类型	定义
失眠	入睡困难或维持睡眠困难为主要表现，临床上最常见
睡眠呼吸暂停	睡眠中出现呼吸反复停顿，表现为在每夜 7h 的夜间睡眠过程中，出现口鼻呼吸气流持续停止 10 秒并反复发作 30 次以上
发作性睡病	日间发作性过度睡眠、猝倒发作（最具特征性）和夜间睡眠障碍
睡眠过度	睡眠时间过长或长期处于欲睡的状态，觉醒困难，或醒后精力不能恢复

续表 5-4-3

睡眠障碍类型	定义
睡行症	睡眠过程中，尚未清醒而起床在室内或户外行走的混合状态
梦魇	睡眠时从噩梦中惊醒，醒后能生动地回忆起噩梦的内容，并心有余悸
睡惊症	又称夜惊，是指睡眠中突然惊醒并惊叫
夜间遗尿症	指 5 岁或以上儿童在睡眠中发生不自主漏尿现象

四、促进病人睡眠的措施

1. 创造良好的睡眠环境。根据季节调整病室温度，冬季室温为 18~22℃，夏季室温为 25℃左右；调节病室湿度为 50%~60%；白天控制病区噪声强度为 35~45dB，病人睡眠时设法将病室噪声降至最低，做到说话轻、走路轻、操作轻、开关门轻，以减少对病人睡眠的干扰。

2. 根据病人的病情及需求，指导病人的活动方式及活动量，因人而异来安排病人的休息时间及休息方式，尽量满足病人的睡眠习惯。

3. 尽可能地协助病人解决在住院期间所遇到的困难，以减少病人的心理压力，最大限度地减轻病人身体的不适。

4. 各类照护操作相对集中地进行，减少对病人的打扰。

五、协助病人入睡

1. 目的：为病人营造良好舒适的睡眠环境，协助病人做好入睡准备，协助病人入睡。

2. 操作流程

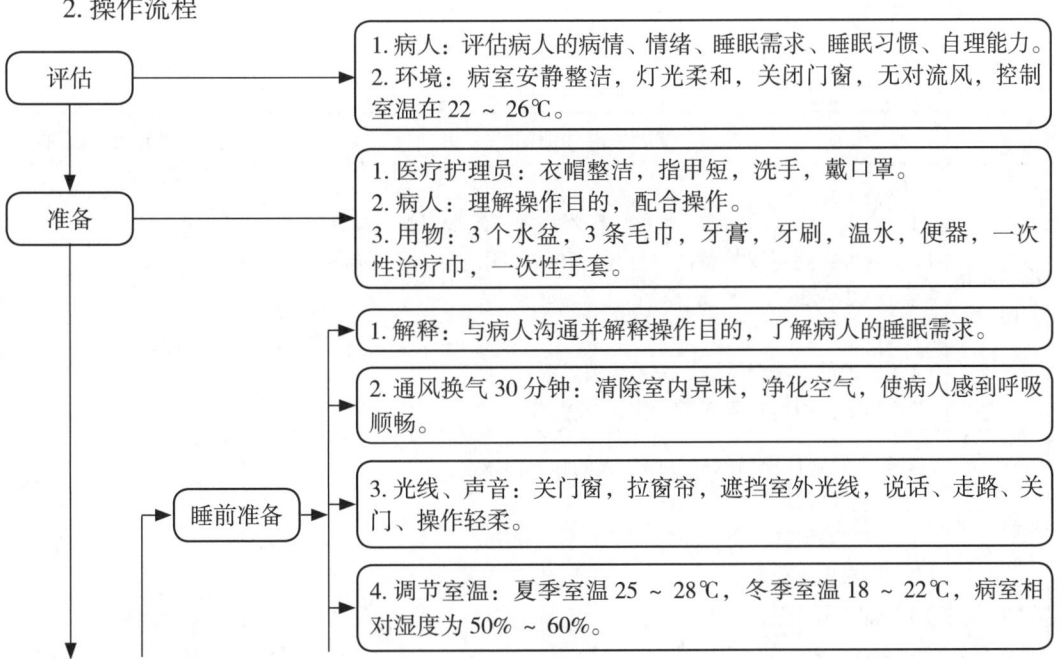

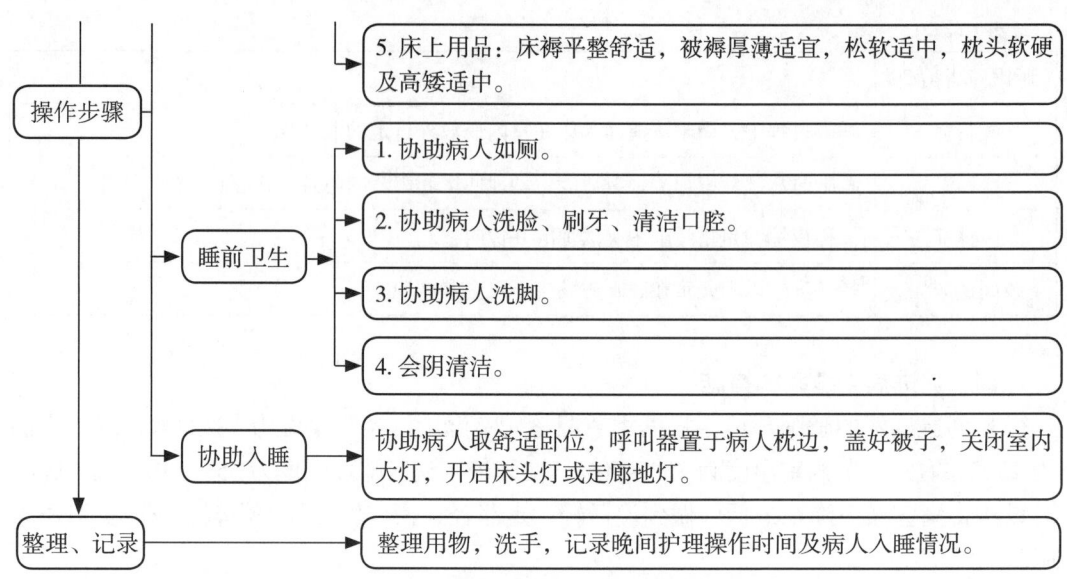

操作步骤

5. 床上用品：床褥平整舒适，被褥厚薄适宜，松软适中，枕头软硬及高矮适中。

睡前卫生

1. 协助病人如厕。

2. 协助病人洗脸、刷牙、清洁口腔。

3. 协助病人洗脚。

4. 会阴清洁。

协助入睡

协助病人取舒适卧位，呼叫器置于病人枕边，盖好被子，关闭室内大灯，开启床头灯或走廊地灯。

整理、记录

整理用物，洗手，记录晚间护理操作时间及病人入睡情况。

图 5-4-1 协助病人入睡操作流程图

3. 注意事项

（1）睡眠困难的病人下午4点以后不要喝浓茶、咖啡等刺激性物质。

（2）病人入睡前可以听轻音乐，读书看报，以放松病人心情，喝热牛奶促进病人睡眠。

（3）睡前不吃难消化的食物，避免过多地喝水，以免夜间频繁起夜影响睡眠质量。

（4）如因噪声造成病人入睡困难时，可适当使用眼罩或耳塞。

（5）病人安静平躺病床20分钟仍无睡意时，可以协助病人起床做一些其他活动，而不是强迫躺在病床上。

4. 评分标准

表 5-4-4 协助病人入睡操作评分标准

姓名：　　　　得分：　　　　监考人：　　　　日期：　　　年　　　月　　　日

项目	评分标准和细则	分值	扣分及原因	得分
准备质量 10分	1. 评估 （1）病人：病人的病情、情绪、睡眠需求、睡眠习惯、自理能力； （2）环境：病室安静整洁，灯光柔和，关闭门窗，无对流风，控制室温在 22 ~ 26℃。 2. 准备 （1）护理员：衣着整洁，洗手，戴口罩； （2）用物：用物准备齐全，摆放合理。	5 5		
过程质量 80分	1. 对病人解释操作目的，了解病人的睡眠需求。 2. 入睡前的准备 （1）病室通风换气，无异味； （2）病室光线柔和； （3）病室无噪声；	5 5 5 5		

续表 5-4-4

项目	评分标准和细则	分值	扣分及原因	得分
过程质量 80分	（4）病室温、湿度适宜；	5		
	（5）床上用品松软适宜，高矮适中。	5		
	3.睡前卫生			
	（1）如厕；	5		
	（2）洗脸；	5		
	（3）洗脚；	5		
	（4）刷牙；	5		
	（5）会阴清洁。	5		
	4.协助入睡			
	（1）舒适卧位，呼叫铃近距离放置；	5		
	（2）盖好盖被，注重保暖；	5		
	（3）开启床头灯、走廊地灯。	5		
	5.整理用物。	5		
	6.洗手，记录。	5		
结果质量 10分	1.准备合理，用物齐全。	5		
	2.协助入睡操作流程及方法正确，病人有效入睡。	5		
总分		100		

第五节　排痰照护

对于长期卧床的病人，因其体质衰弱导致无力咳嗽或痰液黏稠不易咳出，积聚在体内的痰液很容易引起病人出现肺部感染、坠积性肺炎、呼吸困难等并发症，从而降低病人的生活质量，影响病人疾病的康复，故医疗护理员需为排痰困难的病人进行排痰照护，促进病人痰液的排出，使病人呼吸顺畅，减少各类并发症的发生。

一、协助病人叩背排痰

1.目的：叩击背部，使痰液松动，协助无力排痰的病人排出痰液，保持呼吸道通畅，预防肺部感染。

2. 操作流程

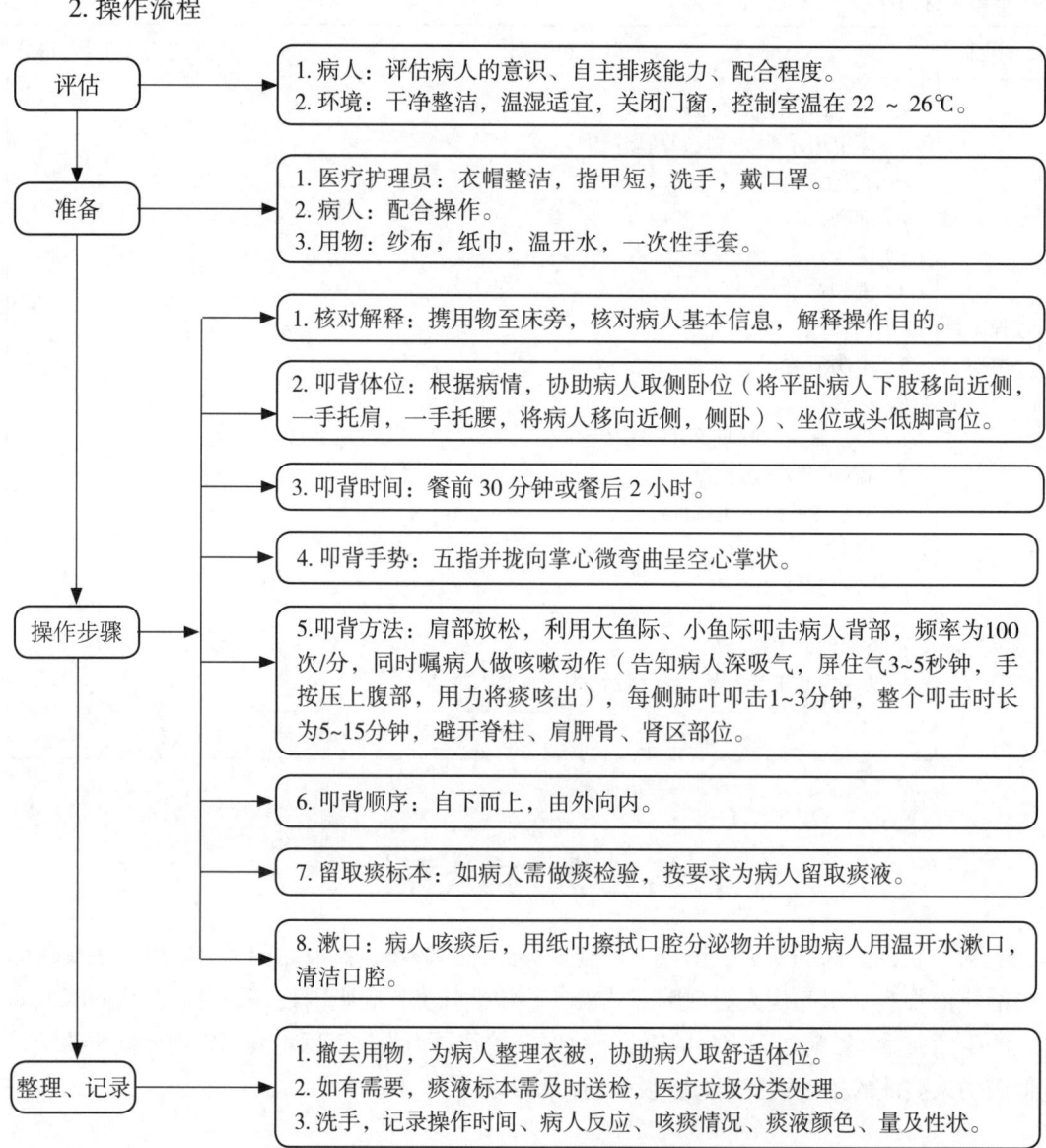

图 5-5-1　协助病人排痰操作流程图

3. 注意事项

（1）未经引流的气胸、肋骨骨折、咯血、低血压、肺水肿等病人禁止叩击背部。

（2）叩击背部时要注意避开骨隆突处。

（3）用单层薄布保护叩击部位，避免直接拍打在病人皮肤上，造成病人疼痛。

（4）叩背过程中注意为病人保暖，防止病人受凉。

（5）卧床或昏迷病人每 2 小时翻身一次，同时给予叩背，预防肺部感染。

4.评分标准

表 5-5-1　协助病人叩背排痰操作评分标准

姓名：　　　　得分：　　　　监考人：　　　　日期：　　年　　月　　日

项目	评分标准和细则	分值	扣分及原因	得分
准备质量 10分	1.评估 （1）病人：评估病人的意识、自主排痰能力、配合程度； （2）环境：干净整洁，温、湿度适宜，关闭门窗，控制室温在22～26℃。 2.准备 （1）护理员：衣着整洁，指甲短，洗手，戴口罩； （2）用物：叩背用物准备齐全。	5 5		
过程质量 80分	1.核对病人信息并解释操作目的及配合要点。 2.安置体位。 3.叩背排痰 （1）叩背时机恰当； （2）叩背手势正确； （3）叩背方法正确； （4）叩背顺序及方向正确； （5）按需留取痰标本； （6）咳痰结束后温开水漱口。 4.整理、记录 （1）整理用物； （2）安置病人； （3）洗手，记录。	5 5 5 10 15 15 5 5 5 5 5		
结果质量 10分	1.准备合理，用物齐全。 2.叩背操作流程及方法正确，病人有效咳嗽排痰。	5 5		
总分		100		

第六节　排尿照护

住院病人因疾病的因素导致排尿功能异常，出现尿潴留或尿失禁，部分病人因肢体功能障碍而无法下床自行如厕，需要医疗护理员协助排尿。医疗护理员要根据病人病情选用尿壶、纸尿裤、便盆等不同的方法协助病人顺利排尿，必要时协助留取尿标本。

一、正常尿液

表 5-6-1 正常尿液

颜色	正常新鲜尿液为淡黄色
比重	成人正常情况下为 1.015~1.025
尿量	成人正常日间排尿 3~5 次，夜间 0~1 次，每次排尿 200~400mL，24h 排尿量约为 1000~2000mL
气味	新鲜尿液中有挥发性酸，因此有特殊气味，久置后有氨臭味
酸碱性	弱酸性
透明度	澄清透明，放置后可出现微量絮状沉淀

二、异常排尿

表 5-6-2 异常排尿

异常排尿	特点
尿量异常	多尿：24h 尿量大于 2500mL 少尿：24h 尿量小于 400mL 或每小时尿量少于 17mL 无尿或尿闭：24h 尿量少于 400mL 或 12h 内无尿
颜色异常	红色或棕色：肉眼血尿 黄褐色：胆红素尿 酱油色或浓茶色：血红蛋白尿
气味异常	新鲜尿液即有氨臭味：尿路感染 尿液呈烂苹果味：糖尿病酮症酸中毒
比重异常	尿比重经常固定于 1.010 左右的低水平：肾功能严重衰竭
膀胱刺激征	尿量减少伴尿频、尿急、尿痛
尿潴留	尿液大量存于膀胱内，不能自主流出
尿失禁	排尿失去意识控制，尿液不自主地流出

三、影响排尿的因素

表 5-6-3 影响排尿的因素

影响因素	特点
年龄与性别	孕期妇女激素水平及解剖结构变化会出现尿频，婴儿 3 岁前排尿反射不受控制，老年人膀胱肌张力弱会导致尿频，老年男性病人可因前列腺增生导致排尿困难或滴尿
饮食与气候	多饮水或饮茶、咖啡及酒类等具利尿作用的饮料可增加尿量，高盐饮食、高温、大汗等因素会减少尿量
排尿习惯	排尿时间、排尿姿势或环境都会影响排尿活动

续表 5-6-3

影响因素	特点
治疗	术中麻醉剂的使用及术后疼痛易引起尿潴留,利尿剂可增加尿量
疾病	泌尿系统发生肿瘤、结石、肾脏病变、神经系统疾病使排尿反射失控等均会影响排尿
心理	紧张、恐惧、焦虑等会引起尿频、尿急、尿痛或尿潴留

四、排尿异常的照护要点

表 5-6-4 排尿异常的照护要点

	尿潴留	尿失禁
护理要点	(1)隐秘的排尿环境 (2)体位及姿势 (3)利用条件反射诱导排尿 (4)按摩或热敷 (5)心理护理 (6)药物或针灸 (7)导尿	(1)空气流通且无异味的环境 (2)皮肤护理防压力性损伤,会阴清洁干燥 (3)心理护理 (4)设法接尿 (5)训练膀胱功能,促进排尿反射,锻炼盆底肌肉 (6)留置导尿管引流

五、协助病人使用便盆 / 尿壶

1. 目的:协助卧床病人使用便盆 / 尿壶排出尿液,满足病人对尿液的排泄需求,防止病人尿湿床单、被套和衣裤,保持病人皮肤清洁干净。

2. 操作流程

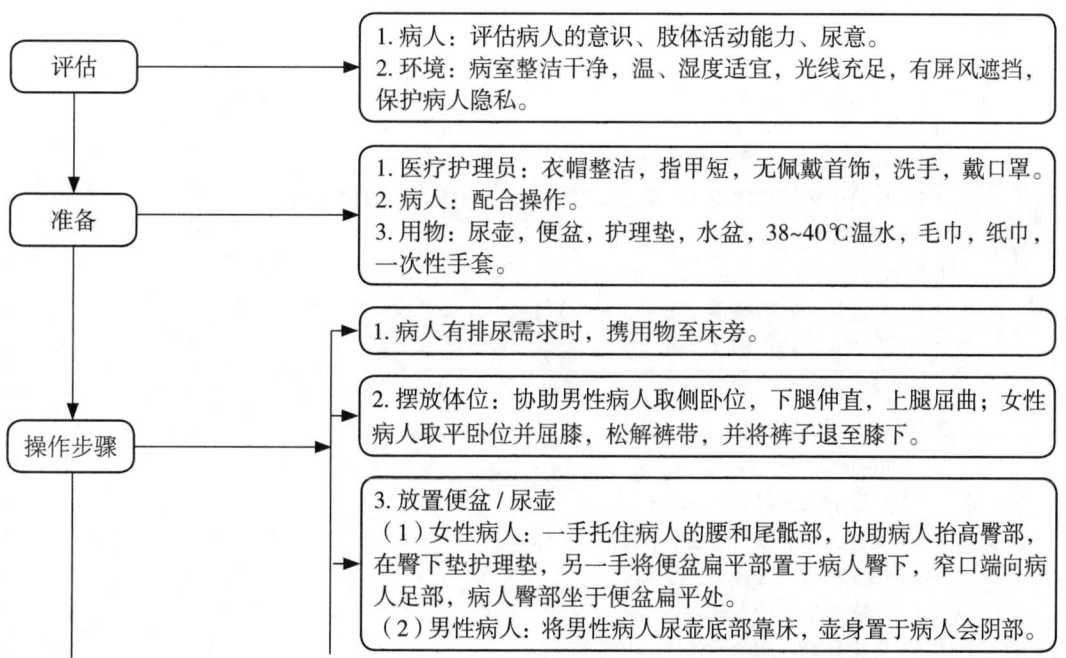

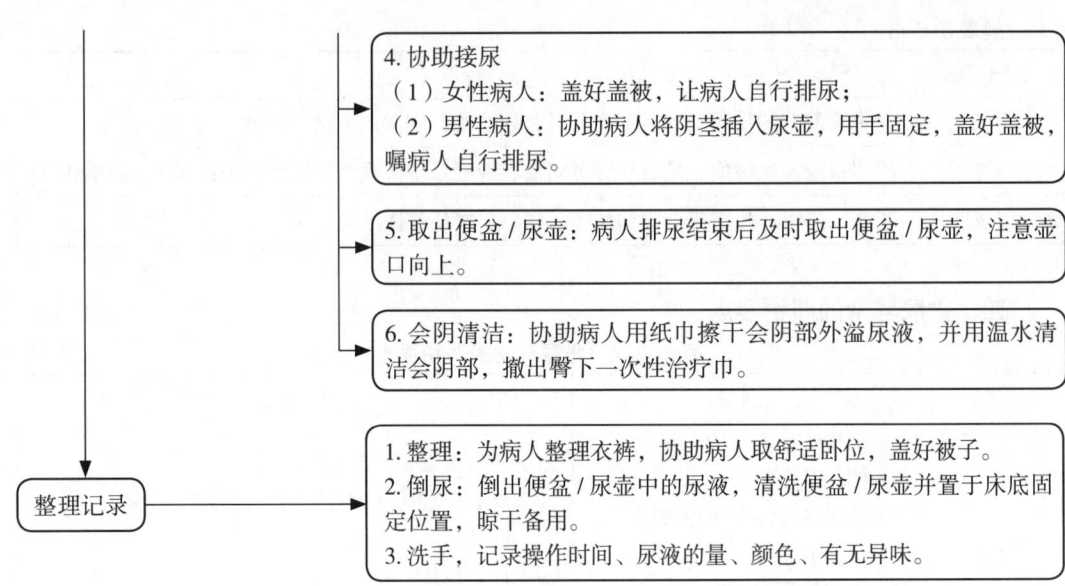

4. 协助接尿
（1）女性病人：盖好盖被，让病人自行排尿；
（2）男性病人：协助病人将阴茎插入尿壶，用手固定，盖好盖被，嘱病人自行排尿。

5. 取出便盆/尿壶：病人排尿结束后及时取出便盆/尿壶，注意壶口向上。

6. 会阴清洁：协助病人用纸巾擦干会阴部外溢尿液，并用温水清洁会阴部，撤出臀下一次性治疗巾。

整理记录

1. 整理：为病人整理衣裤，协助病人取舒适卧位，盖好被子。
2. 倒尿：倒出便盆/尿壶中的尿液，清洗便盆/尿壶并置于床底固定位置，晾干备用。
3. 洗手，记录操作时间、尿液的量、颜色、有无异味。

图 5-6-1 协助病人使用便盆、尿壶操作流程图

3. 注意事项

（1）放置便盆/尿壶和取出便盆/尿壶时动作轻柔，防止刮伤病人。

（2）协助病人使用便盆/尿壶时，注意保护病人隐私。使用便盆排尿时，会阴部上面再盖一块护理垫，防止尿液污染被褥。

4. 评分标准

表 5-6-5 协助病人使用便盆、尿壶操作评分标准

姓名：　　　　　得分：　　　　监考人：　　　　　日期：　　　年　　　月　　　日

项目	评分标准和细则	分值	扣分及原因	得分
准备质量 10分	1. 评估 （1）病人：意识、肢体活动能力、尿意； （2）环境：病室整洁干净，温、湿度适宜，光线充足，有屏风遮挡，保护病人隐私。	5		
	2. 准备 （1）护理员：衣着整洁，洗手，戴口罩； （2）用物：尿壶清洁、干燥、无破损。	5		
过程质量 80分	1. 解释配合要点。	5		
	2. 排尿体位舒适正确。	5		
	3. 协助排尿 （1）协助病人正确脱下裤子；	5		
	（2）便盆、尿壶放置方法、位置准确；	15		
	（3）协助排尿、接尿方法正确；	15		
	（4）会阴清洁方法正确；	15		
	（5）取出便盆、尿壶方法正确。	10		

续表 5-6-5

项目	评分标准和细则	分值	扣分及原因	得分
过程质量 80分	4. 整理、记录 （1）整理衣裤，安置病人； （2）整理用物，倾倒尿液，尿标本及时送检； （3）洗手，记录尿量、颜色。	3 5 2		
结果质量 10分	1. 准备合理，用物齐全。 2. 协助病人使用尿壶操作流程及方法正确，病人顺利排尿。	5 5		
总分		100		

六、为病人更换纸尿裤

1. 目的：为生活不能自理且大小便失禁的病人更换纸尿裤，保持会阴部的清洁与干燥。

2. 操作流程

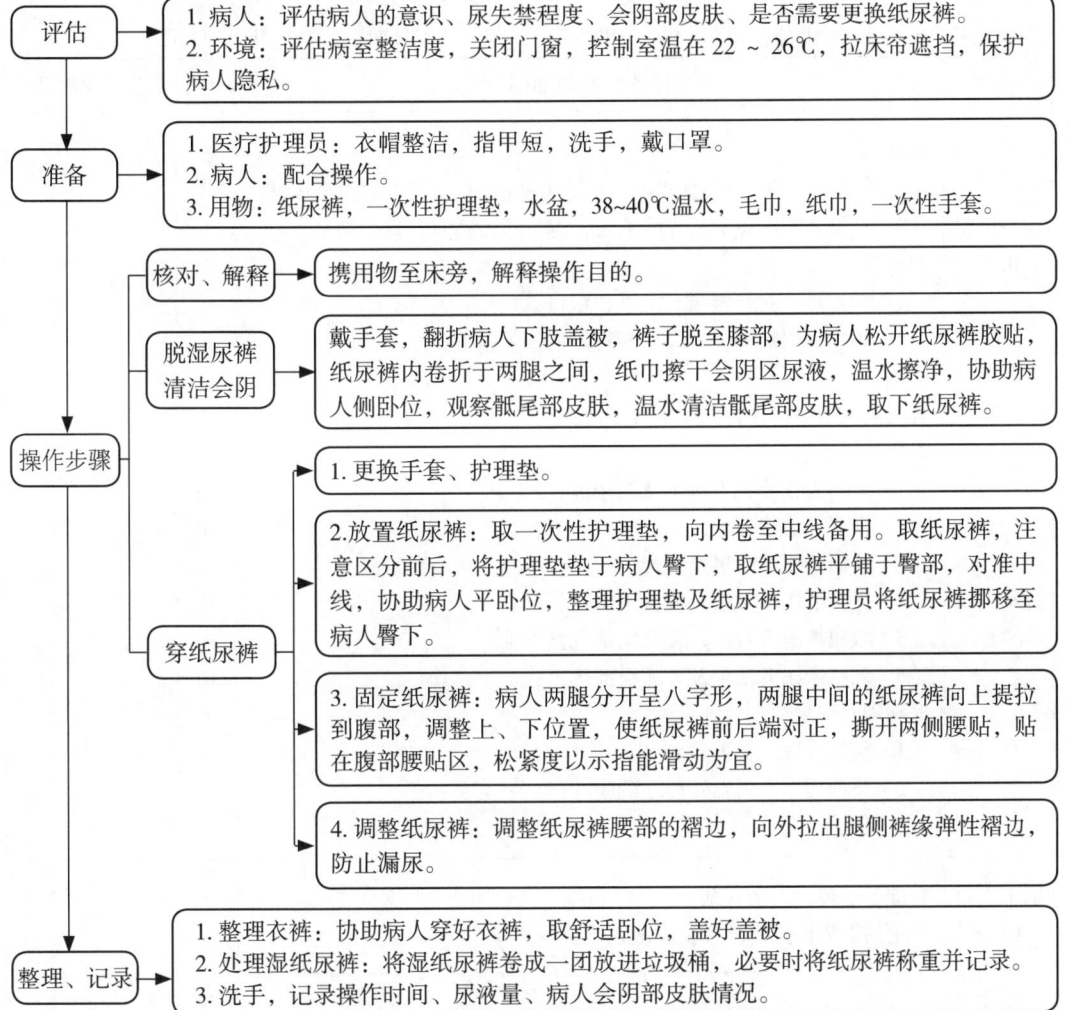

评估
1. 病人：评估病人的意识、尿失禁程度、会阴部皮肤、是否需要更换纸尿裤。
2. 环境：评估病室整洁度，关闭门窗，控制室温在 22～26℃，拉床帘遮挡，保护病人隐私。

准备
1. 医疗护理员：衣帽整洁，指甲短，洗手，戴口罩。
2. 病人：配合操作。
3. 用物：纸尿裤，一次性护理垫，水盆，38~40℃温水，毛巾，纸巾，一次性手套。

操作步骤

核对、解释 —— 携用物至床旁，解释操作目的。

脱湿尿裤清洁会阴 —— 戴手套，翻折病人下肢盖被，裤子脱至膝部，为病人松开纸尿裤胶贴，纸尿裤内卷折于两腿之间，纸巾擦干会阴区尿液，温水擦净，协助病人侧卧位，观察骶尾部皮肤，温水清洁骶尾部皮肤，取下纸尿裤。

穿纸尿裤 ——
1. 更换手套、护理垫。
2. 放置纸尿裤：取一次性护理垫，向内卷至中线备用。取纸尿裤，注意区分前后，将护理垫垫于病人臀下，取纸尿裤平铺于臀部，对准中线，协助病人平卧位，整理护理垫及纸尿裤，护理员将纸尿裤挪移至病人臀下。
3. 固定纸尿裤：病人两腿分开呈八字形，两腿中间的纸尿裤向上提拉到腹部，调整上、下位置，使纸尿裤前后端对正，撕开两侧腰贴，贴在腹部腰贴区，松紧度以示指能滑动为宜。
4. 调整纸尿裤：调整纸尿裤腰部的褶边，向外拉出腿侧裤缘弹性褶边，防止漏尿。

整理、记录
1. 整理衣裤：协助病人穿好衣裤，取舒适卧位，盖好盖被。
2. 处理湿纸尿裤：将湿纸尿裤卷成一团放进垃圾桶，必要时将纸尿裤称重并记录。
3. 洗手，记录操作时间、尿液量、病人会阴部皮肤情况。

图 5-6-2 协助病人更换纸尿裤操作流程图

3. 注意事项

（1）根据病人尿液排泄量以及皮肤情况，选择合适的尿片种类，排泄量少的病人选择"U"型纸尿片，排泄量多时选择纸尿裤，但长时间穿纸尿裤有可能会造成病人皮肤损伤，要注意观察并保护病人会阴部皮肤。

（2）病人穿纸尿裤时，可以根据纸尿裤的膨胀程度以及尿显色条的变化来判断是否需要为病人更换纸尿裤，尿显色条3条线都变色或者纸尿裤膨胀程度较大，摸起来较厚重，都说明纸尿裤已满，需要及时为病人更换。

（3）纸尿裤粘贴不能直接粘在病人皮肤上，以免引起病人疼痛及皮肤破溃。

（4）使用后的纸尿裤不能随意丢弃，如果是传染病病人用过的纸尿裤要置于医疗垃圾桶中。

4. 评分标准

表 5-6-6　为病人更换纸尿裤操作评分标准

姓名：　　　　得分：　　　　监考人：　　　　日期：　　年　　月　　日

项目	评分标准和细则	分值	扣分及原因	得分
准备质量 10分	1. 评估 （1）病人：意识，尿失禁程度，会阴部皮肤，是否需要更换纸尿裤； （2）环境：干净整洁，光线充足，温、湿度适宜，保护隐私。	5		
	2. 准备 （1）护理员：衣着整洁，洗手，戴口罩； （2）用物：用物齐全，尺寸相符的清洁纸尿裤。	5		
过程质量 80分	1. 对病人解释操作目的及配合要点。	5		
	2. 更换纸尿裤 （1）为病人正确脱下裤子及纸尿裤；	15		
	（2）会阴部清洁干净；	10		
	（3）换新纸尿裤前更换手套；	5		
	（4）穿新纸尿裤方法及流程正确；	15		
	（5）纸尿裤前后对正，腰贴固定位置正确；	10		
	（6）调整纸尿裤腰部及大腿根部褶边。	10		
	3. 整理、记录 （1）整理衣裤，安置病人；	3		
	（2）整理用物，正确处理湿纸尿裤；	5		
	（3）洗手，记录。	2		
结果质量 10分	1. 准备合理，用物齐全。	5		
	2. 更换纸尿裤操作流程及方法正确。	5		
总分		100		

七、协助留置导尿管病人处理尿液

1. 目的：观察留置导尿管病人尿液的颜色、量、性状，及时倾倒尿液，训练病人膀胱功能。

2. 操作流程

表 5-6-7 协助留置导尿管病人处理尿液操作流程

项目	操作流程	要点说明
观察尿液	1. 观察尿液颜色：正常尿液是淡黄色的，如病人尿液呈血色、酱油色、浓茶色或乳白色，观察尿管是否通畅，尿道口有无分泌物、红肿、漏尿等异常，要立即报告医护人员。 2. 观察尿液量：正常成人 24h 的尿量为 1000~2000mL，如病人尿量太多或太少都要及时报告医护人员。 3. 观察尿袋及尿液位置：尿袋固定在床旁且低于耻骨联合平面，不可高于耻骨联合平面，防止尿液回流引起感染。集尿袋中尿液集到 2/3 就应该放尿，防止尿液反流引起尿路感染。	病人尿液颜色、性状、量，任何一项异常，立即报告医护人员
放尿	1. 夹闭尿管：暂时夹闭导尿管，不让尿液继续流入集尿袋。 2. 放尿：量杯对准集尿袋，打开集尿袋塞口，让集尿袋里面的尿液流入量杯。 3. 恢复塞口：集尿袋内的尿液完全流出后，将塞口恢复原位，打开导尿管上的夹子继续引流尿液。	遵医嘱如要对病人进行膀胱功能训练，需定时夹闭尿管，每 2h 放尿一次
测量尿液	装有尿液的量杯平稳放置在水平地面上，观察刻度，视线与尿液凹液面平行	测量完尿液后量杯及时清洗，晾干备用

注意事项：留置护管护理，参照会阴擦洗部分。

第七节 排便照护

病人由于肠道疾病引发腹泻或由于长期卧床、运动量减少、肠蠕动减慢、饮食结构改变以及药物等因素的影响，导致病人常常发生排便困难甚至便秘，病人自理能力减弱或肢体活动障碍时，需要医疗护理员协助病人如厕或床上使用便器，满足病人生理需求。

一、正常粪便的观察

表 5-7-1 正常粪便的观察

正常粪便	特点
量与次数	正常成人每日排便 1~2 次，平均每次排便 150~200g
性状	成型软便

续表 5-7-1

正常粪便	特点
颜色	正常成人：黄褐色或棕黄色；婴儿：黄色或金黄色
气味	与所食食物种类有关
混合物	主要为食物残渣，含有极少量黏液

二、异常粪便的观察

表 5-7-2　异常粪便的观察

异常粪便	特点	临床意义
次数	成人排便每日超过 3 次或每周少于 3 次	腹泻、便秘
性状	糊状或水样	消化不良或急性肠炎
	干结、坚硬，栗子样	便秘
	扁条形或带状	直肠、肛门狭窄
颜色	柏油样便	上消化道出血
	暗红色血便	下消化道出血
	表面有鲜血或便后有鲜血滴出	肛裂或痔疮出血
	陶土色便	胆道完全阻塞
	果酱样便	阿米巴痢疾、肠套叠
气味	酸臭味	消化不良
	腥臭味	上消化道出血的柏油样便
	腐臭味	直肠溃疡、肠癌
混合物	混有大量黏液	肠道炎症
	伴有脓血	痢疾、直肠癌
	伴蛔虫、绦虫	肠道寄生虫感染

三、影响排便的因素

表 5-7-3　影响排便的因素

影响因素	特点
年龄	3 岁以下婴儿神经系统发育不全，不能控制排便；老年人盆底肌、肛门括约肌松弛使排便功能异常
饮食	膳食纤维及充足的水分有利于软化粪便，促进肠道蠕动
个人习惯	排便时间、排便姿势、环境
心理因素	精神抑郁会减缓自主神经系统的冲动引起便秘，焦虑、愤怒等情绪会使迷走神经兴奋，导致肠蠕动增快，消化不良而腹泻

续表 5-7-3

影响因素	特点
长期应用抗生素	干扰肠道正常菌群导致腹泻
大剂量使用镇静剂	便秘
麻醉药物	胃肠蠕动暂停或减慢
会阴及腹部伤口	疼痛抑制便意
长期卧床	活动量减少引起便秘

四、协助病人使用便盆

1. 目的：协助生活不能自理及不能下床的卧床病人床上使用便盆，满足病人排泄需求。

2. 操作流程

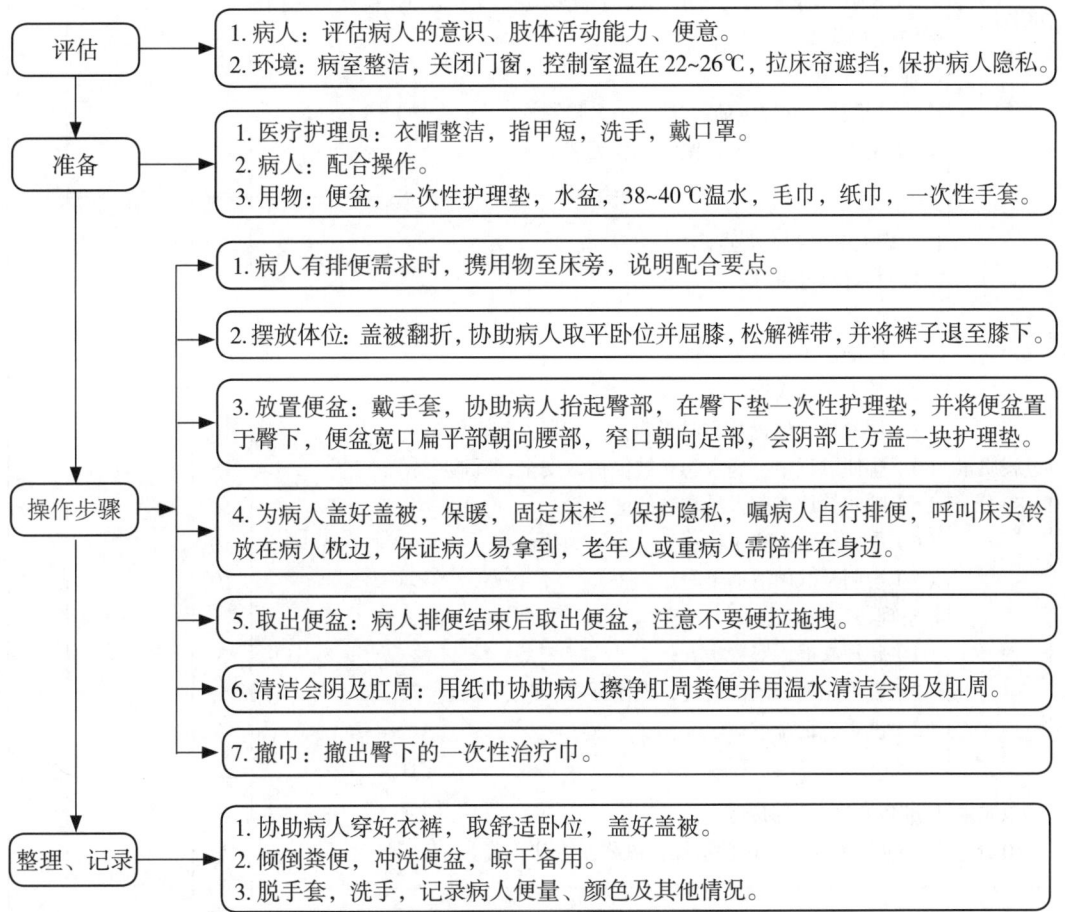

图 5-7-1 协助病人使用便盆操作流程图

3.注意事项

（1）病人使用便盆时要合理放置便盆，会阴部上方盖一块护理垫，防止病人排泄物溅出便盆，污染病人衣物及床单位。

（2）取出便盆时动作要轻柔，防止拖拽造成病人疼痛或皮肤损伤。

（3）病人排便过程中要注意为病人保暖，拉上床栏，防止病人坠床。

（4）病人排便前可以在便盆中放入一张厕纸，使排泄物不易粘连在便盆上，便于冲洗便盆。

4.评分标准

表5-7-4　协助病人使用便盆操作评分标准

姓名：　　得分：　　监考人：　　日期：　　年　　月　　日

项目	评分标准和细则	分值	扣分及原因	得分
准备质量 10分	1.评估 （1）病人：意识，肢体活动度，便意； （2）环境：病室整洁，关闭门窗，控制室温在22～26℃，拉床帘遮挡，保护病人隐私。 2.准备 （1）护理员：衣着整洁，洗手，戴口罩； （2）用物：用物齐全，便盆干燥无裂隙。	5 5		
过程质量 80分	1.对病人解释配合要点。 2.排便体位舒适正确。 3.协助排便 （1）协助病人正确脱下裤子； （2）臀下垫一次性治疗巾； （3）便盆放置位置及方向正确； （4）排便过程中，病人隐私被保护，安全，保暖； （5）呼叫铃放在病人易拿到的地方； （6）取出便盆方法正确； （7）会阴及肛周清洁干净。 4.整理、记录 （1）整理衣裤，安置病人； （2）整理用物，倾倒粪便，大便标本及时送检； （3）洗手，记录。	2 3 5 5 10 15 10 10 10 3 5 2		
结果质量 10分	1.准备合理，用物齐全。 2.协助病人床上使用便盆操作流程及方法正确。	5 5		
总分		100		

五、协助病人使用移动式坐便器

1.目的：协助病情较轻,但又不习惯床上排便的病人使用移动式坐便器进行床旁排便,满足病人排泄需求。

2.操作流程

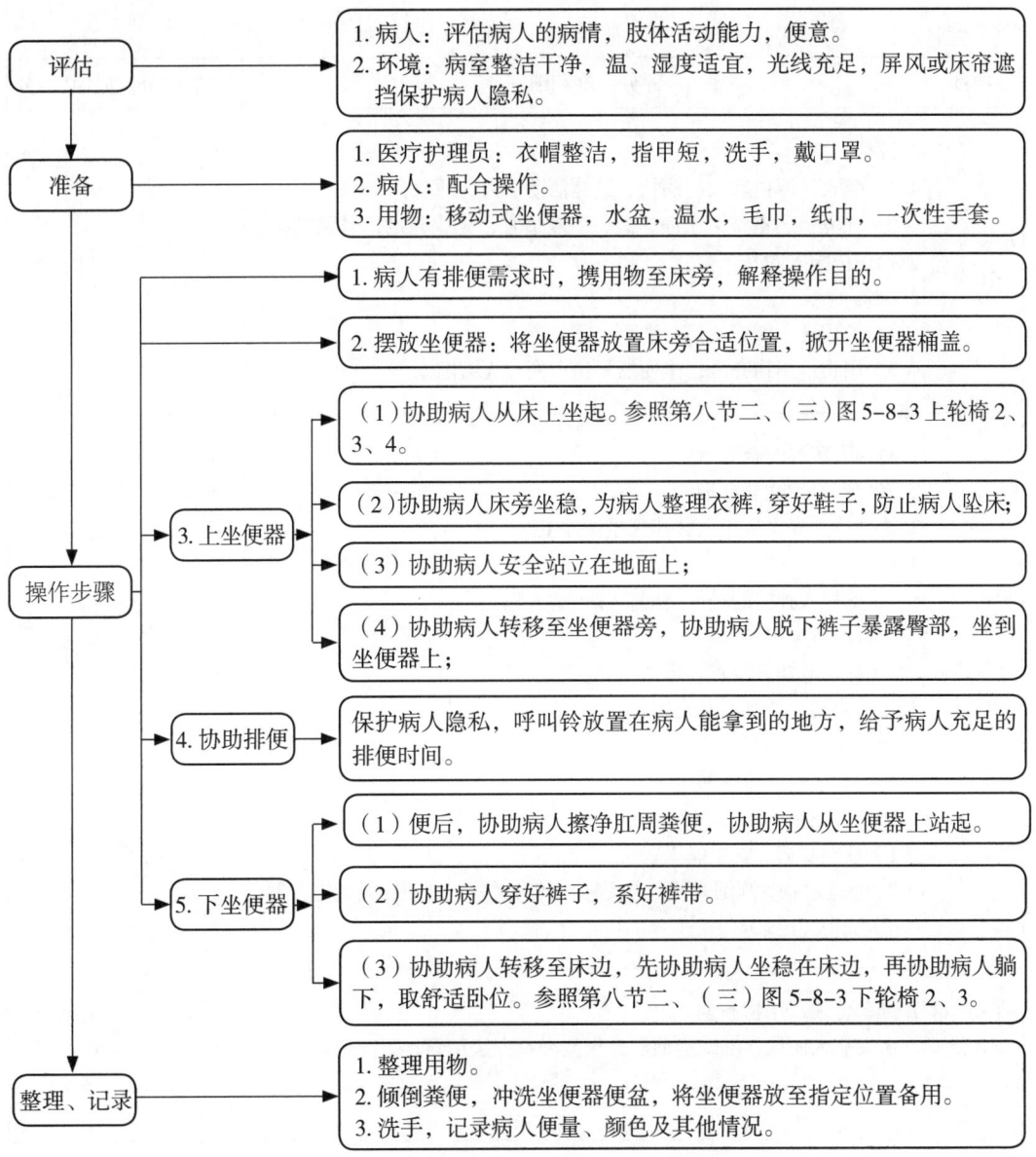

| 评估 | → | 1.病人：评估病人的病情,肢体活动能力,便意。
2.环境：病室整洁干净,温、湿度适宜,光线充足,屏风或床帘遮挡保护病人隐私。 |

| 准备 | → | 1.医疗护理员：衣帽整洁,指甲短,洗手,戴口罩。
2.病人：配合操作。
3.用物：移动式坐便器,水盆,温水,毛巾,纸巾,一次性手套。 |

操作步骤

1.病人有排便需求时,携用物至床旁,解释操作目的。

2.摆放坐便器：将坐便器放置床旁合适位置,掀开坐便器桶盖。

3.上坐便器
（1）协助病人从床上坐起。参照第八节二、（三）图5-8-3上轮椅2、3、4。
（2）协助病人床旁坐稳,为病人整理衣裤,穿好鞋子,防止病人坠床;
（3）协助病人安全站立在地面上;
（4）协助病人转移至坐便器旁,协助病人脱下裤子暴露臀部,坐到坐便器上;

4.协助排便
保护病人隐私,呼叫铃放置在病人能拿到的地方,给予病人充足的排便时间。

5.下坐便器
（1）便后,协助病人擦净肛周粪便,协助病人从坐便器上站起。
（2）协助病人穿好裤子,系好裤带。
（3）协助病人转移至床边,先协助病人坐稳在床边,再协助病人躺下,取舒适卧位。参照第八节二、（三）图5-8-3下轮椅2、3。

整理、记录
1.整理用物。
2.倾倒粪便,冲洗坐便器便盆,将坐便器放至指定位置备用。
3.洗手,记录病人便量、颜色及其他情况。

图5-7-2　协助病人使用移动式坐便器操作流程图

3.注意事项

（1）协助病人上坐便器或下坐便器过程中注意病人的安全,防止病人跌倒。

（2）协助病人脱裤子时,如果病人无法站稳则需要两名护理员同时协助病人穿脱裤子。

（3）病人排便过程中注意观察病人面色，如有异常情况，要立即报告医护人员。

4. 评分标准

表 5-7-5　协助病人使用移动式坐便器操作评分标准

姓名：　　　　得分：　　　　监考人：　　　　日期：　　年　　月　　日

项目	评分标准和细则	分值	扣分及原因	得分
准备质量 10分	1. 评估 （1）病人：评估病人的病情、肢体活动能力、便意； （2）环境：病室整洁干净，温、湿度适宜，光线充足，屏风或床帘遮挡保护病人隐私。	5		
	2. 准备 （1）护理员：衣着整洁，洗手，戴口罩。 （2）用物：用物齐全，坐便器平稳，便盆无裂隙。	5		
过程质量 80分	1. 对病人解释配合要点。	3		
	2. 坐便器位置摆放合理。	2		
	3. 协助病人安全从床上转移到坐便器上。	15		
	4. 排便 （1）给病人独立的排便空间，保护病人隐私；	5		
	（2）保暖；	5		
	（3）呼叫器摆放位置合理。	5		
	5. 便后协助清洁肛周及会阴。	15		
	6. 协助病人正确穿好裤子。	5		
	7. 协助病人安全转移回床上。	15		
	8. 整理、记录 （1）整理衣裤，安置病人；	3		
	（2）整理用物，倾倒粪便，大便标本及时送检，坐便器放指定位置；	5		
	（3）洗手，记录。	2		
结果质量 10分	1. 准备合理，用物齐全。	5		
	2. 协助病人使用移动式坐便器操作流程及方法正确，无安全事故。	5		
总分		100		

六、协助病人简易通便

1. 目的：协助便秘病人排便，促进病人舒适度，预防相关并发症。

2. 操作流程

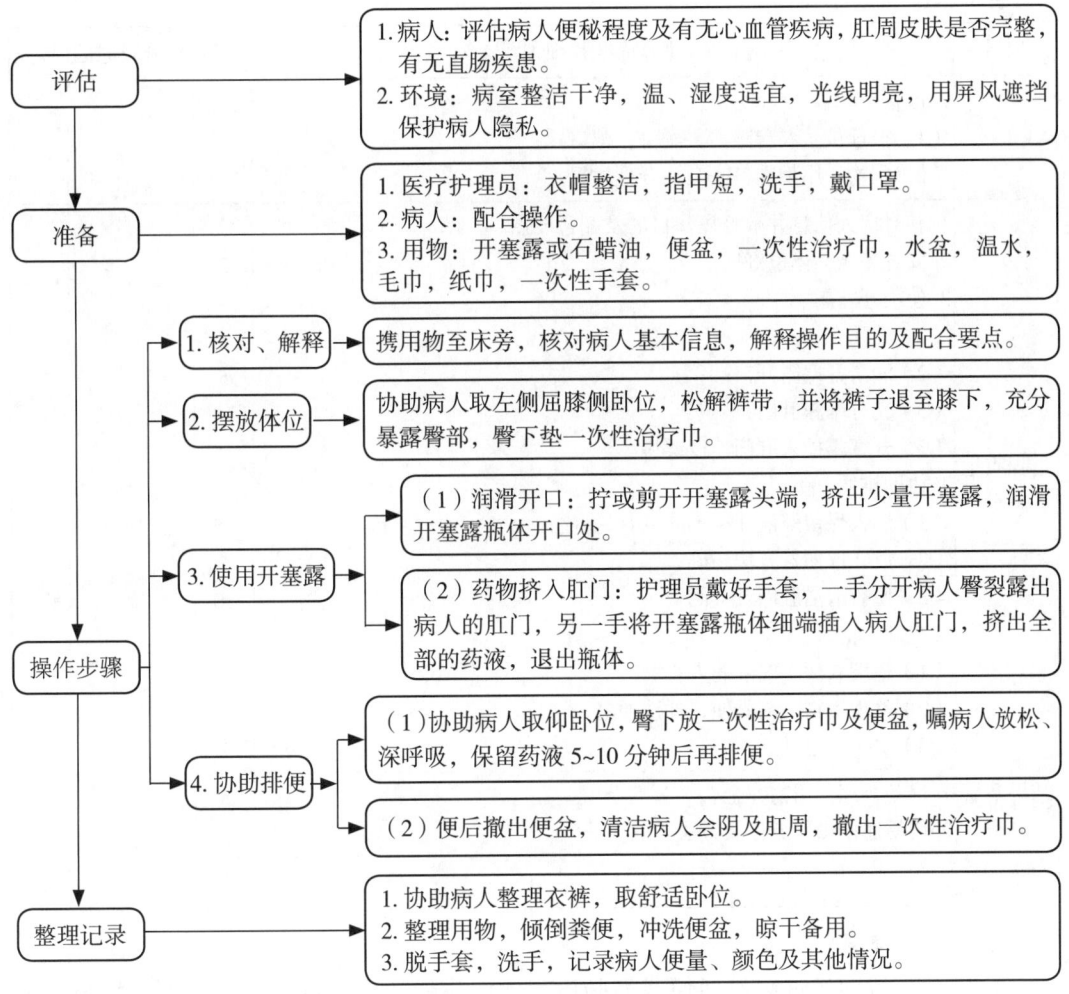

图 5-7-3　协助病人简易通便操作流程图

3. 注意事项

（1）剪开塞露瓶口端时要注意将开口端剪圆滑，以免在插入过程中损伤病人直肠。

（2）嘱病人排便时不要太用力，以免引起其他突发状况。

4. 评分标准

表 5-7-6　协助病人简易通便操作评分标准

姓名：　　　　得分：　　　　监考人：　　　　　日期：　　　年　　　月　　　日

项目	评分标准和细则	分值	扣分及原因	得分
准备质量 10分	1. 评估 （1）病人：意识清醒，无心血管疾病，肛周皮肤完整，无直肠疾患； （2）环境：整洁干净，温、湿度适宜，光线明亮，有屏风遮挡，保护病人隐私。	5		

续表5-7-6

项目	评分标准和细则	分值	扣分及原因	得分
	2. 准备 （1）护理员：衣着整洁，洗手，戴口罩； （2）用物：用物准备齐全，合理放置。	5		
过程质量 80分	1. 核对病人信息并解释操作目的及配合要点。	3		
	2. 安置病人，体位舒适。	2		
	3. 使用开塞露			
	（1）戴手套；	5		
	（2）润滑开塞露开口端；	5		
	（3）充分暴露肛门；	10		
	（3）开塞露插入肛门速度缓慢。	15		
	4. 协助排便			
	（1）病人保留药液 3 ~ 5min 后再排便；	15		
	（2）放、取便盆方法正确；	5		
	（3）便后清洁肛周及会阴。	10		
	5. 整理、记录			
	（1）整理衣裤，安置病人；	3		
	（2）整理用物，倒粪便，冲洗便盆；	5		
	（3）洗手，记录。	2		
结果质量 10分	1. 准备合理，用物齐全。	5		
	2. 简易通便操作流程及方法正确。	5		
总分		100		

七、人工排便

1. 目的：帮助经过简易通便或灌肠后仍无法排便的病人进行人工取便，缓解病人痛苦，预防并发症。

2. 操作流程

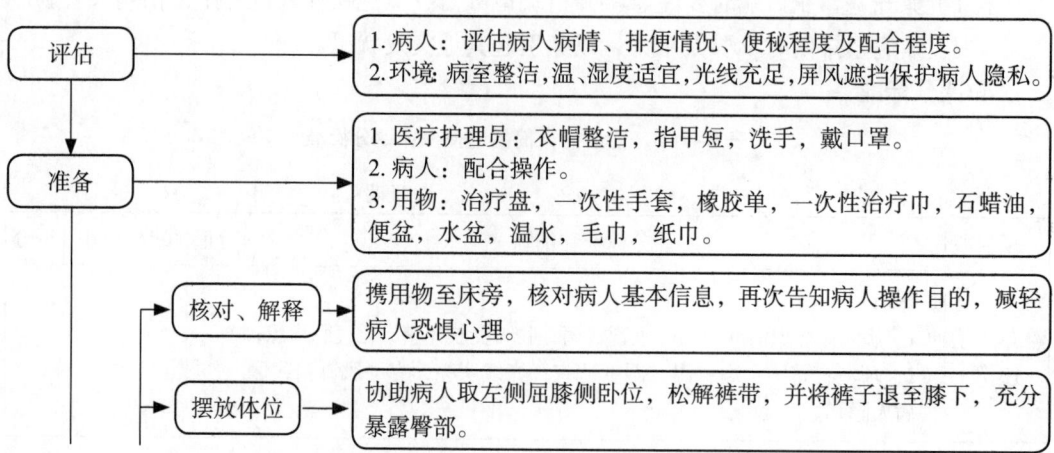

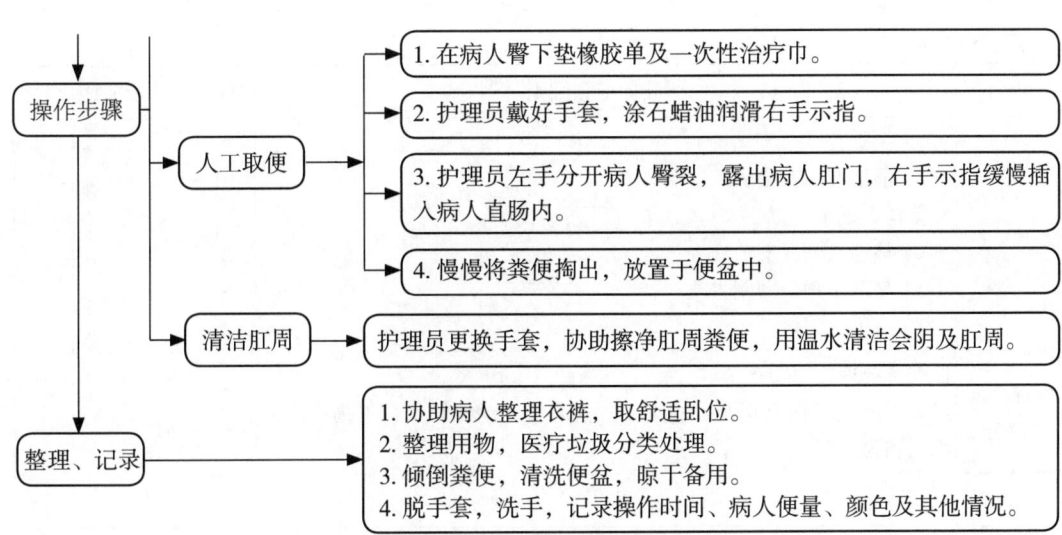

图 5-7-4 人工排便操作流程图

3. 注意事项

（1）抠取粪便时动作要轻柔，不可强行用力抠取，以免造成病人疼痛，加重病人恐惧心理或损伤病人直肠黏膜而引起感染。

（2）如需留取粪便标本，不可随意舀取，要挑取有黏液、脓血或其他异常的粪便，取蚕豆大小的量及时送检。

4. 评分标准

表 5-7-7 人工排便操作评分标准

姓名： 得分： 监考人： 日期： 年 月 日

项目	评分标准和细则	分值	扣分及原因	得分
准备质量 10分	1. 评估 （1）病人：意识清醒，肛周皮肤无破损，无其他出血性直肠疾患； （2）环境：病室整洁，温、湿度适宜，光线充足，有屏风遮挡，保护病人隐私。 2. 准备 （1）护理员：衣着整洁，指甲短，洗手，戴口罩； （2）用物：用物准备齐全。	5 5		
过程质量 80分	1. 核对病人信息并解释操作目的，减轻病人恐惧心理。 2. 体位摆放正确舒适。 3. 人工取便 （1）铺巾位置正确； （2）戴手套； （3）石蜡油润滑示指； （4）示指插入肛门速度缓慢； （5）抠取粪便力度轻柔，不强行抠取；	3 2 5 5 10 15 15		

续表 5-7-7

项目	评分标准和细则	分值	扣分及原因	得分
	（6）换手套； （7）清洁肛周及会阴。 4.整理、记录 （1）整理衣裤，安置病人； （2）整理用物，倾倒粪便； （3）洗手，记录。	5 10 3 5 2		
结果质量 10分	1.准备合理，用物齐全。 2.人工取便操作流程及方法正确；抠取粪便动作轻柔，未损伤病人直肠黏膜。	5 5		
总分		100		

第八节　移动照护

因疾病因素的影响，病人住院期间大多数时间需卧床休息，在此过程中为避免肢体功能障碍的病人长时间保持一个体位而造成皮肤损伤，医疗护理员需要定期给病人进行翻身操作或更换体位，同时，移动病人以免卧床位置不恰当引起病人不舒适，病人需要外出检查或治疗时需要轮椅或平车运送病人，医疗护理员需掌握各项移动照护流程及动作要领，为病人提供安全有效的移动照护。

一、常见卧位的姿势及适用范围

表 5-8-1　常见卧位的姿势及适用范围

卧位名称	姿势	适用范围
去枕仰卧位	病人去枕仰卧，头偏向一侧，两臂放于身体两侧，两腿自然放平，将枕头横置于床头	1.昏迷或全身麻醉未清醒的病人； 2.椎管内麻醉或脊髓腔穿刺后的病人
中凹卧位	病人的头胸部高 10°~20°，下肢抬高 20°~30°	休克病人
屈膝仰卧位	病人仰卧，头下垫枕，双臂放于身体两侧，两膝屈起，稍向外分开	胸腹部检查或行导尿、会阴冲洗
侧卧位	病人侧卧，臀部稍后移，两臂屈肘，一手放于胸前，另一手放于枕旁，下腿稍伸直，上腿弯曲	1.灌肠、肛门检查、胃肠镜检查、臀部肌内注射等； 2.与仰卧位交替，便于擦洗和按摩受压部位，预防压疮； 3.对单侧肺部病变者，可视病情采取患侧卧位或健侧卧位

续表 5-8-1

卧位名称	姿势	适用范围
半坐卧位	病人仰卧,先抬高床头 30°~50°,再适当抬高膝下支架或用大单裹住枕芯放于两膝下,将大单两端固定于床沿处,使下肢屈曲,以防病人下滑	1. 心脏疾病引起呼吸困难的病人; 2. 腹腔、盆腔手术后或有炎症的病人; 3. 腹部手术或某些面部及颈部手术术后的病人; 4. 恢复期体质虚弱的病人
端坐位	病人坐起,病人髋部与床呈 90°。病人身体稍向前,床上放一跨床小桌,桌上放一软枕,病人双上肢放于软枕上,让病人可伏桌休息	左心衰竭、心包积液、支气管哮喘发作的病人
头低足高位	病人仰卧,头偏向一侧,枕头横立于床头以防碰伤头部,床尾用支托物垫高 15~30cm	1. 肺部分泌物引流; 2. 十二指肠引流,需同时采取右侧卧位,有利于胆汁引流; 3. 跟骨牵引或胫骨结节牵引; 4. 妊娠胎膜早破
头高足低位	病人仰卧,床头用支托物垫高 15~30cm 或根据病情而定,将一软枕横立床尾	1. 颈椎骨折做颅骨牵引病人; 2. 降低颅内压,预防脑水肿; 3. 颅脑手术后的病人
俯卧位	病人俯卧,头偏向一侧,双臂屈肘放于头部两侧,两腿伸直,胸下、髋部及踝部各放一软枕支撑	1. 腰、背部检查或配合胰、胆管造影检查; 2. 脊椎手术后或腰背、臀部有伤口,不能仰卧或侧卧的病人; 3. 缓解胃肠胀气所致的腹痛
膝胸卧位	病人跪卧,两小腿平放床上,稍分开,大腿和床面垂直,胸贴床面,腹部悬空,臀部抬起,头转向一侧,双臂屈肘放于头的两侧	1. 肛门、直肠、乙状结肠镜检查或治疗; 2. 矫正子宫后倾或胎位不正; 3. 促进产后子宫复原
截石位	病人仰卧于检查床上,两腿分开,放在支腿架上,臀部齐床边,双手放在胸前或身体两侧	会阴、肛门部位的检查,治疗或手术如膀胱镜、妇产科检查或产妇分娩

二、协助病人移动体位

(一)协助病人翻身(仰卧翻向侧卧)

1. 目的:帮助肢体功能障碍的病人翻身,促进血液循环,减少局部皮肤的受压时间以免发生压疮,预防坠积性肺炎的发生,增进病人舒适度。

2. 操作流程

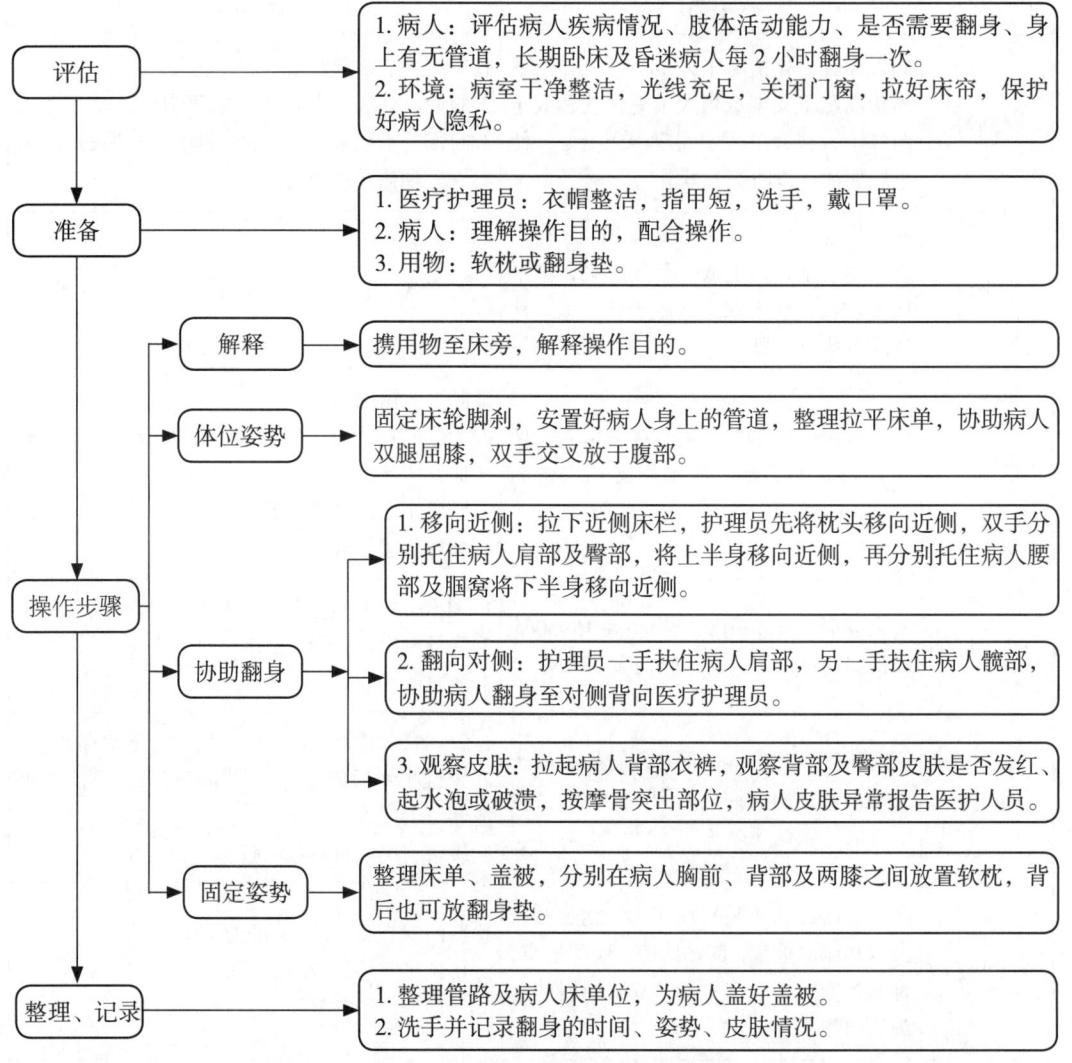

图 5-8-1　协助病人翻身操作流程图

3. 注意事项

（1）医疗护理员为病人翻身过程中要注意节力原则，前后脚要分开，膝盖要顶在床沿上，防止受伤。

（2）为病人翻身前要先检查病人身上是否有管道，病人身上有多种导管时，导管应安置妥当防止脱落、移位或扭曲，翻身后要注意保持管道通畅。

（3）为术后病人翻身时先检查伤口敷料，如有必要先换药后翻身。

（4）帮助病人翻身时不可强行拖拉，以免擦伤病人皮肤。

（5）翻身过程中注意为病人保暖，拉起对侧床栏，防止病人坠床。

4. 评分标准

表 5-8-2 协助病人翻身操作评分标准

姓名： 得分： 监考人： 日期： 年 月 日

项目	评分标准和细则	分值	扣分及原因	得分
准备质量 10分	1. 评估 （1）病人：病人意识状态、肢体活动能力、是否需要翻身或2小时翻身一次，身上有无管道。 （2）环境：病室干净整洁，光线充足，关闭门窗，拉好床帘，保护好病人隐私。 2. 准备 （1）护理员：衣着整洁，洗手，戴口罩。 （2）用物：扫床工具及翻身物品准备齐全。	5 5		
过程质量 80分	1. 对病人解释操作目的及配合要点。 2. 协助翻身 （1）安全固定病床； （2）整理管道，妥善放置； （3）病人双手位置摆放正确； （4）协助移向近侧方法及顺序正确； （5）协助翻向对侧方法正确； （6）注意观察皮肤； （7）软枕摆放位置正确。 3. 整理、记录 （1）整理管道； （2）整理床单位，安置病人； （3）洗手，记录。	3 5 5 5 15 15 10 10 5 5 2		
结果质量 10分	1. 准备合理，用物齐全。 2. 协助病人翻身方法正确，妥善固定病人姿势，无拖拽行为。	5 5		
总分		100		

（二）协助病人移向床头

1. 目的：协助滑向床尾又不能自行移回床头的病人恢复舒适且安全的体位。

2. 操作流程

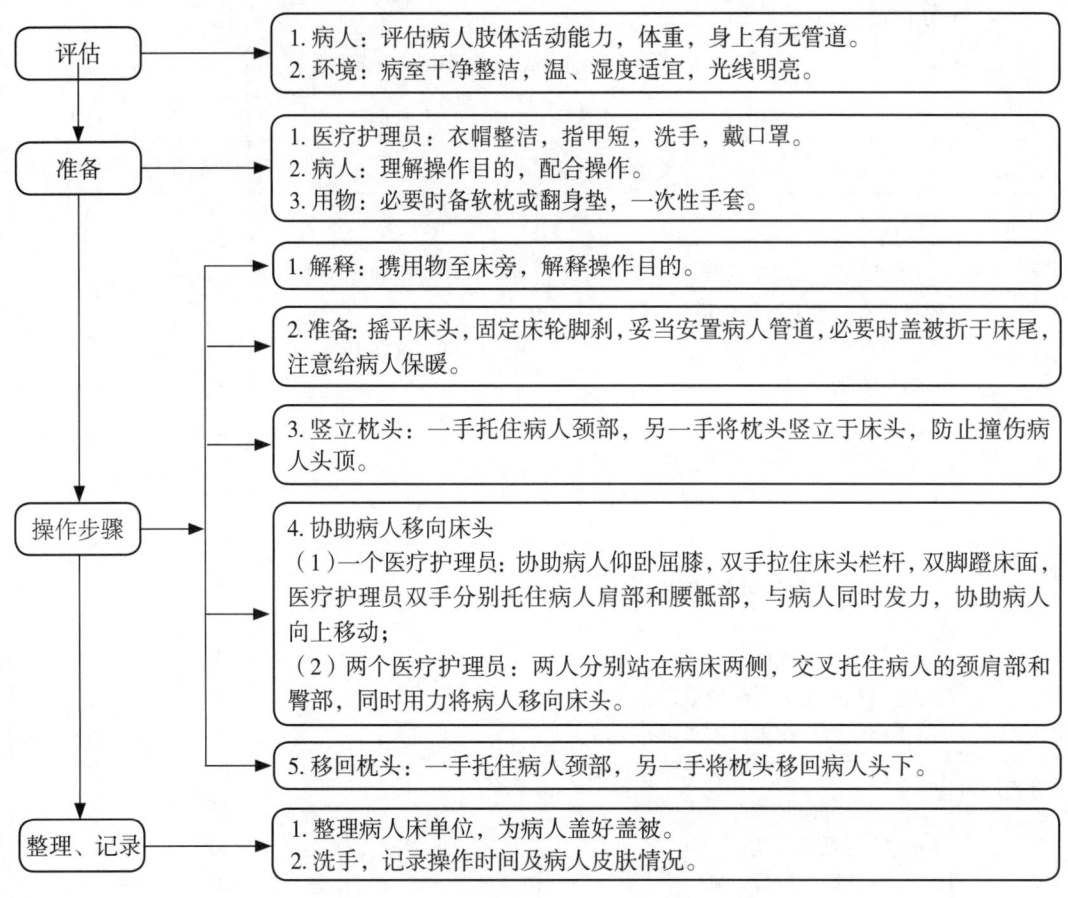

图 5-8-2　协助病人移向床头操作流程图

3.注意事项

（1）注意运用节力原则，防止受伤。

（2）如果病人身上携带管道，要妥善固定，避免在移动过程中牵拉造成脱管。

（3）注意病人的安全，不可强行拖拉病人，以免损伤病人的皮肤。

4.评分标准

表 5-8-3　协助病人移向床头操作评分标准

姓名：　　　　得分：　　　　监考人：　　　　日期：　　　年　　　月　　　日

项目	评分标准和细则	分值	扣分及原因	得分
准备质量 10分	1.评估 （1）病人：评估病人肢体活动能力、体重、身上有无管道； （2）环境：病室干净整洁，温、湿度适宜，光线明亮。	5		
	2.准备 （1）护理员：衣着整洁，指甲短，洗手，戴口罩； （2）用物：扫床工具齐全，必要时备翻身枕。	5		

续表 5-8-3

项目	评分标准和细则	分值	扣分及原因	得分
过程质量 80分	1. 对病人解释操作目的及配合要点。	3		
	2. 协助移动			
	（1）摇平床头及床尾，安全固定病床；	5		
	（2）妥善整理管路；	5		
	（3）正确移枕；	10		
	（4）正确协助病人摆放卧位；	15		
	（5）协助病人安全移向床头；	20		
	（6）枕头移回病人头颈部。	10		
	3. 整理、记录			
	（1）整理床单位，安置病人；	5		
	（2）妥善整理管路；	5		
	（3）洗手，记录。	2		
结果质量 10分	1. 准备合理，用物齐全。	5		
	2. 操作方法正确，动作熟练轻柔，运用节力原则，病人安全舒适。	5		
总分		100		

（三）轮椅运送病人

1. 目的：协助肢体功能障碍或行动不利的病人坐轮椅进行院内检查、会诊、就诊等一系列活动。

2. 操作流程

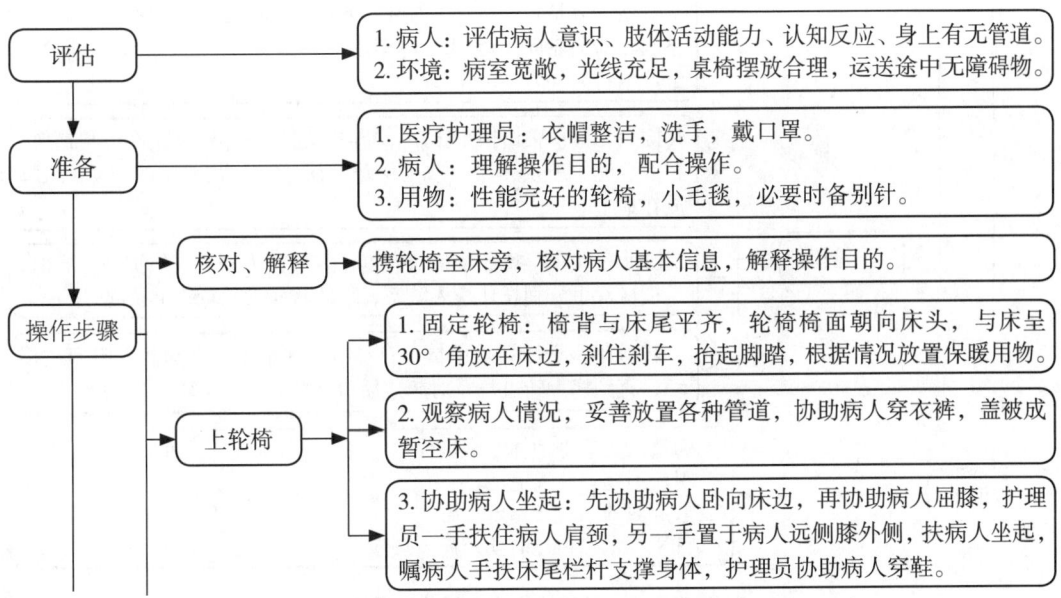

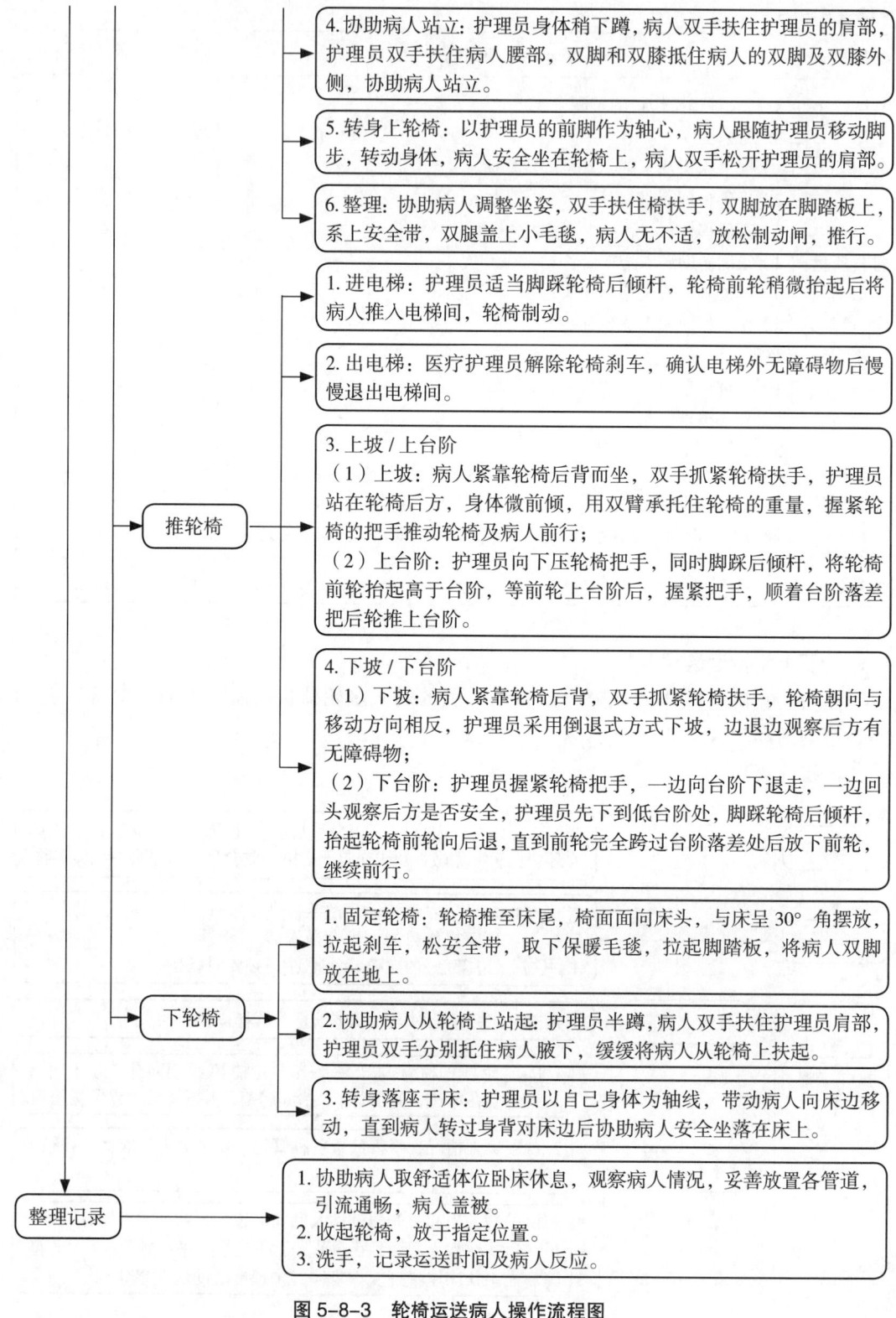

4. 协助病人站立：护理员身体稍下蹲，病人双手扶住护理员的肩部，护理员双手扶住病人腰部，双脚和双膝抵住病人的双脚及双膝外侧，协助病人站立。

5. 转身上轮椅：以护理员的前脚作为轴心，病人跟随护理员移动脚步，转动身体，病人安全坐在轮椅上，病人双手松开护理员的肩部。

6. 整理：协助病人调整坐姿，双手扶住椅扶手，双脚放在脚踏板上，系上安全带，双腿盖上小毛毯，病人无不适，放松制动闸，推行。

1. 进电梯：护理员适当脚踩轮椅后倾杆，轮椅前轮稍微抬起后将病人推入电梯间，轮椅制动。

2. 出电梯：医疗护理员解除轮椅刹车，确认电梯外无障碍物后慢慢退出电梯间。

3. 上坡 / 上台阶
（1）上坡：病人紧靠轮椅后背而坐，双手抓紧轮椅扶手，护理员站在轮椅后方，身体微前倾，用双臂承托住轮椅的重量，握紧轮椅的把手推动轮椅及病人前行；
（2）上台阶：护理员向下压轮椅把手，同时脚踩后倾杆，将轮椅前轮抬起高于台阶，等前轮上台阶后，握紧把手，顺着台阶落差把后轮推上台阶。

4. 下坡 / 下台阶
（1）下坡：病人紧靠轮椅后背，双手抓紧轮椅扶手，轮椅朝向与移动方向相反，护理员采用倒退式方式下坡，边退边观察后方有无障碍物；
（2）下台阶：护理员握紧轮椅把手，一边向台阶下退走，一边回头观察后方是否安全，护理员先下到低台阶处，脚踩轮椅后倾杆，抬起轮椅前轮向后退，直到前轮完全跨过台阶落差处后放下前轮，继续前行。

1. 固定轮椅：轮椅推至床尾，椅面面向床头，与床呈 30° 角摆放，拉起刹车，松安全带，取下保暖毛毯，拉起脚踏板，将病人双脚放在地上。

2. 协助病人从轮椅上站起：护理员半蹲，病人双手扶住护理员肩部，护理员双手分别托住病人腋下，缓缓将病人从轮椅上扶起。

3. 转身落座于床：护理员以自己身体为轴线，带动病人向床边移动，直到病人转过身背对床边后协助病人安全坐落在床上。

1. 协助病人取舒适体位卧床休息，观察病人情况，妥善放置各管道，引流通畅，病人盖被。
2. 收起轮椅，放于指定位置。
3. 洗手，记录运送时间及病人反应。

推轮椅

下轮椅

整理记录

图 5-8-3　轮椅运送病人操作流程图

3. 注意事项

（1）使用前了解轮椅构造和使用方法，一定要检查轮椅性能是否完好，特别是刹车功能，以确保病人安全。

（2）用轮椅运送病人下坡时最好倒退式下坡，以免病人身体前倾摔下轮椅。

（3）下坡时护理员手指随时放在刹车上，要时刻注意坡和台阶周围是否有障碍物，以确保安全运送病人。

（4）轮椅运送病人过程中病人的手臂扶着轮椅扶手，注意不要碰到车轮，以免损伤病人。

（5）运送过程中注意观察病人的病情变化，注意给病人保暖。

4. 评分标准

表 5-8-4　轮椅运送病人操作评分标准

姓名：　　　　得分：　　　　监考人：　　　　日期：　　　年　　月　　日

项目	评分标准和细则	分值	扣分及原因	得分
准备质量 10分	1. 评估 （1）病人：意识清醒，有一定的肢体活动能力和认知反应能力； （2）环境：明亮，整洁，无异味。 2. 准备 （1）护理员：衣着整洁，洗手，戴口罩； （2）用物：轮椅性能良好，刹车灵敏，螺丝无松动。	5 5		
过程质量 80分	1. 核对病人信息并解释操作目的及配合要点，告知病人要前往的目的地。 2. 轮椅运送病人 （1）正确放置并固定轮椅； （2）妥善安置管路； （3）助病人从床上安全转移到轮椅上； （4）为病人保暖； （5）正确松开轮椅刹车； （6）正确运送病人进出电梯； （7）正确运送病人上下坡； （9）助病人从轮椅安全转移到床上。 3. 整理、记录 （1）整理床单位，安置病人； （2）收起轮椅，放于指定位置； （3）洗手，记录。	3 5 10 10 5 5 10 10 10 5 5 2		
结果质量 10分	1. 准备合理，用物齐全。 2. 动作熟练节力，协助病人安全上、下轮椅，平稳将病人推送至目的地。	5 5		
总分		100		

（四）平车运送病人

1. 目的：运送不能起床的病人完成检查及治疗或手术前后病人的转运。
2. 搬运方法的选择及动作要点

表 5-8-5　平车运送病人搬运方法的选择及动作要点

搬运方法	适用情况	护理员的站位	护理员姿势	平车与床的位置
平车挪动搬运	可以在床上自行移动的病人	站在平车一侧抵住平车	指导病人按照：上半身→臀部→下肢的顺序从床上挪到平车中央，按照下肢→臀部→上半身的顺序从平车挪回病床	平车与床平行放置，大轮端靠近床头
平车一人搬运	儿童或体重较轻的病人	站于床旁	双腿屈膝，两脚分开，一只手臂从病人腋下伸到病人对侧肩部，另一手放在病人腘窝下，病人双手抱住护理员颈部	大轮端靠近床尾并与床尾呈钝角
平车二人搬运	不能自行活动或体重较重的病人	站于病床同侧	A：一臂托住病人的头、颈、肩，保持病人头部处于较高位置，另一臂托住病人的腰 B：一臂托住病人的臀部，另一臂托住病人腘窝处 两人同时用力，一起托起病人	大轮端靠近床尾并与床尾呈钝角
平车三人搬运	不能自行活动或体重超重的病人	站于病床同侧	A：一手托住病人头、颈、肩并保持病人头部处于较高位置，另一手托住病人的腰部 B：一手托住病人背部，另一手托住臀部 C：一手托住病人腘窝，另一手托住小腿 三人将病人移至近侧床后同时用力托起病人	大轮端靠近床尾并与床尾呈钝角
平车四人搬运	颈椎、腰椎骨折或病情较重的病人	A：床头 B：床尾 C：床铺侧 D：平车侧	病人腰部及臀下铺中单 A：双手托住病人头、颈、肩 B：双手托住病人双脚 C：抓住床铺侧中单两角 D：抓住平车侧中单两角 四人同时用力将病人托起	平车与床平行并紧靠床边，大轮端靠近床头

3.操作流程

评估	1.病人：评估病人病情、肢体活动能力、体重、是否携带管路。 2.环境：病室宽敞，光线充足，桌椅摆放合理，运送途中无障碍物。
准备	1.医疗护理员：衣帽整洁，洗手，戴口罩。 2.病人：理解操作目的，配合操作。 3.用物：性能完好的平车，车上置枕头、床单、被子，根据病人病情，必要时备氧气枕或小型氧气筒、心电监护仪等。

操作步骤

- 核对、解释：携用物至床旁，核对病人信息及告知要前往的目的地。
- 搬运方式：根据病人病情及体重选择恰当的搬运方式。
- 上平车：
  1. 固定平车：平车按要求合理摆放，踩下刹车，固定平车。
  2. 整理管路：理顺并妥善固定病人身上的各种管路，避免管道受压、脱管。
  3. 移动病人：根据所选择的搬运方式，医疗护理员按照正确的站位与姿势将病人安全地从病床上转移到平车中央，病人头部置于平车大轮端。
  4. 整理：拉起平车两侧护栏，帮助病人盖好被子，再次理顺管道，系好安全带，松开刹车。
- 推平车：
  1. 车速平稳：不能突然加速、减速或转弯。
  2. 上、下坡：病人的头部要始终处于高位。
  3. 观察病情：运送病人时，平车大轮在后，医疗护理员位于病人头部，随时观察病人病情变化。
- 下平车：
  1. 固定平车：平车回到病房后按照要求合理摆放，踩下刹车，固定平车。
  2. 整理管路：理顺并妥善固定病人身上的管路，避免管道受压、脱管或液体逆流。
  3. 移动病人：根据所选择的搬运方式，医疗护理员按照正确的站位与姿势将病人安全地从平车上转移到病床上。

整理、记录	1.协助病人取舒适体位卧床休息。 2.整理平车上的被褥并将平车放于指定位置。 3.洗手，记录运送时间及病人病情。

图 5-8-4　平车运送病人操作流程图

4. 注意事项

（1）搬运前，要仔细检查平车性能，确保病人的安全。

（2）搬运病人时要运用节力原则，动作要轻稳，多人搬运时力量要协调一致。

（3）病人的头部应卧于平车大轮端，从而减轻由于转动过多或颠簸所引起的不适。

（4）推平车时护理员要站于病人头端，以利于随时询问病人，观察病人的病情变化。

（5）推着平车上、下坡时，病人的头部要在高处，以免头部充血，引起病人不适。

（6）有管道的病人要妥善固定管道并保持通畅。

（7）运送骨折病人时，平车上要垫木板，并将骨折部位固定好，搬运颈椎损伤或怀疑颈椎损伤的病人时要保持病人头部处于中立位，以免造成二次损伤。

（8）搬运带气管插管或气管套管的病人时要保证病人头部切勿后仰，应将病人身体水平移动，防止气管套管脱落或内脱。

（9）运送过程中要保持车速平稳，推平车进出门时，应先将门打开，不可用车撞门，以免对病人造成损伤。

5. 评分标准

表 5-8-6　平车运送病人操作评分标准

姓名：　　　　得分：　　　　监考人：　　　　日期：　　　年　　　月　　　日

项目	评分标准和细则	分值	扣分及原因	得分
准备质量 10分	1. 评估 （1）病人：评估病人意识、肢体活动能力； （2）环境：病室宽敞，光线充足，桌椅摆放合理，运送途中无障碍物。 2. 准备 （1）护理员：衣着整洁，洗手，戴口罩； （2）用物：平车结构完整，安全牢固，性能完好。	5 5		
过程质量 80分	1. 核对病人信息并解释操作目的及配合要点，告知病人要前往的目的地。 2. 平车运送病人 （1）调整并安全固定平车； （2）选择合适的搬运病人的方式； （3）护理员站位正确； （4）上平车前妥善固定病人携带的管道； （5）安全进行床—车转移病人； （6）平推，上、下坡安全运送病人； （7）安全进行车—床转移病人； （8）病人回到病床后妥善管理病人携带的管路。 3. 整理记录 （1）整理床单位，安置病人； （2）平车放于指定位置； （3）洗手，记录。	3 5 5 10 5 10 15 10 5 5 5 2		
结果质量 10分	1. 准备合理，用物齐全，动作熟练节力。 2. 安全平稳地用平车运送病人完成相关检查或治疗。	5 5		
总分		100		

第九节　协助病人活动

病人住院过程中，长时间的卧床会造成病人不舒适。随着病人疾病的好转，病人可根据自己的病情适当离床活动，以促进肢体功能的锻炼，增进舒适度。在协助病人活动的过程中，医疗护理员要熟练掌握帮助病人站立、落座、行走等操作的要点，帮助病人安全活动。

一、协助病人坐起

1. 目的：协助病人从卧位转换为坐位。

2. 操作方法

表 5-9-1　协助病人从卧位转换为坐位操作方法

项目	操作流程	要点说明
从床上坐起	1. 先协助病人将头偏向护理员一侧。 2. 右手托住病人肩部及肩胛骨部位，另一手拉住病人近侧的手，病人将远侧手臂放于腹部，和护理员一起用力慢慢从床上坐起。 3. 病人坐直上半身后，协助病人将双膝屈起，护理员左手扶住病人肩胛部，右手托住病人腘窝处，以病人臀部为支点，协助病人转向床边并稳妥坐在床边，双腿下垂于床沿。 4. 护理员两手扶住病人肩膀，协助病人调整坐姿。 5. 等病人坐稳坐正后协助病人穿好鞋袜，确认病人的双脚着地，嘱咐病人手拉着床尾的护栏。	病人坐在床边上时双脚一定要着地，手要拉住护栏，以免跌倒坠床
从地上坐起	护理员单膝跪在地面上，一只手拉住病人的近侧手，另一手扶住病人肩胛部，嘱病人一起用力，协助病人从地面上坐起来	此种方法适用于病人摔倒在地时使用，但操作前一定要评估病人是否摔伤以及程度，不可盲目操作，以免造成病人二次损伤

二、协助病人站立

1. 目的：协助久坐的病人站起来。

2. 操作方法

表 5-9-2　协助久坐的病人站起来操作方法

项目	操作流程	要点说明
从床边站立	1. 病人坐起 30 秒后无不适，医疗护理员面向病人站立，两腿屈膝，身体稍前倾，左腿向前迈出一小步并穿过病人两腿之间，将膝盖顶在床沿上。 2. 双手托住病人的臀部和腰部，嘱病人双手环抱护理员的肩颈部，两人同时发力，协助病人完成抬臀、伸膝到站立的动作。 3. 帮助病人调节重心，保证病人安全平稳地站立在地上。	医疗护理员左腿膝盖一定要顶住床沿，防止用力时因重心不稳而身体晃动，不能安全扶住病人

续表 5-9-2

项目	操作流程	要点说明
从椅子上站立	1. 从正面协助病人从椅子上站立：方法同协助病人从床边站立。 2. 从侧面协助病人从椅子上站立： （1）护理员站在病人椅子一侧，两腿一前一后，屈膝，弯腰，一手托住病人腰部或臀部，另一手从病人腋下托住病人近侧手臂； （2）病人双手撑住椅子扶手，病人和护理员同时用力完成抬臀、伸膝到站立等一系列动作； （3）协助病人调整重心，整理衣裤，保证病人安全站立于地面。	不可骤然扶病人站立起来，以防病人出现直立性低血压，确认病人站稳后才可以放开病人

三、协助病人行走

1. 目的：增加病人活动量，进行机体锻炼，促进肢体功能的恢复。

2. 操作方法

表 5-9-3　协助病人行走操作方法

项目	操作流程	要点说明
搀扶病人步行	1. 护理员先扶病人在床边站稳，30 秒后无不适。 2. 护理员站在病人一侧，一手穿过病人远侧腋下扶住病人远侧腰部，另一只手与病人近侧的手掌心相对扶住病人，和病人一起缓慢向前走。	协助带有管路的病人行走之前要妥善固定引流管，防止出现脱管、折叠、液体逆流等情况
协助病人使用手杖平地行走	1. 先协助病人在地面上站稳，目视前方，身体直立。 2. 协助病人将手杖放在右侧小趾前外侧约 15cm 处，病人肘关节屈曲 150° 左右，腕关节背伸，握住手杖。 3. 肢体无障碍的病人：医疗护理员站在病人左侧，一手扶住病人左手肘关节处，另一手牵住病人左手，与病人一起缓步前行。 4. 肢体有偏瘫的病人 （1）先协助病人正确拿着手杖站稳在地面上。 （2）护理员站在病人一侧，一手扶住病人远侧腰部，一手与病人掌心相对握住病人近侧手掌。 （3）病情较轻或恢复期的病人可同时迈出手杖和患足，站稳后再迈出健足，如要对病人进行步行训练，协助病人先伸出手杖，再迈出患足，站稳后迈出健足。	协助病人行走前要为病人整理衣裤，防止病人被绊倒，穿防滑舒适的鞋子，行走过程中，随时询问并观察病人情况，病人如有不适，立即停止步行
协助病人使用手杖上下楼梯	1. 护理员站在病人一侧，一手扶病人远侧腰背部，另一手与病人掌心相对握住近侧手，病人对侧手握稳手杖。 2. 上楼梯：协助病人先将手杖放在楼梯上台阶上，迈出病人对侧脚，用力登上台阶后再迈近侧脚，护理员与病人同步。 3. 下楼梯：协助病人先将手杖放在楼梯下台阶上，然后先迈靠近护理员一侧的腿，再迈靠近手杖侧的腿。	病人能够利用手杖在平地上顺利行走以后才可以协助病人上、下楼梯

四、协助病人入座

1.目的：协助需要下床进食、沐浴、外出归来或需要躺回床上的病人坐在床上或椅子上。

2.操作方法

表 5-9-4　协助病人入座操作方法

项目	操作流程	要点说明
坐到床上	1.护理员站于病人对面，两腿稍屈膝，一只脚放于病人两腿之间，身体稍前倾，双手托住病人腰臀部，病人双手抱住护理员肩颈部。 2.以护理员身体为轴心，带动病人将背部转向床边并靠近床边。 3.协助病人屈膝降低腰身坐在床边上，双脚平稳踩在地面上，一手拉住床尾栏杆。	病人坐在床上以后要确保病人双脚平稳地放在地面上，以免病人不慎跌倒
坐到椅子上	1.先将病人扶至椅子处，病人背部朝向椅面，护理员面对病人站立，屈膝，一只脚放在病人两腿之间，两手扶住病人腰臀部，病人抱住护理员肩颈部。 2.协助病人屈膝，缓慢向下坐在椅子上。 3.护理员绕到病人及椅子后面，双手从病人腋下托住病人胳膊，把病人向椅子靠背处移动，使病人坐稳。	椅子高度要合适，防滑，有扶手和靠背，病人坐稳以后再放开扶病人的手

五、协助病人活动评分标准

表 5-9-5　协助病人活动评分标准

姓名：　　　　得分：　　　　监考人：　　　　日期：　　　年　　　月　　　日

项目	评分标准和细则	分值	扣分及原因	得分
准备质量 10分	1.评估 （1）病人：病情、意识、平衡能力、关节活动度、肌力、心理状况、配合程度； （2）病室宽敞，光线充足，桌椅摆放合理，活动环境中无障碍物。 2.准备 （1）仪表端庄，服装整洁； （2）用物准备：床旁椅，合适的手杖（安全牢固，性能良好），手消液。	5 5		
过程质量 80分	1.核对病人信息并解释操作目的和配合要点，取得配合。 2.协助病人坐起 （1）协助病人从床上坐起操作正确； （2）协助病人从地上坐起操作正确。 3.协助久坐的病人站立 （1）协助久坐的病人从床边站立操作正确； （2）协助久坐的病人从椅上站立操作正确。	5 15 15		

续表 5-9-5

项目	评分标准和细则	分值	扣分及原因	得分
	4.协助病人行走 （1）搀扶病人步行操作正确； （2）协助病人使用手杖平地行走操作正确； （3）协助病人使用手杖上下楼梯操作正确。 5.协助病人入座 （1）协助病人坐到床上操作正确； （2）协助病人坐到椅子上操作正确。 6.协助病人取舒适体位，整理衣物，洗手，准确记录。	25 15 5		
结果质量 10分	1.操作方法正确、熟练、节力，妥善固定病人姿势，病人安全舒适。 2.操作过程有效沟通，关心体贴病人。	5 5		
总分		100		

第六章
基础照护

病人住院期间需接受检查、诊断、治疗与护理等诊疗措施，医疗护理员除为病人提供基本的生活照护外，还需提升疾病相关照护知识与技能，有助于促进病人的早日康复。

【学习目标】

（一）识记

1. 能正确叙述生命体征的正常值，正确阐述其生理变化。

2. 能正确叙述冷热护理、标本采集、给药、吸氧、防止管路脱落、预防压力性损伤、心电监护观察、保护用具、出入量记录等护理的照护要点。

（二）理解

1. 能正确识别异常生命体征。

2. 能正确归纳基础照护要点。

（三）运用

1. 能运用所学知识，正确对病人实施基础照护。

2. 能正确观察病人生命体征，发现心电监护、吸氧、留置管路等治疗的异常情况。

3. 掌握冷热护理、标本采集、给药、保护用具、压力性损伤预防、出入量记录等护理的照护技能与注意事项。

【案例导入】

张先生，53 岁，因"右侧胫腓骨骨折"于 2021 年 6 月 9 日住院。因其需行手术治疗，家属请医疗护理员小赵进行专业照料。小赵协助张先生术前完善各项检查，手术日做好生活照护及吸氧、心电监护等观察，术后遵医嘱协助康复训练。6 月 21 日，张先生好转出院，对小赵的照护给予感谢。

请思考：

1. 医疗护理员小赵如何为病人实施正确的基础照护？
2. 在照料病人的过程中应掌握哪些基础照护知识与技能？

第一节　生命体征的观察

生命体征是体温、脉搏、呼吸及血压的总称。它是机体内在活动的一种客观反映，是衡量机体身心状况的可靠指标，反映疾病发生、发展的动态变化。

正常人的生命体征在一定范围内相对稳定，变化很小、相互间存在内在联系。病理情况下，其变化极其敏感。因此，正确掌握生命体征的观察技能是医疗护理员需要掌握的重要内容之一，一旦发现异常，及时报告给医护人员给予处理。

一、体温

（一）体温的分类

机体温度分为体核温度和体表温度。

1. 体核温度：指身体内部胸腔、腹腔和中枢神经的温度，具有相对稳定且较体表温度高的特点。

2. 体表温度：指皮肤表面的温度，可受环境温度和衣着情况的影响，较体核温度低。

（二）正常体温

由于体核温度不宜测量，临床上常测量腋窝、口腔、直肠等处的温度来代表体温。在三种测量方法中，直肠温度（肛温）最接近于体核温度，而日常工作中，口腔、腋下温度测量更为常见和方便。

测量部位不同，体温的范围亦略有差异，正常体温的范围见表6-1-1。

表6-1-1　成人体温平均值及正常范围

部位	平均值	正常范围
腋温	36.5℃	36.0 ~ 37.0℃
口温	37.0℃	36.3 ~ 37.2℃
肛温	37.5℃	36.5 ~ 37.7℃

（三）影响体温的生理因素

正常人的体温是相对恒定的，可以在很小的范围内波动。一天中，通常清晨2—6点体温最低，白天活动后逐渐上升，下午2—6点体温最高，入夜后又逐渐下降。

体温可随着昼夜、年龄、性别、进食、活动、药物、环境、情绪等出现生理性变化，但其变化的范围很小，一般不超过 0.5~1.0℃。

（四）常用体温计的种类

1. 水银体温计：又称为玻璃体温计，因其测量准确，易于消毒、保管，临床上最为常见。根据测量部位不同，又分为口表、肛表、腋表 3 种（图 6-1-1）。口表和腋表盛水银的端较细长，有助于测温时增加接触面；肛表盛水银的端粗短，呈圆柱形，可防止插入肛门时折断。

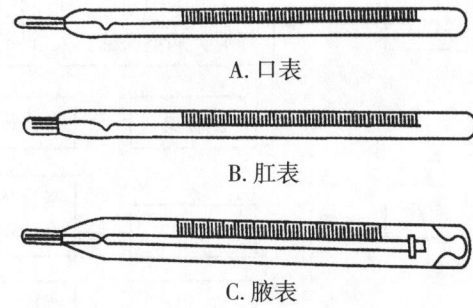

A. 口表

B. 肛表

C. 腋表

图 6-1-1　水银体温计

2. 电子体温计：采用电子感温探头来测量体温，结果直接由数字显示，读数直观，测温准确，灵敏度高，见图 6-1-2。

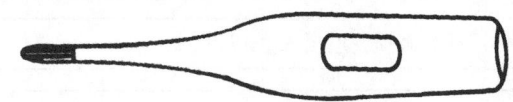

图 6-1-2　电子体温计

3. 红外体温计：红外体温计的传感器部分接收人体的红外辐射能量，测量出人体的体表温度，测量迅速，读数直接显示，见图 6-1-3。

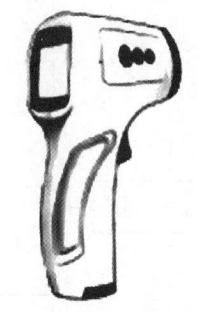

图 6-1-3　红外体温计

（五）体温计的消毒

体温计应一人一用，用后消毒，防止交叉感染。

1. 水银体温计消毒法：70%~75% 乙醇中浸泡 5~10min 或 500~1000mg 氯消毒液中浸泡 30min，冲洗擦干备用。口表、腋表和肛表应分开消毒与放置。

2. 电子体温计消毒法：仅消毒电子感温探头部分，消毒方法应该根据材质而采用不同的消毒方法，如浸泡、擦拭、熏蒸等。

3. 红外体温计消毒法：用清水擦拭清洁或 75% 乙醇擦拭消毒。

（六）体温的测量方法

1. 目的：判断体温有无异常，动态监测体温变化，为诊断、治疗、康复和护理提供依据。

2. 操作流程：水银体温计测量腋温流程见图 6-1-4，红外体温计测量前额体温流程见图 6-1-5。

3. 注意事项

（1）医疗护理员可协助测量腋温，电子体温计、红外体温计发现异常，及时报告医护人员。

（2）意识不清、精神异常、口腔疾患、口鼻手术、张口呼吸者禁测口温；腋下有创伤、手术，出汗较多者，肩关节受伤或消瘦夹不紧体温计者，禁忌腋温测量；直肠或肛门手术、腹泻、心肌梗死者禁忌肛温测量。

（3）婴幼儿、危重病人、躁动者，应专人守护测量，防止意外。

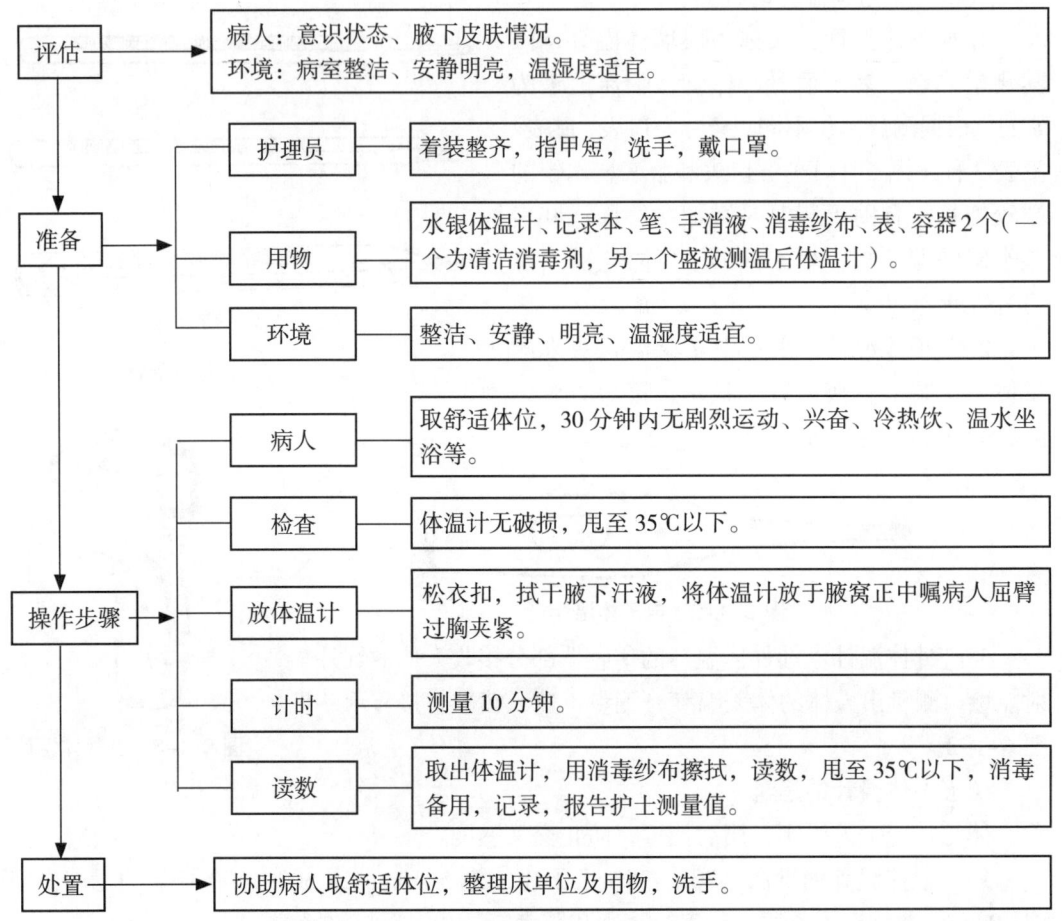

图 6-1-4　水银体温计测量腋温流程

（4）避免影响体温测量的各种因素，如运动、进食、冷热饮、冷热敷、洗澡、坐浴、灌肠等。

（5）发现体温与病情不符时，要查找原因，予以复测。

（6）测量口温时，若病人不慎咬破体温计，首先应及时清除玻璃碎屑以避免损伤；立即报告医护人员。再口服蛋清或牛奶，使汞和蛋白结合，以延缓汞的吸收。在不影响病情的情况下，可食用粗纤维食物（如韭菜）加速汞的排出。

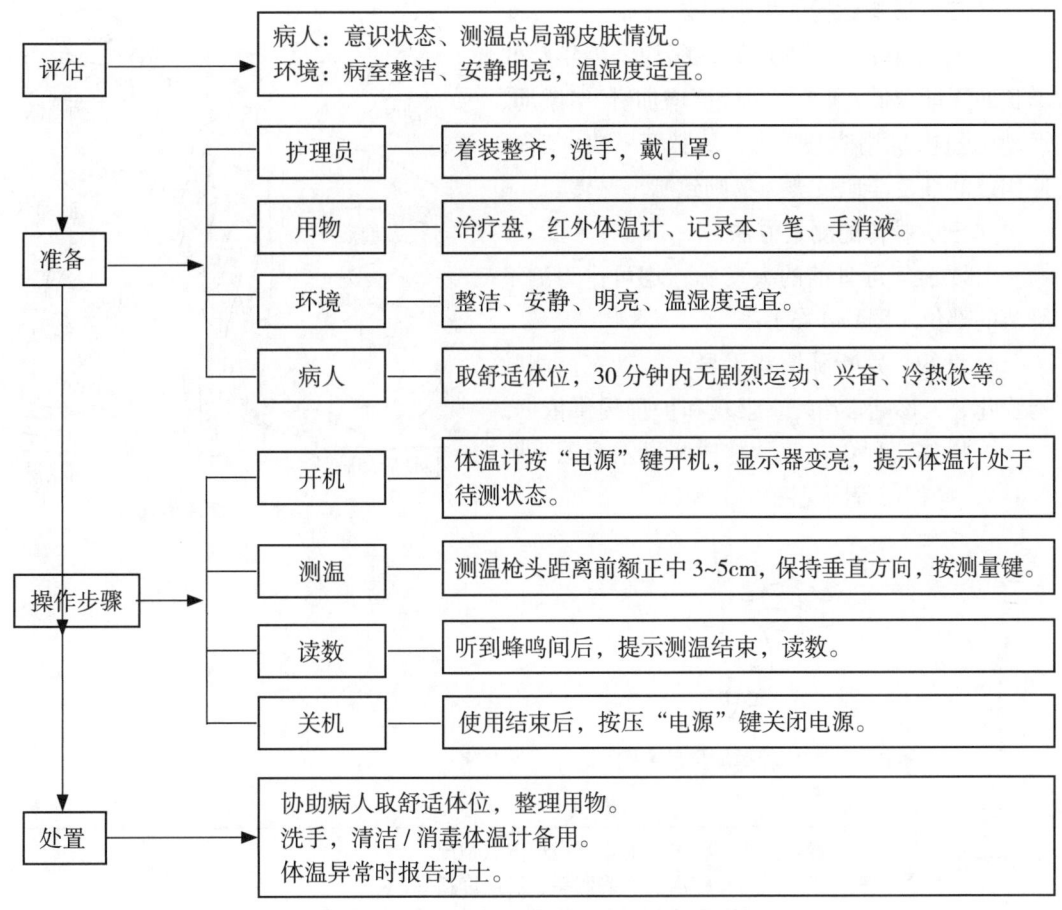

图 6-1-5　红外体温计前额测温操作流程

二、脉搏

由于心脏的收缩和舒张，导致了动脉管壁产生有节律的搏动，称为脉搏。

（一）脉搏的观察

成人在安静时，脉率为 60~100 次 / 分。正常的情况下，脉率和心率是一致的，正常脉搏的节律规则、均匀、强度一致，间隔时间相等。成人脉率超过 100 次 / 分或少于 60 次 / 分，脉率不规则，脉搏强弱不一致等，均属异常。异常脉率见表 6-1-2。

表 6-1-2　异常脉率诊断表

诊断	数值
心动过速	＞ 100 次 / 分
心动过缓	＜ 60 次 / 分

（二）影响脉搏的生理因素

一般情况下，女性比男性稍快，随年龄的增长而逐渐减低，到老年时轻度增加。情绪激动、运动、进食、饮用浓茶咖啡会致脉率增快；禁食、使用镇静剂、洋地黄类药物则致脉率减慢。

（三）脉搏的测量方法

凡浅表靠近骨骼的大动脉，均可作为测量脉搏的部位（图6-1-6）。

1. 目的：判断脉搏有无异常，动态监测脉搏变化，为诊断、治疗、康复和护理提供依据。

2. 操作流程：桡动脉脉搏测量示意图见图6-1-7，操作流程图见图6-1-8。

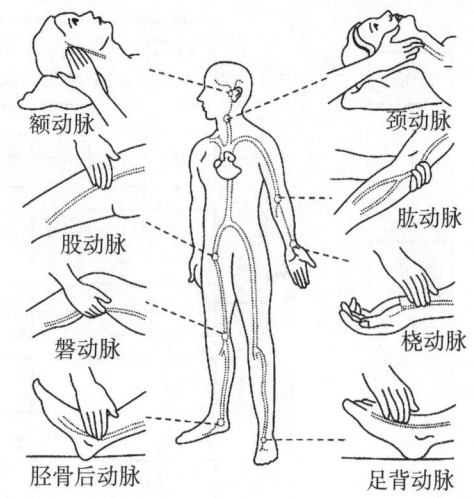

图6-1-6　脉搏常用部位

额动脉　颈动脉　肱动脉　桡动脉　股动脉　髂动脉　胫骨后动脉　足背动脉

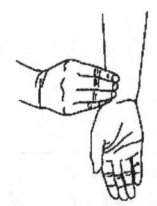

图6-1-7　桡脉搏测量示意图

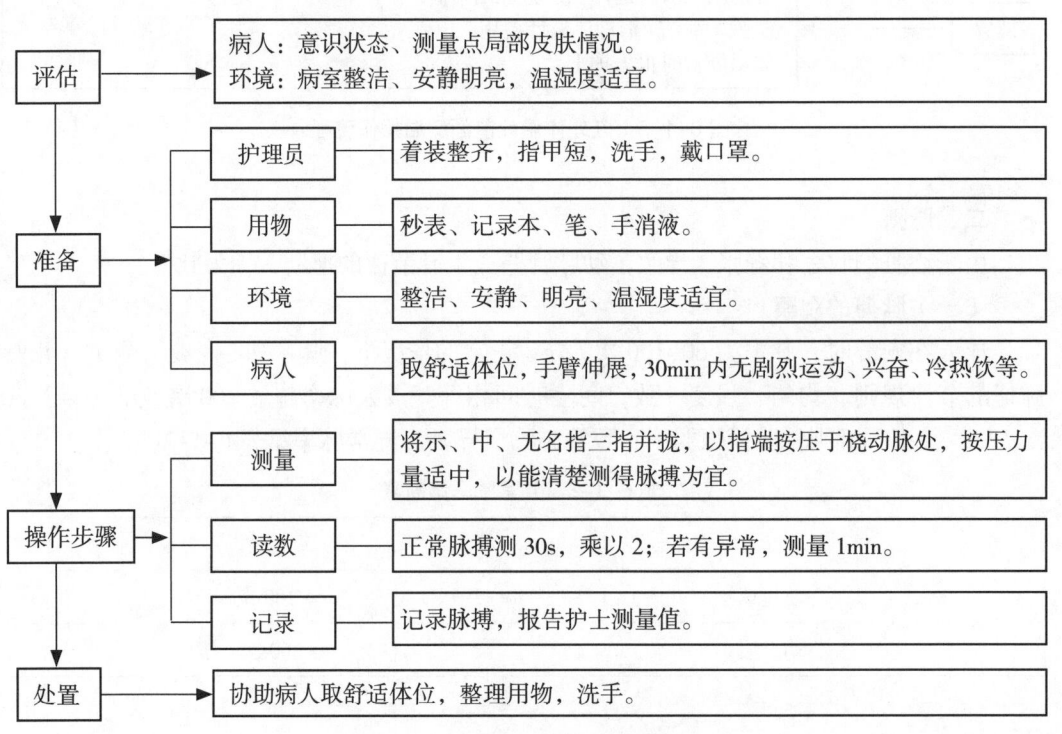

图6-1-8　桡动脉脉搏测量操作流程

3. 注意事项

（1）根据护嘱定时测量，发现异常及时报告医护人员。

（2）勿用拇指诊脉，以免拇指小动脉搏动与病人脉搏相混淆。

（3）脉搏细弱难以触诊时，应由专业的医护人员测量。

三、呼吸

机体在新陈代谢过程中，需要不间断地从外界环境摄取氧气，并把自身产出的二氧化碳排出体外，机体与环境之间所进行的气体交换过程称为呼吸。

（一）呼吸的观察

1. 呼吸频率异常：成人在安静时状态下呼吸频率为 16~20 次 / 分，节律规则，呼吸运动均匀无声且不费力。呼吸频率异常见表 6-1-3。呼吸与脉搏的比例为 1:4。一般体温每升高 1℃，呼吸频率增加 3~4 次。

表 6-1-3　呼吸频率异常

诊断	数值
呼吸过速	＞ 24 次 / 分
呼吸过缓	＜ 12 次 / 分

2. 深度与节律、声音异常：当酸中毒时易出现深而规则的大呼吸；当病人病情危重时可出现浅表不规则、叹息样、间断呼吸；昏迷者出现鼾声呼吸；喉头水肿、喉头异物者吸气时似蝉鸣音。

3. 呼吸困难：病人主观上感到空气不足，客观上表现为呼吸费力，可出现口唇指甲发绀、鼻翼翕动，端坐呼吸，伴有呼吸频率、节律、深度的变化。

（二）影响呼吸的生理因素

呼吸可随年龄、运动、情绪等因素而发生改变。如年龄越小呼吸越快，老年人稍慢；劳动和情绪激动时呼吸增快，休息和睡眠时呼吸减慢；血压升高，呼吸减慢、减弱，血压降低，呼吸则加快、加强。此外，呼吸的频率和深浅度还可受到意识的控制。

（三）呼吸测量

1. 目的：观察呼吸有无异常，动态监测呼吸变化，为诊断、治疗、康复和护理提供依据。

2. 操作流程：见图 6-1-9。

3. 注意事项

（1）呼吸受意识控制，因此测量呼吸前不必解释，在测量过程中不使病人察觉，以免病人紧张影响测量的准确性。

（2）在测量呼吸时，应注意观察呼吸节律、深度、有无异常呼吸及呼吸困难。

（3）危重病人呼吸微弱不易观察时，可用少许棉花置于病人鼻孔前，观察棉花被吹动的次数，计时 1min，由专业医护人员测量。

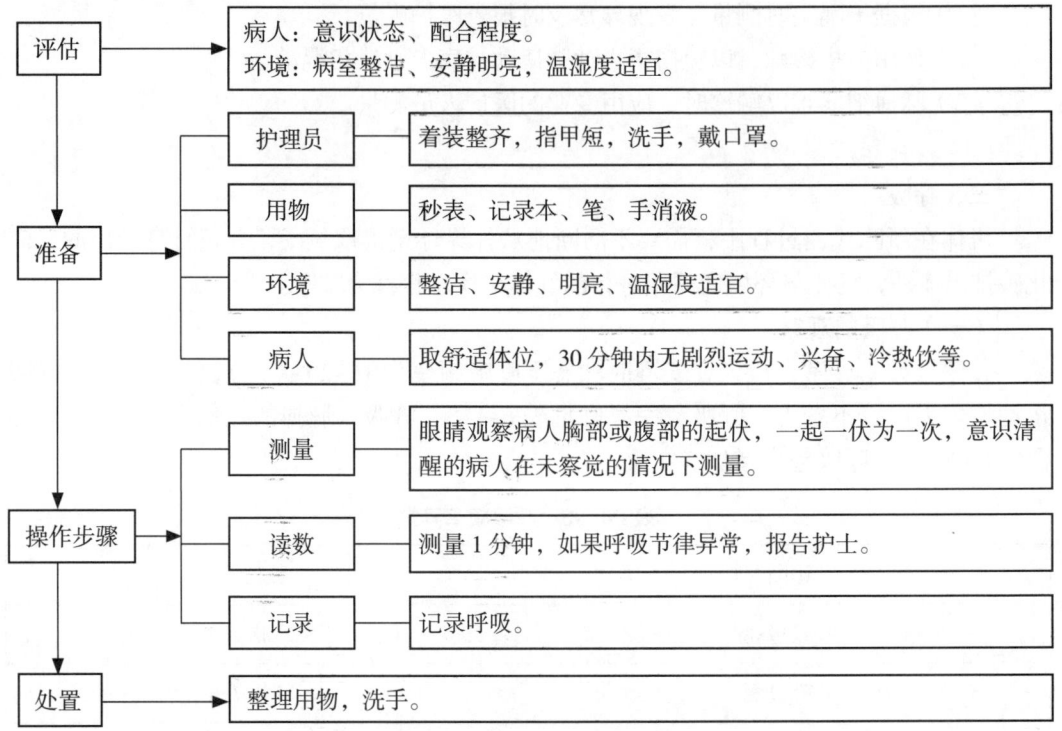

图 6-1-9　呼吸测量操作流程

四、血压

血压是指血管内流动的血液对单位面积血管壁的侧压力。

（一）血压的观察

1. 正常血压：正常成人安静状态下的血压范围比较稳定，其正常范围为收缩压 90~139mmHg，舒张压 60~89mmHg，脉压 30~40mmHg。记录方法为收缩压 / 舒张压，通常测量以肱动脉为标准。

2. 异常血压：见表 6-1-4。

表 6-1-4　异常血压

诊断	收缩压	舒张压
高血压	≥ 140mmHg	和（或）≥ 90mmHg
低血压	< 90mmHg	和（或）< 60mmHg

备注：适用于未使用降压药物的情况下，18 岁以上的成年人

（二）影响血压的生理因素

1. 年龄和性别：随年龄的增长，血压逐渐增高，收缩压的升高比舒张压更为显著。

女性在更年期前，血压低于男性；更年期后，血压升高，差别较小。

2. 昼夜和睡眠：血压呈明显的昼夜波动。夜间血压最低，清晨起床活动后逐渐升高，至傍晚血压最高。睡眠不佳时，血压略有升高。

3. 体位：立位血压＞坐位血压＞卧位血压。长期卧床或使用某些降压药物的病人，若由卧位改为立位时，会出现头晕、站立不稳甚至晕厥等体位性低血压的情况。

4. 部位：一般右上肢＞左上肢的血压10～20mmHg，下肢＞上肢血压20～40mmHg。

5. 环境：寒冷环境下血压升高，反之略有下降。

6. 其他：体型、运动、情绪、激动、吸烟、饮酒、摄盐过多、药物等对血压均有影响。

（三）常用血压计的种类

血压计主要有水银血压计、无液血压计、电子血压计（图6-1-10）。

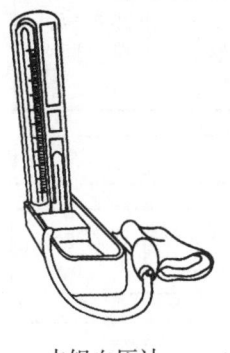
水银血压计

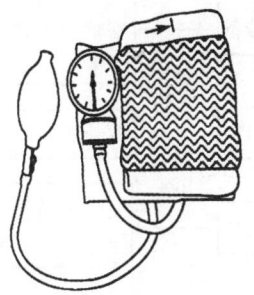
无液血压计

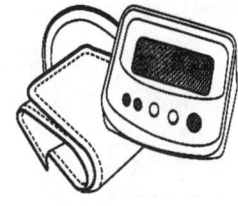
电子血压计

图6-1-10　血压计种类

（四）血压测量

1. 目的：观察血压有无异常，动态监测血压变化，为诊断、治疗、康复和护理提供依据。

2. 操作流程：电子血压计操作流程见图6-1-11。

3. 注意事项

（1）定期检测、校对血压计。

（2）对需持续观察血压者应做到四定：定时间、定部位、定体位、定血压计，有助于测定的准确性和对照的可比性。

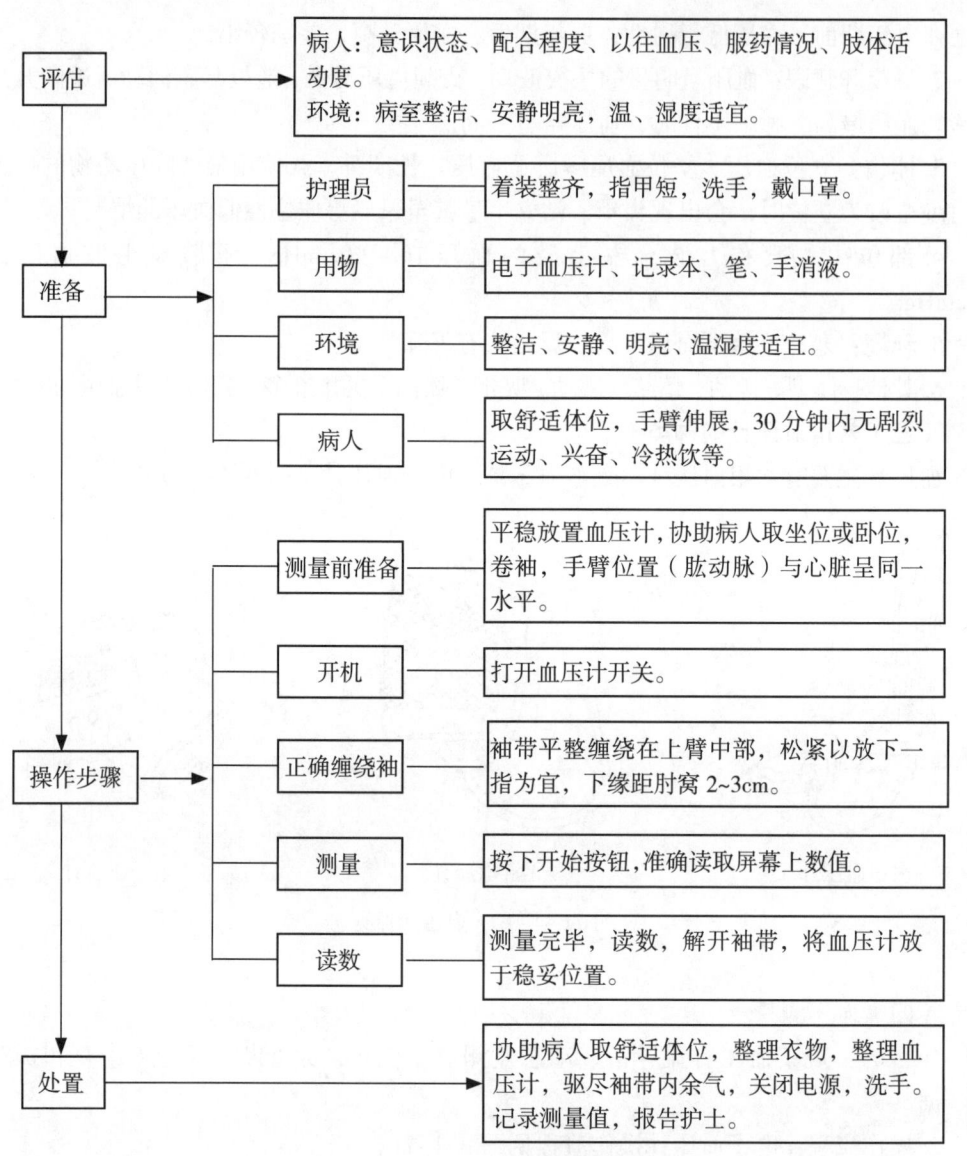

图 6-1-11　电子血压计测量操作流程

（3）发现血压听不清或异常应重测，稍等片刻后再测量，必要时做双侧对照。

（4）注意测压装置（血压计）、测量者、受检者、测量环境等因素引起血压测量的误差，以保证测量血压的准确性。

（5）重复测量应相隔 1~2 分钟，取 2 次读数的平均值记录。如果收缩压或舒张压的 2 次读数相差 5mmHg 以上，应再次测量，取 3 次读数的平均值记录。

五、生命体征测量操作评分标准

见表 6-1-5。

表 6-1-5　生命体征测量操作评分标准

姓名：　　　　　得分：　　　　　监考人：　　　　　日期：　　年　　月　　日

项目	评分标准和细则	分值	扣分及原因	得分
准备质量 10分	1. 准备 （1）仪表端庄，服装整洁； （2）用物准备：体温计、血压计、消毒液、纱布、秒表、记录本、笔、手消液等。	5		
	2. 评估 （1）病情、自理程度、心理状况、治疗药物及合作程度，进餐及活动时间； （2）评估局部皮肤情况及肢体活动度； （3）病人体位舒适、环境适宜操作。	5		
过程质量 80分	1. 核对并解释测量目的、注意事项及配合要点，取得配合。	5		
	2. 检查体温计及血压计完整性。	5		
	3. 测量体温 （1）体温计放置方法、部位正确（腋表）； （2）测量时间及读表计数正确。	15		
	4. 测量脉搏 （1）脉搏测量方法、部位正确； （2）脉搏测量时间、结果正确。	15		
	5. 测量呼吸 （1）呼吸测量方法正确； （2）呼吸测量时间、结果正确。	15		
	6. 测量血压 （1）血压计放置合理，袖带位置正确，平整、松紧适宜，按开关正确； （2）血压测量读数正确。	15		
	7. 协助病人取舒适体位，整理床单位，洗手、准确记录。	5		
	8. 注意用物的使用安全，正确处理物品（血压计放置保管方法正确，体温计甩至35℃以下，消毒备用）。	5		
结果质量 10分	1. 操作方法正确、熟练、节力、测量准确。	5		
	2. 操作过程有效沟通，关心体贴病人。	5		
总分		100		

第二节 标本留取

现代医学越来越重视检验医学，临床检验项目涉及的标本，包含病人的血液、体液、分泌物、排泄物以及组织细胞等。标本检验结果的正确与否直接影响到对病人疾病的诊断、治疗和抢救等，而高质量的检验标本是获得准确而可靠的检验结果的首要环节。

为了保证检验标本的质量，需要病人密切的配合。护理员协助病人做好采集前的准备、采集时的配合，以及采集后的保管及运送，使检验结果真正成为指导临床治疗、护理的重要依据。

一、标本采集的原则

（一）遵照医嘱

（二）充分准备

1. 护理员准备：采集标本前应明确标本采集的相关事宜，如检验项目、检验目的、标本容器、采集标本量、采集时间、采集方法和注意事项等。

2. 病人准备：采集标本前，病人或家属经护士的耐心解释，对留取标本的目的、方法、临床意义、注意事项及配合要点等有一定认识，愿意配合。护理员协助病人按要求在采集标本前做好必要的准备，如保持情绪的稳定，采取合适的卧位便于护士操作，根据标本需要空腹或进食等。

3. 物品准备：根据检验项目准备好必需的物品，标本容器外贴有条形码。

4. 环境准备：清洁安静，温湿度适宜，光线充足，并保护病人隐私。

（三）严格查对

（四）正确采集

1. 选择最佳采样时间。

2. 要采集具有代表性的标本。

（五）及时送检

二、尿液标本的采集

（一）理论知识

1. 意义：尿液检测是临床上最常用的检测项目之一，主要用于泌尿生殖系统、肝胆疾病、代谢性疾病（如糖尿病）及其他系统的诊断和鉴别诊断、治疗监测及健康普查。

2. 类别

（1）尿常规标本：用于尿液常规检查。

（2）12h或24h尿标本：12h尿标本常用于细胞、管型等有形成分计数；24h尿标本适用于体内代谢产物尿液成分定量检查分析，如蛋白、糖、肌酐等。

（3）尿培养标本：主要采集清洁尿标本（如中段尿、导管尿、膀胱穿刺尿等），适用于病原微生物培养、鉴定和药物敏感试验,协助临床诊断和治疗。

(二)实践技能

尿常规标本采集:

1. 目的:采集尿液标本,进行物理、化学、细菌学检查,以帮助诊断。

2. 操作流程:见图 6-2-1。

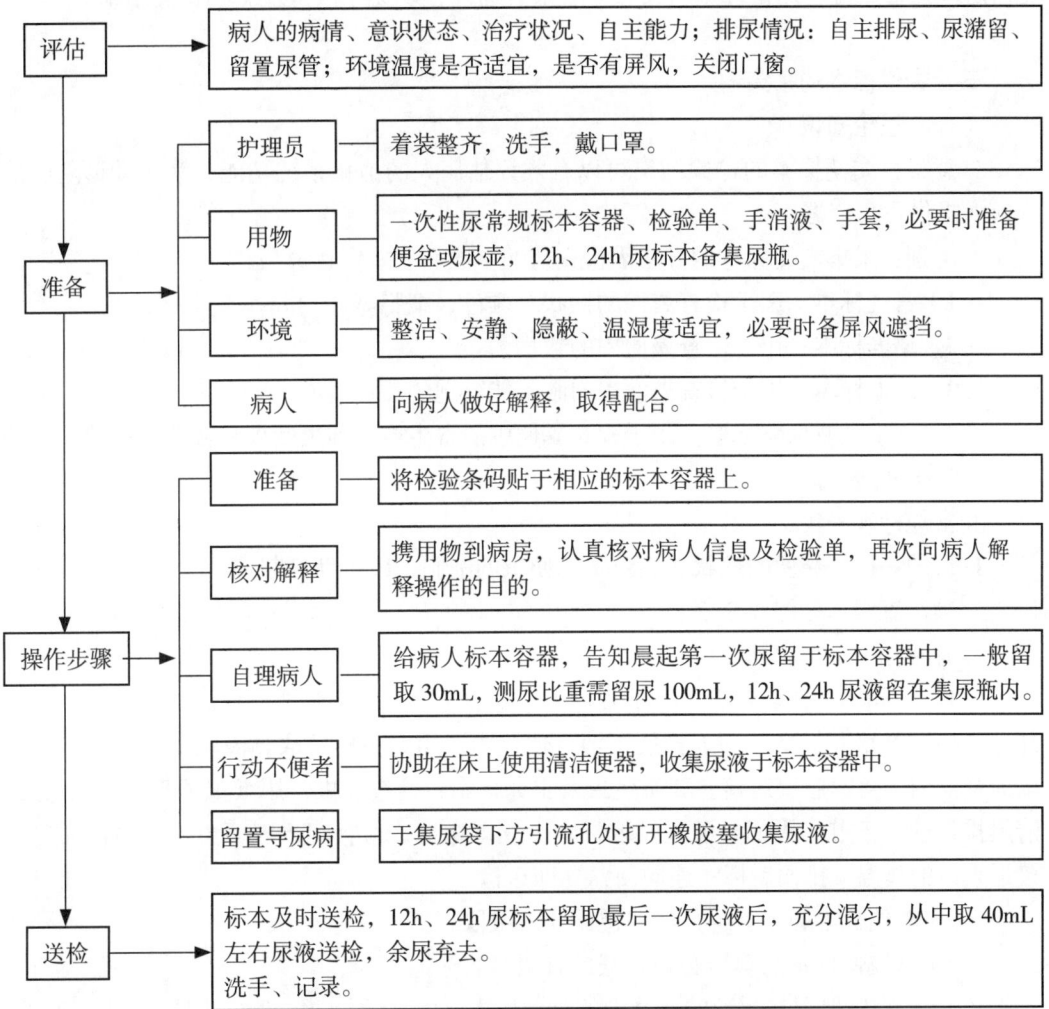

| 评估 | → | 病人的病情、意识状态、治疗状况、自主能力;排尿情况:自主排尿、尿潴留、留置尿管;环境温度是否适宜,是否有屏风,关闭门窗。 |

准备:
- 护理员 — 着装整齐,洗手,戴口罩。
- 用物 — 一次性尿常规标本容器、检验单、手消液、手套,必要时准备便盆或尿壶,12h、24h 尿标本备集尿瓶。
- 环境 — 整洁、安静、隐蔽、温湿度适宜,必要时备屏风遮挡。
- 病人 — 向病人做好解释,取得配合。

操作步骤:
- 准备 — 将检验条码贴于相应的标本容器上。
- 核对解释 — 携用物到病房,认真核对病人信息及检验单,再次向病人解释操作的目的。
- 自理病人 — 给病人标本容器,告知晨起第一次尿留于标本容器中,一般留取 30mL,测尿比重需留尿 100mL,12h、24h 尿液留在集尿瓶内。
- 行动不便者 — 协助在床上使用清洁便器,收集尿液于标本容器中。
- 留置导尿病 — 于集尿袋下方引流孔处打开橡胶塞收集尿液。

送检:
- 标本及时送检,12h、24h 尿标本留取最后一次尿液后,充分混匀,从中取 40mL 左右尿液送检,余尿弃去。
- 洗手、记录。

图 6-2-1 尿常规标本采集操作流程

3. 尿液检测注意事项

(1) 不同标本留取要求:①尿常规标本:留取晨起第一次尿,测定尿比重需留 100mL,其余检验留取 30~50mL。留置导尿的病人,于集尿袋下方引流孔留取。②12小时尿标本:嘱病人下午 7 时排空膀胱后开始留取至次晨 7 时最后一次尿液。③若为 24 小时尿标本,留取时间为早晨 7 时排空膀胱至次晨 7 时最后一次尿液。集尿瓶置于阴凉处,于第一次尿液倒入后添加防腐剂。④尿培养标本:由护士操作,严格执行无菌技术操作规程，留取中段尿盛于无菌容器内送检。

（2）尿液标本必须新鲜，严格遵照要求留取。

（3）尿液标本应避免经血、白带、精液、粪便等混入。此外，还应注意避免烟灰、便纸等异物混入。

（4）标本留取后，应及时送检（常规检查在标本采集 2h 内），以免细菌繁殖、细胞溶解或被污染等。送检标本时要置于有盖容器内，以免尿液蒸发影响检测结果。

三、粪便标本的采集

（一）理论知识

1. 意义：粪便标本的检验结果可以有效评估病人的消化系统功能，为协助诊断、治疗疾病提供可靠依据。

2. 类别：采集粪便标本的方法因检查目的不同而有差别，分为：

（1）常规标本：用于检查粪便的性状、颜色、细胞等。

（2）培养标本：用于检查粪便中的致病菌。

（3）隐血标本：用于检查粪便内肉眼不能察觉的微量血液。

（4）寄生虫及虫卵标本：用于检查粪便中的寄生虫、纯虫幼虫和虫卵并计数。

（二）实践技能

粪常规标本采集：

1. 目的：检查粪便的性状、颜色、粪便里的细胞，以协助诊断。

2. 操作流程：见图 6-2-2。

3. 粪便标本采集注意事项

（1）不同标本留取要求：①常规标本、隐血标本：用棉签或检便匙取脓、血、黏液部分送检。②培养标本：病人排便于消毒便盆内，用无菌棉签取黏液脓血部分置于无菌培养容器内，盖紧瓶塞送检。③寄生虫及虫卵标本：检查蛲虫，用纸拭子于半夜 12 点或清晨排便前，于肛门周围皱襞处拭取标本，立即送检；检查阿米巴原虫，将便盆加温至接近人体的体温，排便后标本连同便盆立即送检。

（2）粪便标本必须新鲜，严格遵照要求留取。

（3）盛粪便标本的容器必须有盖，有明显的标记。

（4）不宜留取混有尿液的便盆中的粪便标本，粪便标本中也不可以混入植物、泥土、污水等。不应从卫生纸或衣裤、纸尿裤等物品上留取标本，不能用棉签有棉絮的一端挑起标本。

（5）采集培养标本时应全程无菌操作，并将标本收集于灭菌封口的容器内。

（6）若难以获得粪便或排便困难者及幼儿，可采取直肠拭子法：由护士操作，即将拭子前端用无菌甘油或 0.9% 氯化钠溶液湿润，然后插入肛门 4~5cm/ 幼儿 2~3cm，轻轻旋转擦拭直肠表面，盛于无菌保存液中送检。

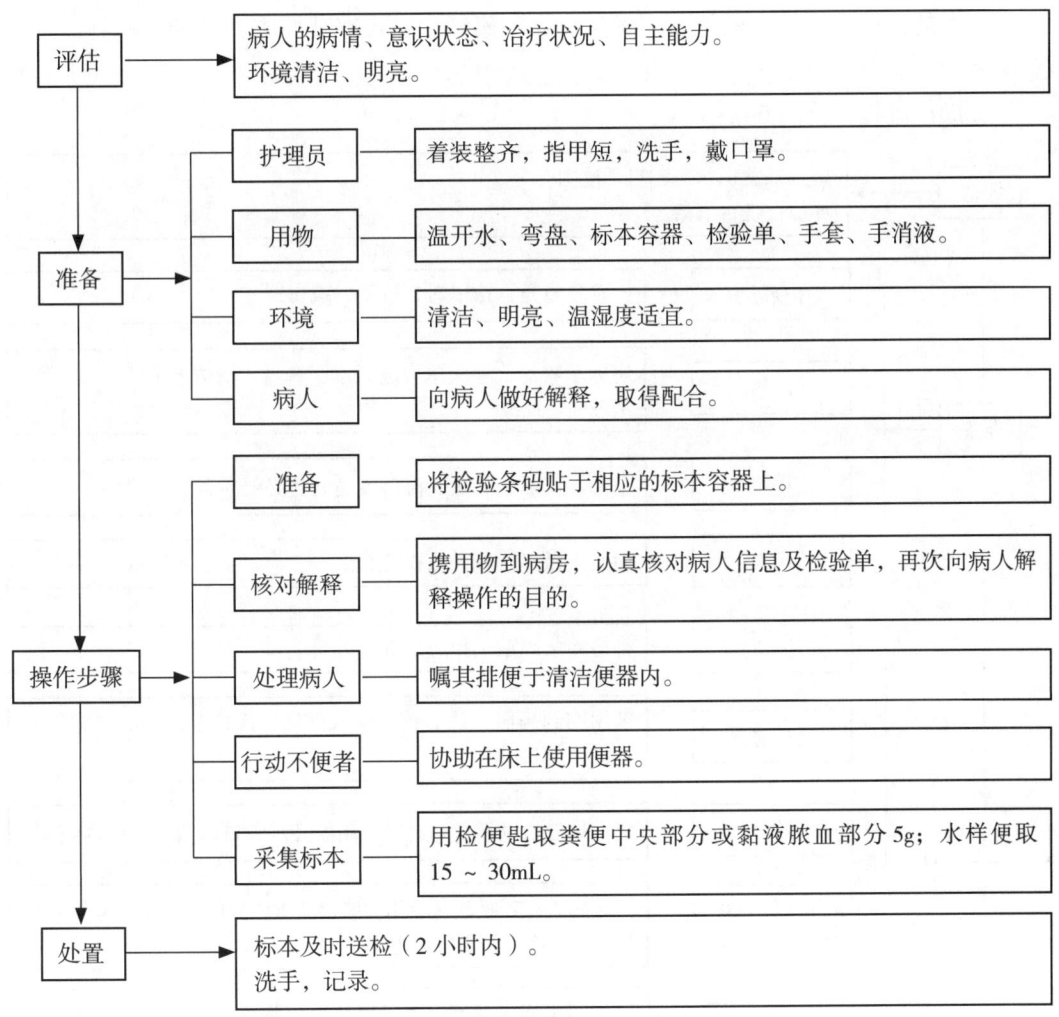

图 6-2-2　粪便常规标本采集操作流程

四、痰液标本的采集

（一）理论知识

1. 概述：痰液是气管、支气管和肺泡所产生的分泌物，正常情况下分泌很少。正确的痰液标本采集能为临床检查、诊断和治疗提供依据。

2. 类别

（1）常规痰标本：检查痰液中的细菌、虫卵和癌细胞等。

（2）痰培养标本：检查痰液中的致病菌，为选择抗生素提供依据。

（3）24 小时痰标本：检查 24 小时的痰量，并观察痰液的性状，协助诊断或做浓集结核杆菌检查。

（二）实践技能

痰常规标本采集：

1. 目的：检查痰液中的细菌、寄生虫卵和癌细胞，观察其性质、气味、颜色，以协助诊断。

2. 操作流程：见图 6-2-3。

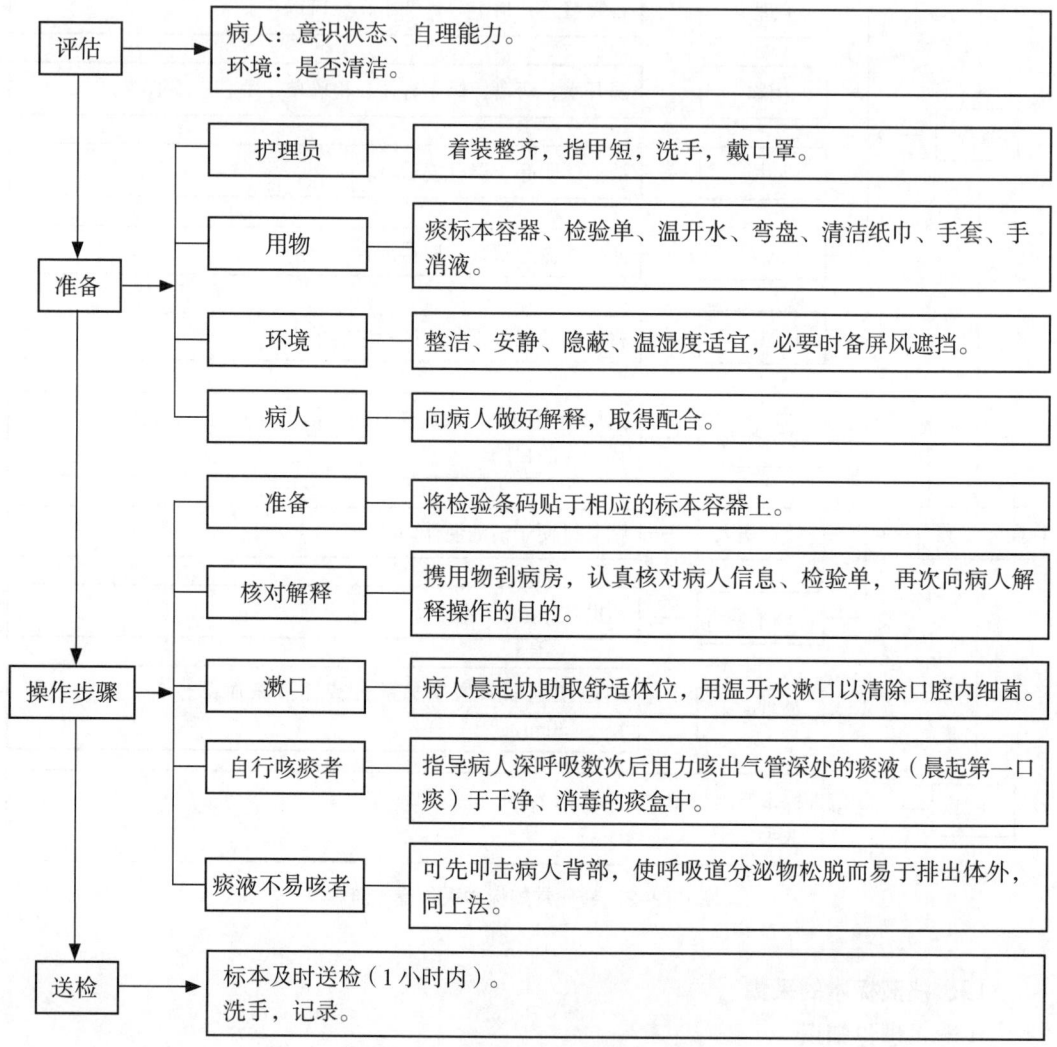

图 6-2-3　痰常规标本采集操作流程

3. 痰标本采集注意事项

（1）不同标本留取要求：①常规标本：自行排痰者晨起漱口后，深呼吸数次后用力咳出气管深处的痰液置于痰盒中；无力咳痰者，先给予叩击胸背部，必要时护士使用一次性集痰器分别连接吸引器和吸痰管吸痰，置痰液于集痰器中。②24 小时痰标本：晨起漱口后（7 时）第一口痰至次日晨漱口后（7 时）第一口痰止。③痰培养标本：晨痰最佳：先用朵贝尔液漱口，再用冷开水漱口；深吸气后再用力咳出呼吸道深部的痰液于无菌容器中（痰液不少于 1mL），痰咳出困难时可先雾化吸入 0.9% 氯化钠溶液，再咳痰。

（2）收集痰液时间宜选择在清晨，因此时痰液较多，痰液细菌也较多，可提高阳性率。

（3）勿将漱口水、口腔鼻腔分泌物等混入痰液中。

（4）如查癌细胞应用10%甲醛溶液或95%乙醇溶液固定痰液后，立即送检。

（5）培养标本时应用朵贝尔溶液及冷开水漱口数次，尽量排除口腔内大量杂菌。

第三节 给药照护

药物是预防、诊断和治疗疾病的重要物质。为确保病人准确、安全、有效地给药，医疗护理员须了解相关的药物种类、管理注意事项、给药方法、中药煎煮方法等，指导病人合理用药，使药物治疗达到最佳效果。

一、药物的种类

根据常用的药物种类以及给药的途径不同，药物可分为：

1. 内服药：分为固体剂型和液体剂型。固体剂型包括片剂、丸剂、散剂、胶囊等；液体剂型包括口服液、酊剂和合剂等。

2. 外用药：包括膏剂、擦剂、洗剂、滴剂、粉剂、霜剂、膜剂等。

3. 注射药：包括水溶液、油溶液、混悬液、粉末针剂等。

二、药物管理的注意事项

1. 药物应放在通风、干燥、光线明亮处，避免阳光直射，保持整洁，以确保药品安全。

2. 药瓶或药袋上，要清楚地写上药名、每片药的剂量、开药的时间、药的用法、开药的日期等。凡字迹不清或无标签的药都不能使用。

3. 按内服、外用、注射等分类放置。外用药物应用醒目标识注明，以防急用时拿错药，导致安全事故发生。自备注射类药物需按药品说明书的要求放置或在冰箱冷藏（冰箱温度为2～10℃）。

4. 用药时应注意核对药名、剂量、时间、用法、有效期。

5. 阅读药品说明书，了解药物的不良反应及副作用，观察病人用药反应。

三、口服给药照护

1. 给病人服药前，仔细核对药袋或药盒上病人的床号、姓名和检查药物的质量：仔细检查药物的名称、剂量、服药的时间、药物的质量和有效期。对标签不清、变色、发霉、粘连、有异味等或超过有效期的药物禁止服用。

2. 要按时服药：由于各种药物的吸收和排泄速度不同，为了维持药效和药物在体内维持时间的连续性和有效的血药浓度，必须按时服药。

3. 药物的剂量要准确：药物的剂量与疗效和毒性有着密切的关系，所以每次的药量都要按照医生的要求服用，不能因病人自觉好转或没有效果就自行减量或者加量，也不可以因为忘记服药而将几次药量一次服用，这是非常危险的事情。

4. 服药的姿势要正确：一般情况下服药应采用站立位、坐位或半卧位，因为卧位容易产生误咽呛咳，并使药物进入胃内的速度减慢，影响药物的吸收。因此，卧床病人要尽可能坐起来服药，服药后 10~15 分钟再躺下。对于不能坐起的病人，服药时尽可能多喂水，以便将药物冲下至胃内。

5. 服药要多喝水：服药前最好先饮一口水，湿润口腔。服药中还需多喝水，以防止药物在胃内形成高浓度而刺激胃黏膜。尤其不可以将药片干咽吞下，因为这样可能会使药片黏附在食管壁上或滞留在食管狭窄处，存留时间过长会刺激或腐蚀食管黏膜，造成损伤。服药应用温开水，不要用茶水、咖啡、饮料或酒类服药。服磺胺类药物、解热药应该注意多喝水。服止咳糖浆，不需要喝水。

6. 特殊药物服用方法：铁剂、酸剂对牙齿有损害，因此要使用吸管服用，服用后要漱口，以免损伤牙齿。服用心脏病药物（强心苷），服药前后均要测量脉搏，如果脉搏每分钟少于 60 次或节律不整，应立即报告医生。对于难以咽下的片剂、丸剂，可将药物研细后加水调成糊状服用，不可以将大片的药物直接掰成两片吃，容易造成食管损伤，尤其是患肝硬化的病人。也不可以将粉状药物直接倒入口腔后送水冲服，以免误吸到气管发生呛咳或药粉在食管发生阻塞。

四、静脉输液时的照护

静脉输液是一项高风险的治疗措施，要慎重使用，必须由医生根据病人病情决定，由护士进行操作。

1. 病人输液前，医疗护理员应注意对病人的居室、床旁做好清洁工作，使房间温暖舒适。将输液架准备齐全。

2. 协助病人排空大小便，卧于床上或坐在椅上。

3. 护士为病人准备输液用物，选择血管为老人输液时，医疗护理员要给予扶持。

4. 输液中要保持稳定，护士调节好滴速，病人输液的速度不可过快，尤其是患有心肺疾病的病人，以每分钟 40 滴左右为宜，也不可过慢。

5. 病人在吃饭、喝水、上厕所改换姿势的时候，医疗护理员要注意扶托好病人输液的手臂，以保持输液针头与滴管的通畅。

6. 输液中要注意病人输液进针处局部有无疼痛及肿胀，有无发热、寒战、头痛等不良反应，如病人有不适要及时与护士和医生联系。

7. 输液结束护士拔下针头后，医疗护理员协助病人按压进针点 3 分钟以上。

五、中药的煎煮及服用照护

（一）中药的煎煮

1.煎药器具：一般选用有盖的陶瓷砂锅或搪瓷锅，因其受热均匀，性质稳定，不应用铁质和铝制器具，以免药液变色或发生化学反应而影响药效。容器大小要适宜，过大、水量相对较少，药性的煎出受到影响；过小，水沸后药液易溢出，两种情况均会影响药效。

2.煎药用水：煎药用水也很重要，应使用符合国家标准的饮用水，如纯净水、井水、自来水，以不含消毒剂的优质天然水为佳。

3.加水量：加水量一般以浸泡后水面高出药材 2~3cm 为宜。药味多、体积大、吸水强、煎煮时间长的中药加水宜多些，否则宜少些；头煎加水量宜多些，二煎宜酌减；煎煮滋补药加水宜多些，解表药宜少些；用于少儿的汤剂可适当减少加水量。

4.煎煮火候、时间：煎煮火候、时间等直接影响汤药质量。

（1）火候。一般先武火（急火），煮沸后改文火（慢火）保持煮沸状态，直至达到煎药要求。

（2）时间。每副药一般煎两次，煎煮时间依药方不同而有所区别。一般药煮沸后再煎煮约 20min 即可，二煎药宜比头煎时间短些。

5.煎液量：煎液量以每次煎煮后趁热滤取煎液 100~200mL 为宜，药味多的煎药量宜多些，药量少则宜少些。注意第二次煎煮后应挤榨药渣，避免药液的损失。

（二）中药服药方法

1.服药前查对病人床号、姓名等信息及药物名称、服用方法。

2.汤剂的服法：服用汤剂应特别注意服药的温度。汤剂的服药温度有热服、温服和冷服之分。

（1）热服：将刚煎好的药液趁热服下。常用于寒证。

（2）温服：将煎好的汤剂或送药的水等放温后再服用。一般汤剂均采用温服。

（3）冷服：将煎好的汤剂放冷后服下。常用于热证。

3.中成药的服法：中成药一般分送服、冲服、调服、含化及喂服等。

（1）送服：将药放入口内，用温开水或药引、汤剂送服。

（2）冲服：将药物放入杯内，用温开水、药引等冲成悬混液后服用。

（3）调服：将一些散剂用温开水或白酒、醋等液体调成糊状后口服。如安宫牛黄丸、紫雪丹等均用此法给药。

（4）含化：将丸、丹剂含在口中，让药慢慢溶化，缓缓咽下。如六神丸、喉症丸、救心丹等。

（5）喂服：本法主要用于年老体弱或急危重症病人，是指将中成药溶成液状，逐口喂给病人的一种服法。

（三）注意事项

除注意煎药和服药方式外还应该注意以下内容：

1. 服药剂量：用药的剂量一般应该由医生根据具体情况决定。

2. 服药后：服药后应注意休息，观察药物效果，观察是否有不良反应。尤其是服用剧烈或有毒性的药物，更须严密观察和记录。

第四节　冷、热疗法照护

冷热应用是通过高于或低于人体温度的物质，作用于体表皮肤，达到局部和全身效果的一种治疗方法。

一、概述

影响冷热疗法效果的因素

1. 方式：冷热应用方式不同，效果也不同。冷热疗法分为干法（干冷和干热）、湿法（湿冷和湿热）两大类。在同样的温度条件下，湿冷、湿热的效果优于干冷、干热。护理员应根据病变部位和病情特点，遵医嘱选择冷热疗法的方式，同时注意防止冻伤、烫伤。

2. 面积：冷热疗法的效果与应用面积的大小呈正相关。但是应特别注意的是，使用面积越大，病人的耐受性越差，且会引起全身性的反应。

3. 时间：冷、热疗法的时间对治疗效果有直接影响。在一定时间内，其效应是随着时间的增加而增加，以达到最大的治疗效果。但如果持续时间过长，则会发生继发效应而抵消治疗效果，甚至引起不良反应。因此，冷、热疗法应有适当的时间，以 20 ~ 30min 为宜，如需反复使用，中间必须间隔 1h 的休息时间，让组织有一个修复过程。

4. 温度：冷、热疗法的温度与机体治疗前体表的温度相差越大，机体对冷、热刺激的反应越强。其次，环境温度也可影响冷、热效应。

5. 部位：不同厚度的皮肤对冷、热反应的效果不同。

6. 病情和个体差异：不同年龄、性别、居住习惯、疾病和机体状况对冷的反应也不相同。

二、冷疗法

（一）理论知识

冷疗法是指使用比人体温度低的物体使皮肤温度降低，以达到治疗的目的。

1. 目的

（1）减轻局部充血和出血。

（2）减轻疼痛。

（3）抑制炎症扩散。

（4）降低体温。

2.冷疗的禁忌

（1）血液循环障碍。

（2）慢性炎症或深部有化脓病灶。

（3）忌用冷的部位：表6-4-1。

表6-4-1　冷疗禁忌部位

部位	冷疗可致损伤
枕后、耳廓、阴囊处	冻伤
心前区	反射性心率减慢、房颤、室颤及传导阻滞
腹部	腹泻
足底	一过性冠状动脉收缩

（4）组织损伤、破裂。

（5）其他：昏迷、感觉异常、高血压、年老体弱者。

3.冷疗法的方式

（1）局部冷疗法：冰袋、冷湿敷等。

（2）全身冷疗法：温水拭浴、乙醇拭浴。

（二）实践技能

1.冰袋应用操作流程

（1）目的：冰袋使局部毛细血管收缩，起到散热、降温、止血、止痛及防止肿胀等作用。

（2）操作流程：冰袋应用操作流程见图6-4-1；冰袋应用操作示意图见图6-4-2。

（3）注意事项

①随时观察，检查冰袋有无漏气，保持冰袋套的干燥，冰块融化后要及时更换。

②观察病人局部和全身情况，如皮肤的色泽、有无寒战、面色苍白等。如有异常立即停止用冷并报告医生。

③冰袋禁止置于枕后、耳廓、心前区、腹部、足底、阴囊处。冰袋不能直接接触皮肤，先用毛巾包裹后再使用，以免冻伤皮肤。

④用冷时间不超过30分钟。高热病人降温者，使用后30分钟需测量体温并记录。当体温降至39℃以下应取下冰袋。

评估 ——→ 病人的病情、身体状态、局部皮肤情况，是否需要并且耐受冰袋治疗，环境清洁，明亮。

准备
- 护理员 —— 着装整齐，洗手，戴口罩。
- 用物 —— 冰袋及冰袋套、毛巾、冰块、盆及冷水、存放冰块的用具、手消液。
- 环境 —— 清洁、明亮，酌情关闭门窗，保持合适的室温，防止病人受凉。
- 病人 —— 向病人做好解释，取得配合。

操作步骤
- 准备 —— 检查冰袋外观有无破损，将冰块敲小，冷水冲去棱角，放入冰袋中 1/2～1/3，驱气夹袋口。
- 核对解释 —— 携用物到病房，认真核对病人信息，再次向病人解释操作的目的。
- 放置冰袋 —— 协助病人暴露冷疗部位，将冰袋放置在所需部位。
- 观察效果 —— 观察冷疗效果及局部皮肤情况，询问病人感受，视情况更换冰袋。
- 撤冰袋 —— 每次治疗不超过 30 分钟，撤掉冰袋，用冷过程中，若病人有不适，及时撤去冰袋，报告医护人员给予相应处理。

处置 ——→ 洗手，记录。

图 6-4-1　冰袋应用操作流程

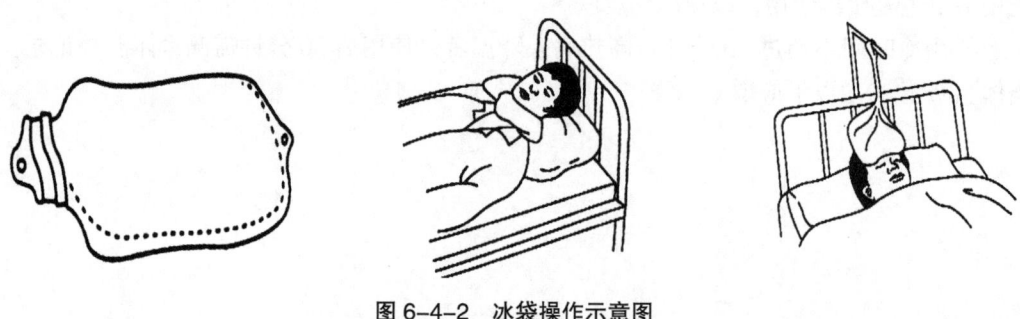

图 6-4-2　冰袋操作示意图

（4）冰袋操作评分标准：见表6-4-2。

表6-4-2　冰袋操作评分标准

姓名：　　　　　得分：　　　　　监考人：　　　　　日期：　　年　　月　　日

项目	评分标准和细则	分值	扣分及原因	得分
准备质量10分	1.准备 （1）着装整洁、洗手、戴口罩； （2）用物准备：冰袋及冰袋套、毛巾、冰块、盆及冷水、存放冰块的用具。	5		
	2.评估 （1）病人的年龄、病情、体温、对冷的耐受性、意识状况和合作程度； （2）评估病人局部皮肤状况，如完整性、颜色、温度、有无感觉障碍等； （3）病人体位舒适、环境适宜操作。	5		
过程质量80分	1.核对并解释测量目的、注意事项及配合要点，取得配合。	5		
	2.准备 （1）将小冰块冲去棱角及污垢； （2）将冰块装入冰袋内：1/2～2/3满、驱气、夹袋口、检查擦干、装入冰袋套。	20		
	3.放置冰袋 （1）将冰袋置于需要部位：位置准确，放置稳妥； （2）观察效果及病人反应； （3）放置时间不超过30min。	20		
	4.取冰袋 （1）按时取出冰袋； （2）协助病人取舒适体位。	15		
	5.处置 （1）洗手、准确记录； （2）整理床单位、用物； （3）冰袋保存正确。	20		
结果质量10分	1.操作方法正确、熟练、节力、测量准确。	5		
	2.操作过程有效沟通，关心体贴病人。	5		
总分		100		

（三）温水拭浴或乙醇拭浴

1.目的：通过全身用冷的方法为高热病人降温。

2.操作流程：图6-4-3。

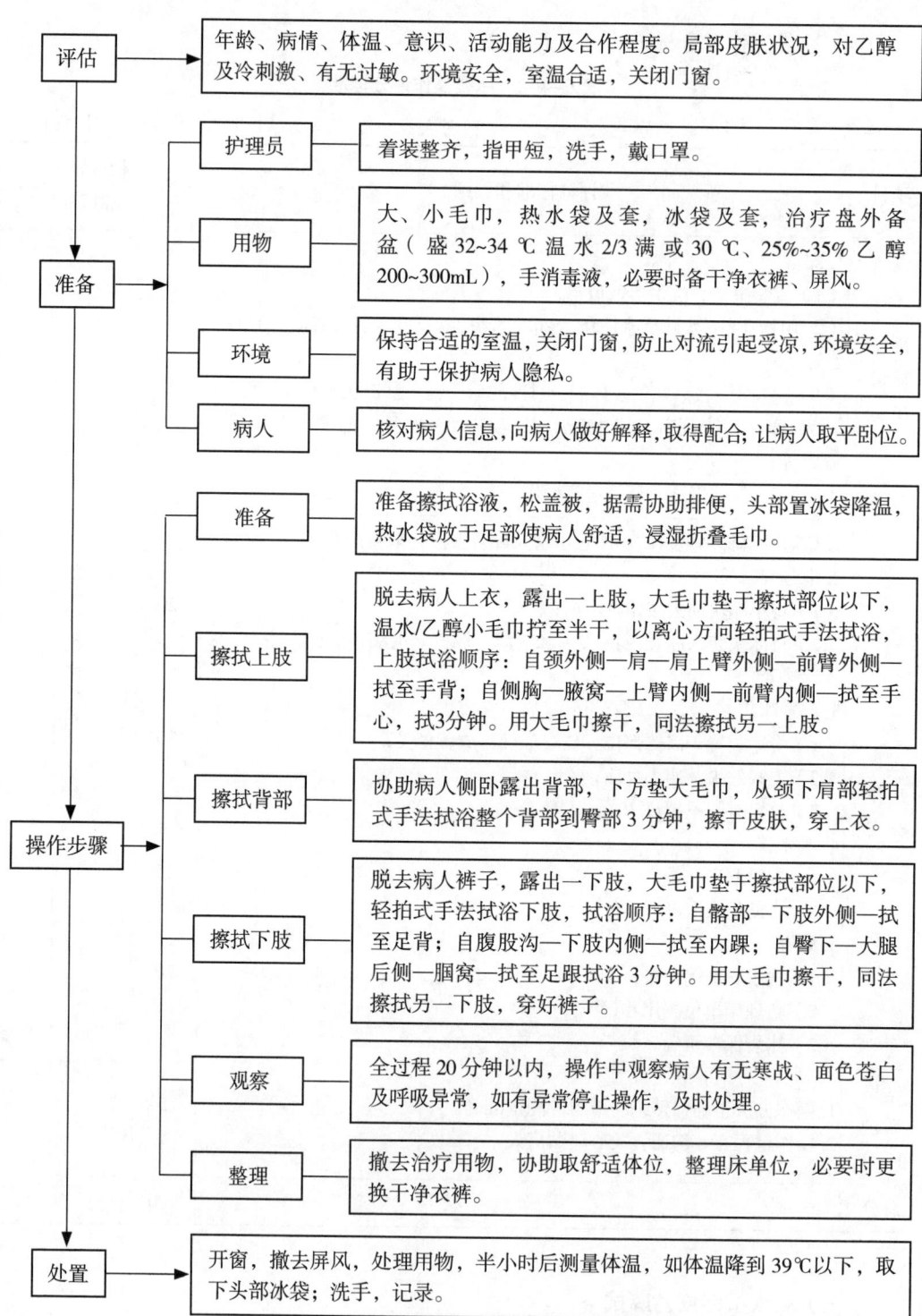

图6-4-3　温水／乙醇拭浴操作流程

3.注意事项

（1）操作过程中注意观察病人反应及局部皮肤情况，如出现寒战、面色苍白、脉搏呼吸异常时，应立即停止操作，并报告医护人员。

（2）拭至颈侧部、腋窝、肘窝、腹股沟、腘窝等大血管丰富处，应稍用力并适当延长停留时间，以促进散热。

（3）拭浴时应避免摩擦方式，因摩擦易生热。一般每侧（四肢、背部）拭浴3分钟，全过程20分钟以内，半小时后测量体温并记录。

（4）胸前区、腹部、后颈、足底为拭浴的禁忌部位，血液病高热病人禁用乙醇拭浴。

4. 温水/酒精拭浴操作评分标准：见表6-4-3。

表6-4-3　温水/酒精拭浴操作评分标准

姓名：　　　　　得分：　　　　　监考人：　　　　　日期：　　年　　月　　日

项目	评分标准和细则	分值	扣分及原因	得分
准备质量 10分	1.准备 （1）着装整洁、洗手、戴口罩。 （2）用物准备：大毛巾、小毛巾、热水袋及套、冰袋及套，治疗盘外备脸盆，盆内盛32～34℃温水2/3满或30℃、25%～35%乙醇200～300mL，手消毒液，必要时备干净衣裤、屏风。	5		
	2.评估 （1）病人的年龄、病情、体温、对冷热的耐受性、意识状况和合作程度。 （2）评估局部皮肤情况：颜色、温度、有无感觉障碍，对乙醇及冷刺激有无过敏。 （3）病人体位舒适、环境适宜操作。	5		
过程质量 80分	1.核对病人信息并解释操作目的、注意事项及配合要点，取得配合。	5		
	2.准备 （1）关闭门窗，调节室温，必要时屏风遮挡； （2）松盖被； （3）头部置冰袋，足部置热水袋。	5		
	3.擦拭上肢 （1）脱去上衣，暴露上肢操作正确； （2）拭浴上肢方法及顺序正确。	15		
	4.擦拭背部 （1）协助病人侧卧，擦拭背部，方法及顺序正确； （2）更换上衣。	15		
	5.擦拭下肢 （1）协助病人脱裤，暴露下肢方法正确； （2）拭浴下肢方法及顺序正确； （3）协助更换裤子。	15		

续表 6-4-3

项目	评分标准和细则	分值	扣分及原因	得分
	6. 观察 （1）每侧拭浴 3min，全过程 20min 以内； （2）操作中观察病人反应，如有异常停止操作，及时处理； （3）半小时后测量体温，如体温降至 39℃ 以下，取下头部冰袋。 7. 整理床单位、用物。 8. 安置病人舒适体位，告知注意事项。	15 5 5		
结果质量 10 分	1. 操作方法正确、熟练、节力、测量体温准确。 2. 操作过程有效沟通，关心体贴病人，保护其隐私。	5 5		
总分		100		

三、热疗法

热疗法是指用高于人体温度的物体作用于局部或全身皮肤黏膜而产生效应的一种治疗方法。

（一）理论知识

1. 目的

（1）促进炎症的消散和局限。

（2）减轻疼痛。

（3）减轻深部组织的充血。

（4）保暖和舒适。

2. 热疗的禁忌

（1）未明确诊断的急性腹痛。

（2）面部危险三角区的感染。

（3）各种脏器出血、出血性疾病。

（4）软组织损伤或扭伤的初期（48h 内）。

（5）其他。

3. 热疗的损伤

表 6-4-4　热疗损伤

部位 / 疾病	热疗可致损伤
心、肝、肾功能不全	大面积热疗使皮肤血管扩张，减少对内脏器官的血液供应，加重病情
皮肤湿疹	加重皮肤受损，增加痒感而不适
急性炎症	使局部温度升高，有利于细菌繁殖及分泌物增多，加重病情
孕妇	可影响胎儿的生长

续表 6-4-4

部位 / 疾病	热疗可致损伤
金属移植物部位、人工关节	金属导热，用热易致烫伤
恶性病变部位	促进异常细胞加速新陈代谢而加重病情
睾丸	抑制精子发育并破坏精子
麻痹、感觉异常、婴幼儿、老年人	易致烫伤

4. 热疗法的方式

（1）局部热疗法：热水袋、红外线灯或烤灯、热湿敷、热水坐浴等。

（2）全身热疗法：温水浸浴等。

（二）实践技能

热水袋使用：

（1）目的：保暖、解痉、镇痛、舒适。

（2）操作流程：图 6-4-4。

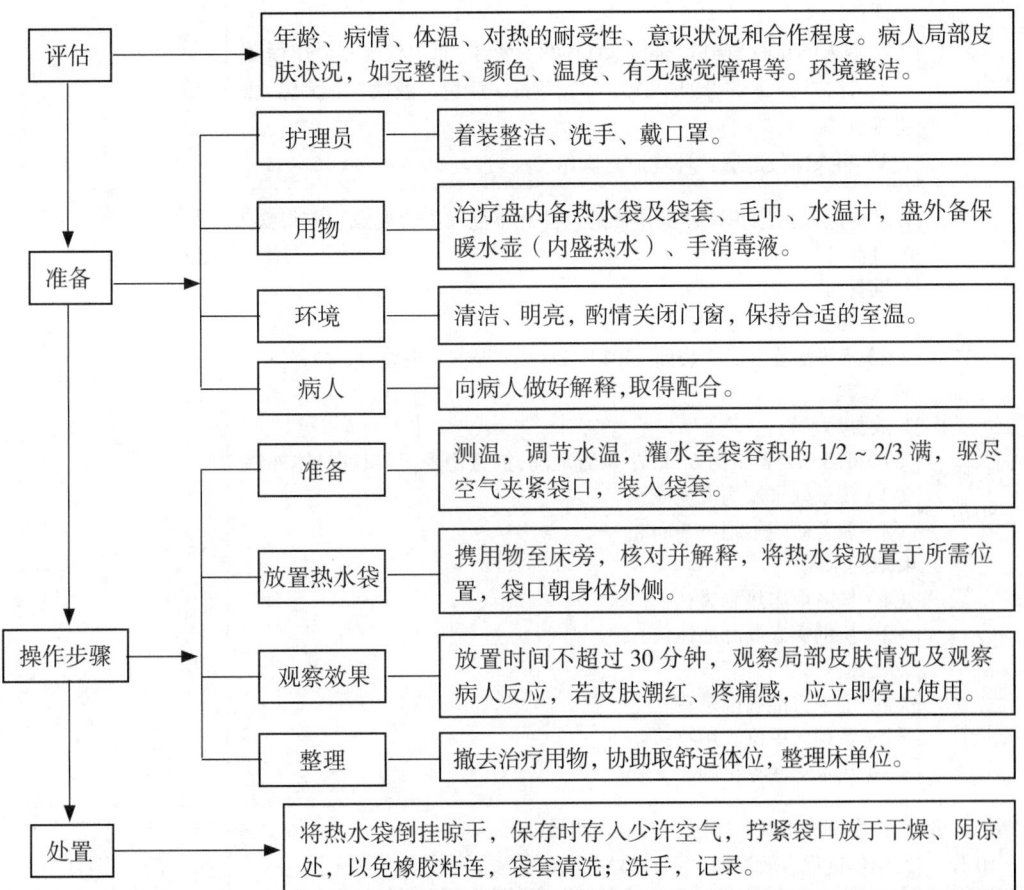

图 6-4-4　热水袋使用操作流程

（3）注意事项

①水温调节：成人水温控制为 60~70℃；昏迷老人、婴幼儿、感觉迟钝、循环不良的病人，水温应低于 50℃。

②经常检查热水袋有无破损，热水袋与塞子是否配套，以防漏水。特殊病人使用热水袋应加包一块大毛巾或放于两层毯子之间，以防烫伤。

③炎症部位热敷时，热水袋灌水 1/3 满，以免压力过大引起疼痛。

④加强巡视，定期检查局部皮肤情况，必要时床边交班。

（4）热水袋操作评分标准，表 6-4-5。

表 6-4-5　热水袋操作评分标准

姓名：　　　　得分：　　　　监考人：　　　　日期：　　年　　月　　日

项目	评分标准和细则	分值	扣分及原因	得分
准备质量 10分	1. 准备 （1）着装整洁，洗手，戴口罩； （2）用物准备：治疗盘内盛热水袋及袋套、毛巾、水温计，盘外备保暖水壶（内盛热水）、手消毒液。	5		
	2. 评估 （1）病人的年龄、病情、体温、对热的耐受性、意识状况和合作程度； （2）评估病人局部皮肤状况，如完整性、颜色、温度、有无感觉障碍等； （3）病人体位舒适，环境适宜操作。	5		
过程质量 80分	1. 核对病人信息并解释操作目的、注意事项及配合要点，取得病人配合。	5 20		
	2. 准备 （1）测温，调节水温； （2）将热水装入热水袋内：1/2 ~ 2/3 满，驱气，夹袋口，检查擦干，装入袋套。	20		
	3. 放置热水袋 （1）将热水袋置于需要部位：位置准确，放置稳妥，袋口朝身体外侧； （2）观察效果及病人反应； （3）放置时间不超过 30min。	15		
	4. 取热水袋 （1）按时取出热水袋； （2）协助病人取舒适体位。	20		
	5. 处置 （1）洗手，准确记录； （2）整理床单位、用物； （3）热水袋保存正确。			
结果质量 10分	1. 操作方法正确、熟练、节力，测量准确。	5		
	2. 操作过程有效沟通，关心体贴病人。	5		
总分		100		

第五节 吸氧照护

氧气是生命活动所必需的物质，如果组织得不到足够的氧或不能充分利用氧，组织的代谢、功能甚至形态都可能发生异常改变，这一过程称为缺氧。氧气吸入疗法是常用的急救措施之一，通过口、鼻给予氧气吸入，纠正各种原因引起的缺氧症状，维持病人生命活动。

一、理论知识

（一）缺氧的症状

见表6-5-1。

表6-5-1 缺氧的症状

程度	紫绀	呼吸困难	意识
轻度	轻	不明显	清楚
中度	明显	明显	正常或烦躁不安
重度	显著	严重，三凹征明显	昏迷或半昏迷

（二）氧气吸入的适应证

1. 肺活量减少：因呼吸系统疾患而影响肺活量者，如哮喘、支气管肺炎或气胸等。

2. 心肺功能不全：肺充血导致呼吸困难者，如心力衰竭时出现的呼吸困难。

3. 各种中毒引起的呼吸困难：使氧不能由毛细血管渗入组织而产生缺氧，如巴比妥类药物中毒或一氧化碳中毒等。

4. 昏迷病人：如脑血管意外或颅脑损伤病人。

5. 其他：某些外科手术前后、大出血休克的病人以及分娩时产程过长或胎心音不良等。

（三）常用方法

1. 鼻氧管吸氧法：将鼻氧管插入鼻孔内进行给氧。

2. 鼻塞法：将鼻塞放于一侧鼻孔内进行给氧，优点为刺激性小，且两侧可交替使用，病人感觉舒适。

3. 面罩吸氧法：将面罩遮盖病人口鼻供氧，氧流量调整为5~10L/min，每4~8h更换一次。适用于缺氧明显需立即纠正者、意识不清、手术麻醉病人、婴幼儿、儿童。

二、实践技能

鼻氧管给氧法

1. 目的

（1）纠正各种原因造成的缺氧状态。

（2）促进组织的新陈代谢，维持机体生命活动。

2.操作流程：操作流程见图 6-5-1，操作示意图见图 6-5-2。

| 评估 | → | 病人病情、年龄、缺氧程度、意识状况和合作程度；鼻腔皮肤情况；供氧装置，环境安全无明火。 |

准备
- 护理员 → 着装整齐，指甲短，洗手，戴口罩。
- 用物 → 治疗盘内备小药杯（内盛冷开水）、纱布、弯盘、鼻氧管、棉签、扳手；氧气装置完好无漏气或中心供氧装置、用氧记录单、笔、标志、手消液。
- 环境 → 室温适宜、光线充足、环境安静、远离火源。
- 病人 → 核对病人信息，向病人做好解释，取得配合。

操作步骤
- 连接调整 → 将鼻氧管与湿化瓶出口相连，开适量开关，根据医、护嘱调节氧流量，放入小药杯内，湿润鼻氧管，同时观察鼻氧管是否通畅。
- 吸氧 → 清洁鼻腔，将鼻氧管插入病人鼻孔 1cm，将导管环绕病人耳部向下放置并调节松紧度。
- 观察 → 给氧期间、氧流量、病人反应；缺氧症状、氧气装置有无漏气并通畅，有无氧疗不良反应。
- 观察效果 → 观察呼吸、指脉氧饱和度、口唇及面色，询问病人感受以判断效果。
- 停氧 → 取下鼻氧管，关闭流量开关，卸表。
  氧气筒：关闭总开关—放余气—关闭流量开关—卸表。

| 处置 | → | 一次性用物按规范处理，氧气筒上悬挂空或满标志。洗手，记录。 |

图 6-5-1　鼻氧管给氧操作流程

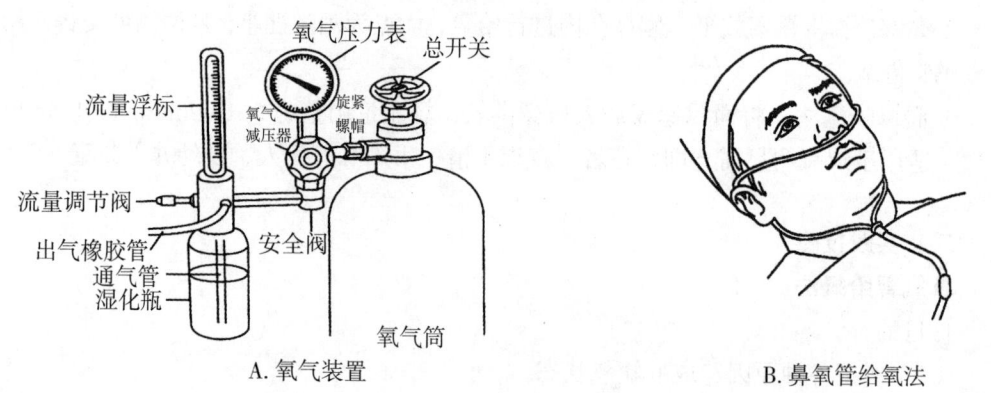

A.氧气装置　　　　　　　　　　　　　　B.鼻氧管给氧法

图 6-5-2　氧气吸入示意图

3. 注意事项

（1）用氧前，检查氧气装置有无漏气，是否通畅。

（2）严格遵守操作规程，注意用氧安全，切实做好"四防"，即防震、防火、防热、防油。氧气瓶搬运时要避免倾倒撞击。氧气筒应放在阴凉处，周围严禁烟火及易燃品，距明火至少5m，距暖气至少1m，以防引起燃烧。氧气表及螺旋口勿上油，也不用带油的手装卸。

（3）使用氧气时，应先调节流量后应用。停用氧气时，应先拔出导管，再关闭氧气流量开关。中途改变流量，先分离鼻氧管与湿化瓶连接处，调节好流量再接上。以免一旦开关出错，大量氧气进入呼吸道而损伤肺部组织。

（4）常用湿化液为灭菌蒸馏水，每日更换一次，湿化瓶每日清洁消毒。

（5）氧气筒内氧勿用尽，压力表至少要保留0.5MPa（5kg/cm^2），以免灰尘进入筒内，再充气时引起爆炸。

（6）对未用完或已用尽的氧气筒，应分别悬挂"满"或"空"的标志，便于及时调换与急用时搬运，提高抢救速度。

（7）用氧过程中，应加强监测。

4. 鼻氧管给氧操作评分标准（见表6-5-2）

表6-5-2　鼻氧管给氧操作评分标准

姓名：　　　　得分：　　　　监考人：　　　　日期：　　年　月　日

项目	评分标准和细则	分值	扣分及原因	得分
准备质量10分	1. 准备 （1）着装整洁、洗手、戴口罩。 （2）用物准备 ①治疗盘内备：小药杯（内盛冷开水）、纱布、弯盘、鼻氧管、棉签、扳手。 ②治疗盘外备：管道氧气装置或氧气筒及氧气压力表装置、用氧记录单、笔、标志。	5		
	2. 评估 （1）病情、意识、缺氧程度、鼻腔状况。 （2）病人自理程度、心理状况及合作程度。 （3）环境清洁、安静、安全。 （4）供氧设备情况。	5		
过程质量80分	1. 清洁鼻腔，连接鼻氧管并试通畅。	5		
	2. 吸氧 （1）按需要正确调节氧流量。 （2）插鼻氧管方法正确，插入深度合适。 （3）鼻氧管固定牢固、美观舒适。 （4）宣教注意事项，整理用物，手消。	20		

续表 6-5-2

项目	评分标准和细则	分值	扣分及原因	得分
	3. 观察 （1）记录吸氧时间、病人反应。 （2）观察吸氧效果及有无故障。	20		
	4. 停氧 （1）停止吸氧：取下鼻导管方法正确。 （2）关闭氧气顺序正确。 （3）帮助病人清洁面部，取舒适体位。	20		
	5. 整理 （1）一次性物品按规范处置，氧气瓶悬挂"空"或"满"标识。 （2）洗手，记录停止时间。 （3）安置舒适体位，告知注意事项。	15		
结果 质量 10分	1. 操作方法正确、熟练、节力。 2. 操作过程有效沟通，关心体贴病人。 3. 氧流量符合医嘱及病情。 4. 氧气筒放置正确，氧气有"空"或"满"标志。	3 2 3 2		
总分		100		

第六节　心电监护照护

心电监护是通过显示屏连续观察、监测心脏电活动情况的一种无创的监测方法。通过心电监护能及时监护病人的生命体征，适时观察病情，提供可靠的有价值的指标，为临床诊断、治疗、护理提供重要依据。

使用心电监护的病人，往往病情危重。护理员是心电监护仪的观察者，通过心电监护正确观察病人病情变化，直接关系到病人的生命。

病人心电监护时照护注意事项：

1. 心电监护仪需放在平台上，干燥通风，避免潮湿。不能将杂物摆放在仪器上及周围。

2. 心电监护仪应与手机 / 其他电器保持一定的距离，避免和降低干扰因素。

3. 不能自行移动和摘除电极片和传感器，病人在电极片局部皮肤出现红疹、痒痛感时，及时通知医务人员处理。

4. 使用的血氧饱和度监测探头需 2h 更换一次部位，避免血液循环不良，并注意保护探头，对于不能合作者可用胶布固定，防止损伤。

5. 病人更换体位时，妥善保护导联线，不要拉扯。对于躁动的病人应进行适当的约束，固定好电极和导联。

6. 当心电监护仪出现报警，应立即通知医护人员，并及时给予处理。

第七节 管路滑脱的防范与照护

因现代诊疗的要求，临床上常见很多的管路，如静脉输液管、胃管、尿管、引流管、气管插管、气管切开、中心静脉导管、PICC 导管等，是治疗、观察病情、判断预后的必要手段，管路安全问题一直是临床医护人员关注的重点。

一、概述

（一）概念

管路滑脱是指管路意外脱落或未经医护人员同意，病人将导管拔除，也包括医护人员操作不当所致拔管。

（二）发生原因

1. 生理因素：幼儿不配合；老年病人情绪不稳定、固执、缺乏适应性，这两类病人均容易在置管不适难以忍受时自行拔管。

2. 置管舒适度改变：留置管路引起不舒适感是病人拔管的主要原因。

二、管路滑脱的预防

（一）正确评估

护理员要知道病人留置管路的名称、插入深度、是否通畅和有无扭曲、挤压、堵塞现象，衔接是否紧密；评估管路是否移位或者滑出，固定是否牢固，有无松动现象以及引流液的颜色、引流量等。

（二）安全宣教

告知病人及家属留置管路的目的、意义、注意事项，使其充分了解预防管路滑脱的重要性，取得其配合。

（三）妥善固定管路

在病人翻身、下床活动、外出时，应先确认固定好导管，检查导管接口处是否衔接牢固，并告知病人及其家属注意避免牵拉。

（四）适当约束

对意识不清、躁动、小儿等不配合者，在家属同意的情况下适当使用约束带，防止病人将管路拔出，必要时根据医嘱给予镇静剂。

（五）密切观察

护理员严密守护病人，仔细观察病人的意识状态与配合程度，导管是否固定良好，各连接处连接是否紧密、牢固，管路是否有扭曲、受压等情况，并检查约束部位是否有异常情况。

（六）加强心理照护

及时与病人沟通，发现其心理变化，消除其顾虑、紧张和恐惧的心理，增加心理上的认可感，减少照护风险。

三、管路滑脱应急预案

见图 6-7-1。

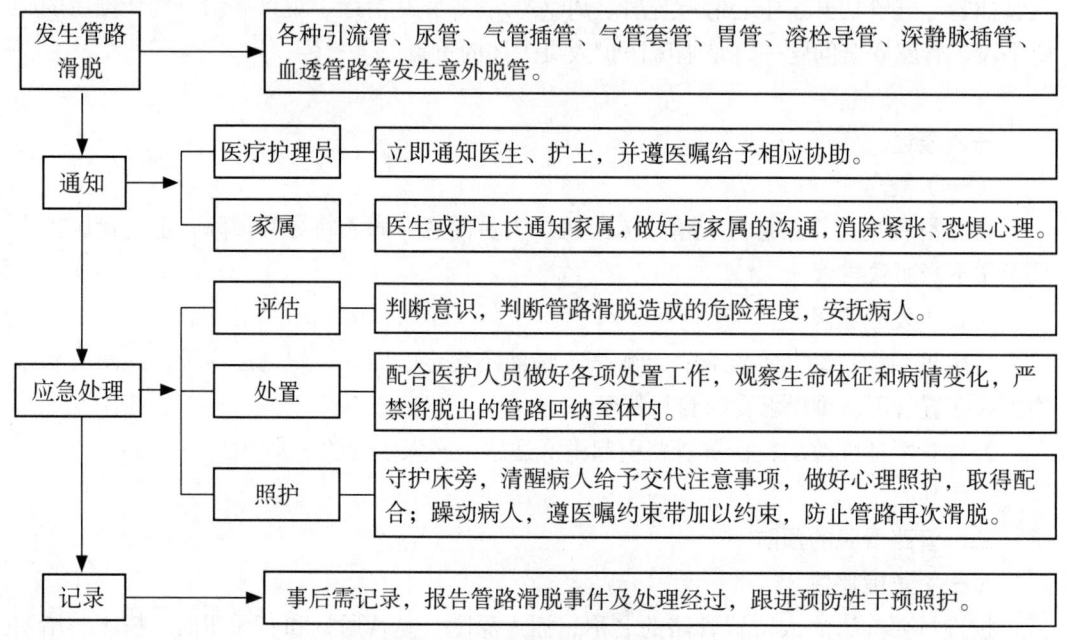

```
┌──────────┐      各种引流管、尿管、气管插管、气管套管、胃管、溶栓导管、深静脉插管、
│ 发生管路 │ ───→ 血透管路等发生意外脱管。
│   滑脱   │
└──────────┘
```

通知	医疗护理员	立即通知医生、护士，并遵医嘱给予相应协助。
	家属	医生或护士长通知家属，做好与家属的沟通，消除紧张、恐惧心理。

应急处理	评估	判断意识，判断管路滑脱造成的危险程度，安抚病人。
	处置	配合医护人员做好各项处置工作，观察生命体征和病情变化，严禁将脱出的管路回纳至体内。
	照护	守护床旁，清醒病人给予交代注意事项，做好心理照护，取得配合；躁动病人，遵医嘱约束带加以约束，防止管路再次滑脱。

记录	事后需记录，报告管路滑脱事件及处理经过，跟进预防性干预照护。

图 6-7-1　管路滑脱应急预案

第八节　压力性损伤的预防和照护

压力性损伤是长期卧床病人或躯体移动障碍病人皮肤易出现的最严重问题，具有发病率高、病程发展快、难以治愈及治愈后易复发的特点，一直是医疗和护理领域的难题。

大多数压力性损伤是可以避免的，治疗压力性损伤的策略关键是以预防为主，因此护理员掌握压力性损伤的预防和照护技巧非常重要。

一、概述

（一）概念

压力性损伤是指发生在皮肤和（或）皮下软组织的局限性损伤，通常位于骨隆突处或与医疗器械或其他器械有关，表现为完整的皮肤或开放性溃疡，伴有疼痛感。

（二）影响压力性损伤的因素

1.外源性因素

（1）垂直压力：压力是引起压力性损伤最主要的致病因素，会造成皮肤缺血性伤害。

（2）摩擦力：摩擦力损伤皮肤的表层。

（3）剪切力：剪切力是由摩擦力和压力相加而成，会损伤深层组织。

（4）潮湿：潮湿会破坏皮肤的表层屏障。皮肤长期浸在液体里，会变得越来越脆弱，抵抗力下降，增加压力性损伤的风险。

（5）医疗器械使用不当：医疗器械固定使接触部位皮肤破损而难以被及时发现。

2. 内源性因素

（1）营养不良：皮肤的基本物质是蛋白质，蛋白质为组织修复所必需。蛋白质不足易引起组织水肿，阻碍细胞养分与废物交换，延迟伤口愈合。

（2）其他：年龄、活动能力缺失、急性神经病变、各种原因导致的皮肤脆弱、大小便失禁、药物不良反应等。

（三）压力性损伤高危人群

1. 老年人瘦弱、营养不良、贫血、肥胖者和糖尿病病人。

2. 意识不清或服用镇静剂病人。

3. 长期卧床者、瘫痪、水肿、发热、疼痛病人。

4. 大、小便失禁病人。

5. 因医疗护理措施（如制动、行石膏固定、手术、牵引等）而活动受限者，使用医疗器械病人。

6. 晚期肿瘤病人。

（四）压力性损伤好发部位

1. 仰卧位：枕骨粗隆、肩胛部、肘、脊椎体隆突处，骶尾部、足跟。

2. 侧卧位：耳廓、肩峰、肘部、髋部、膝关节的内外侧、内外踝，股骨粗隆处。

3. 俯卧位：耳部、眼眶、颊部、肩部、肋骨突出处、女性乳房、男性生殖器、髂嵴、膝部、足背、足趾。

4. 坐位：坐骨结节、足跟。

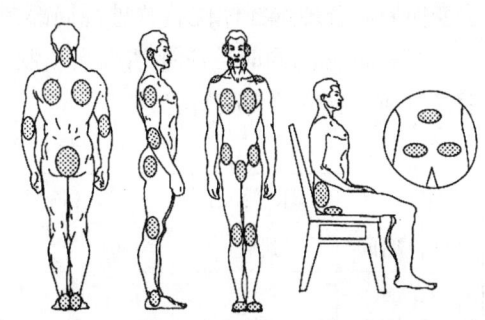

图 6-8-1　压力性损伤好发部位

二、压力性损伤的预防

压力性损伤的预防，关键在于加强管理，科学照护，消除危险因素，将压力性损伤的发生率降到最低程度。因此，要求护士和护理员在工作中做到六勤，即勤观察、勤翻身、勤按摩、勤擦洗、勤整理和勤更换。

（一）进行皮肤评估

系统、全面的皮肤评估对于压疮的预防、分类、诊断及治疗至关重要。评估检查皮肤是否完整，有无红斑、丘疹；皮肤的温度、有无水肿和疼痛，以及相对于周围组织硬度的改变。需要注意的是，医疗器械的周围、下方受压皮肤须检查有无压力相关损伤。

（二）采取预防性皮肤护理措施

1. 摆放体位时，避免红斑区域再次受压。

2. 保持皮肤清洁干燥，及时清除排泄物对皮肤的刺激。

3. 每 2 小时为病人更换体位，皮肤正常用手掌大、小鱼际轻按摩受压部位。

（三）进行营养评估，给予营养支持

合理膳食是改善病人营养状况、促进创面愈合的重要措施。因此，对压力性损伤高危人群进行营养筛查，并制订个体化营养治疗计划。在病情允许的情况下，遵医嘱给予高蛋白、高维生素、富含矿物质的饮食，增加机体的抵抗力和组织修复能力。此外，水肿病人应限制水和盐的摄入，脱水病人应及时补水和电解质。

（四）进行体位变换

体位变化可间歇性地解除压力或使压力再分布，避免局部组织长期受压，从而减轻受压程度。经常翻身是长期卧床病人最简单、最经济而有效的解除压力的方法。

1. 频率：根据病人的组织耐受度、移动和活动能力、病情、皮肤状况及支撑面材料（如普通床垫 / 气垫床垫）而定。一般每 2h 翻身一次。

2. 技巧：变换体位时需掌握翻身技巧或借助辅助装置，避免拖、拉、推、拽等增加皮肤摩擦力和剪切力的动作。

3. 体位变换后需合理摆放体位：长期卧床病人，在病情允许的情况下，侧卧位选用 30° 斜侧卧位，避免压力加大；床头抬高角度限制于 30°，避免身体下滑形成剪切力。体位变换后需合理选择体位装置进行局部减压。

变换体位的同时，应评估病人皮肤情况，建立床头翻身记录卡（表 6-8-1），记录翻身时间、卧位及皮肤情况。

表 6-8-1　翻身记录卡

姓名：　　　床号：　　　　住院号：			
日期 / 时间	卧位	皮肤情况及备注	执行者

（五）选择和使用合适的支撑面

泡沫床垫、气垫床、减压坐垫等。需要注意的是，尽管使用支撑面，仍需不断进行体位变换以预防压力性损伤发生。

（六）鼓励病人早期活动

活动频率和活动强度需根据病人耐受程度和发生压力性损伤危险程度而定。

（七）实施健康教育

指导病人和家属了解自身皮肤状况及压力性损伤的危害，指导其掌握预防压力性损伤的知识和技能，从而鼓励病人及家属有效参与或独立采取预防压力性损伤的措施。

第九节 保护用具的使用与观察

保护用具是用来限制病人身体某部位的活动，以达到维护病人安全与治疗效果的各种器具。

一、适用范围

1. 儿童病人：因认知和自我保护能力尚未完全发育完善，尤其是未满 6 岁的儿童，易发生坠床、撞伤、抓伤等意外或不配合治疗的行为。

2. 坠床发生概率高者：如麻醉后未清醒、意识不清、躁动不安、失明、年老体弱者。

3. 实施某些眼科特殊手术者：如白内障摘除术后的病人。

4. 精神病病人：如躁狂症、自我伤害者。

5. 易发生压疮者：如长期卧床、极度消瘦、虚弱者。

二、使用原则

（一）知情同意原则

使用前向病人或家属解释需要保护用具的原因、目的和使用保护用具的方法、注意事项，取得病人和家属的同意并签字配合。

（二）短期使用原则

使用保护具要确保病人安全，宜短期使用。

（三）随时评价原则

1. 保护用具的使用应能满足病人身体的基本需求，使病人安全舒适，无血液循环障碍、皮肤破损、坠床、撞伤等并发症或意外发生。

2. 病人及家属了解保护用具使用的目的，能够接受并积极配合。

3. 各项检查、治疗及护理措施能够顺利进行。

三、常用的保护用具

（一）床挡

主要用于预防病人坠床，见图 6-9-1。

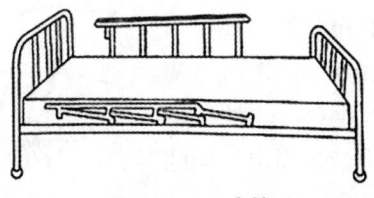

图 6-9-1 床挡

（二）约束带

主要用于保护躁动的病人，限制身体或约束失控肢体活动，防止病人自伤或坠床，见图6-9-2。

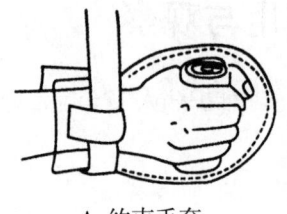 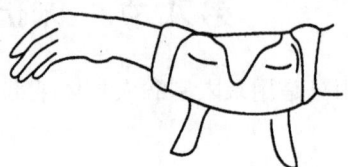

A.约束手套　　　　　　　　B.肘部保护器

图6-9-2　约束器具

1.宽绷带：常用于固定手腕和踝部。使用时先用棉垫包裹手腕部和踝部，再用宽绷带打成双套结，套在棉垫外，稍拉紧，确保肢体不脱出，松紧以不影响血液循环为宜，然后将绷带系于床沿，见图6-9-3。

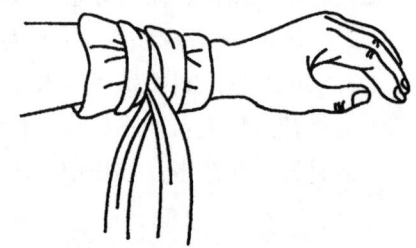

图6-9-3　宽绷带

2.肩部约束带：用于固定肩部，限制病人坐起。肩部的约束带用宽布制定，规格为8cm×120cm，一端制成袖筒。使用时将袖筒套于病人的两侧肩部，腋窝衬棉垫。两袖筒上的细带在胸前打结固定，将两条较宽的长带系于床头。必要时亦可将枕头横立于床头，将大单斜着成长条，做肩部约束，见图6-9-4。

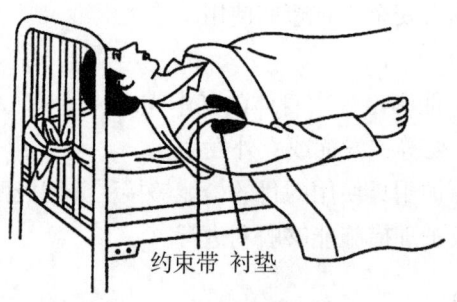

约束带　衬垫

图6-9-4　肩部约束带

3.膝部约束带：用于固定膝部，限制病人下肢活动。膝部的约束带用宽布制作，规格为10cm×250cm，宽带中部相距15cm分别钉两条双头带。使用时两膝之间衬棉垫，将约束带横放于两膝上，宽带下的双头带各固定一侧膝关节，然后将宽带两端系于床沿，见图6-9-5。

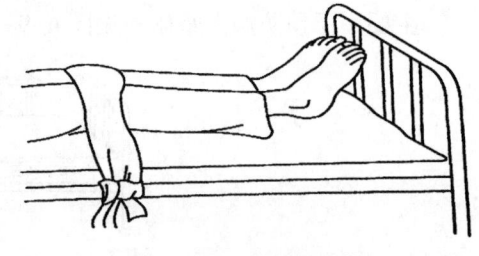

图6-9-5　膝部约束带

（三）支被架

主要用于骨牵引、肢体瘫痪、极度衰弱、烧伤采用暴露疗法的病人，防止盖被压迫肢体而造成不舒适或足下垂等并发症。使用时将支被架置于防止受压的部位，盖好盖被，见图6-9-6。

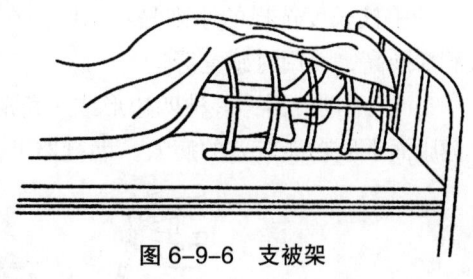

图 6-9-6 支被架

四、注意事项

1. 使用保护用具时，应保持肢体或各关节处于功能位，并协助病人经常更换体位，保证病人的安全舒适。

2. 使用约束带时应先取得病人及家属的知情同意并签字。

3. 使用时，约束带下需垫衬垫，固定需松紧，以能放进1~2手指为适宜，定时松解，每2小时放松约束带1次。注意观察受约束部位的末梢循环情况，皮肤颜色是否改变或发紫，每15分钟观察1次，发现异常及时报告医护人员，协助处理，必要时进行局部按摩，促进血液循环。

4. 确保病人能随时与医务人员取得联系，如呼叫器的位置适宜或护理员/家属陪护监测等，保障病人安全。

5. 记录使用保护具的原因、时间、观察结果，相应的护理措施及解除约束的时间。

五、辅助具的使用

辅助器是为了病人提供保持身体平衡与身体支持物的器材，是维护病人安全的护理措施之一。

（一）理论知识

1. 目的：辅助身体障碍或因疾病、高龄而行动不便者进行活动，以保障病人的安全。

2. 常用辅助器

（1）腋杖：是提供给短期或长期障碍者离床时使用的一种支持性辅助用具（图6-9-7）。使用腋杖最重要的是长度合适、安全稳妥，合适长度简易计算方法为：使用者身高减去40cm。

（2）手杖：是一种手握式的辅助用具（图6-9-8），常用于不能完全负重的障碍者或老年人，手杖应由健侧手臂用力握住。

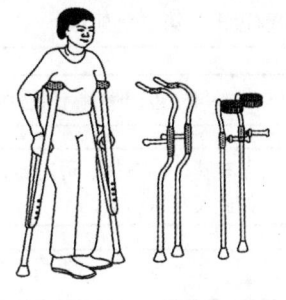

图 6-9-7 腋杖

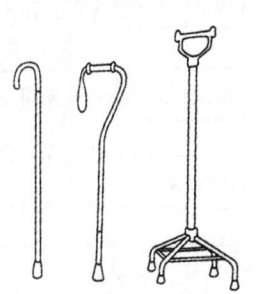

图 6-9-8 手杖

手杖长度选择的原则是：①肘部在负重时能稍微弯曲。②手柄适于手握，弯曲部与髋部同高，使用时感觉舒适。

（3）助行器：一种四边形或三角形的金属框架，支撑面大，稳定性好，适用于上肢健康而下肢功能较差的病人。助行器可分为步行式助行器和轮式助行器（图6-9-9）。

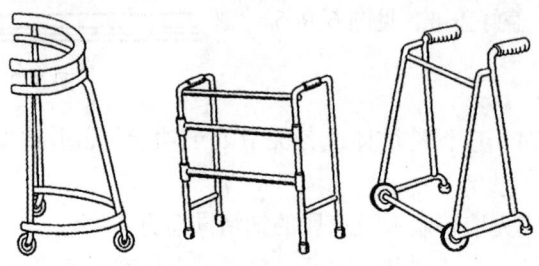

图6-9-9　助行器

（二）实践技能

辅助器使用流程：

1. 目的：选择并运用腋杖、步行器等设备帮助病人实现行走的目的。

2. 操作流程：双侧腋杖操作流程见图6-9-10，辅助器操作流程见图6-9-11。

评估	→	病人年龄、病情、功能障碍程度、肌力、平衡能力、康复需求、耐受性；助行器的安全、适用性；环境安全无障碍物。

准备	护理员	着装整洁、洗手。
	用物	适用的腋杖。
	环境	清洁、明亮，酌情关闭门窗，保持合适的室温，路面平坦、无障碍物。
	病人	向病人讲解腋杖训练流程、注意事项，取得配合。

操作步骤	拐杖交替拖地	将一侧拐向前方伸出，再伸另一侧拐，双足同时拖地向前移。
	拐杖两点步	一侧拐与对侧足同时迈出为第一落地点，然后另一侧拐与其相对应的对侧足再向前迈出为第二落地点。
	拐杖三点步	先将双拐向前伸出支撑体重，迈出患侧下肢，最后迈出健侧下肢。
	拐杖四点步	步行顺序为伸左拐、迈右腿，伸右拐、迈左腿，每次移动一个点，保持四个点在地面，如此反复进行。

处置	→	洗手，记录

图6-9-10　双侧腋杖使用训练流程图

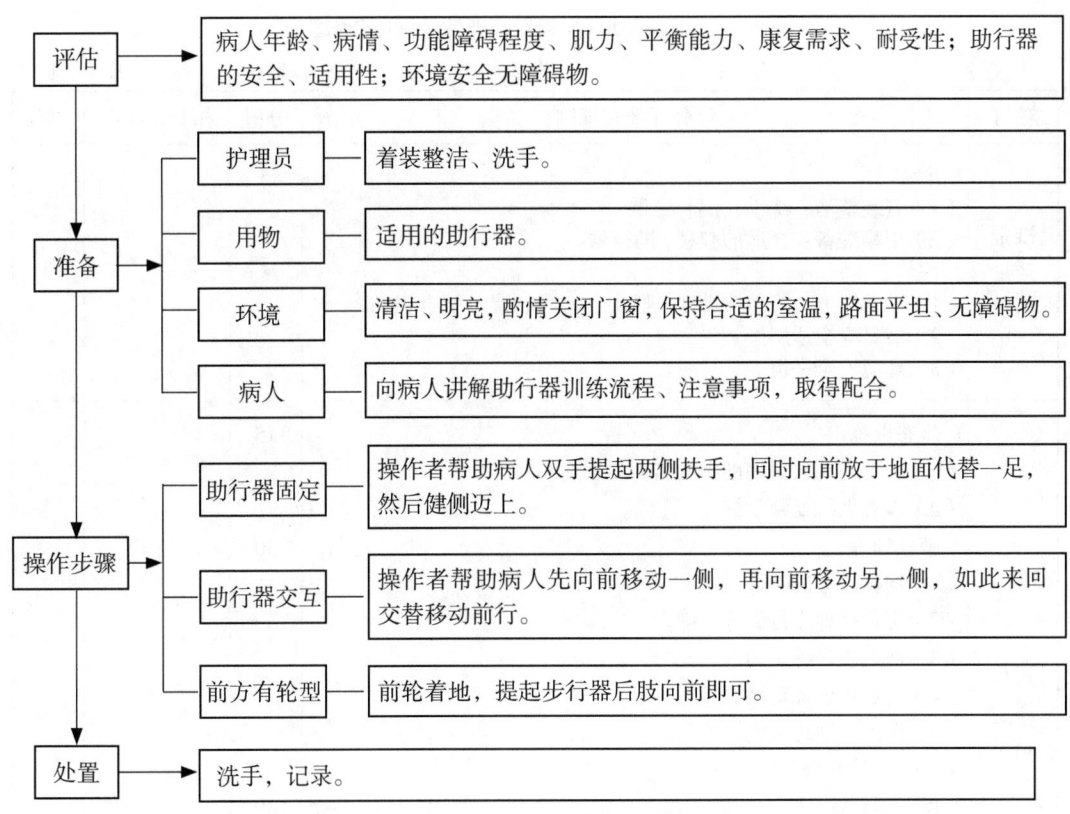

图 6-9-11 辅助器使用训练流程图

3. 辅助器应用指导训练注意事项

（1）使用辅助器前，操作者要评估病人情况、病情、年龄、身高、体重、患肢关节活动度、平衡能力和肌力情况，对使用辅助器行走的反应和合作程度，对使用辅助器锻炼行走等相关知识的认知能力。

（2）对需要使用辅助器的病人，应加强心理疏导，消除其对辅助器使用的紧张、恐惧心理，使他们正确认识使用辅助器的作用和必要性，建立起恢复独立行走能力的信心。

（3）选择合适的辅助器，调节辅助器的长度。

（4）注意安全防范，选择较大的练习场地，避免拥挤和注意力分散。保持地面干燥，无障碍物。指导病人身体应保持与地面垂直，防止滑倒等意外发生。

（5）训练后与病人交流，询问病人的感受、难点、下次训练目标、方法、注意事项等，多给予鼓励。

4. 辅助器应用指导训练技术质量评分标准（见表 6-9-1）

表 6-9-1 辅助器应用指导训练考核评分标准

姓名：　　　　　得分：　　　　　监考人：　　　　　日期：　　年　　月　　日

项目	评分标准和细则	分值	扣分及原因	得分
准备质量 10分	1. 准备 （1）着装整洁、洗手；沉着稳重。 （2）用物准备：合适的腋杖/助行器。	5		
	2. 评估 （1）平衡能力、关节活动度、肌力、心理状况、配合程度。 （2）器具安全适用。 （3）环境安全平坦。	5		
过程质量 80分	1. 步态训练 （1）教会病人认识辅助器的名称、用途。 （2）步态训练要领掌握。	15		
	2. 腋杖训练 （1）选择合适的腋杖。 （2）交替拖地步行训练正确。 （3）两点步训练正确。 （4）三点步训练正确。 （5）四点步训练正确。 （6）掌握调节腋杖长度。	30		
	3. 助行器训练 （1）选择合适的助行器。 （2）助行器固定型训练正确。 （3）助行器交互型训练正确。 （4）助行器前方有轮型训练正确。	30		
	4. 整理：协助病人取舒适体位，洗手，记录。	5		
结果质量 10分	1. 操作规范、动作轻柔，达到辅助器训练的目的。	5		
	2. 观察病人情况，出现异常能及时处理。	3		
	3. 沟通良好。	2		
总分		100		

第十节　出入量的观察与记录

当病人出现呕吐、腹泻、发热、中暑、创伤、烧伤、手术、感染、禁食、胃肠减压等现象时，就存在体液失衡的危险。因此，出入量的计算与记录是护理中十分重要的内容，护理员掌握正确的测量和记录方法，为医护人员了解病情，制订治疗、护理计划，判断疾病进展情况提供参考和指导。

一、适用范围

通常情况下，照护休克、大出血、大面积烧伤、大手术后以及肾病、心脏病、肝硬化伴腹水等急危重症病人时，需要护理员认真、准确地观察和记录出入量，按医嘱、护嘱执行。

二、出入量记录的内容和方法

（一）每日摄入量

每日摄入量包括每日的饮水量、食物中的含水量、输液量、输血量等。对于固体食物应根据单位数量或重量，再对照常用食物/水果含水量核算其含水量。常用食物含水量见表6-10-1，常见水果含水量见表6-10-2。

表 6-10-1 常用食物含水量

食物	单位	原料重量（g）	含水量（mL）	食物	单位	原料重量（g）	含水量（mL）
米饭	1 中碗	100	240	馄饨	1 大碗	100	350
大米粥	1 大碗	50	400	蒸鸡蛋	1 大碗	60	260
小米粥	1 小碗	25	200	牛奶	1 大杯	250	217
面条	1 中碗	100	250	豆浆	1 小杯	250	230
馒头	1 个	50	25	煮鸡蛋	1 个	40	30
花卷	1 个	50	25	牛肉		100	69
豆沙包	1 个	50	34	猪肉		100	29
菜包	1 个	150	80	羊肉		100	59
水饺	1 个	10	20	青菜		100	92
蛋糕	1 块	50	25	大白菜		100	96
饼干	1 块	7	2	冬瓜		100	97
鸭蛋	1 个	100	72	豆腐		100	90
藕粉	1 大碗	50	210	带鱼		100	50

表 6-10-2 常见水果含水量

食物	重量（g）	含水量（mL）	食物	重量（g）	含水量（mL）
西瓜	100	79	葡萄	100	65
甜瓜	100	66	桃	100	82
黄瓜	100	83	杏	100	80

续表 6-10-2

食物	重量（g）	含水量（mL）	食物	重量（g）	含水量（mL）
萝卜	100	73	柿子	100	58
西红柿	100	90	香蕉	100	60
樱桃	100	67	橘子	100	54
李子	100	68	菠萝	100	86
苹果	100	68	柚子	100	85
梨	100	71	广柑	100	88

（二）每日排出量

每日排出量主要包括尿液、引流液、出血量、大便量、呕吐物量、咯出物（咯血、咳痰）、胃肠减压液量、胸腹腔抽出液等。除大便记录次数外，液体以毫升（mL）为单位记录。

1. 排出量可用量杯或使用测过容量的容器进行测量，如尿液、胸腹腔引流量等。

2. 对于不易收集的排出量，可依据定量液体浸润棉织物的情况进行估算。如女性老年人可用尿不湿称重的方式换算；对于伤口渗液或汗（血）液，先称得湿床单或湿纱布总重量，再减去干纱布、干床单的重量为液体重量，然后换算成毫升（mL）。

3. 粪便除记录次数外，还可根据粪便的不同类型进行估算，不同类型粪便含水量见表 6-10-3。

表 6-10-3　不同类型粪便含水量表（每 100g 含水克数）

名称	含水量（g）	名称	含水量（g）
正常粪便	20~30	便秘	5~15
糊状便	50~80	稀便（水样便）	80~95

（三）注意事项

1. 24h 出入液量是指晨 7 时至次晨 7 时的总出入液量，由次晨 7 时进行总结。

2. 为了保证出入液量的准确性，测量时应统一测量标准，使用带刻度的容器进行测量。测量时视线应保持与液面平行，不能仅凭主观记录出入量。

3. 临床上带刻度的一次性尿袋、引流袋，与实际用的标准量杯有些差距，不能作为最佳的测量工具，应将液体留置在量杯内进行测量。一次性的尿袋、引流袋如有漏的现象，应及时更换。每次倒完液体后要及时夹闭开关，防止逆行感染和漏液

4. 护理员在记录出入量时，应详细记录摄入和排出的液体种类、量、性状，并且做到随时记录，避免补记，以免影响记录的完整性和准确性。

5. 记录过程中如有特殊的变化，如出入量明显不平衡，应及时告知医护人员，以便及早调整治疗护理方案。

第七章
基本康复锻炼

康复锻炼是指损伤后进行有利于恢复或改善功能的身体活动。适当的、科学的身体锻炼对于促进机体功能的恢复有着积极的作用。通过康复锻炼，可以保持良好的身体状态、预防肌肉萎缩和挛缩；有利于增强病人的抵抗力、提高病人战胜疾病的信心。因此，早期进行基本康复锻炼，并在专业的指导下循序渐进地开展，这样才能起到良好的康复锻炼效果。

【学习目标】

（一）识记
能正确叙述为病人进行功能位摆放、关节被动运动的基本康复锻炼要点。
（二）理解
1. 能描述病人功能位的摆放及体位需求。
2. 能描述病人主要关节活动度范围。
3. 能说出不同病人相对应的被动运动类型。
（三）应用
1. 能运用基本康复锻炼知识及技能为病人提供体位摆放、关节被动运动等照护。
2. 能对病人进行一定程度的健康教育，提高病人的生活质量，促进疾病的康复。

【案例导入】

张某，男，70岁，退休干部，因脑梗死导致双侧肢体瘫痪，生活完全不能自理。医疗护理员与之交谈时，得知张某因长期卧床，无法进行自主活动，时常自暴自弃，无法接受现状，担心肢体肌肉萎缩，功能退化，焦虑致难以入睡。家属也因缺乏相关康复锻炼知识而束手无策。

💡 **请思考:**

1.在日常照护中,医疗护理员该如何进行瘫痪病人功能位的摆放及关节被动运动?
2.医疗护理员该如何通过基本康复锻炼来促进病人机体功能的恢复?

第一节　病人的功能位摆放

当肢体处于某个位置上能够很快地做出不同动作的体位,这个体位即称为功能位。肢体各个关节都有各自的功能位,当关节功能不能完全恢复时则必须保证其最有效的、最起码的活动范围,即以各个关节的功能为中心而扩大的活动范围。进行早期康复治疗,防止发生影响康复进程的并发症,可以保持各关节在功能位上,为以后康复训练做好准备,使长期卧床病人关节不僵硬化。

一、基础知识
常见异常姿势见表7-1-1。

表 7-1-1　常见异常姿势

上肢	下肢
肩部下沉 肩关节外展、内旋 前臂旋前或旋后 腕关节掌屈 手指屈曲,拇指内收屈曲 肩手综合征	患侧骨盆上抬 髋、膝关节伸展 踝关节趾屈、内翻、足尖着地

二、实践技能
(一)良肢位
良肢位是指良好的肢体体位,又称抗痉挛体位,与传统功能位不同。作为早期抗痉挛的重要措施,是预防以后出现病理性运动模式的方法之一。

1.目的:对抗偏瘫的异常姿势,防止或对抗痉挛姿势的出现,保护关节。

2.方法

(1)仰卧位

①床铺平整。

②头位、双侧肩关节固定于枕头上。

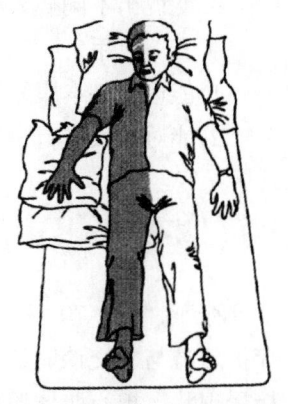

图 7-1-1　仰卧位
(阴影代表偏瘫侧)

③偏瘫侧上肢固定于枕头上和躯干呈 90°伸直。
肘、腕、指关节尽量伸直、偏瘫侧臀部固定于枕头上。

（2）患侧卧位

①床铺平整。

②头位固定。

③躯干略微后仰，后背和头部放一枕头固定。

④偏瘫侧肩关节向前平伸内旋。

⑤偏瘫侧上肢和躯干呈 90°，在床铺边放一小桌子，
手完全放上；肘关节尽量伸直，手掌向上。

⑥偏瘫侧下肢膝关节略微弯曲，臀部伸直。

⑦健侧上肢放在身上或枕头上。

⑧健侧下肢保持踏步姿势放枕头上；膝关节和踝关节略微屈曲（图 7-1-2）。

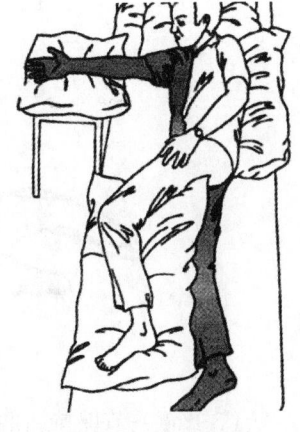

图 7-1-2　患侧卧位

（3）健侧卧位

①床铺平整。

②头位固定，和躯干呈直线。

③躯干略微前倾。

④偏瘫侧肩关节向前平伸。

⑤偏瘫侧上肢放枕头上，与躯干呈 100°。

⑥偏瘫侧下肢膝关节、臀部略微弯曲；腿脚放在枕上。

⑦健侧上肢放于舒适位。

⑧健侧下肢膝关节、臀部伸直（图 7-1-3）。

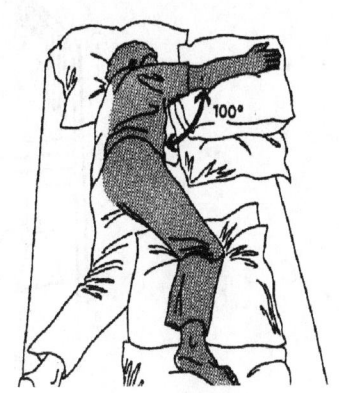

图 7-1-3　健侧卧位

（二）关节功能位

1.目的：防止影响康复进程中并发症的发生，使长期卧床病人关节不僵化。

2.方法

（1）肩关节保持外展45°，前屈30°，内旋15°；肘关节保持屈曲90°（图 7-1-4）。

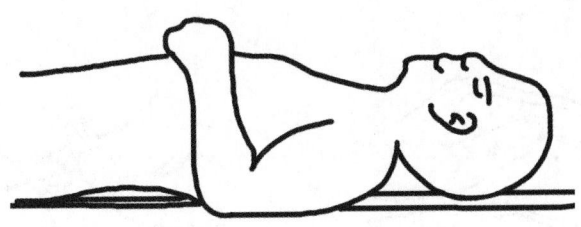

图 7-1-4　肩关节功能位

（2）腕关节保持背伸 20°～30°，尺倾 5°～10°（图 7-1-5）。

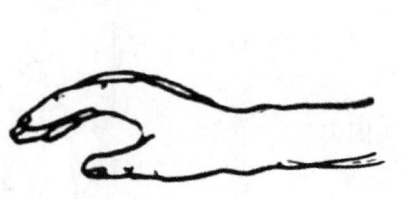
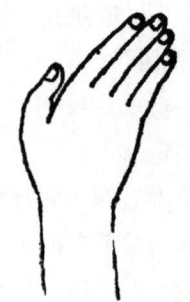

图 7-1-5　腕关节功能位

（3）髋关节保持屈曲 15°～20°，髋外展 15°～20°，外旋 5°～10°；膝关节保持屈曲 5°～15°；踝关节保持背伸 90°（图 7-1-6）。

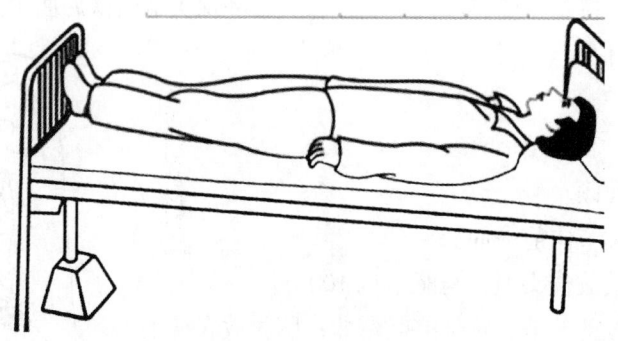

图 7-1-6　髋关节、膝关节、踝关节功能位

（三）特殊功能位（叩背）

1. 目的：预防长期卧床病人发生坠积性肺炎，促进有效排痰。

2. 方法：护理员五指并拢，掌心空虚，呈杯状，病人呼气时在与其肺段相应的背部进行有节律地快速叩击（80~100 次 / 分），每个部位叩击 2~5min，自下而上、由背两侧向脊柱叩击（图 7-1-7）。

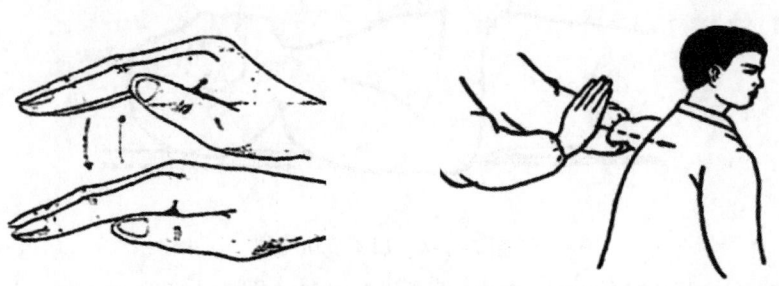

图 7-1-7　特殊功能位

3.注意事项

（1）床单清洁平整，干燥柔软，若受潮要及时更换，避免使用过重的被子、过高的枕头。

（2）四肢勿过分牵引，体位固定要牢固舒适，体位摆放的标准有：不影响呼吸、不影响循环、满足个人需要等。

（3）大血管、神经不能受压，保持静脉血液回流良好，肢体固定时要加衬垫，不可过紧。

（4）护理员应定时帮助病人更换功能位，避免病人长时间处于同一体位，以病人耐受度为准，防止关节损伤。

（5）叩背操作不应该引起疼痛或者不适。尽量避免病人裸露身体，可以让其穿一件薄的柔软舒适的衣服，或放一条舒适、轻薄的毛巾，避免在骨突部位敲打。存在凝血障碍、肋骨骨折的病人禁用此方法。

第二节　病人的被动运动

被动运动指的是病人肌肉不收缩，肢体处于放松不用力状态，完全依靠外力帮助来完成的运动，外力可以是治疗器械或护理者徒手施加，也可以利用病人自身健侧肢体施加。由病人自身健康肢体协助进行的被动运动，适用于0~1级肌力病人，通过适当的被动运动可以保持肌肉的生理长度和张力，保持关节的正常活动范围。

一、基础知识
（一）被动运动的生理治疗作用
维持和改善运动器官的功能；增强心肺功能；促进代偿功能的形成和发展；提高神经系统的调节能力；增强内分泌系统的代谢能力；调节精神和心理。

表 7-2-1　长期卧床休息和缺乏活动对身体的不良影响

系统	影响
肌肉骨骼系统	废用性肌萎缩、肌力减退、挛缩、骨质疏松
心血管系统	直立性低血压、心血管功能减退、血浆容积
	减少血栓栓塞性现象出现
皮肤及皮下组织	压疮
呼吸系统	潮气量及每分通气量减少、咳嗽及气管纤毛
	活动减少、横膈活动减弱、坠积性肺炎
消化系统	便秘、食欲减退

续表 7-2-1

系统	影响
神经系统	情绪低下、抑郁、焦虑、定向力下降
泌尿生殖系统	尿结石形成，尿路感染
代谢	负氮平衡，负钙平衡，负硫、磷平衡
激素障碍	甲状旁腺激素生成增加，雄性激素、精子生成减少

（二）各关节活动范围测量及正常值参考

表 7-2-2　上肢主要关节活动范围测量

关节	运动	正常参考值	关节	运动	正常参考值
肩	屈	0°~180°		桡偏或外展	桡偏0°~25°
	伸	0°~50°		尺偏或外展	尺偏0°~55°
	外展	0°~180°	掌指	伸	0°~20°
	内旋、外展	0°~90°		屈	0°~90°
肘	屈、伸	0°~150°			拇指0°~30°
桡尺	旋前、旋后	0°~90°	指间	屈、伸	近指间为0°~100°
腕	屈	0°~90°			远指间为0°~80°
	伸	0°~70°	拇指掌腕	内收、外展	0°~60°

1.肩关节活动度的参考值

前屈：就是前平举，最大可以举到完全竖直，70°~90°。

后伸：胳膊贴着身体两侧向后抬的动作就是后伸，大约有40°。

外展：侧平举就是外展，80°~90°，但是外展最大的角度也可以到胳膊完全竖直，手臂贴着耳朵，也就是180°，这是因为有肩带整体参与运动的缘故，肩关节外展只有大约90°。

内收：伸直胳膊，手去摸对侧的腿的动作，就是肩关节的内收，大约20°~40°。

内旋：胳膊夹紧在身体两侧，肘关节弯成90°，小臂向里转，手能摸到肚子，就是内旋最大角度，70°~90°。

外旋：和内旋相反方向的动作就是外旋，40°~50°。

2.肘关节活动度的参考值

屈曲：屈曲就是弯胳膊，135°~150°。一般胳膊弯过来，手指可以轻松地搭在肩上，肘关节的屈曲就到位了。

旋前：就是旋转小臂让手心向下，80°~90°。

旋后：和旋前相反方向旋转，让手心向上就是旋后，80°～90°。

3.腕关节活动度的参考值

屈曲（掌屈）：向手心的方向，向下弯手腕，50°～60°。

伸展（背伸）：向手背的方向，向上抬手腕就是背伸，30°～60°。

尺偏：手腕伸直，向小手指的方向偏手掌，就是尺侧偏，30°～40°。

桡偏：手腕伸直，向大拇指的方向偏手掌，就是桡侧偏，25°～30°。

表 7-2-3　下肢主要关节活动范围测量

关节	运动	正常参考值	关节	运动	正常参考值
髋	屈	0°～125°	踝	伸	0°
	伸	0°～15°		背屈	0°～20°
	内收、外展	0°～45°		跖屈	0°～45°
	内收、外展	0°～45°		内翻	0°～35°
膝	屈	0°～150°		外翻	0°～25°

4.髋关节活动度的参考值

屈曲：屈曲就是弯曲膝盖去接触胸口，髋关节屈曲 125°。

后伸或者伸展：就是后踢腿的动作，10°～15°。

内收：交叉步的时候右腿向左迈步，左腿向右迈步就是髋关节的内收，20°～30°。

外展：两腿分开就是髋关节的外展，30°～45°。

外旋："跷二郎腿"和踢毽子的时候，小腿翻转向里的动作就是外旋，30°～40°。

内旋：和外旋相反的方向翻转小腿就是内旋，40°～50°。

5.膝关节活动度的参考值

屈曲：下蹲的时候膝关节弯曲角度接近最大的时候，125°。

伸展：伸展就是伸直腿，呈一条直线就是 0°。

6.踝关节活动度的参考值

背伸：向上勾脚尖就是踝关节的背伸，20°～30°。

跖屈：脚尖向下踩就是踝关节的跖屈，40°～50°。

内翻：脚自然放松，向脚心的方向偏，让两个脚心相对，就是内翻，30°。

外翻：脚自然放松，向脚背的方向偏，就是外翻，30°～35°。

二、实践技能

（一）上肢被动运动

1.肩部关节

（1）肩前屈：病人仰卧，治疗者一手托住其手部，一手抓住其肘关节下方，将上肢抬离床面并继续活动其上肢，直到肩前屈达到最大范围或前臂在头上方再次接触床面(图7-2-1)。

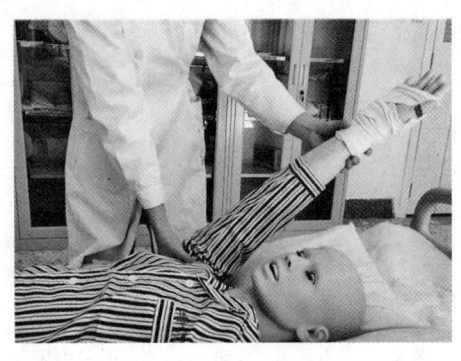

图 7-2-1　肩前屈

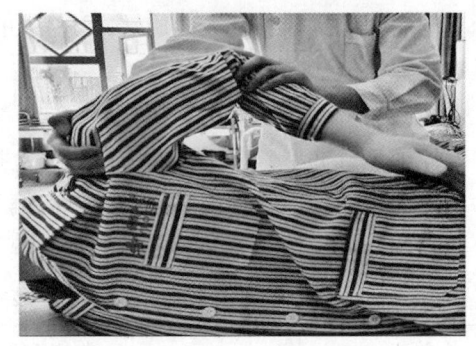

图 7-2-2　肩后伸

（2）肩后伸：病人侧卧，治疗者站在其背后，一手托住前臂，一手放在肩部，做后伸运动（图 7-2-2）。

（3）肩外展：病人仰卧位，治疗侧肘关节屈曲，治疗者站在床边，一手托住肘部，一手抓住腕关节上方，做上肢外展动作。肩外展到 90° 时，需要肩的外旋和肩胛骨的上旋才能完成全范围的外展（图 7-2-3）。

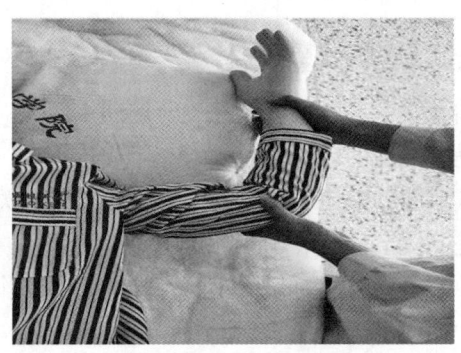

图 7-2-3　肩外展

（4）肩水平外展和水平内收：病人仰卧位，肩位于床沿，上肢外展 90°。治疗者站在其身体及外展的上肢之间，一手握住肘部，一手托住腕部，先向地面活动上肢（水平外展）（图 7-2-4），再将上肢抬起向身体内侧运动，身体随之转动，面向病人（水平内收）（图 7-2-5）。

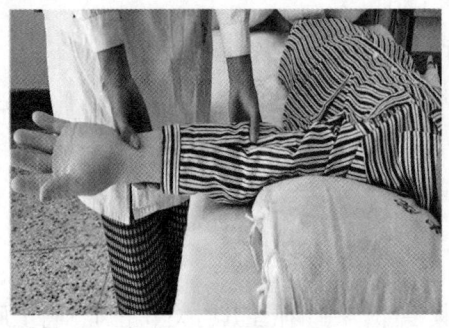

图 7-2-4　肩水平外展

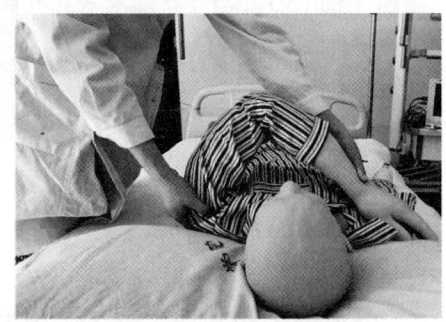

图 7-2-5　肩水平内收

（5）肩内旋和外旋：病人仰卧，肩外展90°，屈肘90°，治疗者一手握住其肘部，一手握住腕关节上方，将前臂向足的方向转动（内旋）（图7-2-6）或向头的方向转动（外旋）（图7-2-7）。这一运动可以在肩外展不同度数时完成。

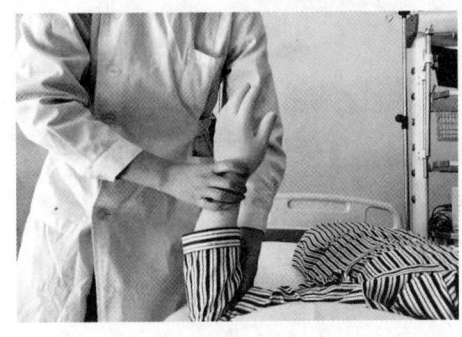
图 7-2-6 肩内旋

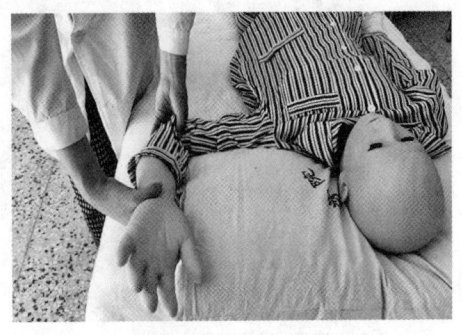
图 7-2-7 肩外旋

（6）肩胛骨活动：病人俯卧，上肢放在体侧，治疗者面向病人站在床边，一手放在肩胛下角，一手放在肩部，两手同时将肩胛臂向上、下、内、外各方向活动。可以让病人侧卧位，治疗者面向病人站立，一手从其上臂下方穿过，虎口放在肩胛下角，一手放在肩部，两手同时向上、下、内、外方向活动肩胛骨或进行复合运动（图7-2-8）。

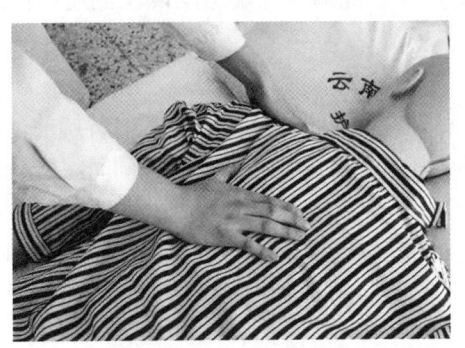
图 7-2-8 肩胛骨活动

2.肘部关节

（1）肘屈伸：病人仰卧，上肢自然放在体侧，肘窝向上。治疗者一手握住肘后部，一手握住前臂远端，做屈肘和伸肘运动（图7-2-9、图7-2-10）。

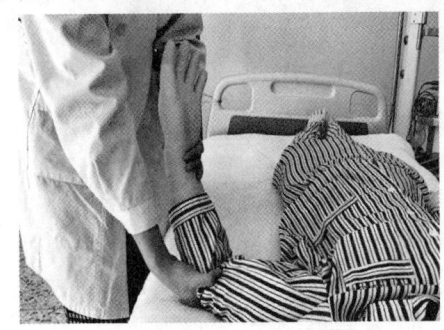
图 7-2-9 肘屈

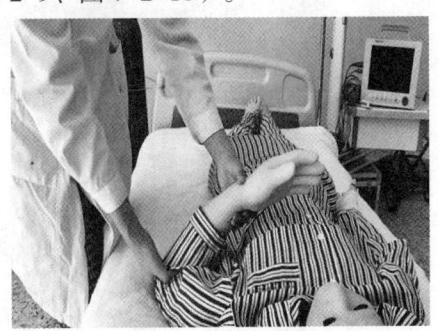
图 7-2-10 肘伸

（2）前臂旋转：病人仰卧，上肢放于体侧，屈肘90°。治疗者一手托住其肘后部，一手握住前臂远端，做前臂旋前（向内转动前臂）和旋后（向外转动前臂）运动（图7-2-11）。

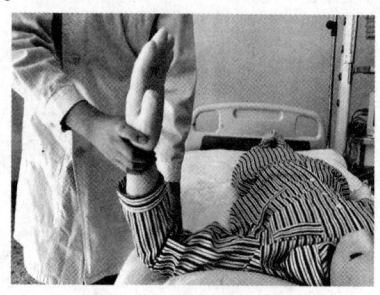 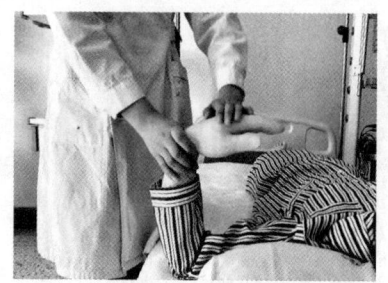

图7-2-11　前臂旋转　　　　　　　图7-2-12　腕关节运动

（3）肘及前臂的联合运动：病人体位及治疗者手的放置同前，治疗者在做肘屈伸的同时旋转前臂。例如，屈肘时前臂旋后，伸肘时前臂旋前；或屈肘前臂旋前，伸肘前臂旋后。前一种活动比较容易。

3. 腕关节

（1）病人仰卧位，屈肘90°，前臂中立位，治疗者一手握住前臂远端，一手握住掌骨，分别做腕的掌屈、背伸、桡偏、尺偏运动以及上述动作结合起来做腕的环绕（图7-2-12）。

4. 手部关节

（1）腕掌及腕骨间关节：病人仰卧位或坐位，前臂旋前。治疗者双手握住其手部，拇指放在手背，指向肘部，其余4指放在掌部。双手同时将腕骨及掌骨向手掌方向运动，然后还原。

（2）指间关节：病人仰卧位或坐位，治疗者一手固定其掌部，一手活动其近端指间关节，也可以一手固定近端指骨，一手活动中端指骨，或者固定中端指骨，活动远端指骨（图7-2-13）。

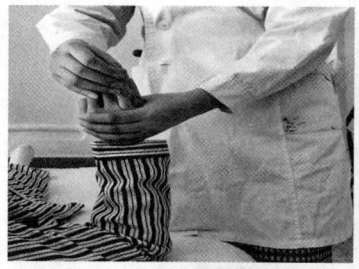 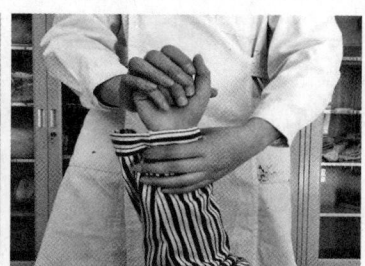

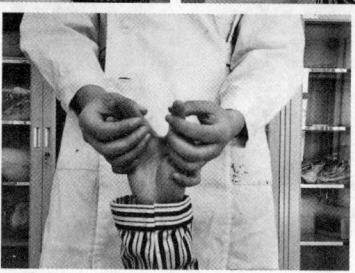

图7-2-13　指间关节的运动

（二）下肢被动运动

1.髋部关节：屈髋屈膝、后伸髋、外展髋、旋转髋。

（1）屈髋屈膝：病人仰卧，治疗者站在一侧下肢旁，一手托住腘窝部，一手托住足跟，双手同时将下肢抬起，然后，托住腘窝的手放在膝关节外侧，做屈髋屈膝动作（图7-2-14）。

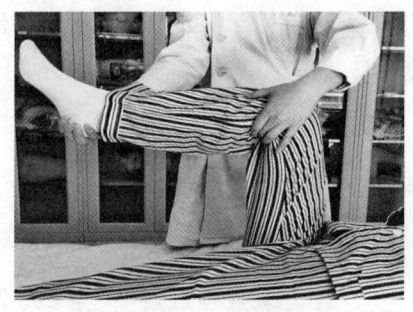

图 7-2-14 屈髋屈膝

（2）后伸髋：病人侧卧位，下方下肢稍屈髋屈膝，上方下肢后伸。治疗者站在身后，手放在上方下肢的膝部内侧托住下肢做髋的后伸，一手放在骨盆处固定骨盆（图7-2-15）。

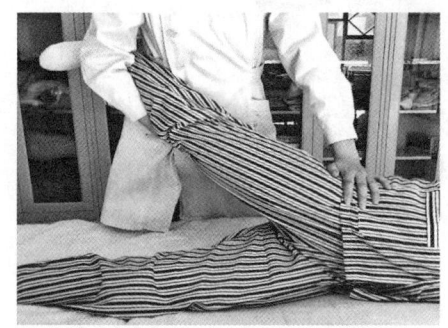

图 7-2-15 后伸髋

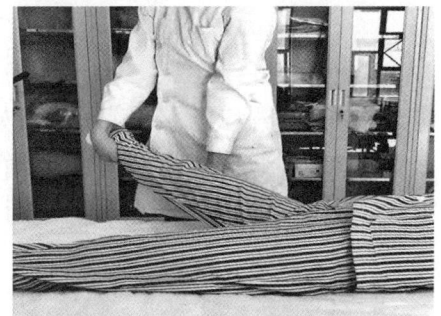

图 7-2-16 外展髋

（3）外展髋：病人仰卧，下肢中立位。治疗者站在病人下肢一侧，一手放在腘窝处托住大腿，一手放在踝关节后方托住小腿，双手同时做下肢的外展动作（图7-2-16）。

（4）旋转髋：病人仰卧，治疗者站在下肢一侧，一手放在小腿后方，将下肢托起至屈膝90°，一手放在膝关节外侧，避免大腿外展。托起小腿的手将小腿向外（髋内旋）或向内（髋外旋）运动（图7-2-17、图7-2-18）。

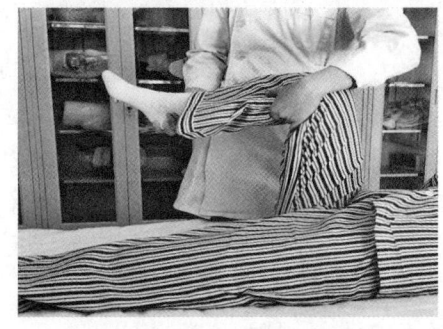

图 7-2-17 外旋髋

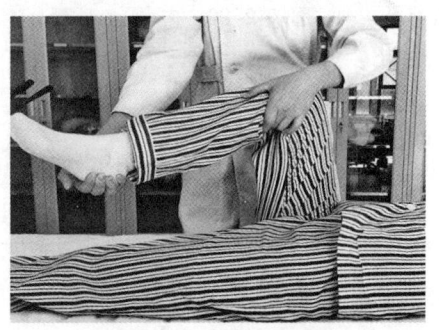

图 7-2-18 内旋髋

2.膝关节：与髋关节一同运动、关节松动、肌肉牵拉。

膝关节常和髋关节的被动运动一同完成，具体操作手法可参阅本节髋关节的被动运动。

3.踝及足部关节：跖屈—背伸、内翻—外旋、旋转。

（1）踝背伸：病人仰卧，踝中立位。治疗者站在患足外侧，上方手握住小腿远端，下方手托住足跟，前臂掌侧抵住足底。活动时下方手将足跟稍向远端牵引，同时前臂将足压向头端（图7-2-19）。

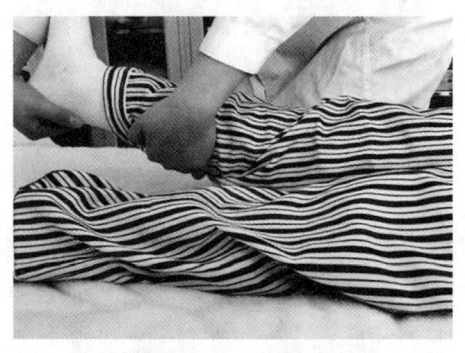

图7-2-19　踝背伸

（2）内翻—外翻（距下关节）：病人仰卧，踝中立位。治疗者站在患足外侧，上方手握住小腿远端，下方手拇指和其余4指分别握住足跟两侧，前臂掌侧接触足底。内翻时将足跟向内侧转动（图7-2-20），外翻时将足跟向外侧转动（图7-2-21）。

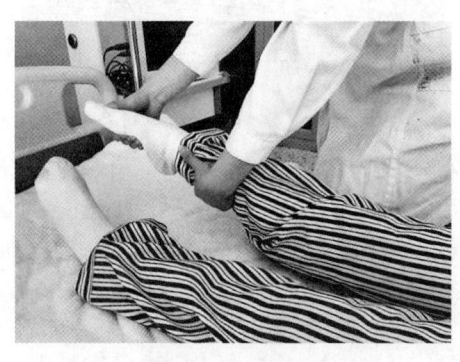

图7-2-20　内翻

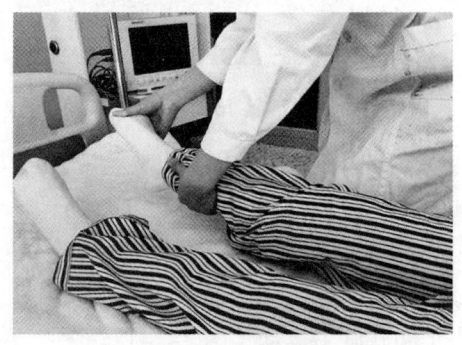

图7-2-21　外翻

（3）跗跖关节旋转：病人仰卧，踝中立位。治疗者站在患足外侧，上方手托住足跟，下方手放在跗跖关节处。活动时上方手不动，下方手将距骨先向足底方向转动，后向足背方向转动。

（4）跖趾关节屈伸：病人仰卧，踝中立位。治疗者站在患足外侧，上方手握距骨，下方手放在近节趾骨处。活动时上方手不动，下方手将足趾向足底方向活动或向足背方向活动。

4.目的：预防上肢关节活动受限，促进肢体血液循环，增加感觉输入。

5. 操作流程（见图 7-2-22）

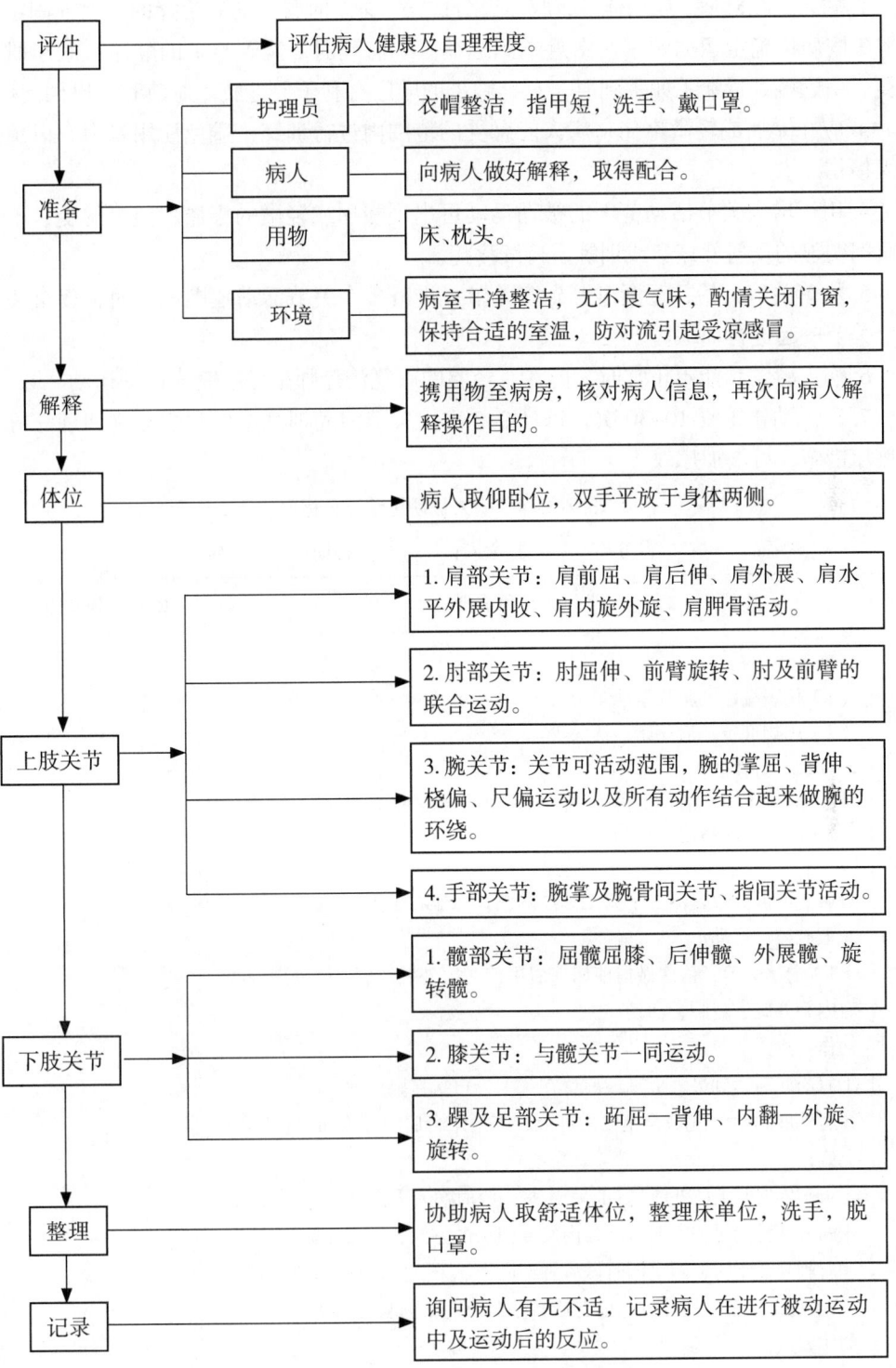

| 评估 | → | 评估病人健康及自理程度。 |

准备
- 护理员 → 衣帽整洁，指甲短，洗手、戴口罩。
- 病人 → 向病人做好解释，取得配合。
- 用物 → 床、枕头。
- 环境 → 病室干净整洁，无不良气味，酌情关闭门窗，保持合适的室温，防对流引起受凉感冒。

解释 → 携用物至病房，核对病人信息，再次向病人解释操作目的。

体位 → 病人取仰卧位，双手平放于身体两侧。

上肢关节
1. 肩部关节：肩前屈、肩后伸、肩外展、肩水平外展内收、肩内旋外旋、肩胛骨活动。
2. 肘部关节：肘屈伸、前臂旋转、肘及前臂的联合运动。
3. 腕关节：关节可活动范围，腕的掌屈、背伸、桡偏、尺偏运动以及所有动作结合起来做腕的环绕。
4. 手部关节：腕掌及腕骨间关节、指间关节活动。

下肢关节
1. 髋部关节：屈髋屈膝、后伸髋、外展髋、旋转髋。
2. 膝关节：与髋关节一同运动。
3. 踝及足部关节：跖屈—背伸、内翻—外旋、旋转。

整理 → 协助病人取舒适体位，整理床单位，洗手，脱口罩。

记录 → 询问病人有无不适，记录病人在进行被动运动中及运动后的反应。

图 7-2-22 医疗护理员协助病人被动运动操作流程图

（三）注意事项

1.病人处在舒适、放松体位，肢体充分放松，必要时脱去妨碍治疗的衣物或固定物。

2.按病情确定运动顺序。由近端到远端（如肩到肘，髋到膝）的顺序有利于肌力的恢复，由远端到近端（如手到肘，足到膝）的顺序有利于促进肢体血液和淋巴回流。

3.应在无痛或轻微疼痛、病人能忍受的范围内进行训练，避免使用暴力，以免发生组织损伤。

4.用于增大关节活动范围的被动运动可出现酸痛或轻微的疼痛，但可耐受，不应引起肌肉明显的反射性痉挛或训练后持续疼痛。

5.从单关节开始，逐渐过渡到多关节；进行多个关节活动范围训练时，逐个关节或数个关节一起进行训练。

6.病人感觉功能不正常时，应在有经验的康复治疗师指导下完成被动运动。

7.每一动作重复 10~30 次，每日 2~3 次。关节活动训练中如配合药物和理疗等镇痛或热疗措施，可增加疗效。

表 7-2-4　病人被动运动评分标准

姓名：　　　　得分：　　　　监考人：　　　　日期：　　　年　　月　　日

项目	评分标准和细则	分值	扣分及原因	得分
准备质量10分	1. 准备 （1）仪表端庄，服装整洁。 （2）用物准备：治疗床、枕头等。	5		
	2. 评估、解释 （1）病室干净整洁，酌情关闭门窗，保持合适的室温。 （2）向病人解释操作目的。	5		
过程质量80分	1. 病人取仰卧位，双手平放于身体两侧，操作者位于其右侧。	5		
	2. 上肢被动运动 （1）肩部关节：依次做肩前屈、肩后伸、肩外展、肩水平外展内收、肩内旋外旋、肩胛骨活动。 动作要点： ①肩前屈需达到最大范围或前臂在头上方再次接触床面； ②肩外展到90°完成全范围的外展，需要结合肩的外旋和肩胛骨的上旋； ③水平外展时上肢外展达90°，水平内收时病人手指可触到对侧肩部； ④病人前臂向足的方向转动为内旋或向头的方向转动为外旋； ⑤肩胛骨活动时，两手同时做肩胛臂向上、下、内、外各方向的活动。	20		
		5		
	（2）肘部关节：肘屈伸、前臂旋转、肘及前臂的联合运动。 动作要点： ①前臂旋转时病人屈肘90°，前臂旋前（向内转动）、旋后（向外转动）。	5		

续表 7-2-4

项目	评分标准和细则	分值	扣分及原因	得分
	（3）腕关节：腕的掌屈、背伸、桡偏、尺偏运动以及所有动作结合起来做腕的环绕。	5		
	（4）手部关节：腕掌及腕骨间关节、指间关节活动。动作要点：不同活动中注意对关节的固定。	15		
	3. 下肢被动运动			
	（1）髋部关节：屈髋屈膝、后伸髋、外展髋、旋转髋。			
	动作要点：			
	①屈髋屈膝时，需双手同时将下肢抬起；			
	②注重区分后伸髋与外展髋的不同；			
	③旋转髋时，托起小腿的手将小腿向外为髋内旋或向内为髋外旋运动。			
	（2）膝关节：与髋关节一同运动。	5		
	（3）踝及足部关节：跖屈—背伸、内翻—外旋、旋转。	5		
	动作要点：踝背伸时托住足跟的手，前臂掌侧需抵住足底。			
	4. 注意事项			
	（1）病人处在舒适、放松体位，肢体充分放松。			
	（2）按病情确定运动顺序。一般由上肢到下肢、近端到远端（如肩到肘、髋到膝）的顺序有利于肌力的恢复。	15		
	（3）从单关节开始，逐渐过渡到多关节。			
	（4）应在无痛或轻微疼痛、病人能忍受的范围内进行训练。			
	（5）每一动作重复 10~30 次，每日 2~3 次。			
	（6）记录（时间、病情等）、签名。			
结果质量10分	1. 准备合理、用物齐全。	5		
	2. 操作手法干净利落。	5		
总分		100		

第八章
安全照护

安全是人类的基本需要，对于病人而言，安全尤为重要。保障病人安全是医疗护理质量管理的核心，也是医院所有工作人员的共同责任。护理员应将为病人提供一个避免伤害的医疗护理安全环境作为重要职责之一，满足病人的安全需要。

【学习目标】

（一）识记
1. 能正确描述病人跌倒/坠床、误吸、烫伤、噎食预防与应急处置。
2. 能正确描述火灾、停电等应急处置。

（二）理解
1. 能正确识别照护中的不安全因素。
2. 能正确理解安全照护的意义。

（三）运用
1. 能针对病人的不安全因素，采取有效的防范措施。
2. 能运用所学知识，正确对病人实施安全评估。
3. 能对心脏骤停病人正确识别、实施心肺复苏术。

【案例导入】

龚爷爷，80岁，因"慢性支气管炎、肺气肿"于2021年8月14日住院。一级护理，既往有脑出血病史，有肢体活动障碍。因家属无法陪护，请医疗护理员小王进行照料。8月22日凌晨4:30龚爷爷于睡眠中翻身时，不慎从病床上坠落，头部着地。小王立即通知医护人员，将龚爷爷唤醒，发现右枕部有一皮下血肿。即刻做CT和拍片，显示未见明显出血。局部给予冷敷。48小时后复查CT，无明显异常。8月27日，病人好转出院。

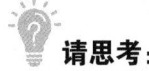
请思考：

1. 医疗护理员小王的照护是否存在安全问题？
2. 在照料老人的过程中应规避哪些安全隐患？

第一节　安全管理概述

一、影响病人安全的因素

（一）感觉功能

良好的感觉功能是帮助人们了解周围环境，识别和判断自身行动安全性的必要条件。如任何的视觉和听觉的障碍，均会妨碍个体判别周围环境中存在的或潜在的危险因素而易受到伤害。

（二）年龄

年龄会影响个体对周围环境的感知和理解能力，因而也影响个体采取相应的自我保护行为。如新生儿和婴幼儿均需依赖他人的保护；老年人各种器官功能逐渐衰退，也容易受到伤害。

（三）目前的健康状况

健康状况不佳，容易使人发生意外和受到伤害。如疾病可致个体身体虚弱、行动受限而发生跌伤，严重时影响人的意识，使之失去自我保护能力而易受伤害。

（四）医院环境因素

医院的基础设施、设备性能及物品配置是否完善规范，也是影响病人安全的因素。熟悉的环境能使人较好地与他人进行交流和沟通，从而获得各种信息与帮助，增加安全感。反之，陌生的环境使人产生焦虑、害怕、恐惧等心理反应，因而缺乏安全感。

二、病人安全需要的评估

医院中可能存在各种影响安全的因素，如各种医用的气体、电器设施、放射线、致病微生物及化学药物等。因此，医院工作人员应及时评估医院中是否存在现存的或潜在的影响病人安全的因素，同时还要评估病人的自我保护能力及其影响因素，及时采取防护措施。

（一）病人方面

1. 意识是否清楚，精神状态是否良好，是否有安全意识，警觉性如何。
2. 是否因年龄、身体状况和意识状况而需要安全协助或保护。
3. 感觉功能是否正常，是否能满足自己的需求。
4. 是否有影响安全的不良嗜好，如饮酒、吸烟等。
5. 是否熟悉医院环境。

（二）治疗方面

1. 是否正在使用影响精神、感觉功能的药物。

2. 病人是否正在接受氧气治疗或冷热治疗。

3. 病人是否需要给予行动限制或身体约束。

4. 病房内是否使用电器设施，病人床旁是否有电器用品。

在评估病人的安全需要后，护理员应配合医护人员针对具体情况采取预防保护措施，为病人建立和维护一个安全、舒适的环境。

第二节　跌倒/坠床防范与照护

跌倒是指突发的、不自主的、非故意的体位改变，导致身体的任何部位（不包括双脚）倒在地面或更低的平面上。跌倒包括两类：从一个平面到另一个平面的跌落（如坠床）和同一平面的跌倒。

跌倒/坠床是住院病人常见的不良事件，会导致病人骨折、软组织挫伤和脑部外伤等，是伤残和死亡的重要原因之一，占我国伤害死亡原因的第四位。因此，正确评估和识别发生跌倒/坠床的危险因素，有效预防跌倒/坠床的发生尤为重要。

一、发生原因

（一）内在危险因素

1. 生理因素：随着年龄增长，老年病人平衡功能、感觉功能、骨骼肌功能、中枢神经系统功能退化，导致其走路不稳，增加跌倒的危险性。

2. 病理因素：神经系统疾病（如脑卒中、帕金森病、小脑疾病等）、心血管疾病（如直立性低血压等）、影响视力的眼部疾病（白内障、偏盲、青光眼等），平衡稳定性和感知能力较弱的病人，跌倒发生的风险增加。

3. 药物因素：可能引起跌倒的药物有多种。

（1）精神类药物：如抗抑郁药、抗焦虑药、镇静催眠药、抗惊厥药等。

（2）心血管药物：抗高血压药、利尿药、血管扩张药等。

（3）其他药物：如降糖药、镇痛药、非甾体抗炎药、抗帕金森病药等，这些药物通过影响意识、精神、步态、平衡等方面而容易引起跌倒。

4. 心理因素：沮丧、抑郁、焦虑等不良情绪会增加跌倒/坠床的危险。

（二）外在危险因素

1. 环境因素

（1）室内环境：灯光昏暗，地面潮湿或有障碍物，楼梯或卫生间无扶手等。

（2）户外环境：雨雪天气，台阶和人行道缺乏修缮，人群拥挤等。

（3）个人环境：居住环境发生改变，衣服宽大、裤子过长、鞋子不合适等。

2. 社会因素：个体受教育程度、收入水平、社会交往能力、卫生保健水平等的差异。

3. 人力资源因素：护理人员的数量、照护时间、知识技能水平、对跌倒的认知及重视程度等。

二、病人跌倒／坠床的预防措施

1. 全面评估：协助病人配合医护人员详细采集病史，从内在和外在危险因素两大方面加强跌倒／坠床风险评估，通过评估确定危险因素并制定适当的干预措施。

2. 高危病人的防护：对意识不清、烦躁、偏瘫、年老体弱、65 岁以上、端坐位及半坐位的病人安置床档，将病人常用物品放在方便拿取处，防止病人取物时摔倒。

3. 重点时段加强照护：护理员应主动做好基础照护和生活照护，及时解决病人的各种问题。夜间时段是病人坠床高危时段，护理员应有的放矢加强陪护及看护，防范跌倒、坠床发生。病人活动时、下床或如厕时必须陪伴，体位改变时要防跌倒。

4. 对于极度躁动的病人，在取得家属的同意后，配合护士采用约束带对肢体实施保护性约束。动作轻柔、处于功能位，定时松解，检查局部皮肤情况，如有异常及时报告医护人员予以处理。

5. 保持病区地面清洁干燥，厕所、走廊灯光不能太暗，为病人选用高度合适的床和椅子，床有床栏，凳子有靠背，床脚轮制动功能良好等。

6. 加强防范意识的教育：对病人及家属加强跌倒、坠床相关知识的宣教，增强防范意识，改善生活方式，鼓励病人自我管理，鼓励家属参与到预防措施的落实中。如遵医嘱合理用药、合理运动、合理饮食等。

7. 告知病人在日常生活起居要严格遵循"3 个 30 秒"的原则：即突然改变体位时，应平躺 30 秒、坐起 30 秒、站立 30 秒再行走，下床时先坐于床缘，再由照顾者扶下床。

8. 协助病人正确使用安全用具：床栏、拐杖、轮椅等。

三、病人跌倒／坠床的应急预案

发生跌倒／坠床后，不要急于扶起病人，立即报告医护人员，根据情况进行现场处理。

1. 检查和确认伤情：记录时间，检查病人摔伤的情况，协助医护人员检查确认伤情，初步判断摔伤原因或病因。

2. 及时处置：对于摔伤头部出现意识障碍等危及生命的情况，立即就地抢救。受伤程度较轻，经医护人员确认无二次损伤者，可搀扶或用轮椅将病人送回病房。

3. 止血包扎：有外伤、出血者，协助医护人员止血包扎并进一步观察处理。

4. 正确搬运：遵医嘱协助医护人员平稳搬运，尽量保持平卧姿势。

5. 查找危险因素：配合医护人员分析跌倒／坠床的原因,配合做好改进,消除安全隐患。

6. 密切观察：床旁陪护，严密观察病人病情变化，发现异常及时向医护人员报告并配合处理。

7.通知家属：向病人及家属做好预防跌倒／坠床的宣教指导，提高自我防范意识，尽可能避免再次摔伤。

四、跌倒／坠床应急流程

见图 8-2-1。

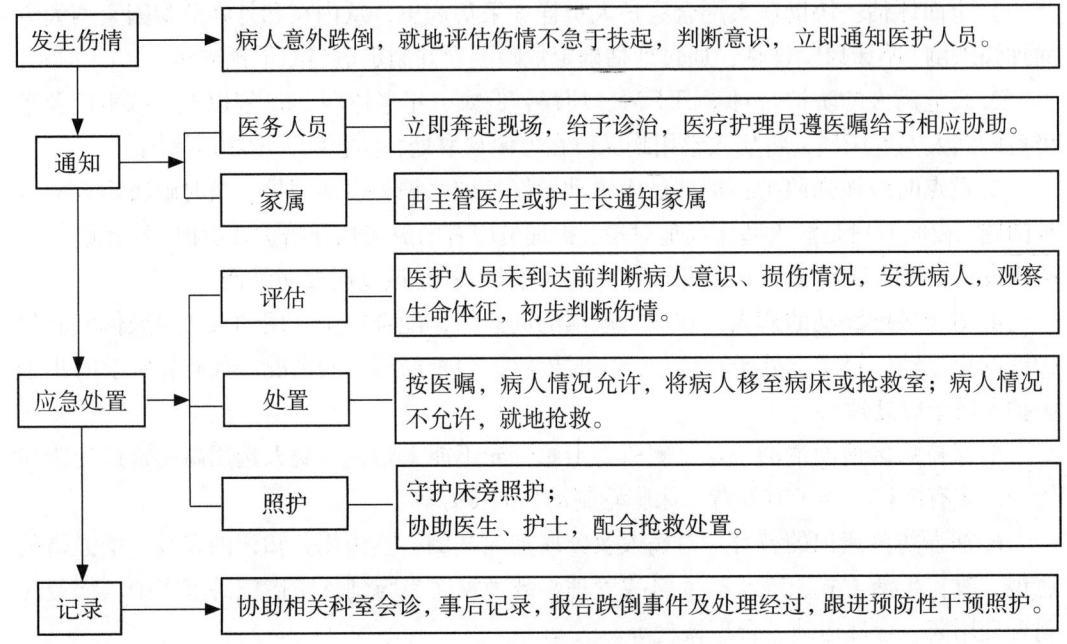

图 8-2-1　跌倒／坠床应急流程

第三节　误吸防范与照护

误吸是口咽部异物经声门进入下呼吸道的过程。临床表现为咳嗽、呼吸急促、发绀、肺部啰音。

口咽部异物（吸入物）有 3 个来源，即食物、胃食管反流的胃内容物、口咽部的分泌物（包括唾液、口腔内的病原微生物、食物残渣）。

误吸可导致病人剧烈咳嗽、咳痰、呼吸困难，严重时甚至造成窒息死亡。因而早期评估误吸的高危因素，加强预防；在发生误吸紧急情况时，实施正确有效的护理措施，减少误吸的危害，对提高病人的生存质量具有重要意义。

一、发生原因

（一）生理因素

年龄是误吸的生理性因素，老年人感知觉及咳嗽反射退化、长期卧床活动减少、胃肠蠕动减慢均易导致误吸。

（二）病理因素

1.中枢神经系统疾病：如脑血管病变等的病人神经反应迟钝、感觉障碍，易引起误吸。

2.呼吸系统疾病：病人呼吸道分泌物增多，气管黏膜清除异物功能和反射下降易致误吸。

3.消化系统疾病：病人消化功能减退致食物反流易致误吸。

4.其他疾病：如气管食管瘘等影响咽喉的感觉功能和吞咽功能。

（三）其他因素

1.进食习惯不正确：当病人进食时说话，注意力不集中，进食过快或用力过猛等均易致误吸。

2.鼻饲：长期留置胃管者食管相对关闭不全，易引起胃内容物反流进入气道。此外，鼻饲中体位不当、鼻饲速度过快、鼻饲液体温度过冷、鼻饲后短时间内吸痰操作也易导致误吸。

3.照护不当：陪护人员未受过专业指导，照护不专业，导致误吸事件增多。

4.诊疗操作：拔除气管插管后是误吸发生的高危时期，因会厌反射未完全恢复，易发生延迟性反流误吸。

5.药物因素：使用镇静抗精神类药品或茶碱类、阿托品类药物，如硝苯地平、氨茶碱、沙丁胺醇、多巴胺等，药物副作用引起吞咽咳嗽反射迟钝致误吸发生。

二、预防措施

1.合理调整饮食结构，培养正确饮食习惯：根据病人情况，选择稀稠搭配、易咀嚼易吞咽的食物。病人在安静状态下进食时，精力集中不交谈；取端坐位或半坐卧位；细嚼慢咽，少量多餐，避免过饱，进食后至少30min才能平卧。

2.鼻饲照护：鼻饲前应将床头抬高30°～40°，食物稀稠适宜，每次鼻饲量不宜过大，控制鼻饲速度；如病情需要吸痰，应在鼻饲前进行。

3.口腔护理：加强口腔卫生，每次进餐后漱口，不能自理者每日2~3次口腔护理，必要时用湿棉签清洁鼻腔，避免肺炎的发生。

4.加强观察：观察病人进食情况，若出现咳嗽马上停止进食，给予侧卧拍背；进食后30min内要加强巡视，观察病人面色，是否有呕吐发生。

5.健康教育：加强预防误吸知识宣教，注意多补充水分，忌烟、忌酒。

三、应急处置

1.清醒病人发生误吸，病情允许立即予病人取俯卧位，头低脚高，叩拍背部，尽可能使吸入物排出，同时通知医护人员。

2.昏迷病人发生误吸，及时有效地清除口腔内食物、痰液、呕吐物等。病人取仰卧位，头偏向一侧，医护人员按压腹部，同时用负压吸引器吸引；也可让病人取俯卧位，医护人员用力叩击背部，在抢救过程中观察病人的面色、呼吸、意识等。

3.监测生命体征及血氧饱和度，如出现异常及时报告医护人员，协助抢救处理。

4. 做好记录。

5. 通知家属，与其做好沟通。

四、应急预案

见图 8-3-1。

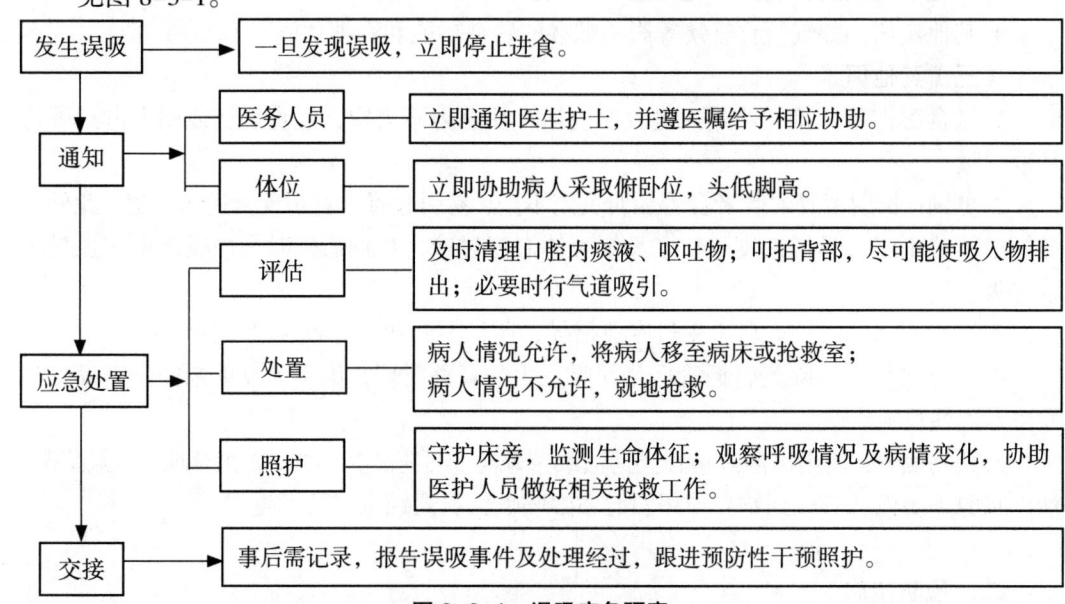

图 8-3-1　误吸应急预案

第四节　噎食防范与照护

噎食指食物堵塞咽喉部或卡在食管的第一狭窄处，甚至误入气管，引起窒息。噎食是临床常见的急症和重症，占到猝死病因第六位。

一、发生原因

（一）生理因素

年龄是噎食的生理性因素，老年人因神经反射活动衰退，咀嚼功能不良，消化功能下降，引起吞咽障碍而易发生噎食。

（二）疾病因素

颅内病变，神经肌肉病变，咽喉病变，食管的病变，心肺功能不全。

（三）体位因素

年老或行动不便的卧床者，平卧于床上进食而易引发噎食。

（四）食物因素

容易引起噎食的食物有鸡蛋、馒头、排骨、汤圆、果冻等。

（五）照护人员因素

照护人员对预防噎食重要性认识不足，在病人进食时未能及时照护和发现，未遵守预防噎食的照护要求，导致病人发生噎食。

二、预防措施
（一）及时评估，发现危险因素

1.疾病情况：意识状况、是否有吞咽障碍、近一年来噎食史；是否患有阿尔茨海默病中期、长期卧床、精神神经疾病、慢性阻塞性肺疾病所致的频繁咳嗽、咳痰、口服镇静剂等。

2.饮食习惯：是否有暴饮暴食、抢食行为，是否有少牙、无牙或全副假牙，是否喜食大块食物、汤圆、花生等易致噎食的食物。

3.年龄：＞60岁。

发现病人存在进食、吞咽问题时，及时告知医生与护士，医生针对病情采取相应的措施，如调整饮食结构和进食方式、指导陪护等。

（二）做好饮食护理

1.进食时，保持环境安静，注意力集中，进食速度宜慢。

2.根据病情遵医嘱给予柔软、易嚼碎的食物，不宜选择硬度大、不易下咽的食物，不宜选择过冷或过热的食物；不允许病人收藏吃剩的食物。

3.吞咽困难者专人守护进食或喂食，必要时协助医务人员给予鼻饲饮食。

4.进食鱼和带骨头的菜时，需将鱼刺和骨头去掉，再进食。病人进餐期间，护理员应密切观察病人进食情况，并劝导病人细嚼慢咽，酌情协助，防止噎食，或力争对噎食者早发现、早抢救。

5.对抢食或不知饥饿的病人，应单独进食，分量分次进食，或单人喂饭。对暴饮暴食者，适当控制其食量，逐步改进不良的进食习惯。

三、噎食的应急处置
（一）发现噎食者，就地抢救，分秒必争

1.立即有效清除口咽部的食物，疏通呼吸道：迅速用筷子、牙刷、压舌板等分开口腔，清除口内的积食。对清醒的病人可刺激其咽部催吐，同时轻拍背部，协助其吐出食物；对不清醒的或催吐无效的病人要立即用食指、中二指伸向口腔深部，将食物一点一点掏出，越快越好。

2.同时呼救，通知医生、护士。

3.如症状未见缓解，立即协助医护人员实施海姆利克急救法（图8-4-1）。

（1）观察病人的面色，安抚病人，让病人知道有人在身旁帮助他。

（2）病人保持端坐体位或站立。医护人员站在病人后面，用手臂环抱病人的腰部，找到脐和剑突位置。

（3）左手握拳，右手包住左拳，置于病人脐和剑突之间，用左手拇指紧压在腹部，迅速向上向内推压，拳头推进肋缘下，朝肩胛骨方向向上推压。

（4）持续此动作直到病人气道通畅。

（二）基础生命支持

一旦实现气道通畅，立即检查脉搏弱，没有脉搏，立即进行胸外心脏按压，心肺复苏。

（三）医疗急救（医务人员执行）

1.环甲膜穿刺：如噎食部位较深或已窒息，应将病人就地平卧，肩胛下方垫高头后仰，摸清甲状软骨和环状软骨上缘的中间部位即环甲韧带（喉结下）用粗针头（12~18号）稳、准地刺入气管内，可暂缓缺氧状况，以便争取抢救时间。

2.必要时行气管插管或气管切开进行吸引，彻底清除呼吸道堵塞物。

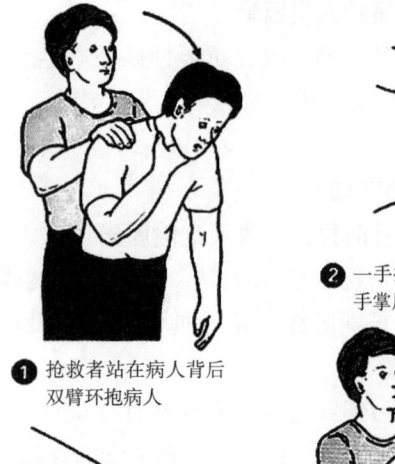
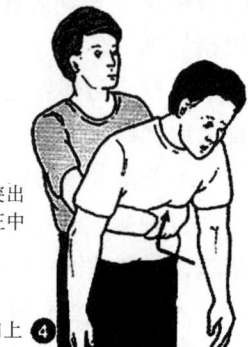

① 抢救者站在病人背后双臂环抱病人

② 一手握拳，另一手的手掌压在拳头上

③ 使拇指掌关节突出顶住病人腹部正中脐上部位

④ 连续快速向内、向上推压冲击 6~10 次

图 8-4-1　海姆利克急救法示意图

3.自主呼吸恢复后需给氧气吸入，直到缺氧状态缓解。

4.根据此次噎食的原因，向病人、家属做好健康宣教。

四、噎食应急预案

见图 8-4-2。

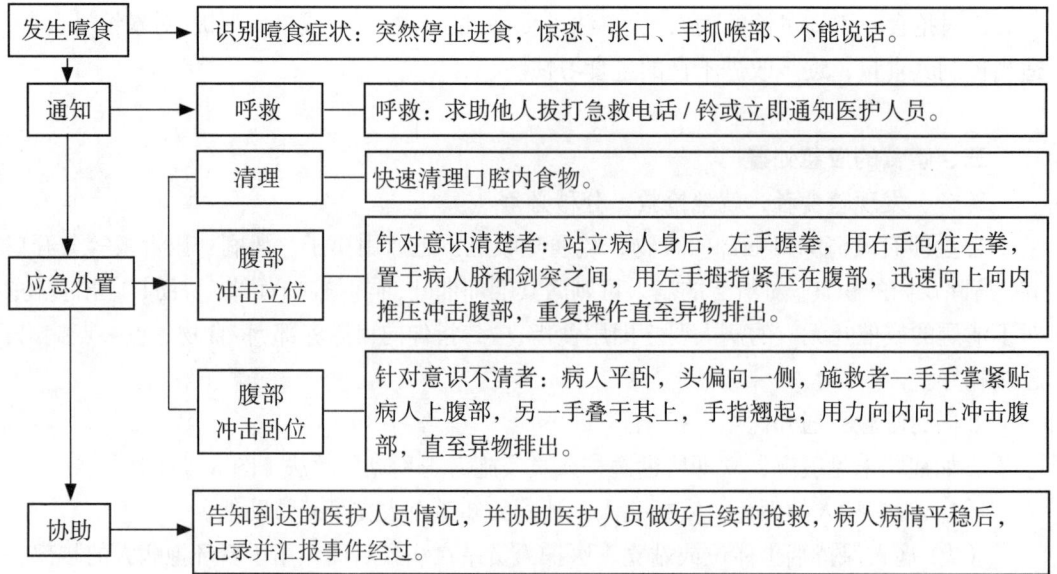

发生噎食	→	识别噎食症状：突然停止进食，惊恐、张口、手抓喉部、不能说话。
通知	呼救	呼救：求助他人拨打急救电话/铃或立即通知医护人员。
应急处置	清理	快速清理口腔内食物。
	腹部冲击立位	针对意识清楚者：站立病人身后，左手握拳，用右手包住左拳，置于病人脐和剑突之间，用左手拇指紧压在腹部，迅速向上向内推压冲击腹部，重复操作直至异物排出。
	腹部冲击卧位	针对意识不清者：病人平卧，头偏向一侧，施救者一手手掌紧贴病人上腹部，另一手叠于其上，手指翘起，用力向内向上冲击腹部，直至异物排出。
协助		告知到达的医护人员情况，并协助医护人员做好后续的抢救，病人病情平稳后，记录并汇报事件经过。

图 8-4-2　噎食急救应急流程

第五节　烫伤防范与照护

烫伤是由高温液体（如沸水、热油）、高温固体（烧热的金属等）或高温蒸气等所致的损伤，属于临床常见病。烫伤不仅使病人机体组织受损，发生伤口疼痛、感染，降低生活质量，同时增加了家庭负担和医药费用。

一、发生原因

（一）生理因素

随着年龄的增长，老年人身体各器官生理功能逐渐衰退，感觉器官功能退化，感觉及反应比较迟钝，使其对温度的敏感性降低。

（二）病理因素

各种慢性病（如糖尿病周围神经病变、脑血管疾病）病人痛温觉减退，沐浴或泡脚时，水温过高都可能导致烫伤。

（三）医疗因素

采用拔火罐、艾灸、烤灯等热力治疗也容易造成低温烫伤。

（四）生活习惯因素

日常生活中，喝开水、使用热水袋、电热毯、油炸烹饪等操作不当也易造成烫伤。

二、烫伤的预防措施

（一）评估

1. 评估病人感知觉能力及对烫伤的认知程度。

2. 评估病人是否有视力障碍、感觉功能下降、活动能力下降。

3. 治疗中是否有热应用，如热敷、艾灸治疗。

4. 生活中是否有热应用，如使用热水袋、电热毯、暖手宝等取暖工具。

（二）日常照护

1. 当病人有视力障碍时，护理员协助病人完成倒热水、喝热汤等日常生活照料。泡脚、坐浴，应由护理员用手试过水温后再给病人使用。沐浴、泡脚时要先注入冷水，再注入热水，水温保持在40~45℃。

2. 尽量不用取暖物品，如若必须使用，注意温度应该低于50℃。热水袋的外表用毛巾包裹，使用时间不超过30分钟。

3. 正确使用热疗：病人做热疗时守护在旁，掌握好时间，密切观察。如艾灸治疗时间不超过20分钟，中药湿热敷温度控制在50~60℃，时间控制在20~30分钟，以免造成烫伤。

4. 健康指导：做好病人及照护者的健康宣教，提高认知，减少烫伤的发生。

5. 昏迷、截瘫、肢体功能障碍、生活自理能力缺陷、感觉功能减退、危重症病人、老年人、婴幼儿应慎用或禁用热水袋，避免发生烫伤。

三、烫伤的应急处置

1. 发生烫伤后，立即协助病人脱离热源，迅速脱离现场。

2. 立即报告医生、护士，初步估计伤情。协助医生、护士采取相应的措施。

3. 使用冷水冲洗或浸泡烫伤处，有利于及时散热、减轻疼痛。不要急于脱去贴身衣物，应迅速用冷水冲洗，等冷却后才可小心地将贴身衣服脱去，以免撕破烫伤后形成的水泡。

4. 保护创面，保持创面清洁、干燥。协助医护人员在烫伤部位涂上烫伤膏，不可用牙膏、酱油等民间偏方，注意观察烫伤部位及周围皮肤情况。

5. 床旁陪护，遵医嘱协助护士采取相应处理和提供生活照护。

四、烫伤的应急流程

见图 8-5-1。

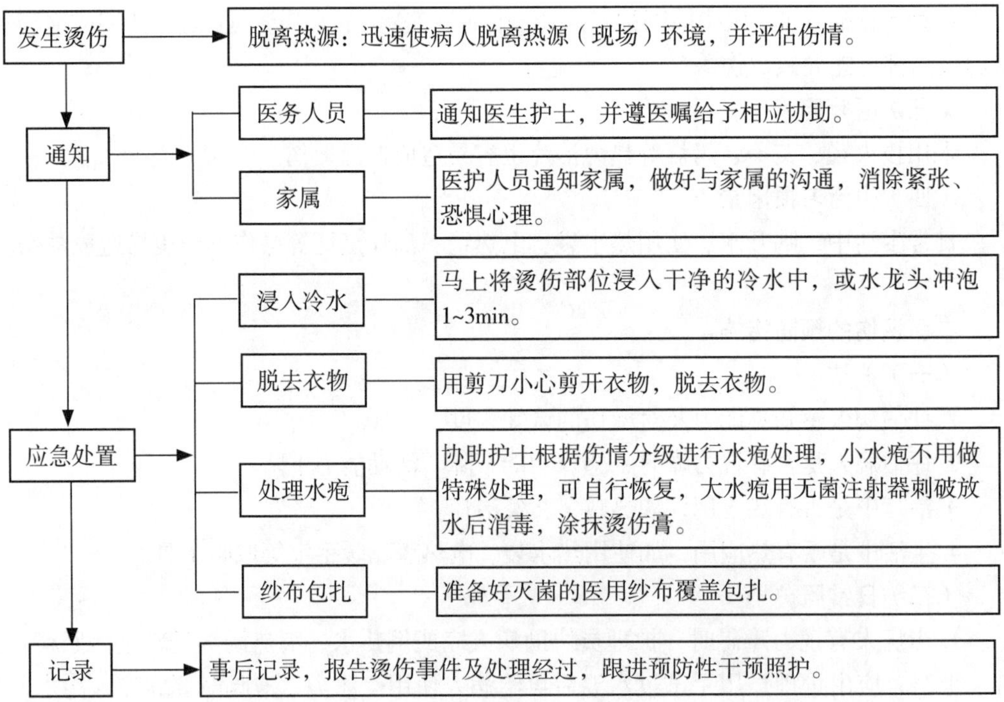

图 8-5-1　烫伤应急流程

第六节　火灾应急预案

一、火灾的预防措施

1. 火灾的发生重在预防，定期检查电源线路、电插座的安全性，发现隐患及时通知有关人员检修或更换，消除隐患。

2.劝导病人不要在病室内使用电器，如电热毯等，不使用明火，不能在床上抽烟。

3.工作人员定期进行消防知识培训，掌握消防器材的使用及人员疏散路径，并实地演练。

4.保持走廊、楼道消防通道通畅。

5.按要求准备消防器材，保持完好，处于备用状态。

二、火灾应急处置

（一）火灾应急原则

1.先救人后救火，最大限度减少人员伤亡。

2.先控制后扑灭，控制火情蔓延，避免灾情扩大。

3.先抢救易燃易爆危险物品，后抢救贵重精密仪器。

4.先抢救易搬动物品，后抢救笨重物品，减少财产损失。

（二）火灾应急措施

1.发现火情，应立即按下附近手动报警按钮，护理员遵循现场指挥，立即按消防通道疏散路线区域疏散病人到安全地带。疏散程序本着先人后物的原则，物资疏散按危险物品—贵重物品——一般物品进行。

2.通知电工及时切断着火区域电源，停止着火区域用氧，组织相关人员紧急进入着火区域灭火。依照起火物质不同，分别用不同的灭火器扑灭火灾。贵重仪器设备使用灭火器；电源起火立即切断电源，在未切断电源时禁止用水扑救；一般物质起火，可使用灭火器和水扑救。

3.发生火情时，视情况立即打119电话报警，并组织人员疏散。报警时必须沉着冷静，讲清楚起火单位的名称、具体的地点、是否有人员被围困、是否有爆炸性危险物品等情况，并在醒目位置为消防车辆及消防人员带路。

4.到达安全区域后，清点人数，向消防救援人员汇报滞留火场人员情况。

5.协助医护人员对现场受伤人员进行紧急救护，对伤情较重者，应及时送到安全地带抢救治疗，尽量不造成人员残疾、死亡。

（三）火灾应急流程

见图8-6-1。

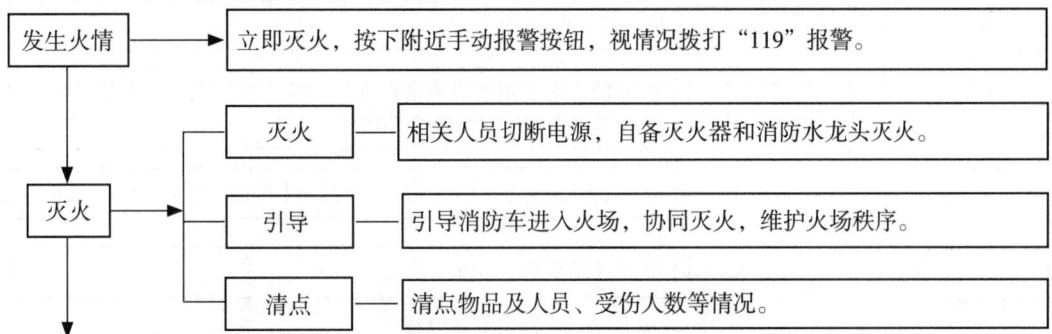

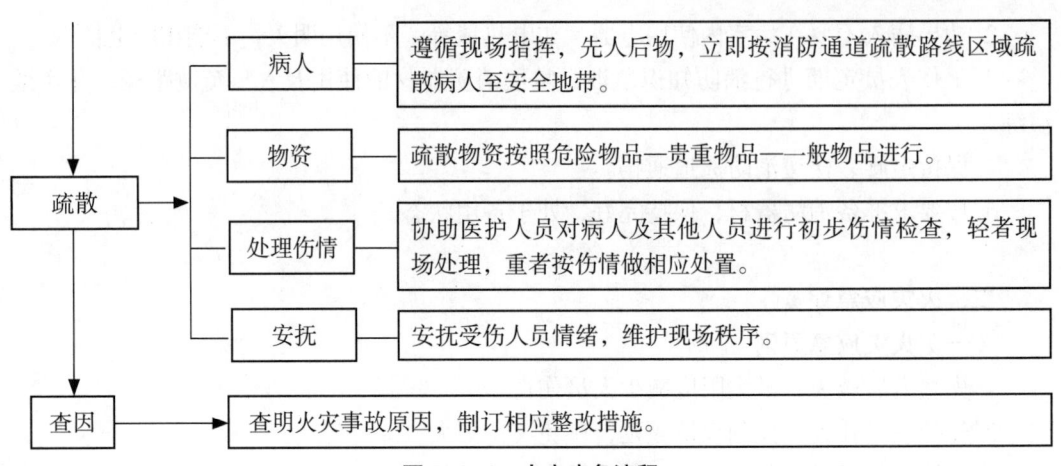

图 8-6-1　火灾应急流程

第七节　停电应急预案

一、停电应急处置

1.发生停电后,在护士或主管领导的指导下,有序开展工作。

2.立即巡视所照护病人的状况,发现异常及时报告医护人员,协助处理。

3.协助护士为使用呼吸机辅助通气的病人使用简易呼吸器辅助通气,准备吸痰器、吸痰管等物品。

4.立即上报供电管理部门,尽早查找停电原因,尽早启用备用电源。

5.如果为计划停电,需提前做好停电前准备。

6.做好防火、防盗。

二、停电应急流程

见图 8-7-1。

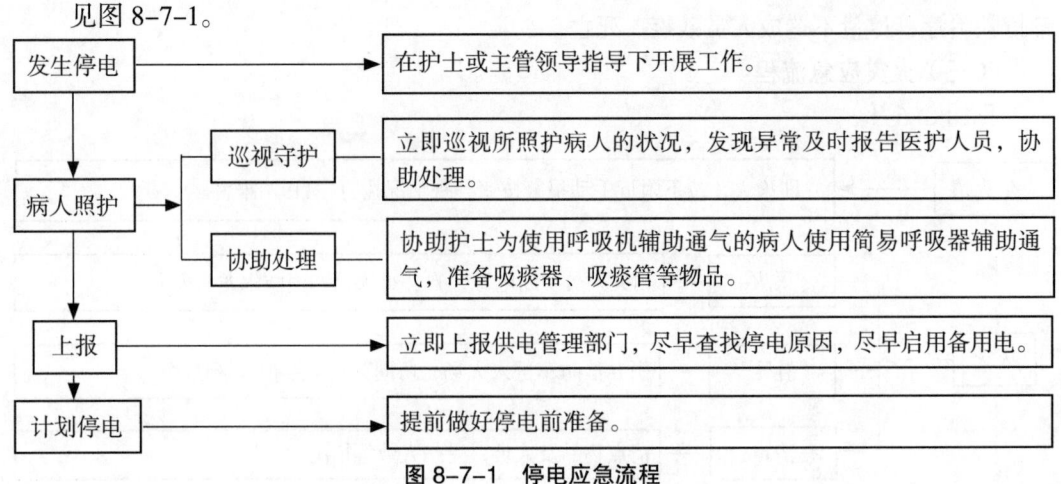

图 8-7-1　停电应急流程

第八节　心肺复苏术

心肺复苏术（CPR）是猝死救护的技术，即对由外伤、疾病、中毒、意外低温、淹溺和电击等各种原因导致呼吸停止、心跳停搏，紧急采取人工呼吸及胸外心脏按压等措施，以重建和促进心脏、呼吸有效功能恢复。

应早期启动生存链（图 8-8-1），心肺复苏的成功率与其开始的时间密切相关，每延误 1min，抢救成功率降低 10%，要求在黄金时间（4 ~ 6min）内实施。

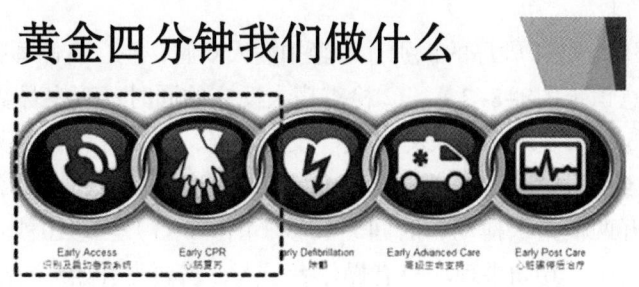

图 8-8-1　生存链

一、心跳、呼吸骤停判断标准

1. 突然面色死灰、意识丧失，可伴有抽搐。

2. 大动脉（颈动脉）搏动消失。

3. 呼吸停止。

4. 双侧瞳孔散大，无对光反射。

5. 皮肤苍白或发绀。

6. 心尖搏动及心音消失。

7. 伤口不出血。

二、心肺复苏术

（一）理论知识

1. 适应证：各种原因引起的心跳呼吸骤停者。

2. 禁忌证

（1）胸壁损伤及胸部手术后病人。

（2）肋骨骨折。

（3）胸部畸形。

3. 停止心肺复苏术的时机

（1）病人恢复自主呼吸和心跳；有其他救护人员接手抢救。

（2）环境或体力不允许现场继续抢救。

（3）医务人员确定被救者已经死亡。

4. 心肺复苏有效指征

（1）眼球活动、开始呻吟等。

（2）自主呼吸逐渐恢复。

（3）触摸到规律的颈动脉搏动。

（4）面色转为红润；双侧瞳孔缩小，有对光反射；收缩压在 60mmHg 以上。

5. 基本步骤

（1）现场环境评估：评估现场是否安全，如安全就地抢救，如不安全需排除障碍物、脱离危险环境再急救。

（2）呼吸骤停、心脏骤停的识别：①轻拍病人双肩，左、右侧耳旁分别大声询问，判断病人是否有意识（图8-8-2）。②检查病人反应的同时，观察鼻翼、胸廓起伏，病人是否有呼吸。③如果发现病人没有反应、没有呼吸，立即呼救，由其他人拨打急救电话120（最好能取到除颤器）。④操作者用食指和中指触摸病人同侧的颈动脉（气管正中部喉结的部位旁开两横指）搏动，时间5~10秒（图8-8-3）。⑤10秒内不能确定脉搏跳动，就开始胸外按压。⑥如果现场只有操作者一人，需要先开始5个循环（大约2分钟）的胸外心脏按压和通气，然后再拨打120。

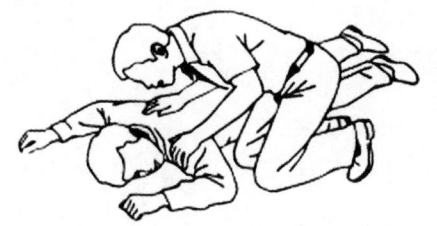 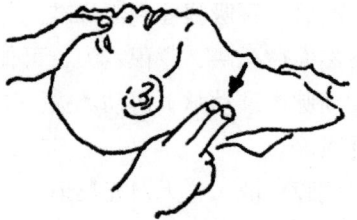

图 8-8-2　判断意识图　　　　　　图 8-8-3　判断颈动脉搏动

（3）胸外心脏按压（compress，C）：①发现病人颈动脉搏动消失，立即将病人置于复苏体位（仰卧，头、颈、躯干位于同一平线，双上肢平放于身体两侧），平放于坚实的平面上。②从胸外按压开始心肺复苏，操作者跪或站在病人一侧，让自己的身体上半部在病人身体的正上方，肘关节伸直，垂直在病人的正上方。③双手交叉，十指相扣，手心翘起，手指离开胸壁，掌跟在胸骨的中下 1/3 处（男性为双侧乳头连接中点，女性为胸骨下切迹上两横指），注意不要按压剑突，每次按压的力度垂直作用在胸骨上（图8-8-4）。按压频率 100~120 次 / 分，按压深度 5~6cm，按压和放松的时间大致相等，每次按压的间歇，让胸廓完全回弹，边按压，边大声计数。

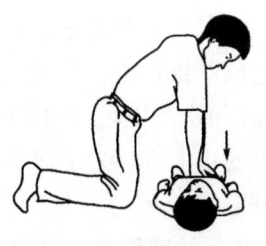 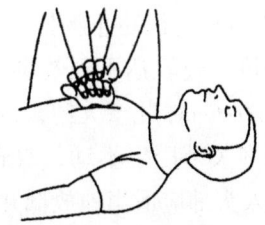 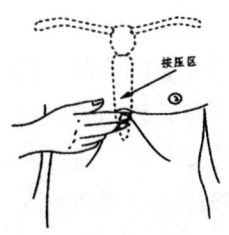

A. 按压姿势　　　　　B. 按压手法　　　　　C. 按压部位

图 8-8-4　胸外心脏按压

（4）开放气道（airway，A）：将病人头偏向一侧，迅速清理病人口鼻内的污物、呕吐物，有义齿者取下义齿。让病人头后仰，用仰头抬颏法（图 8-8-5）开放气道。

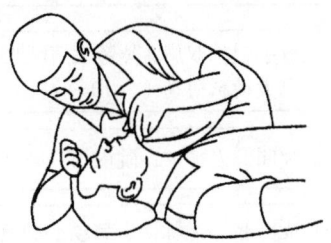

图 8-8-5　仰头抬颏法

（5）人工呼吸（breathing，B）：①操作者一手的小鱼际置于病人前额，用力向后压，使其头部后仰，另一手托起病人下颏，捏住病人的鼻孔，用自己的口包住病人的口，匀速送出气体。②吹气后，救护人的嘴离开，捏鼻的手也松开，吹气时间大于 1s，连续给予 2 次吹气。③通气量以产生可见的胸廓起伏为度，避免迅速而强力的人工呼吸，导致过度通气或吹气进入消化道。④吹气频率 10~12 次 / 分，吹气两次后，继续胸外心脏按压，按压与通气比为 30：2，按压 5 个循环。

（6）判断心脏复苏有效指征：①触摸颈动脉有搏动。②有自主呼吸。③颜面、口唇、甲床及皮肤颜色由发绀转为红润。④瞳孔由大到正常，对光反射出现。

（7）复苏有效由医务人员进一步抢救生命支持，复苏无效继续按 5 个循环按压，直至医务人员到达后处置。

（二）实践技能

1. 目的

（1）通过实施基础生命支持，建立病人的循环、呼吸功能。

（2）保证重要脏器的血液供应，尽快促进心跳、呼吸功能的恢复。

（3）为后续抢救创造条件。

2. 操作流程：见图 8-8-6。

3. 注意事项

（1）发现无呼吸或不正常呼吸的心脏骤停成人病人，应立即启动紧急救护系统，立即进行 CPR。

（2）按压部位要准确，用力合适，以防止胸骨、肋骨压折。严禁按压胸骨角、剑突下及左右的胸部。按压力度要适度，过轻达不到效果，过重易造成肋骨骨折、血气胸甚至肝脾破裂。按压的深度，成人为5~6cm，儿童大约5cm，婴儿4cm，每次按压后胸廓回弹。姿势要正确，注意两臂伸直，两肘关节固定不动，双肩位于双手的正上方。为了避免心脏按压时呕吐物逆流至气管，病人头部应适当地放低并略偏向一侧。

（3）应先进行胸外心脏按压，然后再进行人工呼吸，心肺复苏的顺序是C-A-B：先进行30次的胸外心脏按压后做2次人工呼吸。尽可能地减少按压中的停顿，并避免过度通气。

（4）按压的频率为100~120次/分，人工呼吸为10~12次/分。

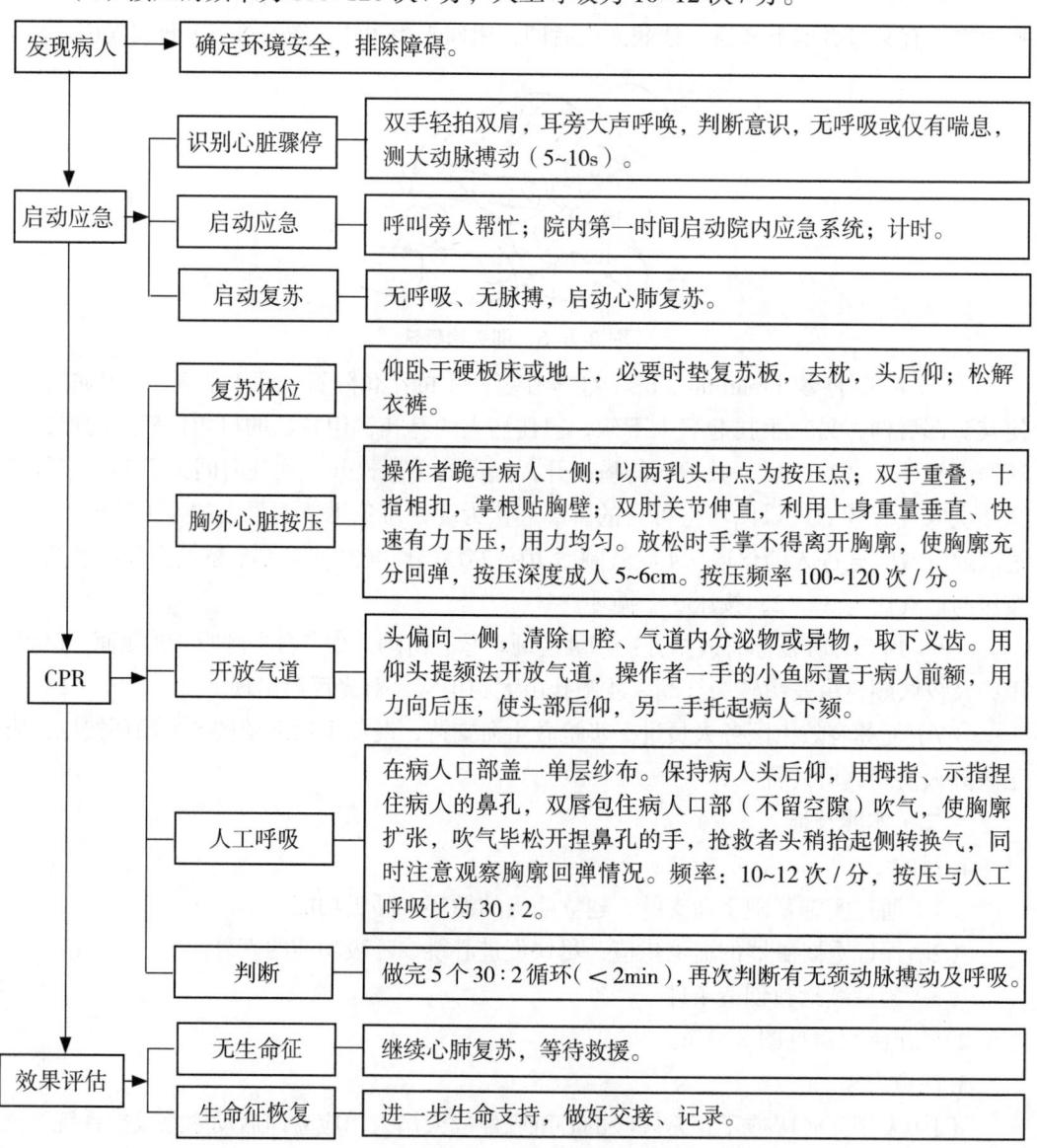

图8-8-6 心肺复苏操作流程

4.心肺复苏操作评分表：表8-8-1。

表8-8-1 心肺复苏操作评分标准

姓名：　　　　得分：　　　　监考人：　　　　日期：　　年　　月　　日

项目	评分标准和细则	分值	扣分及原因	得分
准备质量 10分	1. 准备 （1）仪表端庄，服装整洁； （2）用物准备：急救药箱、复苏囊、氧气、除颤仪等。	5		
	2. 评估 （1）首先评估现场安全； （2）判断病人意识：轻拍病人双肩呼叫"你怎么啦？"	5		
过程质量 80分	1. 呼救。启动急救医疗系统，大声呼救。	5		
	2. 复苏体位。松解衣服，病人仰卧于硬板床，去枕平卧，颈躯干无扭曲。	5		
	3. 检查脉搏和呼吸。测量颈动脉，检查有无搏动，检查脉搏和呼吸时间一共不超过10秒。1001、1002……4个数为1秒。	15		
	4. 胸外按压 （1）按压部位：胸骨中下1/3处； （2）按压深度：胸骨下陷深度5~6cm； （3）按压频率：100~120次/分； （4）按压方法：双手按压法； （5）按压要点 ①肘关节伸直，保证每次按压的方向与胸骨垂直； ②不改变按压部位，松弛时手不离按压部位，不作冲击或猛式按压； ③平稳按压、下压与放松时间相等； ④保证每次按压后让胸部充分复原回弹； ⑤尽量减少中断按压的频率和时间（＜10s）； ⑥大声计数按压次数。	15		
	5. 开放气道 （1）清除口鼻腔分泌物； （2）开放气道（仰头抬颏）。	15		
	6. 人工呼吸 （1）人工呼吸规范有效：口对口吹气，观察胸廓起伏，吹气毕放开口鼻，按压通气比率单人：30：2； （2）如有2人以上操作人员，应每2分钟交替按压，交换不超过10s。	15		
	7. 复苏后评估 （1）5个循环后评估脉搏、呼吸和颜面、口唇颜色等，判断心肺复苏是否有效； （2）报告复苏成功，协助病人取合适卧位，整理床单位及用物，转运，进行进一步生命支持。	5		
	8. 记录（时间、病情等）、签名。	5		
结果质量 10分	1. 准备合理、用物齐全。	5		
	2. 操作手法干净利落。	5		
总分		100		

第九节 除颤技术

心脏电复律指在严重快速型心律失常时，外加的高能量脉冲电流通过心脏，使全部或大部分心肌细胞在瞬间同时除极，造成心脏短暂的电活动停止，然后由最高自律性的起搏点（通常为窦房结）重新主导心脏节律的治疗过程。

在心室颤动时的电复律治疗称为电击除颤。

一、目的

通过电除颤，纠正、治疗心律失常，恢复窦性心律。早期除颤可以提高复苏的成功率，如果能够拿到除颤器，第一检测病人是否为可除颤心率，早期给予电除颤治疗。

二、适应证

心室颤动、心室扑动、无脉室速。

三、操作流程

操作流程见图 8-9-1。

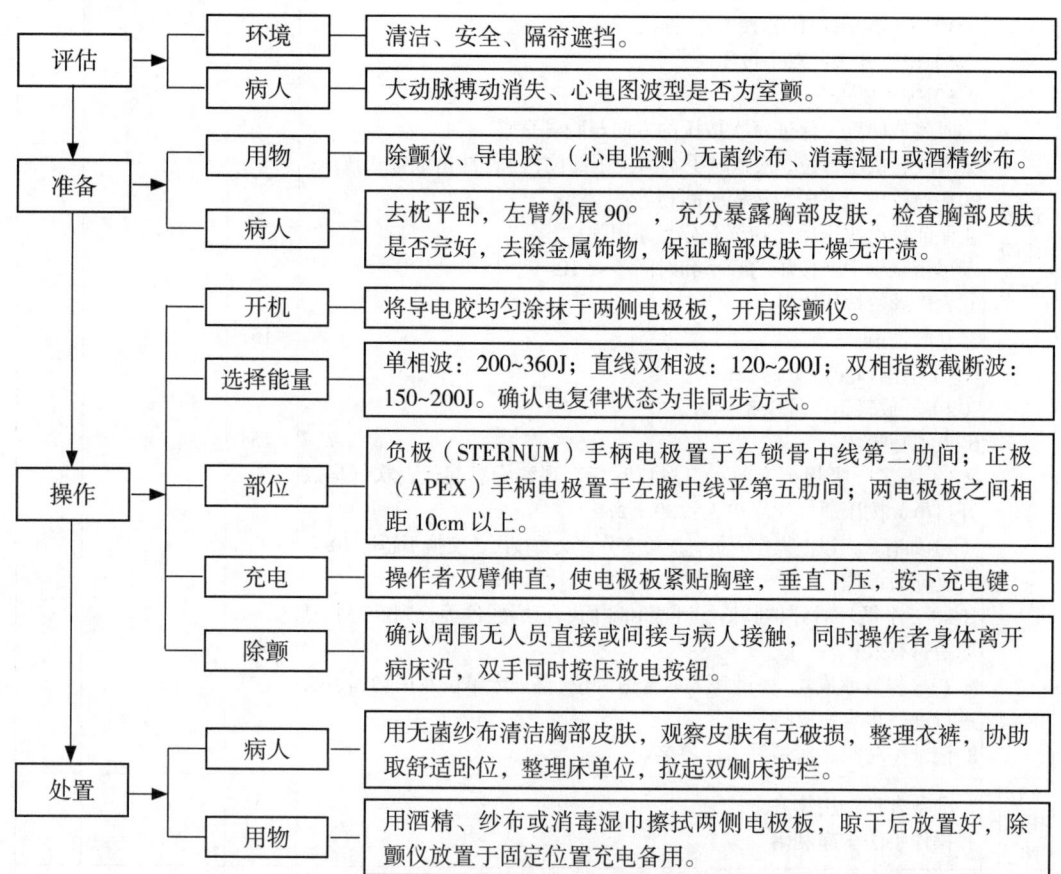

评估	环境	清洁、安全、隔帘遮挡。
	病人	大动脉搏动消失、心电图波型是否为室颤。
准备	用物	除颤仪、导电胶、（心电监测）无菌纱布、消毒湿巾或酒精纱布。
	病人	去枕平卧，左臂外展90°，充分暴露胸部皮肤，检查胸部皮肤是否完好，去除金属饰物，保证胸部皮肤干燥无汗渍。
操作	开机	将导电胶均匀涂抹于两侧电极板，开启除颤仪。
	选择能量	单相波：200~360J；直线双相波：120~200J；双相指数截断波：150~200J。确认电复律状态为非同步方式。
	部位	负极（STERNUM）手柄电极置于右锁骨中线第二肋间；正极（APEX）手柄电极置于左腋中线平第五肋间；两电极板之间相距10cm以上。
	充电	操作者双臂伸直，使电极板紧贴胸壁，垂直下压，按下充电键。
	除颤	确认周围无人员直接或间接与病人接触，同时操作者身体离开病床沿，双手同时按压放电按钮。
处置	病人	用无菌纱布清洁胸部皮肤，观察皮肤有无破损，整理衣裤，协助取舒适卧位，整理床单位，拉起双侧床护栏。
	用物	用酒精、纱布或消毒湿巾擦拭两侧电极板，晾干后放置好，除颤仪放置于固定位置充电备用。

图 8-9-1 非同步直流电除颤操作流程

四、AED 的使用

在医院发生的心搏骤停，有专业的医护人员在场时，建议使用除颤器。非专业人士在施救时可以选择 AED，现在很多公共场所均备有 AED。AED 使用方法比较简单，一般均有语音提示，可以指导施救者按照步骤完成除颤操作。

【AED 的使用步骤】

一般为三步，如图 8-9-2。

第一步是打开电源开关。

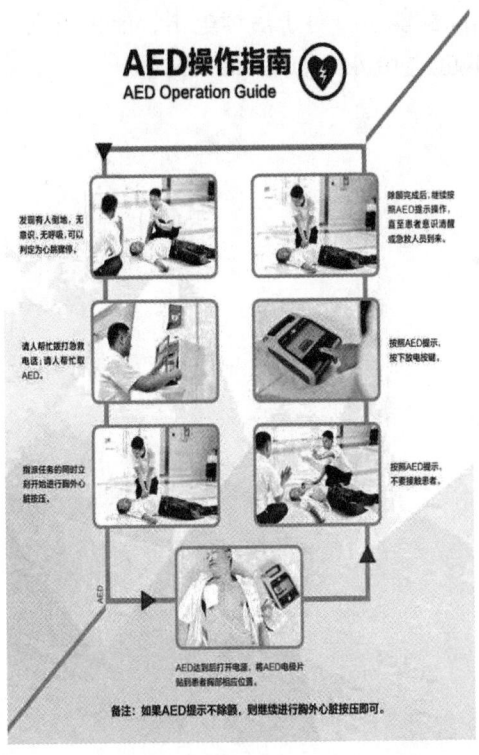

图 8-9-2

第二步是按照电极片上的图示位置贴好电极片，把电极片的插头插到机器上。

第三步是自动分析心律。此时为避免心肺复苏对分析结果的影响，需要按照语音提示停止按压和通气操作，AED 可以自动检测病人是否为可除颤心律，如果检测到的是可除颤心律，会自动充电。当 AED 充电完成后，除颤按钮会有灯光闪烁，并同时有语音提示，施救者在确定周围人安全后按下除颤按钮。除颤后，立即从胸外心脏按压开始心肺复苏。AED 连接好后，不用关机，每 2min 会自动分析心律一次，确认是否为可除颤心律。需要注意，除颤操作虽然重要，但在准备除颤时，不要停止胸外心脏按压，只有当 AED 开始分析心律时，为避免按压对分析结果的影响，AED 会提示停止按压，这时需终止按压，等待 AED 分析心律。

完成 5 个循环的心肺复苏操作后，如果 AED 分析心律，提示"不建议除颤"时，需要施救者检查病人的颈动脉搏动，如果无法触及颈动脉搏动，考虑是心搏停止，应立即从按压开始心肺复苏，直至有专业的医务人员到达并接管，开始高级心肺复苏。如果颈动脉搏动可以触及，需要检查病人是否有自主呼吸，如果自主呼吸恢复，可以根据情况转运病人，进行下一步检查和治疗，或者联系转入重症监护病房，继续治疗。

五、注意事项

1. 定时检查除颤仪的性能，及时充电。

2. 导电胶均匀涂抹在电极板上，防止皮肤灼伤。

3. 放电除颤时，注意病人和其他人、物绝缘（离床或离病人）。

4. 清洁并擦干皮肤，不能使用乙醇、含有苯基的碘剂或止汗剂。

5. 手持电极板时，两极不能相对，不能面向自己。

6. 放置电极板部位应避开瘢痕、伤口。如电极板部位安放有医疗器械，除颤时电极板应远离医疗器械 2.5cm 以上，安装有起搏器的病人，电极板距起搏器至少 10cm。

7. 能量选择：

成人：单相波除颤用 200 ~ 360J，直线双相波用 120 ~ 200J，双相指数截断（BTE）波用 150 ~ 200J，若操作者对除颤仪不熟悉，除颤能量选择 200J；确认电复律状态为非同步方式。

儿童：可以使用 2 ~ 4J/kg 的剂量作为初始除颤能量，对于后续电击，能量级别至少为 4J/kg，并可以考虑使用更高能量级别，但不超过 10J/kg 或成人最大剂量。

三、疾病照护篇

概述

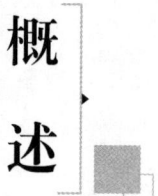

医疗护理员对住院病人每天照护的工作流程

（一）做好晨间照护

1. 每天早晨病房开窗通风 30 分钟，保持室内空气新鲜。
2. 清洁、整理床单位，必要时更换被服。
3. 协助病人排尿、排便，清洁便器，留取尿、便检验标本。
4. 协助或为病人梳头、洗脸、洗手、口腔清洁、进早餐、服药等。

（二）做好日常照护

1. 协助病人按时服药，进食午餐、晚餐。
2. 病人接受检查治疗时的照护。
3. 病人静脉输液时，饮水、进食、排尿、排便的照护。
4. 卧床病人每 2 小时翻身、叩背，按摩背部及骨隆突部位。
5. 保持床单被褥清洁、干燥，污染时及时更换。

（三）做好晚间照护

1. 协助或为病人口腔清洁、会阴清洁、洗脚。
2. 协助病人排尿、排便。
3. 清洁、整理床单位，协助病人卧床休息。
4. 关闭门窗，关灯或开地灯，保持病室安静，有利病人入睡。

（四）内科、外科病人照护

根据病人患病情况及症状给予相应的照护。

第九章
内科病人照护

　　内科病人涵盖了呼吸系统、循环系统、消化系统、泌尿系统、血液系统、神经系统疾病以及代谢性疾病、风湿性疾病、肿瘤等疾病的病人。内科病种多，病人往往照护需求较为复杂。因此，医疗护理员需要对内科相关科室病人的照护内容和要点有一定的了解，从而能更好地服务病人，提升病人的生活质量，促进病人的康复。

【学习目标】

　　（一）识记
　　1. 能准确复述内科病人日常照护的目的。
　　2. 能复述常见的内科病人疾病类型。
　　（二）理解
　　1. 能了解内科病人病情变化特征。
　　2. 能描述内科常见疾病病人日常照护的注意事项。
　　（三）运用
　　1. 能正确给予内科病人基本健康指导。
　　2. 能对内科病人实施正确的日常照护。

【案例导入】

　　病人李女士，因"阴道接触性出血2年，排液半个月"收治入院。入院后诊断为宫颈中分化鳞癌Ⅱ期，行广泛性子宫切除术及盆腔淋巴结清扫术，术后进行化疗。化疗期间病人呕吐厉害，毫无食欲。

请思考:

1. 请问护理员小郑如何对李女士实施正确的化疗期照护?
2. 化疗病人的照护需求是否与放疗病人的照护需求有所不同?

第一节　呼吸内科病人照护

呼吸内科是主治呼吸系统疾病的科室。呼吸系统主要包括呼吸道(鼻腔、咽喉、气管、支气管)和肺。呼吸系统疾病是一类常见病、多发病,主要病变在气管、支气管、肺部及胸腔,病变轻者多有咳嗽、胸痛,呼吸受影响。重者呼吸困难、缺氧,甚至呼吸衰竭而致死。

一、常见疾病

呼吸内科常见的疾病主要包括肺炎、哮喘、慢性阻塞性肺疾病、肺部肿瘤、呼吸系统危重症等疾病。

二、主要症状

(一)发热

发热包括稽留热、弛张热、间歇热等。

(二)咳嗽

根据是否有痰,咳嗽分为干咳和湿咳。

(三)咳痰

痰的性质可分为黏液性、浆液性、脓性和血液性等。

(四)咯血

每天咯血量在100mL以内为小量,100~500mL为中等量,500mL以上或一次咯血100~500mL为大量。

(五)呼吸困难

呼吸困难包括吸气性呼吸困难、呼气性呼吸困难、混合性呼吸困难。

(六)胸痛

胸痛主要是胸膜性胸痛。

三、照护要点

(一)做好晨、晚间照护及日常照护

(二)发热照护

体温超过39℃时需进行物理降温,如头部冷敷、冰袋置于大血管部位、温水或乙醇擦浴等。必要时遵医嘱应用药物降温，并观察记录降温效果。退热时，病人出汗多，应及时用毛巾擦干，更换衣物及被褥。年老体弱者应注意观察面色、呼吸、脉搏情况，以防病人发生虚脱。

（三）咳嗽照护

病人取舒适的坐位或卧位，保暖，咳嗽间歇时给病人喝温开水或医嘱开的止咳糖浆，服糖浆后不饮水。

（四）排痰照护

叩击排痰适用于久病、体弱、长期卧床、排痰无力的病人，咯血、低血压及肺水肿等疾病病人。具体方法：病人取侧卧位或在他人协助下取坐位，医疗护理员右手的手指指腹并拢，使掌侧成杯状，以手腕力量由肺底自下而上、由外向内迅速而有节律地叩击胸壁振动气道，以促进排痰。叩击时发出一种空而深的拍击音，则表明手法正确，同时嘱病人咳嗽排出痰液。

（五）呼吸困难照护

评估病人呼吸困难程度，注意休息，取舒适体位，如半坐卧位。病室清洁、安静，空气流通。病人遵医嘱吸氧时观察病人口唇、指甲发绀情况是否好转。指导病人使用腹式呼吸或缩唇呼吸提高通气量，呼出更多气体。

（六）咯血照护

1. 休息：避免不必要的谈话，减少肺部活动。小量咯血者静卧休息，大量咯血者绝对卧床休息，不可随意搬动。协助患病人取患侧卧位，有利于健侧通气和防止病灶扩散。

2. 防止窒息：指导病人尽量将血轻轻咯出，绝对不要屏气，以免诱发喉头痉挛，造成呼吸道阻滞而发生窒息。发现窒息先兆时，立即通知医生，并在床旁准备好抢救用物，如吸引器、鼻导管、氧气、气管插管、气管切开包等。

3. 饮食照护：大量咯血者暂禁食，咯血停止后，遵医嘱给予少量流质或半流质饮食。小量咯血者宜进少量温或凉的饮食，多饮水及多食含纤维素食物，保持大便通畅。

4. 口腔照护：清理积血，及时为病人漱口，擦净血迹，保持口腔清洁舒适，以免因口腔因为刺激而引起再度咯血。

5. 心理疏导：大咯血病人易产生恐惧、焦虑的心理，应守护在病人身旁，安慰病人，解释病情，缓解病人紧张情绪。告诉病人心情放松有利于止血。

（七）胸痛照护

1. 卧位：指导病人采用患侧卧位，以减少胸壁与肺的活动，缓解疼痛。指导病人在咳嗽、深呼吸或活动时，用手按压疼痛的部位制动，以减轻疼痛。

2. 用药照护：对疼痛剧烈者，遵医嘱协助护士使用镇痛药物，并记录疗效及不良反应。

3. 健康教育：教会病人减轻疼痛的方法，如放松技术、局部按摩、穴位按压以及欣赏音乐等，以转移对疼痛的注意力，延长镇痛药用药的间隔时间，减少对药物的依赖和成瘾。

第二节　心血管内科病人照护

心血管内科，即心内科，是各级医院大内科为了诊疗心血管疾病而设置的一个临床科室。心血管系统又称"循环系统"，是由心脏、动脉、毛细血管、静脉和流动于其中的血液组成的系统。心血管疾病是一类严重威胁人类特别是 50 岁以上中老年人健康的常见病，具有高患病率、高致残率和高病死率的特点。

一、常见疾病

心血管内科治疗的疾病主要包括心绞痛、高血压、猝死、心律失常、心力衰竭、早搏、心律不齐、心肌梗死、心肌病、心肌炎、急性心肌梗死等心血管疾病。

二、主要症状

（一）呼吸困难

心源性呼吸困难常表现为：①劳力性呼吸困难；②夜间阵发性呼吸困难；③端坐呼吸。

（二）心前区疼痛

心绞痛、心肌梗死是引起心前区疼痛的最常见原因，疼痛时间多数 3～5min，偶有达 30min。

（三）心悸

心悸是心脏疾病常见的症状之一。

（四）心源性水肿

水肿的特点是首先出现于身体下垂部分，常伴有右心衰竭的其他表现，如颈静脉怒张、肝肿大、静脉压升高，严重时可出现胸腔积液、腹水。

（五）心源性晕厥

脑血流中断 2～4s 即可产生黑蒙，中断 5～10s 可出现意识丧失，超过 10s 则除意识丧失外常常可出现抽搐。

（六）咳嗽、咳痰、咯血

心脏疾病引发肺部并发症时会有这些症状。

三、照护要点

（一）做好晨、晚间照护及日常照护

（二）呼吸困难照护

1. 体位：安置病人坐位或半坐卧位。对已有心力衰竭的呼吸困难病人，夜间以保持半卧位，以减少回心血量，改善呼吸。发现急性肺水肿时，病人极度呼吸困难，这时应安置病人坐位，双腿下垂。注意保持病人的体位舒适和安全，可抬高床头，并用枕、软垫等之托臂，膝下垫枕头，以防受压滑坡或摔倒。还可以床上放小桌，用于支撑病人身体。

2. 吸氧：协助护士给予吸氧，轻度缺氧的氧流量为 1~2L/min，中度缺氧 3~4L/min，严重缺氧及肺水肿 4~6L/min。

（三）心前区疼痛照护

1. 休息：胸痛发作时，应使病人保持镇静，绝对卧床休息，同时观察心电图变化和测量血压。

2. 用药照护：急性心肌梗死应遵医嘱协助护士给予止痛、镇静、扩张血管的药物，同时注意观察胸痛的特点及伴随症状。

（四）心悸照护

根据病情让病人卧床休息，避免精神紧张，同时仔细观察心律、节律、脉搏及血压变化。注意胸痛、头晕、晕厥等伴随症状，一旦出现异常，立即报告医务人员。

（五）心源性水肿照护

1. 测量：每天测量病人的体重、腹围，观察水肿的消长、出现的部位，记录液体出入量。

2. 饮食照护：给予低盐饮食，控制饮水量（每天 500mL 以内）。

3. 清洁照护：加强皮肤照护，为病人擦洗身体，保持皮肤清洁干燥，并进行局部按摩。

4. 卧位：卧床病人应协助病人每 2h 翻身一次，以防发生压力性损伤。

（六）心源性晕厥照护

1. 急救：发现病人晕倒，应立即使病人平卧，检查呼吸及脉搏，如发现病人无呼吸和脉搏，应立即行心肺复苏，并报告医务人员。

2. 休息：晕厥发作频繁的病人应卧床休息，加强生活照护，嘱病人避免单独外出，防止意外。嘱病人避免剧烈活动、情绪激动或紧张、快速改变体位等，一旦有头晕、黑蒙等先兆，立即平卧，以免摔伤。

（七）咳嗽、咳痰、咯血照护

1. 体位：协助病人采取舒适姿势，如半坐卧位或坐位。

2. 饮食照护：让病人喝少量温开水湿润呼吸道，减少呼吸道刺激，缓解因咳嗽导致的不适。病人应避免摄取刺激性食物，如辛辣或产气食物。

3. 协助排痰：对痰量较多又无力咳出的病人，要防止发生呼吸道阻塞与窒息，定时协助其翻身叩背。

第三节　消化内科病人照护

消化内科是研究消化道和消化腺相关疾病为主要内容的临床科室。消化道主要包括口腔、咽、食管、胃、小肠、大肠、直肠和肛门。消化腺除了消化道本身的腺体，还包括一些消化道外的器官：胰腺、肝脏和胆囊。消化系统是一个庞大的系统，涉及的脏器很多，因此出现的常见病也很多，一般可分为胃肠道疾病、肝脏疾病、胰胆疾病和其他疾病。

一、常见疾病

消化内科常见疾病主要包括食管炎、胃炎、胃溃疡、十二指肠溃疡、肝炎、肝硬化、肝癌、胆囊炎、胰腺炎等。

二、主要症状

（一）恶心与呕吐

恶心与呕吐为消化内科疾病常见的症状。

（二）呕血与黑便

消化道每日出血量超过 60mL 即可有黑便，呕血则提示胃内出血量至少达 300mL。

（三）腹泻

腹泻分为急性与慢性两种，超过 2 个月者属于慢性腹泻。严重腹泻可造成脱水、电解质紊乱及代谢性酸中毒。长期慢性腹泻可导致营养不良或全身衰竭表现。

（四）便秘

便秘时排便会屏气使劲，增加腹压，可造成心脑血管疾病发作，诱发心绞痛、心肌梗死、脑出血等。

（五）腹痛

腹痛是消化内科最常见的一种临床症状。

三、照护要点

（一）做好晨、晚间照护及日常照护

（二）恶心与呕吐照护

1. 观察：医疗护理员应注意观察病人呕吐的频率和呕吐物的性状。如果病人呕吐过于频繁，或呕吐物中出现血液，要及时报告医务人员。

2. 饮食照护：空腹会让人恶心加重，因此要指导能够进食的病人少食多餐，避免空腹。病人不要同时食用冷、热的食物，易刺激呕吐。指导病人在恶心时张口呼吸，反复做吞咽动作，可以减轻恶心感受。

3. 口腔照护：注意清洁口腔，呕吐后立即用温开水漱口，每天早、晚刷牙，饭后漱口，避免异味刺激。

（三）呕血与黑便照护

1. 禁食：病人出现呕血、便血或粪便、呕吐物隐血阳性，遵医嘱指导病人禁食。

2. 饮食照护：止血后 1 ~ 2 天，遵医嘱逐渐进高热量、高维生素流质饮食，限制钠和蛋白质摄入，避免坚硬、粗糙、刺激性食物，而且应该细嚼慢咽，防止损伤曲张静脉而再次出血。

（四）腹泻照护

1. 清洁照护：病人腹泻应给予协助并及时更换脏污衣物被褥，开窗通风以祛除异

味。排便频繁时，便后用温水清洗肛周，保持清洁干燥，并涂抹无菌凡士林或抗生素软膏以保护肛周皮肤。

2. 饮食照护：饮食以少渣、易消化食物为主，避免生冷、多纤维、味道浓烈的刺激性食物。急性腹泻应根据病情和医嘱给予禁食、流食、半流食或软食。

3. 腹痛照护：急性起病、全身症状明显时，给予腹部保暖，可用热敷来减少肠道运动，减少排便次数，并有利于腹痛等症状的减轻。

（五）便秘照护

1. 饮食照护：便秘病人增加膳食纤维的摄入，尤其是粗粮类和鲜豆类。保证充足的水分摄入，多饮水，每日饮水量大于 1500mL。

2. 用药照护：必要时可遵医嘱协助护士使用缓泻剂或灌肠通便，以便及时排除肠道内的毒素和有害细菌，避免诱发肝性脑病，观察用药效果、排便情况。

（六）腹痛照护

嘱病人以胸式呼吸为主，避免腹式呼吸加重腹部疼痛。指导病人缓解疼痛的方法，如十二指肠溃疡表现为空腹痛或夜间痛时，应指导病人进食碱性食物如苏打饼干，或遵医嘱服用制酸剂。也可指导病人采用局部热敷或转移注意力等方法来缓解疼痛。

第四节　肾内科病人照护

肾脏病是常见病和多发病，如果恶化可以发展为尿毒症，严重危害人们健康。肾内科是主要治疗肾脏相关疾病的内科科室，主要研究肾脏相关疾病。常见的肾脏替代治疗方式有肾移植、血液透析和腹膜透析。

一、常见疾病

肾内科主要治疗的疾病包括急性肾小球肾炎、急进性肾小球肾炎、慢性肾小球肾炎、肾病综合征、IgA 肾病、间质性肾炎、肾小管酸中毒、急性肾衰竭、慢性肾衰竭、膜性肾病、系统性红斑狼疮肾炎、高血压肾损害、糖尿病肾病等。

二、主要症状

（一）尿路刺激征

尿路刺激征包括尿频、尿急和尿痛等症状。急性肾盂肾炎常伴寒战、高热、患侧腰痛等。

（二）血尿

肾脏疾病导致的血尿以镜下血尿为主，偶有肉眼血尿。

（三）蛋白尿

尿蛋白检查可以早期发现蛋白尿，大量蛋白尿时会出现尿中泡沫。

（四）肾性水肿

水肿是肾脏病特征性的表现，肾脏病的水肿一般是对称性水肿，往往同时伴有蛋白尿等。

（五）肾区疼痛

肾区疼痛是指肾区单侧或双侧持续性或间歇性隐痛、钝痛、剧痛或绞痛。

（六）肾性高血压

由肾脏病引起的高血压称肾性高血压。

三、照护要点

（一）做好晨、晚间照护及日常照护

（二）尿路刺激征照护

1.饮食照护：在没有水肿等禁忌证时，鼓励病人每天饮水2000～3000mL，不要憋尿，以达到冲洗尿路、减少细菌在尿路停留时间的目的。

2.清洁照护：为病人正确清洁外阴，保持外阴清洁，穿全棉内裤。

3.标本留取：病人尿培养标本应该留取中段尿，尿常规、尿培养等标本采集清晨第一次尿液。

4.疼痛照护：为病人进行膀胱区热敷或按摩，以缓解疼痛。病人于急性发作期间，注意休息，尽量采用看电视、听音乐、玩游戏等方式转移注意力，心情尽量放松以减轻尿路刺激症状。

（三）血尿照护

1.休息：血尿严重时应卧床休息，尽量减少剧烈的活动。发病期告知病人要停止性生活，以防发生和加重感染。病人要养成规律的生活习惯，避免长期精神紧张、过度劳累，注意保证身心的休息。

2.心理疏导：血尿时病人可能会极度恐惧，应该向病人进行解释和安慰，说明1000mL尿中有1～3mL血就会成为肉眼血尿，这种失血是不严重的。

3.观察：每日为病人测量脉搏、血压等生命体征，观察尿色变化，观察出血性质并记录尿量。肉眼血尿严重时，应按每次排尿的先后依次留取标本，以便比色并判断出血的发展。

4.饮食照护：病人饮食以清淡为主，戒烟酒，少食刺激性食物。长期血尿者可致贫血，应多吃含铁丰富的食物，如牛肉、蛋黄、海带等。在平常生活中养成多饮水、勿憋尿的习惯，每日饮水量不少于2000mL，但是肾炎病人明显水肿者应少饮水。

（四）蛋白尿照护

1.病室管理：保持病室空气新鲜，减少探视人员。

2.口腔照护：除早晚口腔清洁外，病人每次进食后要漱口，以清除口腔内残余食物残渣，预防感染。

3.观察：注意观察尿液量、颜色、性状、排尿频率，尿中泡沫增多且不易消散，提

示蛋白尿加重，报告医生。

4.饮食照护：遵医嘱给予病人低盐、低蛋白饮食，注意适量补充维生素和优质蛋白，如动物蛋白和豆类，维持营养平衡。

5.心理疏导：认真倾听病人诉说，给予心理支持，缓解焦虑状态。

（五）水肿照护

1.观察：注意观察病人水肿的部位、水肿的程度及性质。

2.休息和体位：病人严重水肿有胸膜腔积液时应卧床休息。眼睑肿胀者可用0.9%氯化钠溶液棉球擦拭分泌物，并抬高头部，减轻水肿。经常协助病人更换体位，防止一侧身体长期受压。

3.测量：每日应为病人准确测量体重和腹围。测量时，应注意病人每日所穿的衣服、是否排泄过、是否吃过饭等情况，力求条件相似。严格记录出入量。

4.皮肤照护：男性病人有生殖器水肿时，应在阴阜处垫棉海绵，用丁字带托起，侧卧时在两腿之间放置枕头，避免压迫。

（六）肾区疼痛照护

急性期应嘱咐病人卧床休息，准确评估疼痛的部位、程度、性质及伴随症状，并做好记录。肾绞痛时注意观察血压、脉搏、面色及皮肤湿冷情况，必要时报告医务人员，协助采取镇痛措施。

（七）肾性高血压照护

1.休息：轻度高血压者注意劳逸结合，保证足够睡眠。中度程度以上高血压或症状明显的，病人应卧床休息，遵医嘱给予低盐饮食，限制水的摄入，以免加重水钠潴留，升高血压。

2.用药照护：病人遵医嘱服用降压药，不可擅自减量、停药和换药等。使用降压药过程中，定时监测病人的血压变化。如病人出现视物不清、恶心、呕吐、呼吸困难等症状，应及时通知医务人员。

第五节　血液病科病人照护

造血系统由造血器官和造血细胞两部分组成，是机体内制造血液的整个系统。主要包括卵黄囊、肝脏、脾、肾、胸腺、淋巴结和骨髓。血液病是造血系统疾病的俗称，是起病于造血系统，或主要累及造血系统的疾病的统称，属于较大的疾病范畴。

一、常见疾病

血液病科常见疾病主要包括：红细胞疾病，如各类贫血；白细胞疾病（包括粒细胞、单核-巨噬细胞以及淋巴及浆细胞疾病等），如粒细胞缺乏症，各类淋巴瘤，急、慢性淋巴细胞白血病等；止血及血栓性疾病，如血管性紫癜、血友病、特发性血小板减少症、血友病等。

二、常见症状
（一）贫血
软弱无力、疲乏困倦、活动耐力减退等是最常见及最早出现的症状，皮肤黏膜颜色苍白是最常见的客观体征。

（二）出血
主要表现为皮肤、黏膜出血，如皮肤瘀点、紫癜、瘀斑、血肿，也可表现为鼻出血、齿龈渗血和月经过多等。严重病人可出现内脏出血，如血尿、消化道出血、颅内出血等。少数病人可因为严重出血导致死亡。

（三）发热
发热是血液病临床表现之一，可以是部分病人的首发表现。

三、照护要点
（一）做好晨、晚间照护及日常照护
（二）贫血照护
1. 休息：轻度贫血病人适当休息，严重贫血应卧床休息，极重度贫血病人绝对卧床休息。

2. 饮食：鼓励病人进食高蛋白、高热量、高维生素的饮食，如瘦肉、豆类、动物肝肾、新鲜蔬菜和水果等。

3. 病情观察：注意观察有无慢性失血灶，如溃疡病、痔疮、女性月经过多以及消化道恶性疾病。观察皮肤黏膜苍白程度及球结膜有无黄染、尿色变化、脉率和呼吸频率，是否有恶心、呕吐、便秘或腹泻以及神经精神症状，出现异常报告医生。

（三）出血照护
1. 休息：出血症状轻者可适当活动，注意预防外伤出血，严重病人应卧床休息，有脑出血征象应严格卧床休息。

2. 饮食：给予病人少渣饮食以防口腔黏膜擦伤。有消化道出血者暂禁食。出血停止后，可适当给予流食、少渣半流食、软食。

3. 病情观察：观察病人生命体征变化，面色、甲床颜色是否出现发紫、苍白等变化，如发现有问题报告医生护士可及早发现出血部位，及时进行处理。观察病人有无颅内出血征象，如头痛、呕吐、视物不清、肢体感觉和运动障碍等早期改变，如有异常及时报告医务人员。

4. 根据出血部位进行个体化对症照护：保持出血部位皮肤清洁，以防感染。避免皮肤受摩擦、挤压和外伤，以免加重出血。鼻出血病人应嘱病人勿用手指挖鼻痂，防止鼻黏膜干裂出血。少量鼻腔出血者，可用干棉球填塞压迫止血。眼底出血病人出现视物模糊应卧床休息，保持安静，并做好生活照护。嘱病人不要揉擦眼球，以免加重出血。颅

内出血病人出现头痛、恶心、呕吐、烦躁时，应立即通知医生，并随时观察意识、瞳孔及生命体征变化，预防发生脑疝。血友病病人关节出血急性期应在医生指导下为病人抬高患肢，局部冷敷、限制活动。

（四）发热照护

1. 病房管理：病房应保持清洁，空气新鲜，阳光充足，每日用紫外线照射一次，定期进行空气消毒和细菌培养监护。限制探视，防止交叉感染。

2. 降温：发热病人遵医嘱应给予物理降温，伴有出血的病人禁用乙醇擦浴，必要时遵医嘱协助护士给予药物降温。降温过程中要密切监测病人体温与脉搏的变化，并观察病人降温后的反应，避免发生虚脱。

第六节　内分泌科病人照护

内分泌科研究人体的内分泌系统。内分泌系统是由内分泌腺及存在于某些脏器中的内分泌组织和细胞所组成的一个体液调节系统，其中人体主要的内分泌腺包括甲状腺、甲状旁腺、肾上腺、垂体、松果体、胰岛、胸腺和性腺等。

一、常见疾病

内分泌科常见疾病主要包括糖尿病、肥胖症、骨质疏松、痛风、脂质代谢紊乱以及甲状腺、垂体、肾上腺、性腺、甲状旁腺等腺体相关疾病。

二、主要症状

（一）体重改变

病人体重减轻或增加，如消瘦、肥胖。

（二）精神症状

病人可能突然变得精神兴奋、烦躁易怒，或者变得抑郁、少言寡语。

（三）酮症酸中毒

糖尿病病人的常见严重并发症。

（四）甲状腺危象

甲亢病人的常见严重并发症。

（五）关节疼痛

痛风病人的常见症状。

三、照护要点

（一）做好晨、晚间照护及日常照护

（二）饮食照护

1. 糖尿病人饮食照护：严格饮食管理，给予糖尿病饮食，按照医生、护士为病人制定的食谱，食量，定时做好饮食照护。

2. 甲亢病人饮食照护：保证高碳水化合物、高蛋白、高维生素饮食，提供足够热量和营养以补充消耗，满足病人的高代谢需要。膳食中可增加奶类、蛋类、瘦肉类等优质蛋白，以纠正体内的负氮平衡。每日饮水 2000 ~ 3000mL，补偿因腹泻、大量出汗及呼吸加快引起的水分丢失。避免进食含碘丰富的饮食，禁食海带、紫菜、海产品等，食用无碘盐。慎吃卷心菜、花椰菜、甘蓝等致甲状腺肿食物。避免刺激性食物的摄入，如浓茶、咖啡等，以免引起病人兴奋，导致失眠。

3. 痛风病人饮食照护：痛风病人饮食宜清淡、易消化，忌辛辣和刺激性食物，避免进食高嘌呤食物，如动物内脏、鱼虾类、蛤蜊、蟹、肉类、菠菜、蘑菇、黄豆、扁豆、豌豆、浓茶、饮酒等。给病人进食碱性食物，如牛奶、鸡蛋、马铃薯、各类蔬菜、柑橘类水果，使尿液的pH>7，从而减少尿酸盐结晶的沉积。鼓励病人多饮水，每天饮水2000mL以上。最好饮用矿泉水碱化尿液，以促进尿酸的排泄。

（三）糖尿病酮症酸中毒照护

医疗护理员要密切监测病人生命体征，一旦发现病人出现四肢无力、头痛、头晕、口渴、恶心、呕吐、尿量增加、意识障碍、脱水、呼吸声大而快等酮症酸中毒表现，应立即通知医生。

（四）甲亢病人甲状腺危象照护

1. 观察：密切监测病人生命体征变化，尤其是体温及脉率。当出现甲亢症状加重，并出现高热（39℃以上），脉率快（140 ~ 240 次 /min），烦躁不安、大汗淋漓、恶心呕吐等，立即通知医生，并做好治疗抢救的配合。

2. 休息与体位：病人绝对卧床休息，遵医嘱协助护士给予病人低流量吸氧，呼吸困难者可协助采取半卧位。

（五）痛风病人关节疼痛照护

1. 体位：痛风病人手腕肿关节受累时，为减轻疼痛，可遵医嘱用夹板固定制动。

2. 用药照护：遵医嘱协助护士给予病人受累关节湿敷，发病 24h 内可使用冰敷或 25% 的硫酸镁湿敷，减少局部炎性渗出，消除关节的肿胀和疼痛。24h 后可使用热敷，促进局部组织渗出物的吸收。

3. 健康教育：可为病人局部按摩、泡热水澡等，促进局部血液循环，避免尿酸盐结晶形成。

第七节　风湿免疫科病人照护

风湿免疫科是医院内科学领域中的新兴学科，主要研究和治疗风湿免疫类疾病。风湿免疫病一旦发生极难治愈，可累及多脏器、多系统，而血液系统也常常受累。

一、常见疾病

风湿免疫科常见疾病包括类风湿性关节炎、系统性红斑狼疮、强直性脊柱炎、原发性干燥综合征、骨关节炎等。

二、主要症状

（一）关节疼痛和肿胀

关节疼痛是风湿病最早、最常见的症状，疼痛的关节可有肿胀和压痛。

（二）关节僵硬与活动受限

关节僵硬，是指病变关节在夜间静止不动后，于晨起时出现较长时间的僵硬，又称晨僵。

（三）皮肤受损

风湿性疾病常见的皮损有皮疹、红斑、水肿、溃疡等。

三、照护要点

（一）做好晨、晚间照护及日常照护

（二）关节疼痛与肿胀照护

1. 休息：急性期病人应卧床休息，直至症状明显好转后方可下床活动。缓解期病人可按动静结合适当活动。不要长期卧床以免导致关节废用，致使肌肉萎缩和关节强直。也不要长时间维持抬高头部和膝部的姿势，以免屈曲姿势造成关节挛缩致残。

2. 病情观察：观察病人关节疼痛的强度、肿胀、畸形的程度、活动情况及病人自理能力，给予帮助行动。注意关节外症状，如病人出现胸痛心前区疼痛、腹痛，出现黑便、血便、头痛、发热、咳嗽、呼吸困难等，应及时报告医务人员进行处理。

3. 心理疏导：注意观察病人的心理状况，以便有针对性地进行心理疏导。

4. 疼痛照护：要注意关节的保暖，避免潮湿、寒冷加重关节症状。关节肿胀疼痛剧烈时，遵医嘱协助护士给予消炎止痛剂。也可以为病人采取缓解疼痛的措施，例如每日清晨起床时进行 15min 温水浴，或用热水泡手。也可用谈话、听音乐等形式分散病人的疼痛注意力。

（三）关节僵硬与活动受限照护

1. 体位：当病变发展至关节、关节强直时应保持关节的功能位置，必要时遵医嘱用夹板固定，以保持一定的生活自理能力。

2. 活动：病人的症状基本控制后，可以逐渐增加活动，防止关节僵硬和肌肉萎缩，如穿脱衣服、进食、如厕等，保持生活自理能力。

3. 锻炼：在缓解期帮助病人进行功能锻炼，包括手指的抓捏练习，如织毛衣、跳棋、玩球，腕、肘、膝关节的屈伸练习，并可配合一定的被动肢体运动，但有强直的关节禁止剧烈运动。

（四）皮肤照护

除给予病人常规的皮肤照护、预防压力性损伤外，有皮疹、红斑或光敏感的病人，外出时应采取遮阳措施，避免阳光直射。病人不要接触刺激性物品，如化妆品、碱性肥皂等。

第八节　神经内科病人照护

神经内科研究神经系统相关疾病。神经系统分为中枢神经系统和周围神经系统两大部分，其中中枢神经系统又包括脑和脊髓，周围神经系统包括脑神经和脊神经。神经系统疾病一般较为严重，对病人影响较大。

一、常见疾病

神经内科常见疾病主要包括脑血管疾病（脑梗、脑出血）、偏头痛、脑部炎症性疾病（脑炎、脑膜炎）、脊髓炎、癫痫、阿尔茨海默病、代谢病和遗传倾向疾病、三叉神经痛、坐骨神经痛、周围神经病及重症肌无力等。

二、主要症状

（一）头痛

头痛伴有闪光感，常提示偏头痛。剧烈头痛伴有颈部发僵，常提示蛛网膜下腔出血。头痛伴有喷射性呕吐，应考虑是否为颅内高压。

（二）意识障碍

临床上常分为嗜睡、昏睡、浅昏迷、深昏迷。

（三）抽搐发作

抽搐主要症状有突然呼吸停止、意识丧失、双手握拳、双目凝视、四肢僵直等。

（四）偏瘫

神经内科病人容易发生偏瘫，严重者可伴有语言障碍、压力性损伤、大小便失禁、坠积性肺炎、泌尿系统感染、便秘、吞咽障碍等症状。

三、照护要点

（一）做好晨、晚间照护及日常照护

（二）头痛照护

1. 观察：观察病人头痛性质以及强度的变化，是否伴有其他症状或体征。

2. 心理疏导：多与病人交流，保持病人心情舒畅，避免情绪激动。

3. 休息：充足的休息及睡眠可以减轻头痛。每晚为病人热水泡脚20～30分钟，按摩双脚，放松身体，促进睡眠，缓解疲劳，从而减轻头痛。

4. 病房管理：房间应安静、整洁、空气新鲜、避免对流风，充足的光线。

（三）意识障碍照护

1. 观察：密切观察病人生命体征，昏迷程度，瞳孔有无变化，肢体有无瘫痪，有无脑膜刺激征及抽搐等症状。

2. 卧位：病人取平卧位，肩下垫高并使颈部伸展，确保呼吸道通畅，头偏向一侧，加强翻身叩背，排除痰液，防止肺部感染。

3. 排尿照护：对尿失禁病人应防止泌尿系感染及压力性损伤的发生。长期尿潴留或尿失禁病人应留置导尿管，记录尿量、尿色。病人意识清醒后，遵医嘱协助护士及时撤掉导尿管，同时诱导病人自行排尿。

4. 大便照护：保持大便通畅，以防病人排便用力时导致颅内压高，必要的时候可以遵医嘱协助护士进行灌肠。大便失禁时随时作好肛门及会阴部清洁，涂保护性润滑油，预防压力性损伤发生。

5. 饮食照护：为防止病人营养不良，遵医嘱协助护士给予病人鼻饲高蛋白、高维生素流质饮食，保证每天的热量供应。注意鼻饲饮食的温度和量，两次鼻饲饮食中间可喂温水或果汁。

（四）抽搐发作照护

1. 观察：病人抽搐发作时，需有专人守护，同时观察和记录全过程。注意观察病人意识状态和瞳孔的变化，以及抽搐的部位、持续时间、间隔时间等。

2. 体位：强直—阵挛发作病人须采取平卧姿势，防止跌伤。将病人的头部偏向一侧，配合护士及时吸出呼吸道分泌物和呕吐物并给予吸氧，以减少呼吸道阻塞和改善缺氧症状。

3. 防止自伤或伤人：立即解开衣领、衣扣和腰带，迅速将缠有纱布的压舌板或小布卷置于一侧上下臼齿间，以防咬伤舌和面颊部。有义齿者必须取出。少数病人在抽搐停止、意识恢复过程中有短时间的兴奋躁动，应防止自伤或伤人。

（五）偏瘫照护

1. 功能锻炼：卧床病人每2h协助翻身一次，瘫痪肢体保持功能位置，各个关节防止过伸及外展，可用夹板等扶托，对突出容易受压部位用软垫保护。定时进行按摩、被动运动，鼓励主动运动，预防肌肉萎缩、关节挛缩变形。满足病人基本生活需要，病情稳定后，鼓励并协助病人用健侧肢体取物、洗漱、移动身体等。

2. 防范坠积性肺炎：注意保暖，鼓励病人多咳嗽，协助病人翻身叩背，及时咳出气管内不易咳出的分泌物。缓慢进食，防止呛入气管，吞咽困难时用鼻饲。

3. 排尿照护：排尿困难的病人可按摩下腹部以助排尿，训练病人自主解小便，留置尿管的病人关闭尿管夹，每4小时开放排尿1次。

第九节　肿瘤科病人照护

肿瘤是机体中一般细胞在某些复杂因素的临时作用下，发生异常增殖分化所形成的新生物。根据肿瘤的形状学和生物学行为分为良性肿瘤、临界性肿瘤和恶性肿瘤三大类。恶性肿瘤对人类的威胁日益突出。随着疾病谱的改变，恶性肿瘤已成为目前病人死亡的常见原因之一。

一、常见疾病

肿瘤科常见疾病主要包括乳腺癌、肺癌、肝癌、胃癌、结肠癌、直肠癌、食管癌、胰腺癌、鼻咽癌、膀胱癌、宫颈癌、前列腺癌、卵巢癌、肾癌、甲状腺癌、淋巴瘤、白血病、子宫内膜癌、黑色素瘤、骨肉瘤等。

二、主要症状

（一）放疗后不良反应

放疗常见的副反应包含皮肤反应（放射性皮炎）、黏膜反应、全身倦怠、恶心呕吐、全血细胞减少等。

（二）化疗后不良反应

骨髓抑制是化疗药物最常见和最严重的副反应。其次是消化道反应，主要表现为食欲缺乏、恶心、呕吐、腹痛、腹泻、消化性溃疡等。然后，还会出现皮肤黏膜损伤，包括皮肤干燥、色素沉着、皮疹、全身瘙痒，严重者出现剥脱性皮炎，还可以导致毛发脱落，以及出现组织坏死。除此以外，还可能导致肝肾功能损伤，主要表现为血清丙氨酸氨基转移酶增高，严重者出现黄疸。

三、照护要点

（一）做好晨、晚间照护及日常照护

（二）肿瘤放疗病人照护

1.放疗前照护

（1）饮食照护：了解病人的身体状况及营养状况，给予高蛋白、高维生素饮食以增强体质。

（2）皮肤照护：照射区皮肤给予清洁照护，预防感染及创伤。

2.放疗后照护

（1）皮肤反应照护：照射野的皮肤应注意保持干燥清洁，局部可用温水和软毛巾沾水清洗，禁止用肥皂、乙醇、油膏、含金属药物及过热的水擦洗。受照射之后的皮肤不要贴胶布，不用热水袋，避免冷热刺激，防止日光直接照射，否则会加重皮肤的放疗反应。皮肤脱屑时切忌撕剥。皮肤经放射线照射后，可产生不同程度的皮肤反应，如红斑、干性脱皮、干性脱皮及湿性脱皮。红斑一般不做治疗可自然消退，干性皮炎也可不用治疗，要严密观察，或用滑石粉、痱子粉、炉甘石洗剂以润泽、收敛或止痒。对湿性皮炎应该采取暴露方法，避免合并感染，可遵医嘱用抗生素油膏、冰片等外擦。

（2）黏膜反应照护：口腔可用盐水漱口，或遵医嘱使用朵贝尔液、呋喃西林液漱口。对放射性鼻炎可遵医嘱用鱼肝油、复方薄荷、薄荷油滴鼻。对放射性咽喉炎可用蒸汽吸入，必要时遵医嘱加抗生素于其中。对放射性眼炎可遵医嘱用氯霉素眼药水和四环素可的松软膏。对放射性直肠炎可遵医嘱协助护士用泼尼松、甘油等混合物保留灌肠。

（3）观察与保护：照射野皮肤需至少保护一个月。因照射区皮肤在多年以后仍可发生放射性溃疡，故应一直注意放射区皮肤的保护，避免摩擦和强烈的理化刺激。

（二）肿瘤化疗病人照护

1. 口腔照护

（1）口腔清洁：保持口腔清洁，用盐水、医生开具的漱口液漱口。病人疼痛明显时，可以在进食前遵医嘱用 0.03% 的丁卡因喷口腔及咽部止疼。

（2）饮食照护：饮食清淡质软，无刺激性。急性期应以流食、少渣为主。禁止食用辛辣、坚硬、粗糙食物。嘱咐病人多喝水，吃新鲜蔬菜水果，避免便秘，防止用力排便引起肠黏膜损伤和潜在性颅内出血。

（3）健康教育：鼓励病人多咀嚼，多说话，以利唾液分泌。

2. 呕吐照护

（1）止吐：在化疗前后遵医嘱应用止吐剂，合理安排用药时间，以减少化疗所致的恶心、呕吐。发生呕吐后用温开水给病人漱口，及时清理呕吐物。

（2）饮食照护：提供病人喜欢的可口的清淡饮食，少量多餐，分散注意力，创造良好的进餐环境等。对不能够自主进餐者主动提供帮助，按病人的进食习惯喂食。

3. 脱发照护：帮助病人及时清理脱下的头发，减少对病人的不良刺激。正确面对自我形象改变，协助病人选择假发、围巾、帽子等装饰物，维护病人自尊。

4. 骨髓抑制的照护

（1）病室管理：室内环境清洁，每日定时通风，减少病室内人员流动，必要时对病人实施保护性隔离。注意保暖，避免感冒。

（2）饮食照护：为病人增加蛋白质、维生素类食物摄入，增强机体抵抗力。注意饮食卫生，水果蔬菜要洁净。

（3）清洁照护：为病人每日清洁外阴，皮肤清洁照护及更换内裤。让病人用软毛牙刷刷牙，不可用牙签剔牙，防止牙龈出血。严重者禁止刷牙，用盐水、医生开具的漱口液漱口。

（4）预防出血：嘱病人不要抠鼻、咬指甲等，预防出血。

5. 腹痛、腹泻的照护

（1）观察：详细记录病人每天大便次数，观察其量性质和颜色，将病人腹痛、大便次数增多的情况及时报告医务人员，以便及早处理。化疗过程中出现腹泻，应立即报告医务人员，并及时留大便送细菌培养。

（2）饮食照护：注意饮食卫生，不让病人吃不洁、生冷、油腻食物。急性期病人禁食，恢复期进流食。

（3）清洁照护：对疑似假膜性肠炎者及时进行床边隔离，备专用便盆，对所有污染粪便用石灰水搅拌 20 分钟后再处理。病人衣裤、床单等放入专用口袋，先消毒后再清洗，防止交叉感染。

第十章
外科病人照护

外科疾病分为五大类：创伤、感染、肿瘤、畸形和功能障碍，以手术为主要的治病手段。外科住院病人多需要经历手术、麻醉、术后康复的过程，其生命体征、病情变化较大，部分围手术期病人生活无法自理，因此外科病人的照护就显得尤为重要。

【学习目标】

（一）识记

1. 能准确复述外科病人日常照护的目的。

2. 能复述常见的外科病人疾病类型。

（二）理解

1. 能描述外科围手术期的定义。

2. 能了解外科围手术期病人病情变化特征。

3. 能描述外科围手术期病人日常照护的注意事项。

（三）运用

1. 能正确给予外科病人基本健康指导。

2. 能对外科病人实施正确的日常照护。

【案例导入】

王大爷，男，71岁，因"急性阑尾炎"收住外科，完善相关检查，拟行急诊"阑尾切除术"。王大爷既往患有"高血压、冠心病"，现腹痛明显，病人及家属情绪焦虑、紧张，请医疗护理员小陈照护王大爷。

**请思考：**

1. 请问护理员小陈如何对王大爷实施正确的围手术期照护？
2. 不同部位手术病人的照护要求是否有所不同？

第一节 外科围手术期照护

围手术期是指从病人入住外科病房到术后痊愈出院，分为3个阶段：手术前期、手术中期和手术后期。

医疗护理员在围手术期的重要职责是：术前协助病人按医疗、护理要求完善术前准备，使病人具备耐受手术的条件；手术当天做好病人的生活照料与守护观察；术后帮助病人尽快恢复生理功能，防治并发症，早日康复。

一、手术前期病人的照护

（一）照护评估

1. 一般情况：年龄、性别、受教育程度、职业背景、宗教信仰、生活习性等。

2. 病情与照护情况：本次患病情况、拟行的手术和时间、既往患病情况、照护需求、长期服用的药品及要求、药物过敏史、阳性的检查结果、病人的自理能力等。

3. 心理状况：急症病人常因起病急而缺乏心理准备；创伤病人常伴有出血、剧烈疼痛和（或）功能障碍；癌症病人拒绝面对现实、否认自己生病。随着手术日期的临近，因担心手术效果、惧怕麻醉、手术、疼痛、术后并发症等，焦虑、恐惧、依赖性会日益加重。另外，家属对病人的支持程度也有着重要的作用。

（二）照护措施

1. 日常生活照护

（1）环境照护：介绍住院环境，帮助病人尽快适应环境；外出检查陪护在旁，做好引导；病室定时通风换气，保持安静，空气清新，温湿度适宜。

（2）清洁照护：及时评估病人的卫生状况，根据病人自理能力，协助或帮助病人进行口腔、头发、皮肤、会阴部清洁及晨、晚间照护，确保病人清洁和舒适，预防感染和并发症的发生。同时，照护时应注意保护病人的隐私，尊重病人。

（3）饮食照护：根据病人病情、饮食习惯及术前检查的要求合理安排膳食，多选用富含蛋白质、能量、维生素和膳食纤维的食物，以达到饮食全面，营养均衡的目的。如高蛋白的食物可选用豆类、禽蛋类、海鲜类、奶制品等；高纤维素的食物可以多选用蔬菜、水果、粗粮等。

（4）休息照护：充足的睡眠对病人的康复有促进作用。睡眠照护措施：①创造良好的休息环境，病室安静、空气新鲜。②在病情允许的条件下，尽量减少病人白天的睡眠时间和次数，适当增加活动量。③通过听音乐、看书等放松紧张情绪。④失眠者报告医护人员，协助处理。

（5）预防感染：术前病人防止呼吸道感染，病人不随意离院外出；给予保暖，防止受凉；近期有呼吸道感染的家属和亲友避免探视。

2. 心理照护：护理员应主动、热情接待病人，消除其陌生感；经常与病人沟通，及时发现病人的情绪变化及引起的诱因，对症给予心理关怀，建立良好的护患关系；病人及家属术前多会有焦虑、恐惧的心理，配合医护人员做好交流与沟通，使病人能安心接受手术。

3. 功能训练

（1）排尿训练：术后卧床病人因麻醉和手术的影响，加上不习惯在床上大小便，易发生尿潴留。术前护理员可用便盆和（或）尿壶对病人进行床上排便训练，以减轻术后不适。

（2）呼吸道准备：①有吸烟嗜好者，术前2周戒烟，以减少痰液分泌。②进行深呼吸、有效排痰的锻炼，包括指导病人咳嗽时按压伤口、有效咳嗽、排痰等（具体操作方法见第九章呼吸内科病人照护）。

4. 手术前日准备

（1）协助做好术前各项检查：术前病人根据病情需要，需要完成血、尿、大便检测及胸部X片、心电图等检查。护理员应遵护嘱，协助病人做好检查前准备（具体请参考第六章第二节）；外出检查做好提醒与指引。

（2）胃肠道护理：择期手术病人于术前8~12h禁食、4h禁饮，以防因麻醉或手术引起呕吐而致窒息或吸入性肺炎；腹部手术病人需进行灌肠或口服药清肠，排便次数增加，护理员应做好排便照护，观察大便的性状，及时告知护士，以确定灌肠/清肠效果。

（3）清洁护理：护士术前会为病人剃除术区的毛发，护理员可协助病人沐浴更衣，条件不允许时为病人进行床上擦浴，注意保暖，保持清洁，预防感染。

（4）着装护理：病人入手术室前，①协助病人更换手术服、戴手术帽和手腕带，注意保暖。②取下义齿、发夹、眼镜、手表、首饰、金属物品等，物品妥善保管。

（5）其他：①若女性病人月经来潮，应及时通知医护人员。②排尽大小便。③准备手术需要的物品，如X片等。

二、手术病人后期的照护

（一）照护评估

1. 麻醉、手术情况：了解病人的麻醉、手术方式、管道情况（静脉管路、引流管、尿管、胃肠减压管、氧气管等），便于术后的观察与照护。

2.目前病人状况

（1）身体状况：评估病人的生命体征、意识状况、切口情况、自诉的不适感等。

（2）心理状态：术后病人的心理状态，对手术结果的接受程度，对术后康复的信心。

（3）疾病要求：术后的特殊要求，如体位、饮食、活动、运动等。

（二）照护要点

1.体位：不同的麻醉和手术方式需要给予不同的体位以保障安全、促进康复。

（1）麻醉因素：全麻尚未完全清醒的病人，取平卧位，头偏向一侧，避免口腔分泌物或呕吐物误吸入气道；椎管内麻醉的病人应去枕平卧6~8小时，以免引起术后头痛；局麻病人可视手术和病人的需求取舒适体位。

（2）手术因素：麻醉消散后，按手术要求给予安置体位。颅脑手术可取头高脚低斜坡卧位；颈、胸部手术取高半坐卧位；腹部手术取低半坐卧位或斜坡卧位；脊柱手术取俯卧位或仰卧位；四肢手术应抬高患肢。

护理员应做好观察，病人有呕吐时及时清除呕吐物，防止误吸，保持清洁舒适；协助护士或病人给予合理安置体位，适时调整，定期翻身，预防压力性损伤。

2.生命体征的观测

（1）术后当天病人病情变化快，根据手术的情况，医护人员为病人进行床旁心电监护，监测体温、脉搏、呼吸、血压、血氧饱和度等。护理员应守护在病人床旁，当心电监护报警时，及时通知医护人员给予处理，保障病人安全。

（2）术后体温变化预示着是否有切口感染等情况，护理员在照护过程中，病人若出现体温高、面色红等情况要及时通知医护人员。

3.管道照护：病人术后会带有多条管道，如外周静脉管、中心静脉管、冲洗管、引流管、尿管、胃管等，这些管道对病人疾病康复至关重要，医护人员会将各条管道分类放置、妥善固定。护理员应熟知各条管道的摆放位置，观察管道有无折叠、扭曲、脱落，同时在帮助或协助病人翻身、移动、活动时做好保护，避免管道牵拉脱落。

4.饮食照护：视手术方式、麻醉方法和病人的反应、医生的医嘱来决定进食的时间和种类：①局麻病人术后即可进食。②椎管内麻醉病人术后6小时可进食。③胃肠道手术，需待肛门排气后遵医嘱开始进水、少量流质（米汤、藕粉）、逐步过渡到半流质（粥、软面等）、普通饮食。

护理员按要求及时为病人准备合适的膳食，少量多餐，营养均衡，若有不适，及时向医护人员报告。

5.清洁照护：术后病人因活动受限、生活自理能力下降，应帮助病人做好清洁照护，促进舒适，预防并发症；尤其是禁食期间唾液分泌减少，易致口腔炎症，故应加强口腔护理，保持口腔清洁。

6.术后不适症状的照护：手术后的病人因麻醉、手术、禁饮禁食、胃肠减压的原因，会出现恶心、呕吐、腹胀、呃逆、尿潴留等不适，护理员应做好陪护，有异常情况及时通知医护人员协助处理，并做好清洁照护，预防并发症，促进病人的舒适。

7. 活动照护：早期活动可有效减少肺部感染、压力性损伤、下肢静脉血栓、腹胀、尿潴留等并发症，应根据病情轻重和病人耐受程度遵医嘱循序渐进协助、指导活动。鼓励早期床上活动，如深呼吸、足趾和踝关节伸屈、翻身等；病情允许尽早下床活动，如床旁站立、室内慢步行走，最后至户外活动。术后6周内不宜提举重物。

第二节　神经外科病人照护

神经外科研究人体神经系统，如脑、脊髓、周围神经系统及与之相关的附属结构（颅骨、头皮、脑血管、脑膜等）的损伤、炎症、肿瘤、畸形和遗传代谢障碍疾病。

一、常见疾病

神经外科常见疾病主要包括：颅脑外伤、颅内肿瘤、脑积水、脑出血、脑动脉瘤、脊髓肿瘤等。

二、主要症状

（一）头痛

头痛是最常见的症状，常在晨起或夜间时出现，呈进行性加重，严重时呈炸裂样不能忍受，咳嗽、头部运动、用力时加重。

（二）呕吐

呕吐常在头痛剧烈时出现，呈喷射性，可伴有恶心，与进食无直接关系，不伴腹部症状。

（三）视乳头水肿

视乳头水肿是神经外科病变引起颅内压增高最常见的体征，早期多不影响视力，存在时间较久者有视力减退，严重者失明。

（四）生命体征改变

早期呈库欣反应，即血压增高，脉压增大，脉搏慢而有力，呼吸深而慢；病情严重时出现血压下降、脉搏快而弱，呼吸浅促。

（五）意识障碍

意识障碍是脑部损伤突出的表现，如伤后立即昏迷提示脑挫裂伤，昏迷有"中间清醒期"提示硬膜外血肿，颅内压增高常伴有进行性意识障碍等。

（六）其他

根据损伤或病变的不同部位，可出现肢体瘫痪、癫痫、失语、精神异常、视觉障碍等。

三、照护要点

（一）术前照护

1. 体位：根据医嘱给予适当体位。清醒病人予抬高床头 15°~30°，以利颅内静脉回流；昏迷病人取侧卧位或平卧位，注意安全防护，头偏向一侧，以免误吸。

2. 清洁照护：加强生活照护，保持清洁舒适；昏迷病人应加强口腔、皮肤、会阴部清洁照护。

3. 饮食照护：创伤后的应激反应会使机体产生严重的分解代谢，遵医嘱合理安排膳食，补充能量和蛋白质，限制钠盐量；不能进食者每日输液量多，做好输液部位固定、不得随意调节输液速度。

4. 病情观察：密切观察病人的生命体征、意识状态、瞳孔、呕吐情况、尿量的变化。

5. 防止并发症：勤翻身，预防压力性损伤的发生；保持病人肢体于功能位，防止足部下垂；加强会阴区护理，保持清洁，预防尿路感染。

6. 术前准备：术前禁食 8~12 小时，禁水 4 小时；术前 1 天剃发，并将头部洗净。

（二）术后照护

1. 体位：麻醉清醒、血压正常的病人遵医嘱予半坐位，抬高床头 15°~30°；昏迷病人取侧卧位或平卧位，头偏向一侧。避免压迫伤口，搬运病人翻身时，应扶持头部使头颈部成一直线，防止头部扭曲或震动。

2. 保持呼吸道通畅：及时清除呼吸道分泌物，根据病人情况遵医嘱定时予以翻身叩背，促进排痰。

3. 病情观察：观察病人的生命体征、意识、瞳孔、引流、尿液、四肢活动情况。

4. 伤口、引流管护理：观察伤口敷料是否清洁干燥，若被渗血、渗液浸湿应及时通知医护人员予以处理；观察留置的引流管是否通畅，引流液的颜色与性状，若出现异常及时告知医护人员。

5. 饮食：术后常规禁食，进食时间、食物种类严格遵医嘱执行。观察病人进食后反应，合理搭配，少量多餐，发现异常及时告知医护人员。

6. 预防并发症：做好清洁照护，保持口腔、鼻腔、会阴区等清洁，预防感染；定时翻身，观察病人皮肤情况，预防压力性损伤。

（三）特殊症状照护

1. 防止颅内压增高的照护

（1）休息：遵医嘱病人卧床休息，病室安静，避免声光刺激，情绪稳定，避免情绪激烈波动引起血压升高。

（2）避免剧烈咳嗽和用力排便：给予保暖，预防受凉，如有呼吸道感染症状报告医生。及时治疗感冒，避免咳嗽；遵医嘱给予多食富含纤维素食物，促进肠蠕动；已有便秘者及时报告医务人员，协助处理，病人切勿用力屏气排便。

（3）病人进行脱水治疗时尿液增多，协助病人做好排尿护理，保持会阴区清洁干燥，遵医嘱记录尿量。

2.意识障碍照护

（1）体位及肢体护理：病人绝对卧床、平卧位、头转向一侧以免呕吐物误入气管。翻身采用低幅度、操作轻柔、使肌肉处于松弛状态，以免肢体肌关节挛缩，以利功能恢复。

（2）口腔护理：去除假牙、每日清洁口腔两次；黏膜破溃处可涂溃疡膏；口唇干裂涂护唇膏。

（3）眼睛护理：眼闭合不全者应遵医嘱涂眼膏，再用消毒凡士林纱条覆盖加以保护。

（4）皮肤护理：昏迷病人易发生压力性损伤，应定时翻身、按摩，2小时一次；保持皮肤清洁干燥，有大小便失禁、呕吐及出汗等应及时擦洗干净，保持床铺清洁干燥、平整、无碎屑，被褥应随湿随换。

3.病人安全照护

（1）抽搐的护理：避免坠床，不可强力按压肢体，以免骨折。

（2）躁动的护理：引起躁动的因素多样，如头痛、呼吸不畅、尿潴留、被服潮湿、肢体受压等，须查明原因及时排除；不可强加约束，避免因过分挣扎使颅内压进一步增高。病人出现抽搐或躁动时，应立即通知医护人员协助处理。

（3）病人活动时应陪护在旁，避免跌倒，做好安全防护。

第三节　胸外科病人照护

胸部由胸壁、胸膜、胸腔内脏器组成。胸外科研究胸腔内器官，包含食管、肺部、纵隔等病变，疾病常常发生在与生命相关的脏器，如心脏、肺脏，易对病人造成生命威胁。

一、常见疾病

胸外科常见疾病包括：肋骨骨折、气胸、血胸、脓胸、食管癌、肺癌等。

二、主要症状

（一）气胸

可分为闭合性、开放性、张力性气胸。

（二）血胸

根据出血速度、出血量和病人体质不同，而有不同的症状。小量血胸可无明显症状，中量和大量出血，可出现脉搏快而弱、四肢冰冷、血压下降、气促等休克表现。

（三）脓胸

高热、脉速、胸痛、气促、咳嗽、咳脓痰等。

（四）咳嗽、咳痰

咳嗽、咳痰是胸外科常见症状。急性感染发病急，慢性病程长，肺部慢性化脓性感染引起的咳嗽与体位变换有关，并伴大量脓痰；夜间咳嗽可见于食管阻塞性疾病或左心衰竭，刺激性干咳可见于肿瘤、占位性病变，肺结核和肺癌都有咳嗽但并不剧烈，常伴有咯血和血性痰。

（五）胸痛

胸部外伤受伤部位可有不同程度的胸部疼痛和压痛，如肋骨骨折胸痛剧烈，并与呼吸运动和咳嗽有关；占位性病变可引起胸部隐痛。

（六）呼吸困难

病人感觉呼吸费力，严重时不能平卧，皮肤黏膜紫绀等。

（七）吞咽困难

进行性吞咽困难是食管癌的特点。

三、照护要点

（一）术前照护

1.体位：遵医嘱予适当体位。多采用半卧位或健侧卧位，以利于呼吸和引流。

2.清洁照护

（1）保持口腔清洁，鼓励病人咳嗽，咳痰、咯血后应漱口，去除异味。

（2）保持皮肤清洁舒适，对出汗多的病人，勤沐浴、勤擦拭、勤更换。对长期卧床的病人，按时翻身，并做骨突处皮肤按摩，预防压力性损伤。

3.维持呼吸功能：指导并鼓励病人进行有效咳嗽，促进痰液排出，对于痰液黏稠不易咳出者，协助医护人员进行雾化吸入或人工吸痰；病情平稳的病人予以半坐位，使膈肌下降，有利于呼吸；做好病人吸氧的观察。

4.病情观察：观察病人的生命体征、意识等变化，特别注意呼吸频率、节律、幅度，若出现口唇发绀、面色青紫、心悸气促、呼吸困难的情况立即通知医护人员。

5.疼痛照护：观察病人疼痛的部位、程度、性质、时间等。若病人因为疼痛不敢咳嗽、咳痰时，应指导/协助病人双手按压患侧胸壁，以减轻伤口震动而产生的疼痛。

6.术前准备：术前禁食8~12小时，禁水4小时；术野备皮，并清洁。

（二）术后照护

1.体位：麻醉清醒病人遵医嘱予半坐位，抬高床头30°~50°，可减轻局部充血和水肿，同时使膈肌下降有利于呼吸；全肺切除术后的病人避免过度侧卧。

2.保持呼吸道通畅：鼓励病人咳嗽、咳痰，及时清除呼吸道分泌物，遵医嘱定时予翻身叩背，促进排痰。指导病人深呼吸，促进肺扩张；若是气管插管或气管切开的病人，要注意湿化气道，由护士定期人工吸痰。

3.病情观察：及时巡视，重点守护，观察病人的生命体征、意识、呼吸情况、疼痛、排尿等情况。

4.伤口护理：观察伤口敷料是否清洁干燥，若被渗血、渗液浸湿应及时通知医护人员予以处理。

5.胸腔闭式引流的照护

（1）保持密闭：随时检查引流装置密闭性及引流管有无脱落，病人翻身、下床前应妥善固定，避免牵拉。

（2）妥善固定：胸腔闭式引流瓶低于胸部 60~100cm，防止逆流；管道引流通畅，无牵拉、受压、扭曲、堵塞。

（3）加强观察：随时观察引流液的颜色、量、性状及长玻璃管内水柱的波动情况，一般为 4~6cm，若水柱波动范围过大或者突然停止波动，要立即告知医护人员。

（4）胸腔闭式引流期间，病人应取半坐卧位，鼓励病人进行深呼吸和咳嗽，以利胸腔内液体和气体的排除，促进肺扩张。同时，协助病人经常改变体位。

6.饮食：术后常规禁食，进食时间、食物种类严格遵医嘱执行。观察病人进食后反应，合理搭配，少量多餐，发现异常及时告知医护人员。

7.预防并发症：做好清洁照护，保持口腔、鼻腔、会阴区等清洁，预防感染；定时翻身，观察病人皮肤情况，预防压力性损伤。

第四节　普外科病人照护

普外科是以手术为主要方法治疗肝脏、胆道、胰腺、胃肠、肛肠、血管疾病、甲状腺和乳房的肿瘤及外伤等其他疾病的临床学科，是外科系统最大的专科。

一、常见疾病

普外科常见疾病包括：乳腺肿瘤、消化道出血或穿孔、胃癌、胆道结石、急腹症、阑尾炎、肠梗阻、腹股沟疝气、静脉曲张、大肠癌等。

二、主要症状

（一）疼痛

疼痛的部位、性质、程度与受损脏器密切相关。乳腺良性包块多为乳房胀痛，与月经周期相关；胆道结石急性发作表现为右上腹阵发性绞痛，放射至右肩或右背部；

急性胃穿孔为正上腹部持续性刀割样剧痛，很快扩散至全腹；转移性右下腹痛是阑尾炎的典型特征；肠梗阻、肠粘连全腹部疼痛，腹股沟疝嵌顿位于左/右侧下腹部及腹股沟。

（二）出血

消化道出血的病人主要表现为大量呕血或解柏油样便，常伴有头晕目眩，心悸乏力等；大肠癌病人可出现大便带血等。肝、脾、胰、肾等实质性脏器损伤时，主要临床表现为腹腔内出血。

（三）腹膜刺激征

胃肠道、胆道、膀胱、阑尾等空腔脏器破裂时，会出现明显的腹痛、腹肌紧张、压痛、反跳痛等腹膜炎性体征。

（四）肿块

肿瘤、囊肿、癌症等均会出现相应部位的肿块。

（五）其他

肠梗阻多表现为腹痛、腹胀、呕吐、停止排气排便；大肠癌病人常伴有消化系统症状及排便习惯改变；胆道结石梗阻时，可出现高热、黄疸等。

三、照护要点

（一）术前照护

1. 体位与休息：予以适当体位，腹痛病人多为强迫体位，应做好陪护与安全管理；出血多的病人应绝对卧床，必要时协助医护人员予以休克卧位。为病人创造安静、舒适的休息环境以促进睡眠。

2. 饮食照护：遵医嘱合理搭配膳食，帮助病人摄入营养丰富、易消化的食物。不能进食者严格督促病人执行，做好静脉补液的观察与照护。

3. 病情观察：严密观察病人的生命体征、意识等变化。急性出血、穿孔病人病情变化较快，应守护在旁，发现异常及时报告医护人员。

4. 疼痛照护：观察病人疼痛的部位、程度、性质、时间等。在未明确诊断和病情观察期间暂不用止痛剂，不能按摩腹部及用热水袋热敷，以免延误病情。

5. 适应性训练：教会病人在床上使用便盆的方法，以适应术后床上排尿和排便；教会病人深呼吸和有效咳嗽的方法，减少术后呼吸系统并发症。

6. 术前准备：术前禁烟忌酒，术前禁食8~12小时，禁水4小时；术野备皮，并清洁皮肤照护。

（二）术后照护

1. 体位：术后按麻醉要求给予卧位；麻醉清醒后根据手术情况遵医嘱选择合适的体位，腹部手术采用半坐位，既可使膈肌下降利于呼吸，也可使腹内渗出液积聚于盆腔，炎症局限，便于引流。

2.病情观察：观察病人的生命体征、意识、术口敷料、疼痛、排尿、活动等情况。

3.疼痛照护：观察病人疼痛的位置、性质、程度。可协助病人采取舒适体位以减轻疼痛，如胸、腹部手术后予以半坐卧位，可减轻腹壁伤口张力，减轻疼痛；术后使用镇痛泵的病人加强观察仪器运行是否正常、管道连接是否紧密、疼痛是否减轻等。

4.伤口、引流管护理：观察伤口敷料是否清洁干燥，若被渗血、渗液浸湿应及时通知医护人员予以处理。留置的引流管应放置低于切口平面的位置，观察引流是否通畅，若发现引流液增多明显或出现大量鲜红色液体，应立即告知医护人员。

5.饮食：非腹部手术的病人术后常规禁食6小时，若无恶心、呕吐等不适方可进食。腹部手术并行胃肠减压的病人，需待肛门排气排便、胃肠减压管拔出后方可进食。进食原则：少量多餐、循序渐进，由水—流质—半流质—软食—普食逐步过渡。观察病人进食后反应，发现腹痛、腹胀、恶心、呕吐等症状及时告知医护人员。

6.预防并发症：做好清洁照护，保持口腔、鼻腔、会阴区等清洁，预防感染；定时翻身，观察病人皮肤情况，预防压力性损伤；鼓励术后尽早翻身和下床活动，预防肠粘连；术后不能立即下床的病人，要为其按摩双下肢，指导/协助病人进行双下肢屈伸运动，踝关节转动等，防止静脉血栓形成；及时为病人叩背、排痰，防止肺部感染发生。

第五节　泌尿外科病人照护

泌尿外科是以手术为主要治疗方法治疗肾脏、输尿管、膀胱、前列腺、尿道等泌尿系统相关疾病的临床学科。

一、常见疾病

泌尿外科常见疾病包括：各种尿结石和复杂性肾结石、肾脏和膀胱肿瘤、前列腺增生和前列腺炎、睾丸附睾的炎症和肿瘤、睾丸精索鞘膜积液、各种泌尿系损伤等。

二、主要症状

（一）排尿异常

1.尿频：排尿次数增多而每次尿量减少，常见于泌尿、生殖道炎症、膀胱结石、前列腺增生等。

2.尿急：有尿意即迫不及待地要排尿，难以自控，但尿量却很少，常与尿频同时存在。

3.尿痛：排尿时感到尿道疼痛，亦为炎症表现。

4.排尿困难：尿液不能通畅排出，一般由膀胱以下尿路梗阻引起。

5.尿潴留：急性尿潴留常见于腹部、会阴部手术后；慢性尿潴留见于前列腺炎、尿路不完全性梗阻等。

6.尿失禁：尿不能控制而自主排出。

（二）尿液异常

1.血尿：尿液中含有血液，分为镜下血尿和肉眼血尿。

2.脓尿：多见于尿路感染。

3.少尿或无尿：每日尿量少于400mL为少尿；少于100mL为无尿，由急性肾衰竭所致。

（三）其他症状

1.尿道分泌物：黄色、黏稠脓性分泌物多见于尿道炎，血性分泌物见于尿道癌。

2.疼痛：疼痛部位常在该器官所在部位，可伴牵涉痛。

3.肿块：泌尿外科疾病有时仅以肿块为表现。

4.性功能症状。

三、照护要点

（一）术前照护

1.饮食：遵医嘱给予粗纤维（谷类、蔬菜、水果等）、易消化饮食，预防便秘。鼓励多饮水、严禁憋尿，以免泌尿系统感染及诱发急性尿潴留；忌饮酒及辛辣食物。

2.引流尿液：尿潴留致肾功能不良者，会留置尿管持续引流。此期间鼓励病人多饮水，以增加尿量，稀释尿液，减少尿中晶体沉积；观察尿液的颜色、量、性状，尿管妥善固定，不做剧烈活动以防膀胱损伤；每日行2~3次尿道口护理，预防感染。

3.心理照护：加强沟通，及时发现病人的心理问题，配合医护人员做好心理疏导，使其情绪稳定接受手术。

4.术前准备：术前禁食8~12小时，禁水4小时；术野备皮，并清洁。

（二）术后照护

1.体位：术后按麻醉要求给予去枕平卧6小时，头偏向一侧体位；麻醉清醒后根据手术部位选择合适的体位。

2.病情观察：观察病人的生命体征、意识、切口敷料、疼痛、排尿、持续膀胱冲洗等情况，遵医嘱准确记录24小时尿量。

3.疼痛照护：观察病人疼痛的位置、性质、程度。术后使用镇痛泵的病人加强观察仪器运行是否正常、管道连接是否紧密、疼痛是否减轻等。

4.伤口、引流管护理：观察伤口敷料是否清洁干燥，若被渗血、渗液浸湿应及时通知医护人员予以处理。留置的引流管应放置低于切口平面的位置，观察引流是否通畅，若发现引流液增多明显或出现大量鲜红色液体，应立即告知医护人员。

5.饮食：术后6小时无恶心、呕吐，可遵医嘱进食，鼓励多饮水。

6.持续膀胱冲洗的照护：泌尿系手术，如前列腺切除术等术后常规持续膀胱冲洗。

（1）冲洗速度可根据尿色而定，色深则快，色浅则慢。随着时间的延长血尿颜色逐渐变浅，若血尿颜色加深或深红，说明有活动性出血，应及时通知医护人员处理。

（2）确保冲洗及引流管路通畅。

（3）准确记录尿量：尿量 = 排出量 − 冲洗量。

7.预防并发症：避免腹压增高及便秘，禁止灌肠或肛管排气，以免造成前列腺窝出血；指导协助病人合理活动，以防止静脉血栓形成。

第六节　烧伤科病人照护

烧伤泛指各种热力、光源、化学腐蚀剂、放射线等因素所致，始于皮肤、由表及里的一种损伤。

一、常见疾病

烧伤科常见的疾病包括热力因素、化学因素、电离辐射因素造成的烧伤，以热力因素造成的烧伤最常见。

二、常见症状

烧伤的临床表现根据烧伤面积、深度和部位而定。

（一）Ⅰ度烧伤

Ⅰ度烧伤又称红斑性烧伤。局部皮肤发红、痛觉敏感，干燥无水疱。3~7 天愈合，新生上皮光亮、红嫩。

（二）Ⅱ度烧伤

Ⅱ度烧伤又称水疱性烧伤。

1.浅Ⅱ度烧伤：伤及表皮的生发层与真皮浅层，局部皮肤红肿，有大小不一的水疱，疱液清亮透明。已破溃的水疱显露出红润、潮湿的基底部，疼痛明显。2 周左右愈合，有色素沉着。

2.深Ⅱ度烧伤：伤及真皮层，局部肿胀，上皮发白或呈棕黄色，其间有散在小水疱，疱壁较厚；破溃的水泡基底部微湿，苍白与潮红相间，痛觉迟钝，有拔毛痛。3~4 周愈合，留有瘢痕。

（三）Ⅲ度烧伤

Ⅲ度烧伤又称焦痂性烧伤。伤及皮肤全层，可达皮下、肌肉或骨骼。局部蜡黄，呈褐色或炭黑色，或炭化状，干燥无水疱，无疼痛感，质韧呈皮革样坚硬。

三、照护要点

(一)现场急救

1.迅速脱离热源:现场急救最重要的是灭火、救人、迅速脱离热源。随后迅速用大量冷水冲淋或湿敷,阻止热力向深部组织渗透。

2.抢救生命:是急救的首要任务,若病人心跳呼吸停止,应立即就地实施心肺复苏。

3.协助医护人员处理严重复合伤、保持呼吸通畅、纠正低血容量、镇静止痛稳定病人情绪,尽快转送。

4.保持创面和保暖:防止创面二次污染和损伤。贴身衣服应剪开,不可撕脱,以防扯破被粘贴的创面皮肤;裸露的创面用无菌敷料覆盖包裹;协助病人调整体位,避免创面受压;寒冷环境注意增加盖被,防止病人体温散失。

(二)日常照护

1.环境:保持室温稳定,一般夏季温度26~28℃,冬季28~30℃,采取暴露疗法,室温控制在28~32℃,相对湿度70%。

2.预防感染

(1)严格消毒隔离制度,病人宜安置有层流装置的单人病房。大面积烧伤病人的床单、被套均应高压灭菌处理,以防交叉感染的发生。

(2)加强口腔及会阴部护理,防止创面污染。

(3)加强各种治疗性导管的照护,严格无菌操作。

(4)密切观察体温、创面情况,及早发现感染,及时处理烧伤创面感染灶。

3.病情观察:密切观察病人生命体征、意识、创面、尿量情况。病人血压下降、口渴明显多提示有血容量不足的危险,应及时向医护人员求助。同时,正确收集病人的尿液,观察尿液的变化,正常成人尿量在30~50mL/h。观察病人呼吸情况,若发现呼吸频率增快、节律不规整、呼吸困难,应立即报告医护人员。

4.创面照护:密切观察创面敷料情况,发现敷料浸湿应立即报告医护人员予以更换。若是四肢烧伤,应适当抬高四肢,观察肢体末梢血液循环情况。定时翻身,防止创面受压和压力性损伤,促进创面愈合。

5.疼痛照护:由于心理压力和烧伤创面感觉神经末梢的暴露和反复受到刺激,病人疼痛严重。协助医护人员指导病人放松精神、转移注意力,观察使用止痛药剂后的反应。

6.饮食照护:病人烧伤后,机体呈超高代谢状态,机体需要大量的热量和营养素以补偿消耗和用于组织修复。遵医嘱给予高蛋白、高热量、高维生素饮食。不能进食者,协助医护人员做好鼻饲照护。

7.心理照护:烧伤病人的心理问题较重,多与容貌或形体改变影响日常生活、工作、社交有关。因此应加强与病人的沟通,耐心倾听,正确引导。一旦发现行为异常和不良心理变化,及时告知医护人员和家属。

8.早期康复锻炼：予以舒适体位，各肢体维持功能位。伤口愈合后，遵医嘱协助指导病人早期下床活动，以促进肢体及关节的功能恢复。

第七节　骨科病人照护

骨科学又称矫形外科学。专门研究、治疗骨骼肌肉系统的解剖、生理与病理，运用药物、手术及物理方法保持和发展这一系统的正常形态与功能。

一、常见疾病

骨科常见疾病包括：骨折、骨关节炎、腰椎间盘突出症、颈椎病、骨质增生、骨肿瘤、骨髓炎等。

二、常见症状

（一）骨折

疼痛、畸形、反常活动、骨擦音、出血。

（二）关节脱位

疼痛、畸形、关节盂空虚、功能障碍。

（三）腰椎间盘突出症

腰背痛、下肢放射痛、肢体麻木、间歇性跛行等。

（四）颈椎病

颈肩酸痛，放射至头枕部和上肢，可伴有上肢无力、手指发麻、肢体皮肤感觉减退，手握物无力。

三、照护要点

（一）术前照护

1.生活照护：骨科病人多需要制动，因此应做好日常生活照料。病人卧硬板床，保持床单卫生；做好晨晚间护理，协助床上洗头、沐浴，保持清洁舒适。

2.饮食照护：应给予高蛋白、高维生素、易消化的饮食，增强机体抵抗力预防便秘。

3.疼痛照护：观察疼痛的部位、性质与程度。若疼痛程度较轻，可以遵医嘱予以局部冷敷/抬高肢体来缓解水肿造成的疼痛；或予以热敷按摩减轻肌肉痉挛引起的疼痛。疼痛严重者及时告知医护人员。

4.适应性训练：指导病人进行术后适应性训练，如深呼吸、有效咳嗽、床上大小便等。

5.术前准备：协助病人完成术前的各项检查，术前常规禁食 8~12h、禁水 4h。

（二）术后照护

1. 体位：根据麻醉和手术部位选择合适体位。麻醉清醒后，如四肢手术适当抬高四肢或功能位，促进静脉回流；脊柱手术协助病人取俯卧位。

2. 饮食照护：注意饮食卫生，提供营养丰富、易消化的饮食，促进愈合；多吃新鲜蔬菜与水果，预防便秘；多饮水，预防泌尿系感染与结石。

3. 病情观察：观察生命体征、肢体血液循环、伤口等情况。若为四肢手术，观察肢体变化，注意肿胀、疼痛、制动情况；病情严重病人应观察全身情况，如有异常及时告知医护人员。

4. 伤口及引流管：观察伤口敷料是否清洁干燥，若被渗血、渗液浸湿应及时通知医护人员予以处理。留置的引流管应放置低于切口平面的位置或保持负压状态，观察引流是否通畅，若发现引流液增多明显或出现大量鲜红色液体，应立即告知医护人员。

5. 功能锻炼：早期开展合理的功能锻炼能有效促进骨折的愈合、防止肌肉萎缩和肢体畸形的发生。若是病人不能下床，需协助病人在床上进行功能训练，床上训练的范围宜小，力量宜轻，达到各个关节肌群的活动即可。

（三）特殊照护

1. 牵引术照护：牵引术是骨科应用较广的复位和固定方法，分为皮牵引和骨牵引。

（1）保持有效牵引：一般床脚抬高 15~30cm，以对抗牵引力量。随时观察牵引的有效性，注意牵引绳是否脱轨，滑轮是否灵活，牵引重锤是否拖地等，并及时通知医护人员纠正。

（2）观察病情：观察肢体血液循环情况和血管神经功能，注意肢体远端颜色、温度、感觉和运动功能。每日测量肢体长度，两侧对比，防止牵引力量不足或过度牵引。观察牵引针固定情况，若出现滑脱或针孔处感染，就立即告知医护人员。

（3）并发症护理：保持床单位整洁，在骨突处加垫，定时按摩擦浴，预防压力性损伤。鼓励病人深呼吸，有效咳嗽、咳痰，预防肺部感染；鼓励病人多饮水，增加尿量，预防泌尿系感染和结石。

2. 石膏绷带术照护

（1）保持石膏清洁：保持石膏清洁干燥，石膏如有轻度污染，可用湿布擦拭，但不要浸湿石膏。

（2）观察病情：患肢抬高，观察肢体远端颜色、温度、感觉和运动，如有疼痛、苍白、冰冷、发绀、麻木，应警惕石膏过紧，及时通知医护人员。

（3）功能锻炼：分阶段进行功能锻炼，固定范围外的部位加强锻炼，固定范围内的肌肉等长收缩（肌肉—松—弛进行收缩），循序渐进，以主动锻炼为主。

第八节　创伤外科病人照护

损伤指各类致伤因子对人体组织器官造成的结构破坏和功能障碍。按致伤因子，大致分为机械性、物理性、化学性和生物性损伤。若由一种致伤因子同时引发多部位或脏器的损伤，称为多发性损伤。两种以上致伤因子对同一个体造成的伤害，称复合性损伤。平时多见的是机械性因子作用所致的损伤，又称创伤。

一、常见疾病

创伤外科常见疾病按致伤原因、受伤部位、皮肤完整性、受伤程度可以分为：

（一）按致伤原因分类

锐器可致刺伤、切割伤、穿透伤等；钝性暴力可致挫伤、挤压伤等；切线动力可致擦伤、裂伤、撕裂伤等；枪弹可致火器伤等。

（二）按受伤部位分类

分为颅脑、胸腔、腹腔、盆腔、肢体损伤等。

（三）按皮肤完整性分类

皮肤、黏膜保持完整者为闭合性损伤；有破损者为开放性损伤。

（四）按受伤程度分类

如头颅、胸、腹内脏器受损可致神经、呼吸、循环等功能障碍，属重型、严重型损伤。

二、主要症状

因创伤的原因、部位、程度等不同，临床表现亦各异。

（一）局部症状

1.疼痛：创伤后疼痛程度不一，一般在伤后 2～3 日后逐渐缓解。但严重损伤并发休克时，伤员常不诉疼痛；内脏损伤所致的疼痛常定位不确切。

2.局部肿胀：因受伤局部出血和创伤性炎症反应所致。可伴有发红、青紫、瘀斑、血肿或肿胀。严重肿胀可致局部组织或远端肢体血供障碍。

3.功能障碍：因解剖结构破坏、疼痛或炎症反应所致。

4.伤口：是开放性损伤特有的征象。常见创伤有：

（1）挫伤：多为表浅软组织挫伤，表现为局部肿胀、触痛或皮肤红、青紫。

（2）擦伤：伤及皮肤表层，表皮及部分真皮被不规则地刮除。

（3）刺伤：多由金属、木质等尖刺所致。伤口深浅、长度不一，可能有异物存留。

（4）切割伤：多因锐器、切削器所致，切口长度、深度各不相同。创缘较平整，出血可渗可涌，小动脉破裂可喷射出血。

（5）撕裂伤：伤口不规则，浅表和深部组织撕脱、断裂。

（6）穿透伤：致伤器具经皮肤或黏膜穿过深层组织，达到体腔及器官，或穿通后由对侧穿出，形成第一伤口和第二伤口，此类伤口虽然较小，但常致体腔内脏器严重损害，造成体腔开放、大出血、脏器破裂、穿孔或异物滞留。

（二）全身症状

1.发热：创伤性炎性反应所致的发热，体温一般不超过38.5℃。

2.生命体征变化：创伤后炎症反应、疼痛、精神紧张、血容量减少等均可引起心率加速、血压稍高或偏低、呼吸深快等改变。

3.其他：因失血、失液，病人可有口渴、尿少、食欲减退、疲倦等。

三、照护要点

（一）现场急救

1.若发生心跳和呼吸骤停，应立即复苏，抢救生命。优先抢救窒息、大出血、开放性气胸、休克、腹腔内脏脱出等特别危急的伤员。

2.紧急救护时应协助医护人员做到：

（1）保持呼吸道通畅：应立即清理口腔，使用通气道、面罩给氧等。

（2）控制外出血：用压迫法、肢体加压包扎、止血带或器械迅速控制伤口大出血。

（3）迅速补充血容量：立即开放静脉通路，做好输液时病人照护，必要时协助予休克体位。

（4）包扎、封闭体腔伤口：颅脑、胸部、腹部伤口应用无菌敷料或干净布料包扎。

（5）有效固定骨折、脱位：应用夹板或代用品，亦可用躯体或健肢以中立位固定伤肢。

（6）严格监护：生命体征指标的监测至少每5～15分钟一次。

（二）伤员转送

1.迅速：用快速运载工具送至已联系好的医院或急救中心。

2.安全：搬动和转运途中应防止再次损伤和医源性损害。

3.平稳：在救护车内，伤员应足向车头，头向车尾平卧。稳定伤员情绪。

（三）一般护理

1.体位和制动：体位应利于呼吸和静脉回流，多取平卧位，体位变化宜慢。制动，可用绷带、石膏、夹板、支架等，以减轻肿胀和疼痛。

2.病情观察：创伤病情变化快，危急重症情况较多，需严密观察生命体征、局部症状和体征、意识、尿量等变化，关注病人的主诉，以及早发现问题及早处理。

3.按受伤部位和要求进行照护。

（四）软组织闭合性创伤的护理

1.观察病情：观察局部症状、生命体征的变化，对挤压伤病人应观察尿量、尿色、尿比重，发现异常及时报告医护人员。

2. 局部制动：抬高患肢 15° ~30°。伤处先复位，再选用夹板、绷带等固定方法制动，以缓解疼痛，利于修复。

3. 配合局部治疗，小范围软组织创伤后遵医嘱早期局部冷敷，以减少渗血和肿胀。后期可热敷和理疗，促进吸收和炎症消退。

4. 促进功能恢复：病情稳定后，遵医嘱应用理疗、按摩和功能锻炼，促进伤肢功能尽快恢复。

（五）软组织开放性创伤的护理

1. 术前准备：协助护士遵医嘱完善各项检查及术前准备，守护病人，注意病情及情绪变化。

2. 术后护理

（1）密切观察病情：严密注意伤情变化，警惕活动性出血等情况的发生。观察伤口情况及伤肢末梢循环情况，如发现异常及时报告医护人员协助处理。

（2）加强支持：禁食期间做好输液照护，遵医嘱给予提供合理膳食，加强营养，促进创伤的愈合。

（3）心理护理：守护病人，稳定情绪，减轻心理痛苦，便于积极配合治疗。

（4）功能锻炼：病情稳定后，鼓励并协助病人早期活动，指导病人进行肢体功能锻炼，促进功能恢复和预防并发症。

四、重点、特殊人群照护篇

第十一章
病人的心理疏导

心理因素是疾病发生、发展的重要因素。疾病发生、发展过程中，病人容易在心理上产生不安、恐惧、抑郁、烦躁等心理状态的改变，甚至可能因为恐惧疾病、疼痛、抑郁等原因选择自杀。因此，医疗护理员必须要善于观察病人的言行举止，并有针对性地采用适当的心理疏导方式帮助病人正确看待疾病，树立生活信心。

【学习目标】

（一）识记

1. 能说出心理疏导的概念。
2. 能准确复述心理疏导的原则。

（二）理解

1. 能简述心理疏导的常用方法。
2. 能识别不同类型病人的心理特点和常见心理问题。

（三）运用

能正确运用心理疏导的方法，对不同类型的住院病人及家属实施恰当的心理疏导。

【案例导入】

小美是一名刚生完孩子的产妇，早上趁着婆婆去外面买早餐的机会，小美拉着医疗护理员小李倾诉对丈夫的不满。原来小美的丈夫请了陪产假，却只在白天来陪小美，晚上让婆婆陪着。婆婆心疼自己儿子，竟然也同意了。但是晚上婆婆睡觉太沉，经常孩子哭了听不见，还得小美一个剖宫产刀口还没愈合的产妇自己下床来抱孩子喂奶。小李听了之后，愤愤不平地对小美说："你这么辛苦地生娃，你老公居然这么不体谅你，这也太不像话了。我看你不能太惯着他，一定要让他晚上在这守着你！"

请思考：

1.医疗护理员小李的心理疏导是否符合心理疏导原则？
2.在对产妇进行心理疏导的过程中应掌握哪些技巧？

第一节　心理疏导概述

一、心理疏导的概念

心理疏导是指受过一定专业训练的医疗护理员，能够识别病人的情绪变化并帮助病人宣泄情绪，能引导病人对自身的一些心理问题及其根源进行思考，挖掘病人自身的潜力，改变其原来的认知和行为模式，从而改善病人心理状态，促进疾病痊愈，提高其生活质量。

二、心理疏导的原则

（一）积极关注原则

医疗护理员在与病人的交往过程中要做到关注病人的身心健康，对于任何病人的情绪反应都要给予无条件的积极关注，要用平等的态度对待他们，要用各种方式向病人表示关心、接纳和尊重。无条件的积极关注并不是对病人的一切都表示喜欢，而是向其表达一种乐于接纳他、理解他的态度。

（二）真诚相待原则

医疗护理员在任何时候与病人的相处过程中都必须以诚相待，对病人的关心必须是发自内心的，只有这样才能使病人感到心灵上的共鸣，使病人能将其当成一个能倾听和理解并接纳他思想和感受的人。只有病人感到这个世界上有人能够理解、关心和帮助他，他才会愿意把自己心灵深处的所想和所感倾诉出来。

（三）尊重理解原则

每个病人的人生经历都不一样，医疗护理员在与其相处的时候要平等、尊重地对待每一个病人，要设身处地地去理解和同情病人的遭遇。要从病人和家属的角度来看待他们的问题，感受他们的经验、情感，体会他们的痛苦和不幸，只有这样，才能够给予病人及其家属安全、信任的心理氛围。

（四）保守秘密原则

医疗护理员在取得病人及其家属的信任之后，谈话可能会涉及病人的隐私。这个时候一定要注意对病人的隐私保密，绝不能随意将病人的隐私作为闲谈的话题。在没征得病人同意之前，也不能用病人的病案作为教学案例或者个案来使用。

（五）助人自助原则

心理疏导的目的不在于缓解一时的矛盾，而是要帮助病人成长，让他们看到自身的潜能，从而调动和发挥他们解决问题的信心和动力。医疗护理员不应该直接告诉他们应该做什么，不该做什么，而应该帮助他们分析内心的感受，引导他们去找到解决问题的方法，并给予及时、适当的肯定和鼓励。

三、心理疏导的方法

（一）心理支持疏导

1.耐心倾听：病人因为生病会有非常沉重的内心压力，当他被压得透不过气来的时候，往往有非常强烈的倾诉欲望，如果有人能够耐心地听他诉说，并帮他理清头绪，他会感到如释重负。因此，医疗护理员在与病人相处的时候一定要注意倾听，不要轻易打断病人的倾诉，不要过早地进行评价，尽量耐心地让对方把话讲完，在倾听的过程中可以适当地给予应答。如点头、微笑等。

2. 关心同情：病人有时候会在病房里唉声叹气或者独自流泪，这个时候要主动去询问病人："您怎么了？为什么唉声叹气／哭啊？"当病人把自己的问题诉说出来的时候，医疗护理员一定要表示同情和理解："您这样，确实挺难的，我能够理解您的想法，谁处在这种情况下都会有这样的想法的。"这样会使病人感到亲切、温暖，感到被接受。

3. 细致询问：和病人交谈的过程当中，病人有的时候会提及自己的一些心理问题，医疗护理员一定要仔细认真地询问。例如，一个病人说她晚上翻来覆去怎么也睡不着觉，半夜还睡不着就想哭。这个时候医疗护理员就应该仔细地询问病人："怎么了？您晚上都在想些什么呢？为什么会想哭啊？"引导病人来进行仔细地诉说，从而了解病人的真实心理状态。

4. 安慰鼓励：患有重病的病人往往会说一些灰心丧气的话，这时候医疗护理员一定要表示医生、护士都在尽最大的努力帮助他，让病人一定不要放弃，然后向他提供一些其他病人经过积极治疗之后好转的例子，给予病人启发疏导，让病人坚强地面对现实。当病人取得好转的时候，对他给予一定的夸奖和暗示，例如"您今天看起来气色好多了！"

（二）情绪宣泄疏导

1. 日记宣泄：对于病情不是特别重的年轻人，医疗护理员可以建议他们用写日记的方式宣泄情绪，可以是纸质日记，也可以是电子日记。

2. 转移注意力：无论是孩子还是成人，看电视和打电子游戏不失为一种宣泄情绪的方式。

3. 眼泪宣泄：有时候流泪也是一种宣泄的渠道，如果病人在谈话中哭了，医疗护理员可以默默地递上纸巾，握住病人的手给予支持。

4. 活动宣泄：对于可以下床自由活动的病人，医疗护理员可以建议他们在病区散步，或者参与一些力所能及的锻炼活动。

（三）正面引导疏导

1. 认知引导：病人因为患病之后往往会有一些认知方面的问题，例如有些病人会觉得自己是世界上最不幸的人，有的病人会觉得自己是家庭的拖累，这些都会对病人的病情产生不利的影响。医疗护理员发现这样的情况，要给予积极正面的引导，例如经常分享一些积极面对病魔最后战胜病魔的案例,还可以让病人拿出和家人之前快乐生活的照片来一起分享,让他明白自己对家人的重要性,从而激发病人的求生欲。

2. 行为引导:有的年轻病人在生病之后会自暴自弃,不配合医生护士的治疗护理,甚至通宵玩游戏,这时候医疗护理员不要随意批评,而是进行善意的提醒。例如:"今天的太阳真不错,您不去外面晒晒太阳吗?""我看外面花园的花都开了,您去呼吸下新鲜空气,也活动下筋骨吧!"

第二节 儿童病人的心理疏导

一般将出生至 14 周岁的儿童病人归为儿科范围,疾病往往对儿童的生长发育造成威胁。各个年龄阶段的儿童心理反应不太一样,心理活动差异较大。

一、各阶段儿童病人的住院反应

(一)婴儿期

出生至 1 岁属于婴儿期,6 个月之前的婴儿特别需要人的抚摸和拥抱,处于一种皮肤饥渴的状态,但往往并不认生。6 个月之后的婴儿开始与母亲建立起紧密的联系,一旦分离会产生分离性焦虑,再大一点还会认生,不让陌生人靠近,不让陌生人抱。

(二)幼儿期

1 ~ 3 岁属于幼儿期,幼儿往往因为离开熟悉的人和事物而出现分离性焦虑,表现为哭闹、咬指甲、睡眠不安、尿床等行为退化表现。住院后,幼儿往往会因身边缺少亲人的陪伴而产生被抛弃的恐惧,加上各种检查治疗带来痛苦,往往会出现看到穿白大褂的医务人员就哭闹、拒食等表现。

(三)学龄前期

3~6(~7)岁属于学龄前期。学龄前期的儿童在住院后会产生恐惧和被动依赖的心理,也有可能看到医生、护士就哭闹,甚至产生敌对攻击行为,或者出现尿床、咬指甲等退化行为。

(四)学龄期

6(~7)~14 岁的儿童属于学龄期,这一时期的儿童往往会因为生病不能去学校,担心落下学业而失落,又往往思念同学和朋友而感到抑郁,也会因为生病而导致内心产生自卑,还有的孩子会觉得自己花了家里的钱而心情压抑。

二、儿童病人的心理疏导技巧

(一)婴儿期

这个时期主要是满足患儿的生理需要,同时鼓励父母多陪伴。当父母或其他监护人不在患儿身边时,医疗护理员应多抚摸、拥抱患儿,同时尽量让家属将患儿熟悉的生活用品和玩具带来医院放在婴儿的身边,还要提供适当的颜色、声音刺激促进患儿感官发育,并协助患儿进行合理的动作训练。

（二）幼儿期

医疗护理员对待患儿要温柔可亲,刚入院时要给患儿介绍医院环境,并通过询问患儿最喜欢的玩具或宠物来取得患儿的好感,当患儿表现出恐惧、退化性行为和哭泣的时候,不要责备羞辱患儿,而是给予安慰和鼓励。另外,还可以采用一些治疗性游戏来缓解患儿的心理压力,如可以让患儿用木槌敲打木钉来缓解和家人分离的焦虑,还可以让患儿给玩具打针来缓解患儿接受了侵入性操作后的痛苦。

（三）学龄前期

医疗护理员对待学龄前期的患儿一定要诚信,不能欺骗患儿,例如不能在打针前告诉患儿"一点都不疼",也不能在患儿哭闹时为了哄他就说"明天就能回家了"。平时可以带领患儿玩一些促进生理健康的小游戏,例如让患儿吹泡泡,术后需要锻炼呼吸的时候让患儿吹风车等。

（四）学龄期

对于学龄期的患儿,医疗护理员要诚实地提供给患儿他需要的健康信息,不要试图隐瞒和欺骗。对于患儿平时的作业提问,要用心去回答。对于学龄期的患儿,还可以让他们玩玩具医院的游戏,让他们通过角色扮演或者木偶游戏来了解医疗与疾病,还可以通过绘画、讲故事的游戏让他们抒发内心难以用语言表达的感受。

第三节　青春期病人的心理疏导

一、青春期病人常见的心理问题

青春期的少年正属于快速发育阶段,但这时他的心理和社会适应能力发展相对滞后,往往容易形成复杂的心理问题,比如焦虑、抑郁、不良习惯、饮食障碍、网瘾、物质滥用等,而患病的青春期少年这些问题会变得更为严重,如果处理不当,往往会影响他一生的健康、学习、工作和行为。因此,医疗护理员要注意观察青春期病人的心理状态,及时地对他们进行心理疏导,使他们能正确面对疾病,树立战胜疾病的信心。

二、青春期病人的心理疏导技巧

由于青春期病人心理不稳定,往往会产生较大的情绪波动。病情的波动会使病人对治疗缺乏信心,发怒拒绝配合治疗。青春期病人往往还会有逆反心理,可能会擅自停止各种治疗和护理措施。这个时候要爱护、理解病人,对病人有耐心。要从侧面来进行诱导,使他们正视疾病的存在。青春期的病人往往还会出现自卑感,这个时候要关心他们的生活和学习,使他们逐步适应生活环境,树立自信心。另外,要将青春期的病人当成成人,给予他们尊重和信任,他们就会像成年人一样行事。

第四节　妊娠期的心理疏导

妊娠期女性，是一种特殊状态下的人群。整个孕产期伴随着一系列生理变化，女性会产生特殊的心理反应，使孕产期成为女性最脆弱的时期。另外，由于家庭和社会角色的变化，需要她们做出相应的调整与适应。孕产期的不良心理会对胎儿造成不良影响，其中一部分女性还会发生产后抑郁，因此要加强对孕产妇心理的疏导。

一、孕产妇常见的心理问题

（一）妊娠期

初次妊娠的女性往往会经历刚知道受孕的意外与惊讶，还有矛盾的心理，然后逐渐转变为接纳与期待。在这一时期，孕妇的依赖性会增强，但同时她们也会充满着担忧与焦虑，会害怕孩子发生畸形、流产等事故，也会担忧性别是否会被家人接受。在妊娠期，孕妇往往会有比较明显的情绪波动。

（二）分娩期

大多数的孕妇一方面非常地期待分娩，另一方面也因为分娩过程的不确定性而担心自己的安全和宝宝的健康，甚至产生紧张、恐惧心理。此外，因为分娩的疼痛往往会导致孕妇烦躁不安，孕妇可能感觉非常无助，缺乏对自然分娩的信心，还会表现出易怒、激动、自卑或自责、哭泣等。

（三）产褥期

分娩后的女性往往会有幸福感和满足感，并用各种方式表达对新生儿的母爱和关心。但同时产妇分娩后内心十分脆弱和不稳定，存在对为人母亲的角色适应冲突。如果各种现实问题的冲突不能得到有效解决，可能会导致产后心理障碍，严重抑郁和家庭矛盾激烈的产妇甚至可能选择自杀。

二、孕产妇的心理疏导技巧

（一）妊娠期

医疗护理员要积极倾听孕妇的心理问题，主动安慰、关心孕妇，使其感到被关注和关心。对于负性情绪较为明显的孕妇，医疗护理员要劝导她为了宝宝的健康控制好自己的情绪。对于之前有过失败的妊娠经历的孕妇，医疗护理员要让她相信科学的检查结果，告诉孕妇一些正面的案例让她树立胎儿顺利分娩的信心。医疗护理员还要教授孕妇一些有效的孕期应对技巧，包括分散注意力、向别人倾诉、充分利用社会资源、与积极乐观的朋友交流等。然后还可以教会孕妇应用积极的心理暗示方法，例如孕妇可以对自己说："马上就要见到宝宝啦，这真是一件让人十分开心的事。""我很健康，宝宝一定也会很健康。"另外，还要做好家属的宣教工作，注重配偶对孕妇的支持作用，为孕妇和胎儿创造温馨的孕育环境。

（二）分娩期

对于分娩期的女性，医疗护理员一定要用友善、亲切、温和的语言向产妇传递信心和关怀。同时，还要正确地指导孕妇在产前通过一定的措施来缓解疼痛和促进分娩，帮助产妇保持情绪镇定。另外，借助产妇配偶的支持，使产妇积极地应对产程及其变化，从而缓解她的孤独和恐惧。

（三）产褥期

医疗护理员要及时地了解产妇的各种需求，指导产妇正确处理新生儿喂养和自身休息的关系，帮助产妇尽快适应母亲角色，保持一个稳定健康的心态。同时，医疗护理员要积极关注产妇情绪，尽早发现有心理障碍的产妇，积极请心理咨询师或精神科医师协助治疗，避免发生不良后果。另外，要鼓励配偶及亲人关心、体贴、理解产妇，为产妇构建良好的社会支持系统来促进其心理健康。对于那些特殊的有不良孕产结局的产妇，要鼓励其通过各种方式宣泄内心的苦闷，并帮助其树立再次妊娠的信心。

第五节　中年病人的心理疏导

一、中年病人常见的心理问题

中年病人是社会的中坚力量，也是家庭的顶梁柱，一旦患病会对其工作和家庭产生巨大的冲击，因此中年病人的精神负担都比较大，往往容易出现焦虑和急躁，也会因为昂贵的住院治疗费用而导致悲观和抑郁，还有可能引发更年期综合征。中年病人上有老下有小，习惯性压抑自己，心理活动尤其复杂沉重。

二、中年病人的心理疏导技巧

对于中年病人医疗护理员要主动关心，提供给他们情绪宣泄的机会。在病人询问的时候，如实告知病人的相关病情、治疗和转归，消除病人疑虑，增强病人信心。当病人不服从治疗，违反规章制度时，医疗护理员要加以开导和进行善意的批评，但不要伤害其自尊心。另外，医疗护理员在生活上要体贴和关心中年病人，引导他们劳逸结合，参加文娱活动，进行身体锻炼，提高抗病能力。

第六节　老年病人的心理疏导

一、老年人的心理特点

老年人由于生理功能退化和社会生活条件的改变，退休之后有可能患上离退休综合征。老年人认识新事物的能力下降，往往会感觉自己跟不上时代，会感到孤独。还有些老年人丧偶，这些都会导致老年人心理上会产生一些较为复杂的变化。

（一）认知特点

老年人记忆力逐渐下降，思维能力变得缓慢，感觉功能逐渐衰退、迟钝，味觉、嗅觉和触觉也会逐渐迟钝。

（二）情绪特点

老年人情绪上容易激惹、不稳定，喜欢唠叨，自尊心强，猜疑多虑，比较容易产生消极的情绪和情感，例如孤独感、冷落感、老朽感等，情绪体验深刻而持久，而情绪的恢复时间往往比较长。

（三）个性特点

退休后的老年人逐渐和社会远离，往往只关注与自己息息相关的事物，容易以自我为中心。同时，老年人倾向于内向、保守，灵活性，应变性变差而依赖性增强，同时适应环境的能力也下降了。

二、老年人的心理疏导

医疗护理员要增加对老年人的精神关爱，注意倾听老年人的倾诉，尽量多陪伴，消除老年人的孤独感。还要鼓励老年人多与人交际，多参加社会活动，可以经常去参加书法、读书、文艺演出等活动，还可以经常和人下棋、打牌等。另外，医疗护理员还要劝导老年人加强户外活动，每天应该坚持到户外活动一两次，增强体质，还可以练习太极拳、八段锦等舒缓的运动。当老年人固执己见时，医疗护理员不要与其争执，而是待老年人情绪平稳时用一些案例来进行提醒。

第七节　临终人群的心理疏导

一、临终人群常见的心理问题

美国著名的心理学家伊丽莎白·库伯勒·罗斯将大多数临终人群的心理活动变化分为五个阶段。

（一）否认阶段

病人往往在听到噩耗时会说"一定是搞错了，那不是我"，以此来保护他的精神不至于因为过度痛苦而被击溃。

（二）愤怒阶段

噩耗被证实后，病人往往十分气愤、暴怒。"为什么是我？"医务人员往往成为临终者的泄愤对象，家属也会十分愧疚。

（三）妥协阶段

这一时期病人的愤怒平息，开始接受临终事实，但往往希望延长生存时间。病人会说"请让我好起来，我一定……"这样的话来期盼康复。

（四）抑郁阶段

当病人身体越来越糟，失落开始取代愤怒，病人进入抑郁阶段，不愿多说话，但又希望多见些亲朋好友，得到更多的同情和关心。

（五）接受阶段

经过一切努力挣扎，病人最后到了接受阶段。他不再有侥幸心理，变得平静，常处于嗜睡状态，对外界反应淡漠。

每一个病人的心理活动并不是都遵循这五个阶段，可能会重合，也可能提前或推后，也可能始终停留在某一个时期。

二、临终人群的心理疏导

（一）否认期

医疗护理员要始终给以理解和支持，积极配合临终者的诉求坦诚地回答其对于病情的询问，在交谈中选择让病人能接受的方式，慢慢让他接受病情不断恶化的事实。

（二）愤怒期

医疗护理员要宽容和接纳病人，认真倾听病人的感受，允许、谅解、宽容病人以发怒、抱怨、不合作来宣泄内心的不快，说服病人家属配合。

（三）妥协期

医疗护理员尽量满足病人的要求，尊重病人的信仰，引导病人积极配合治疗和护理。

（四）抑郁期

允许病人用哭泣等方式宣泄情感，医疗护理员要给予细致入微的关怀，满足病人的需求，允许家属陪伴和亲友探望。

（五）接受期

给予病人安静、明亮、单独的环境，减少外界干扰，提高病人临终生活质量，让他们能够安详、平静地离开。

第八节　心理疏导的质量评价

对医疗护理员的学习效果和知识掌握情况，可参照下述质量标准对医疗护理员对相关知识点的掌握情况进行评估。本标准可以用于自评，也可以用于教学知识点掌握情况评估。

表 11-8-1　心理疏导质量标准

姓名：　　　　　得分：　　　　监考人：　　　　　　日期：　　　年　　月　　日

项目	评分标准和细则	分值	扣分及原因	得分
准备质量 10分	1. 准备 （1）仪表端庄，服装整洁； （2）熟悉各类病人的心理特点，能熟知病人的名字。	5		
	2. 评估 （1）能及时观察到病人的不良情绪； （2）能较为准确地评估病人的心理状态。	5		
过程质量 80分	1. 态度 （1）衣物着装符合职业要求； （2）对待病人友善热情； （3）服务病人热情周到。	20		
	2. 语言 （1）遇见病人主动打招呼； （2）尊重病人，礼貌用语； （3）用亲切的语言表达关心和关怀； （4）学会合适地使用身体语言； （5）不谈论病人及家属隐私。	30		
	3. 行为 （1）行为举止符合职业要求； （2）能在病人情绪激动时给予劝导； （3）能在病人哭泣难过时给予安慰； （4）能在病人情绪低落时给予认知引导； （5）能在病人不遵医嘱时给予行为引导； （6）能与病人及其家属相处融洽。	30		
结果质量 10分	1. 严格遵守心理疏导原则，心理疏导方法应用熟练。 2. 病人及家属满意度达到 90% 以上，无护理服务投诉。	5 5		
总分		100		

第十二章
老年人常见疾病照护

当前，我国已进入老龄化快速发展阶段。2021年5月发布的第七次人口普查报告显示，我国60岁以上人口占18.7%，其中65岁及以上人口达到13.5%。有学者预测，到2025年我国将进入"中度老龄化社会"。随着老龄化的加速，失能、半失能老人也越来越多，如何面对这一严峻挑战，是全社会共同关注的问题。因此医疗护理员应切实了解老年人的生理特点，明确老年人常见疾病的观察要点，为老年人实施恰当全面的日常照护。

【学习目标】

（一）识记

1. 能陈述老年人常见疾病护理医疗护理员照护配合要点。

2. 能陈述老年人常见疾病照护措施。

（二）理解

1. 能认识老年人生理特点与照护需求。

2. 能识别老年人常见疾病的临床表现。

（三）运用

1. 能正确给予老年人关于正常老化时生理特点的指导与照护。

2. 能运用所学知识对老年人常见疾病进行日常照护。

【案例导入】

罗大爷，65岁，发现高血压已经10余年，近三天来感觉胸闷、咽喉发紧、背部僵硬而入院，入院诊断为冠心病。罗大爷家住农村，南方天气十分湿冷，最近又下了几场雪。罗大爷发病之前正值春节，他平时喜好抽烟，春节期间又经常打牌熬夜，晚上常常只睡四五个小时，白天又到处走亲访友、吃饭喝酒。

**请思考:**

1.请分析导致罗大爷冠心病发作的原因有哪些?

2.针对罗大爷的情况,如何对他实施恰当的照护?

3.针对罗大爷的情况,应该叮嘱他特别注意哪些事项?

第一节 老年人生理特点

衰老是生物个体的自然现象,机体随着年龄的增长而逐渐出现一系列身体功能上的衰退,使老年人成为疾病的高危群体,也成为需要照护的重点人群。老年人生理特点实质上是生理老化性改变。

一、皮肤及附属器官

(一)皮肤

皮肤是人体最外层的组织,某些内因(如老化、疾病等)或外因(如日光、化学物质等)的影响都会反映在皮肤上,也都会影响正常皮肤的老化过程,此系统的改变是老年人最早且最容易观察到的老化征象。

老年人由于皮下脂肪减少、真皮层变薄、胶原变得松弛且失去饱满度,同时弹性纤维减少,使得皮肤弹性变差,于是皱纹产生。因皮脂腺分泌降低,加之汗腺数目减少,使老年人的皮肤较为干燥,表现为皮肤瘙痒。老年人由于局部的黑色素细胞异常增生,聚集在一起而发生色素沉着,通常发生在易受阳光照射的身体部位,如前臂、手部及面部易出现老年斑。

(二)毛发

老年人头部、腋下及会阴部的毛发会变得较细,颜色也变得灰白,量也较稀疏。

(三)指甲

老年人的指甲生长较慢,质地变得较厚且硬,失去光泽,纵向的隆起条纹增加且变得易碎易脱落,难以修剪,尤其是脚指甲。

二、感觉系统

(一)视觉

视觉功能包括中心视力(简称"视力")、视野、立体视觉和色觉等。老年人视力减退最为明显,其主要原因有晶状体失去弹性、调节力减弱而发生老视,以及暗适应能力减退,角膜逐渐变平使屈光力减弱而发生远视和散光,晶状体混浊而发生白内障,晶状体变厚引起前房角变浅,房水循环受阻,致使眼内压升高而发生青光眼等;玻璃体因液化和后脱离,老年人可感觉到视野变小、视物不明亮;晶状体变黄,对绿、蓝和紫色的辨色力下降。血管硬化变脆，可引起结膜下出血，眼底动脉硬化变脆，易发生眼底出血等。泪腺分泌减少，易感到双眼干涩不适。

（二）听觉

老年人的听力也逐渐下降。随皮肤弹性减退，软骨持续地增长，耳蜗变大，从内耳到脑神经的传导功能有退化的现象；鼓膜增厚，弹性降低，听骨退行性改变，声音传导减弱。老年人早期听力下降往往不易察觉，听力损害首先表现在对高频音的辨别力下降以至丧失，继之中频音，最后低频音也丧失，老年人出现老年性重听及老年性耳聋，另外中耳的耳垢嵌塞也会影响听力。

（三）味觉、嗅觉和本体觉

老年人因为味蕾数目的减少及唾液腺分泌减少而引起味觉退化，主要表现为对酸、甜、苦、辣的敏感性下降，对咸味更为迟钝，进而影响食欲。嗅觉的敏感性下降，对气味的分辨能力下降，除可使食欲下降外，还使老年人对环境中的危险因素辨别力下降。老年人对温度、压力及疼痛等刺激的感受力减弱。

三、心血管系统

（一）心脏

随着年龄的增长，心肌纤维逐渐纤维化，收缩力下降，使心排血量降低。窦房结、房室结、希氏束的传导细胞数目减少，使心肌的不稳定性增加，对交感神经冲动的反应力降低，易引起各种心律失常。心脏的瓣膜也因纤维化而增厚、钙化，使活动力下降，部分老年人会出现心脏杂音。

（二）血管

动脉管壁因弹性蛋白减少，胶原蛋白增加，使血管失去弹性、硬化，管腔狭窄，阻力增加，收缩压上升；另外，因动脉管腔狭窄，外周阻力明显增加。

四、呼吸系统

（一）胸廓

"桶状胸"是老年人胸廓最显著的变化，因肋软骨钙化，加上脊椎的骨质疏松塌陷，使胸椎的背曲弧度加重而产生脊柱后凸，所以使胸腔前后径增加，胸壁硬化，以致活动度降低。再加上呼吸肌变得无力，使老年人的呼吸运动效能降低。

（二）上呼吸道

随着老化，黏膜纤毛弹性变差，黏膜腺和支气管上皮细胞也发生退化，进而降低呼吸道清除异物的能力；细支气管管腔变小，保护性咳嗽反射减弱，易发生呼吸道感染。

（三）肺

老年人的肺脏变小，重量减轻为原来的1/5。肺泡的体积变大，肺泡壁变薄，有效气体交换面积减少。肺脏的弹性变差，扩张力和回缩力降低，导致肺残气量增加，肺活量减少。

五、消化系统

（一）口腔

老年人的牙槽骨和牙龈萎缩，易患牙周病；牙釉质和牙本质逐渐磨损，使牙本质神经末梢外露，对冷、热、酸、甜等刺激敏感而易引起疼痛。唾液腺萎缩、分泌减少，可影响口腔的自洁作用和淀粉酶的消化功能。

（二）胃肠

胃酸分泌减少，可导致消化功能减弱、胃内细菌感染等；由于胃酸分泌减少，使胃蛋白酶原转化为胃蛋白减少，影响蛋白质的消化；胃蠕动减慢使胃排空延迟；胃黏膜萎缩，黏液分泌减少，使胃黏膜屏障作用减弱，易受理化作用影响而导致胃黏膜损伤。小肠黏膜萎缩，有效吸收面积减少；大肠蠕动减慢，延长粪便滞留时间，易引起便秘。

（三）肝胆

肝脏较年轻时缩小，肝细胞数量减少，肝细胞内各种酶的分泌减少、活性降低，其解毒功能下降，使药物不良反应增加，造成肝损伤。胆汁分泌和排泄功能障碍，对胆固醇的吸收能力降低，可出现胆汁淤积和胆石症。

六、泌尿系统

（一）肾

随着年龄增长，肾脏逐渐缩小；肾单位减少使肾血流量减少和肾小球滤过率降低，导致肾功能减退。

（二）膀胱

膀胱容积减少，肌肉的收缩力也减弱，使膀胱的尿液不易排空，出现尿潴留，同时老年人也伴有尿频、尿急和夜尿增多等。老年女性也会因盆底肌松弛出现压力性尿失禁。

七、内分泌系统

脑垂体略有萎缩，其所分泌的激素受老化的影响变化不大。甲状腺体积缩小，重量减轻，使甲状腺激素水平低下，老年人会有整体性迟缓，尤其对寒冷的适应力下降。肾上腺重量逐渐减轻，皮质功能减退。胰岛萎缩，功能减退，胰岛 B 细胞延迟对胰岛素的释放，使老年人糖代谢能力降低。

八、神经系统

老年人脑体积和重量随年龄增长而减少；神经元数目和神经元间的传递物质减少，使神经传导速度减慢，对刺激反应的时间延长。对疼痛、碰触和震颤的感受力下降，反射动作也较为缓慢，同时也影响了老年人的睡眠质量。

九、骨骼、肌肉系统

（一）骨骼

尽管老年人骨的大小和外形不变，但骨质逐渐萎缩，骨小梁减少变细，使骨密度降低，发生退化性骨质疏松、骨脆性增加，出现腰背痛、易骨折。同时由于椎间盘变薄，韧带关节钙化，脊柱变短弯曲，出现头部前倾、驼背和身材缩短。

（二）关节

由于胶原细胞的形成减少，使关节的弹性及伸缩性均减低，加之老年人因过度使用关节或肥胖等，会加速软骨骨化的发生，影响关节的灵活性，出现关节僵硬、跛行等。

（三）肌肉

肌肉纤维随老化而逐渐发生萎缩，纤维数目及大小也都减少，使老年人运动和反射动作显得迟缓无力。

第二节　高血压病人照护

老年高血压是老年人最常见的慢性病，是以动脉血压持续升高为特征的心血管综合征。《中国老年高血压管理指南2019》指出，年龄 ≥ 65 岁，在未使用降压药物的情况下，非同日 3 次测量血压，收缩压（systolic blood pressure，SBP）≥ 140mmHg 和（或）舒张压（diastolic blood pressure，DBP) ≥ 90g，可诊断为老年高血压。目前全国高血压患者超过 2 亿，其中主要为老年人，在小于 60 岁的人群中，有 20% 的人患高血压，而在 80 岁及以上人群中，高血压患病率高达 75%~90%。老年高血压是老年病人最常见的疾病和致残、致死的主要原因。

一、临床表现

（一）缺乏典型症状

很多高血压均无症状，甚至收缩压高达 200mmHg 以上，临床无症状或症状轻微者不少见。

（二）高血压靶器官损害的表现

1.心脏：心功能代偿期症状不明显，后期心功能失代偿，发生心力衰竭，表现为气短、呼吸困难、水肿、恶心、呕吐、少尿、胸痛等并发症症状。

2.大脑：有视力障碍、头痛、头晕、头胀、耳鸣、失眠、乏力，恶心、呕吐、抽搐、昏迷、一过性偏瘫、失语等。

3.肾脏：长期高血压致肾小动脉硬化。肾功能减退时，可引起夜尿、多尿、尿中含蛋白、管型及红细胞。尿浓缩功能低下，酚红排泄及尿素廓清障碍，出现氮质血症及尿毒症。

二、老年高血压的特殊表现及并发症与注意事项

（一）以收缩压升高为主

即单纯收缩期高血压，收缩力≥140mmHg，舒张压<90mmHg，此与老年人大动脉

弹性减退、顺应性下降有关，使脉压增大。流行病学资料显示，单纯收缩压的升高也是心血管病致死的重要危险因素。

（二）血压波动大

老年人的收缩压、舒张压和脉压的波动均明显增大。尤其是收缩压，1天内波动达40mmHg，且80岁以上高龄老年人血压的昼夜节律常消失；约1/3的老年病人表现为冬季高、夏季低。血压波动性大，导致老年人易发生直立性低血压，且恢复的时间长。

（三）易发生体位性血压改变

体位改变时患高血压的老年人易发生血压变化。体位性低血压表现为老年人由卧位改为直立体位时3分钟内收缩压下降≥20mmHg或舒张压下降≥10mmHg，是老年人跌倒、晕厥和意外事件的危险因素，尤其当老年人应用降压药、扩血管药及精神类药物时更易发生。体位性高血压是指老年人由卧位改为直立位后收缩压升高20mmHg，此时需监测老年人的血压情况。

（四）餐后低血压

指老年人餐后2小时内收缩压比餐前下降20mmHg或餐后收缩压＜90mmHg或出现乏力、晕厥、心绞痛等症状。

（五）症状少而并发症多

在靶器官明显损害前，50%以上老年高血压患者无症状，因而缺乏足够重视，导致并发症的发生和病情进展。老年人高血压患者心、脑、肾器官常有不同程度损害，靶器官并发症如脑卒中、心力衰竭、心肌梗死和肾功能不全较为常见。

（六）多种疾病并存

老年高血压常与糖尿病、高脂血症、动脉粥样硬化、前列腺增生、肾功能不全等疾病共存并相互影响，使其治疗变得更为复杂，致残率、病死率增高。

三、照护措施

（一）老年人重症高血压照护

1.密切观察血压波动，观察脉搏、呼吸、心率、意识、瞳孔变化。如发现病人血压急剧升高，同时伴有头痛、呕吐等症状时，应考虑高血压危象的可能，需立即报告医护人员，立即给予卧床、吸氧，同时做好抢救准备。医院外的老年人应立即拨打120急救电话。使用硝普钠降压药时如出现出汗、烦躁不安、头痛、心悸、胸骨后疼痛等现象及时报告。

2.观察静脉通路、心电监护、指脉氧、氧气吸入等导管是否在位并是否保持通畅。

3.给予舒适体位：避免一切不良刺激和不必要活动，安定情绪；协助进食、大小便、准确记录24h尿量；定时翻身预防压疮；协助保障光线明亮。

4.保护性护理：患者意识不清时加床栏，防止坠床；当发生抽搐时用牙垫置于上、下磨牙间防止唇舌咬伤。

（二）一般高血压老年人照护

医疗护理员对高血压病老年人不良生活方式进行干预是非常重要的，应贯穿于整个高血压的治疗过程中。

1.病室环境适宜为老人营造干净、整洁、空气清新、安静（无噪声）、温湿度适宜、光线明亮、良好的医养环境。

2.血压监测：由于老年人血压波动较大，因此每日血压测量应定时、定体位、定测量肢体、定血压计，并多次测量。测量血压时还要记录当时相关的事件，如晨起、睡前、餐前、餐后等。老年人易发生体位性低血压，因此测量血压时需同时测量立位血压。监测血压是否达到要求，尤其是清晨的血压应控制在135/85mmHg以下。

3.情绪稳定，按时作息：紧张、易怒、劳累是诱发高血压的危险因素。因此，要指导老年人注意劳逸结合，情绪平稳勿过度紧张和劳累，鼓励老年人参加力所能及的工作和体力活动。

4.饮食照护：合理的饮食习惯是控制高血压的基础，轻度血压升高的老年人，通过改变饮食习惯即可取得明显的效果。①严格控制钠盐摄入，每人每日食盐不超过6g，坚持低盐、低胆固醇饮食，多摄入新鲜蔬菜、水果，增加鱼类、豆制品的摄入，适当增加粗粮；②进食勿过饱，脂肪摄入量控制在摄入总热量的20%~30%，尽量食用不饱和脂肪酸，如食用油选用玉米油、葵花籽油、亚麻油；③每天饮用脱脂牛奶。每人每日蛋白质摄入量以1g/kg（体重）为宜。三餐摄入量分别占全天进食总量的1/5、2/5、2/5；④避免晚餐进食过多、过晚；⑤戒烟限酒，老年人应该限制酒精的摄入量，建议每日摄入酒精男性少于25g，女性少于15g。酒精量（g）= 饮酒量×度数（%）× 0.8。

5. 动静结合：老年高血压及高血压前期病人进行合理的有氧锻炼可有效降低血压。建议进行适当的规律运动，每周不少于 3~5 次，每次不低于 30~60min 的有氧体育锻炼，如步行、慢跑和游泳等。注意休息，避免熬夜，保证充足的睡眠，每天 6~7 小时。

6.用药照护：药物治疗是高血压治疗的重要环节，遵医嘱看护老人按时服用降压药，不得随意停药或减量。密切观察病人用药后的效果，指导病人服药后动作宜缓慢，警惕直立性低血压的发生。观察用药后是否有不良反应，如虚脱、眩晕、抑郁等；防止血压过低，每日定时监测血压情况。

降压的目标：建议将老年人血压控制在 140/90mmHg 以下，80 岁以上高龄老年人降压目标值为 < 150/90mmHg。老年高血压降压治疗强调收缩压达标，避免过度降低血压，在老年人能适应的前提下达到目标值，避免降压过快。

（三）心理疏导

鼓励病人表达自身感受，教会病人自我放松的方法。针对个体情况及时进行心理疏导，解释高血压治疗的长期性、依从性的重要性。

四、健康教育

（一）疾病知识指导

让老年高血压病人了解自己的病情，包括高血压水平、危险因素及同时存在的临床疾患等，告知病人高血压的风险和有效治疗的益处，使其权衡利弊。

（二）日常生活指导

1.减轻体重。

2.膳食调节：减少膳食脂肪，补充优质蛋白，增加含钾多、含钙高的食物。

（1）食物选择

①宜选用的食物：芹菜、洋葱、大蒜、胡萝卜、荠菜、莼菜、刺菜、菠菜、荸荠等蔬菜。还可选用山楂、西瓜、桑葚、香蕉、柿子、苹果、桃、梨、橘等水果以及菊花、海带、木耳、草菇、玉米须等。

②宜少用的食物：食盐、味精、酱油和各种调味品均含有丰富的钠，其他含盐多的食物如咸菜、泡菜、咸蛋、腌肉等腌制食品，用发酵粉或碱制作的馒头、糕点、饼干、挂面及油饼、油条等含盐也很多，尽量避免食用。

（2）食谱举例

早餐：豆浆 200mL，粥（小米），茶鸡蛋 1 个，面包（面粉 50g）。

午餐：软米饭（粳米 100g），清蒸鲈鱼（鲈鱼 100g，豆油 5mL，盐少量），番茄蛋花汤（去皮番茄 50g，鸡蛋 0.5 个，豆油 5mL，盐少量）。

加餐：柚子 100g。

晚餐：软米饭（粳米 100g），白菜炒肉片（瘦猪肉 50g，嫩白菜叶 150g），韭菜豆腐羹（韭菜 100g，豆腐 100g）。

加餐：酸奶 150g。

合计：能量 1715kcal，脂肪 41.9g（22%），蛋白质 77g（18%），糖类 257.2g（60%），食盐。

（3）戒烟限酒：彻底戒烟，避免被动吸烟；不提倡高血压患者饮酒，如饮酒，应少量：白酒、葡萄酒（或米酒）、啤酒分别少于 50mL、100mL 和 300mL。

（4）精神调节：保持乐观心态，提高应对突发事件的能力，避免情绪过分激动。

（5）适当运动：运动项目可选择快走、打太极拳、导引功等有氧运动训练；运动强度常用指标为运动时最大心率达到"170－年龄"；运动频率应不少于每周 3 次。

（6）劳逸结合：生活规律，保持充分的睡眠，避免过度脑力劳动和体力负荷。

（三）用药指导

指导老年患者正确服用药物。

1.强调长期药物治疗的重要性。

2.告知有关降血压药物的名称、剂量、用法、作用及不良反应，并提供书面材料。

3.不能擅自突然停药，经治疗血压得到满意控制后，遵医嘱可以逐渐减少剂量。

（四）高血压急症院外急救知识指导

为避免病情加重和途中出现意外，不要慌忙急诊入院。应采取稳定患者情绪；舌下含服快速降血压药，当血压下降、病情稳定后再积极入院。

（五）学会自我监测血压

在家服药期间，有条件者，可购置电子血压计，固定时间、固定手臂、固定体位测量血压，做好记录，向医生提供调整药物依据。

 习题：

1.高血压的临床表现，特殊老年高血压急症识别和重症照护；老年高血压的特殊表现及并发症与注意事项。

2.一般高血压老年人照护含生活起居、血压检测、心理疏导、饮食照护、功能锻炼。

3.常用降压药种类及不良反应，指导老年人正确服用药物。

4.高血压危害和危险因素；老年人高血压健康教育。

第三节　糖尿病病人照护

糖尿病是指由于机体的胰岛素分泌不足或胰岛素作用障碍而引起的一组以慢性高血糖为共同特征的代谢异常综合征。糖尿病可分为 1 型糖尿病、2 型糖尿病、妊娠糖尿病及特殊类型糖尿病。

一、临床表现

（一）一般症状

1.尿频：老年人排尿次数较以前明显增多。

2.持续的烦渴；体重下降；经常感到疲乏、劳累。

3.视力下降：手或者足部经常感到刺痛或者麻木；伤口愈合非常缓慢。

4.经常或者反复发生感染：比如泌尿系统感染、疖肿及真菌感染；男性发生阳痿，女性发生阴道异常干燥；极易饥饿；恶心、呕吐。

5.体征早期较轻，大多无体征。久病者常可发现因失水、营养障碍、继发感染、心血管、神经、肾、眼部、肌肉、关节等并发症而出现体征。

（二）实验室与检查

1.尿：尿糖阳性。

2.血：空腹血糖≥7.0mmol/L；餐后2h血糖、随机血糖≥11.1mmol/L；血常规、血脂等。

3.特殊检查 OGTT（口服葡萄糖耐量试验），在清晨空腹进行，成年人口服 75g 无水葡萄糖，溶于 250 ～ 300mL 水中，5 ～ 10min 饮完，开始饮葡萄糖水后 30min、60min、120min、180min 分别测静脉血浆葡萄糖值。

二、老年糖尿病特点及并发症与观察

（一）老年糖尿病特点

1.起病隐匿且症状不典型：老年糖尿病病人中仅有少数有多饮、多尿、多食及体重减轻的"三多一少"症状。大多数病人是在体检或治疗其他疾病时发现有糖尿病。老年糖尿病病人更易患心脑血管病变、肾脏疾病、眼底病变、神经病变、泌尿道和软组织感染等。

2.皮肤瘙痒：病人常有口干、皮肤瘙痒的症状，女性病人往往会因为尿糖刺激局部皮肤出现外阴瘙痒。

3.其他症状：糖尿病病人往往还会并发四肢麻木、腰痛、便秘等症状。

（二）老年糖尿病常见并发症特点

1.低血糖：当病人进食过少，或过量注射胰岛素，或过量服用降血糖药物时容易发生低血糖。临床表现为乏力、心慌、出汗、意识混乱、行为异常、颤动、无力等。严重者可出现意识障碍、昏迷。

2.大血管病变：引起冠心病、缺血性脑血管病、肾动脉硬化、肢体动脉硬化等并发症。肢体动脉硬化常以下肢动脉病变为主，表现为下肢疼痛、感觉异常和间歇性跛行，严重供血不足会导致肢体坏疽。

3.微血管病变：引起糖尿病肾病和视网膜病变等。

4.神经病变：以周围神经病变最常见，通常为对称性下肢神经病变较上肢严重，病情进展缓慢。病人常先出现肢端感觉异常，呈袜子或手套状分布，伴麻木、烧灼、针刺感或踏棉垫感。有时伴痛觉过敏，随后有肢体疼痛，呈隐痛、刺痛，夜间及寒冷季节加重。后累及运动神经，可有肌力减弱以致肌萎缩和瘫痪。

5.糖尿病足：指尖或足部皮肤瘙痒而搔抓，致皮肤破溃、水泡、破裂。烫伤、碰撞伤、修脚损伤及新鞋磨损等，是糖尿病足的常见诱因。糖尿病足是糖尿病病人致残的主要原因之一，病人自觉症状有冷感、酸麻、疼痛、间歇性跛行。由于神经营养不良和外伤的共同作用，还可引起营养不良性关节炎，好发于足部和下肢各关节，受累关节会出现骨质破坏和畸形。

6.感染：疖、痈等皮肤化脓性感染多见，可致败血症或脓毒血症。足癣、甲癣、体癣等皮肤真菌感染也较常见，女性病人常并发真菌性阴道炎。肾盂肾炎和膀胱炎为泌尿系统最常见的感染，尤其多见于女性，常反复发作，可转为慢性肾盂肾炎。

三、照护措施

（一）老年糖尿病急症照护

1.密切观察，老人若出现血糖异常变化应及时报告医务人员，并让老人立即休息，

保持安静，避免躁动刺激，给予精神安慰和心理支持。了解糖尿病急症的表现，如老人出现四肢软弱无力甚至瘫痪、意识不清，应迅速呼叫急救。

2. 血糖监测：血糖不稳定、病情重、胰岛素调整期间，每日协助监测血糖5~7次，直至血糖稳定、血糖控制理想，改为每日2~4次；血糖达标后，治疗相对固定，改每周协助监测血糖1~2次。

3. 对意识不清的老人要保持其呼吸道通畅，把头部偏向一侧，以免呕吐物吸入呼吸道而引起窒息。

4. 老人出现心慌、冒汗、手颤、饥饿感、头晕等症状时，应协助测量血糖，如为低血糖，协助给予适量糖类食物，直至症状缓解，严重低血糖可能出现反应迟钝和昏迷，不宜喂食糖类食物。如出现脉搏快、弱，血压低，可能出现脱水，应立即报告医生、护士，居住在家的病人立即送到医院并协助给予照护。看护老人服药不得随意停药，避免诱发血糖变化的因素。

（二）一般老人糖尿病照护

1. 饮食照护

（1）按照糖尿病饮食计算方法及老人实际情况安排饮食方案，少量多餐，合理控制总热量，总能量摄入 30kcal/(kg·d)，平衡膳食，选择多样化、营养合理的食物。

老年糖尿病病人无须过度严格禁食含蔗糖食物、水果等。糖尿病病人不用刻意使用糖醇或甜味剂代替蔗糖等。每日所需蛋白质为1g/(kg·d)，保证优质蛋白的供应，每天要有牛奶、鸡蛋和瘦肉的摄入，推荐每周吃鱼2~4次，膳食纤维每日摄入25~30g为宜，每日所需脂肪40~60g。适当补充维生素或微量元素。可适当补钙和维生素D：钙的推荐摄入量是1000~1200mg/d，接受光照不足的老年人维生素D摄入量为800U/d，每日所需糖类一般不超过主食300g为好，每日胆固醇摄入量不宜超过300mg。限制摄入过多食盐，每日最好3~6g。避免肥甘厚味，如猪油、黄油、肥肉及富含胆固醇的食物。三餐中主食的分配应为早餐1/5，午餐2/5，晚餐2/5。

（2）戒烟限酒，具体限酒量参考：女性每天不超过1个酒精单位（即14g酒精，相当于啤酒350mL，或红酒150mL，或白酒30mL）；男性每天不超过2个酒精单位；建议每周饮酒不超过2次，以减少低血糖风险，避免空腹饮酒。

（3）保持大便通畅。多吃粗粮、豆类、绿色蔬菜，蔬菜应选用含糖分较少的小白菜、大白菜、油菜、白萝卜、空心菜、芹菜等。这些食物含膳食纤维较多，有利于降低血糖，减轻体重。

（4）病人有吞咽困难需鼻饲，用餐要注意准时、定量，按照营养师要求保证供给所需热量，避免引起餐后高血糖及空腹低血糖。

2. 运动照护

（1）评估：老年糖尿病病人运动前应由医生或护士对其进行运动安全性评估，以免运动时发生意外。

（2）方法：老年糖尿病病人一般在餐后1小时运动最佳（从第一口饭算起），每天锻炼1~3次，每次15~30min，时间不宜过长。一般运动中最大心率不宜大于170-年龄（次／分）。

老年糖尿病病人的运动要循序渐进，持之以恒。锻炼要适度，量力而行，不能劳累。运动以强度小、节奏慢、运动后心跳不快、呼吸平缓的有氧运动为主，如慢跑、快走、健身操等。对于心肺功能不良的老年糖尿病病人，可选择一些简单的抗阻力运动，如推举运动、直立提拉等，运动时注意保障老人安全。

（3）注意事项：老年糖尿病病人要随身携带宜吸收的糖类食品，如糖果、饮品等，若感觉血糖过低时立即进食。避免在药物作用的巅峰期进行剧烈运动。运动时需穿合适的鞋袜，避免扭伤脚部，运动后要检查双足，查看有无损伤。

3.服药照护：熟悉老人糖尿病用药方案及药物不良反应，做好用药及对应的血糖观察。了解老人同时服用其他药物的不良反应，注意药物间的相互作用。注意观察各餐前是否有低血糖发生，是否有药物相关低血糖发生。

（1）口服降糖药物的护理：老年人常用的口服降糖药物有二甲双胍、阿卡波糖、沙格列汀等，注意降糖药物口服时机的选择，如格列本脲、格列喹酮在饭前半小时口服，二甲双胍应在饭后口服，阿卡波糖应与第一口饭同服；协助看护老年人按照医嘱口服降糖药物，餐前口服的药物需备好食物，防止用餐时间延长出现低血糖反应。注意观察老年人用药的不良反应，如腹泻、食欲下降、腹胀等；从肾脏代谢的药物需监测肾功能。

（2）常见不良反应：口服药物，磺脲类持续时间长达 60 ~ 72h，易发低血糖；双胍类药物的主要不良反应是胃肠道反应，包括恶心、腹绞痛和大便稀，腹泻的发生率可达 30％；胰岛素反应有全身反应及局部反应两类，全身反应有低血糖反应、过敏反应、胰岛素性水肿，局部反应有局部皮肤红肿、发热、皮下有小结、皮下脂肪萎缩或增生等。极个别老人会出现过敏反应。

（3）注意观察老年人用药期间发生低血糖时的主要症状、处理方法及预防措施。

4.血糖的监测

（1）血糖监测：老年糖尿病血糖控制标准为空腹血糖 ≤ 7.0mmol/L，餐后 2h 血糖 ≤ 11.1mmol/L。

（2）糖化血红蛋白：老年糖尿病病人糖化血红蛋白应 ≤ 7.5％。

（三）并发症的照护

1.低血糖

（1）老年人低血糖出现乏力、心慌、出汗、意识混乱、行为异常、颤动、无力等，严重者可出现意识障碍、昏迷。协助及时给予口服葡萄糖或静脉输入葡萄糖，并检测血糖变化。

（2）低血糖昏迷的糖尿病老人，应严密观察生命体征。

2.冠心病：注意观察冠心病加重指征，如出现胸闷、胸痛，甚至放射至颈部、胳膊、后背及上腹部、上不来气、出汗等症状，及时报告医护人员，以防发生严重不良事件。

3.高血压：老年人血压控制宜处于 130~150/80~90mmHg 范围，如不能耐受，以最低耐受血压为宜。

4.脑卒中：注意观察是否存在肢体感觉和运动不对称或较前明显异常、反应异常、言语不清、鼻唇沟不对称、伸舌不居中、颜面表情不对称等。

5.慢性肾病（肾功能不全）：注意观察尿量是否明显改变，是否有水肿或水肿加重，恶心或呕吐，病情较前明显加重等。

6.白内障及视网膜病变：若有视物不清或眼部其他症状，要注意定期检查眼底改变，及时报告医护人员。

7.糖尿病足

（1）老年糖尿病足照护

①关注了解老年病人，积极控制糖尿病及高血压、高血脂等情况，血糖过高会影响伤口的愈合。做好老人床褥清洁及个人卫生。

②抬高患肢，减少局部受压时间。卧床期间，协助老人进行床上主动、被动肢体运动，按摩下肢，改善局部血液循环，防止血栓的形成。伤口未愈合期间，适当限制活动，减轻创面局部压力。活动时，借助代步工具。根据伤口情况可选择定制个体化功能性鞋具，并在专业人员的指导下穿戴。

③避免各种诱因如烫伤、脚外伤、挤压及足癣感染。保持足部干燥、清洁。

④对轻微的外伤及时治疗，预防感染。感染者，应遵医嘱采取有效的药物治疗照护。每天观察局部创面，协助伤口换药后，需保持局部清洁、干燥，若伤口周围皮肤红肿、渗液较前增多、有异味产生、疼痛或疼痛感较前加重，需及时报告医护人员。

⑤健肢沐足注意水温，避免水温过高导致烫伤，洗脚擦干后涂润滑剂，避免皮肤干裂。指甲前端应剪平、锉平，防止其向肉内生长。

⑥合理饮食，改善全身营养状况，促进伤口愈合。糖尿病足溃疡病人的饮食原则总体上等同于糖尿病患者的营养支持（详见本节饮食照护）。

⑦防跌倒，因足部溃疡致活动受限，易导致跌倒，要保护老人安全，保持病室环境整洁，地面干燥，尤其是卫生间；增设安全辅助装置；衣裤不宜过长，避免绊到导致失衡，发生跌倒。

⑧照护过程中，要关注老人及家属的心理状况，由于糖尿病足的诊治过程较长，其花费、照护需求大，易加重患者及其家庭的负担，影响心理健康，因此应尽可能地帮助患者及家庭树立正确的态度，正视疾病，积极配合治疗。

（2）糖尿病足高危人群的照护及注意事项

①每日检查足部，检查的主要内容包括：足部有无损伤、擦伤、水疱、肿胀等；皮肤温度、颜色有无异常，是否干燥、皲裂；趾甲、趾间有无异常，有无鸡眼、胼胝、足癣（脚气）。若有异常及时报告医护人员。

②足部的卫生保健：每天用温水泡脚，水温≤37℃，可用手、手肘或请老人代试水，最好备有水温计，禁忌用脚试水温；洗脚时间不超过10分钟；不得用碱性皂液洗脚，易造成或加重皮肤干燥；洗脚后用柔软的浅色毛巾擦干，尤其足趾间，检查有无出

血或渗液；擦脚毛巾要保持清洁，晒干待用。

③足部的皮肤护理：适当按摩足部，对于皮肤干燥者，建议使用润肤霜或膏，但不要油；皮肤皲裂者，可涂抹含有尿素成分的皲裂霜；避免涂抹于足趾间或溃疡伤口上；出现以下情况要及时就医：有鸡眼、足癣、甲沟炎、胼胝、水疱等，不得使用偏方自行处理或不在意，应遵医嘱协助正确处理和使用药物，避免加重病情。

④趾甲的护理：趾甲不能留得过长，要定期修剪。修剪时需注意：趾甲要平着剪，剪去尖锐的地方，并把边缘打磨光滑，忌剪得过深，以免引起甲沟炎；老年人趾甲多增厚，不能蛮力修剪，不得到公共浴室修脚。

⑤鞋袜选择要大小、穿着适宜：鞋头宽；鞋底厚而软；鞋腰低而平；鞋后部牢固；有鞋带或尼龙搭扣；鞋舌经过填充；尺寸足以容纳缓冲鞋垫；鞋内衬光滑，透气性好。不得穿过大或过小的鞋、高跟鞋、尖头鞋等。对于新鞋建议每日逐渐增加穿鞋时间，避免磨损足部皮肤。穿鞋前，应检查鞋内是否存在异物和粗糙的接缝，鞋底是否有异物。袜子选择浅色、吸水、透气性好的棉袜或羊毛袜，大小合适，袜腰松软，接缝平整，不穿补丁袜。

⑥其他注意事项：日常生活中，不要使用热水袋、电暖宝、电热毯等取暖，不能烤火或将双脚放置在暖气、火炕上，以防烫伤；不跷二郎腿，不盘腿。

⑦不要赤脚穿鞋和穿脚趾外露的鞋，以防被异物刺伤。常规情况下每年至少进行1次足部的专科检查，若合并糖尿病足的易发因素，应根据个人情况增加检查频次。

四、健康教育

1. 糖尿病的健康教育对老年人来说非常重要，改变老人不良生活习惯，将糖尿病的健康教育贯穿于老年人治疗护理的全程。要将疾病的相关知识有计划、连续不断地介绍给老年人及其家属，运用讲解、示教、播放录像、发放宣传资料等多种宣教方法，定期组织病友会，可以让管理好和管理不好的老人都做介绍，病友之间的交流能起到更好的教育效果。

2. 病情自我监测：包括三方面：①血糖监测：要教会老年人正确使用血糖仪，每日空腹及三餐后血糖监测，掌握血糖变化与进食、运动以及日常活动的关系，也为医生制订个体化的治疗方案提供依据。一般建议空腹血糖控制在 4.4~7.0mmol/L，非空腹血糖 ≤ 10.0mmol/L。②血压及体重的监测：每日定时测量血压，定时测量体重。③其他糖尿病并发症的监测（见本节相关内容）

3. 自我或家人注射胰岛素指导

（1）正确选择注射部位和工具

①注射部位选择：常用注射部位有上臂外侧、腹部、大腿外侧、臀部，不同部位胰岛素吸收由快至慢，依次为腹部、上臂、大腿、臀部，如果偶尔吃饭时间提前，则选腹部脐外 5cm 以外之处；如果推迟，则选臀部注射。

②注射工具选择：胰岛素专用注射器或胰岛素笔，操作简单，剂量准确，注射器及

笔用针头，均为一次性使用，重复使用会使针头变钝，增加了疼痛感，有断针和皮肤感染的危险。

（2）胰岛素的购买与储存

①用完胰岛素需要再到医院购买时，携带病历及用完的胰岛素瓶或笔芯，以便医生准确开处方。

②胰岛素储存：未开封的胰岛素应放在冰箱冷藏室内（温度在2~8℃）储存，禁止放入冷冻室，如果没有冰箱，应放在阴凉处，且不宜长时间储存。使用中的胰岛素可放在室温下，避免阳光直射，使用时间不超过30天。

（3）学会自我观察：经常用手指按压注射部位查看有无硬结、是否有疼痛感，注射时要避开这些部位。

（4）自备血糖仪：保证每天自测血糖，了解血糖波动情况，每次将结果记录下来，以便医生调整胰岛素用量。

（5）自救准备：随身携带含糖食物以备自救，包括2~4块糖果、5~6块饼干等。如有心悸、饥饿感、头晕、出冷汗等症状，应立即自测血糖或去医院，进食含糖食物后，一般能在15min内缓解，仍未缓解者应到医院诊治。

4.心理指导：指导患者树立战胜疾病的信心，并保持安定、平和的心理状态，既不要慌张失措、过分紧张，又不自暴自弃、放任自流。糖尿病虽不能根治，但如果控制良好，仍然可以享受正常人同样的寿命。

习题：

1. 老年人糖尿病临床表现、一般糖尿病人的饮食、运动、心理、服药照护。
2. 老年人糖尿病常见并发症特点观察与照护；老年糖尿病的急症照护。
3. 血糖监测注意事项；自我或家人注射胰岛素指导。
4. 了解老年糖尿病的危害；导致血糖升高的危险因素；老年糖尿病的血糖达标要点。
5. 老年糖尿病足照护；老年糖尿病健康教育。

第四节　脑卒中病人照护

脑卒中又称脑血管意外，是指由于急性脑血管破裂或闭塞，导致局部或全脑神经功能障碍，持续时间超过24h或引起死亡的临床综合征。根据其病理机制和过程分为两类：缺血性脑卒中（血栓形成性脑梗死、脑栓塞，统称脑梗死），出血性脑卒中（脑出血、蛛网膜下腔出血）。脑卒中是危害中老年人生命与健康的常见病，我国脑卒中存活者中70%以上有不同程度的功能障碍，其中40%为重度残疾，脑卒中的复发率达40%。

【危险因素】

世界卫生组织提出脑卒中的危险因素包括：①可调控的因素：如高血压、心脏病、糖尿病、高脂血症等。②可改变的因素：如不良饮食习惯、大量饮酒、吸烟、肥胖等。③不可改变的因素：如年龄、性别、种族、家族和遗传性等。

一、临床表现

（一）缺血性脑卒中

缺血性脑卒中约占全部脑卒中的80%，脑血栓形成最常见，多在安静或睡眠中发病。大约1/4的病例有短暂性脑缺血发作的前驱症状，例如肢体麻木、无力等。神经系统损害症状和体征都在数小时或1~2天达到高峰，病人通常意识清楚，多无头痛、呕吐等高颅内压症状。临床症状主要取决于病变部位、血栓形成速度及大小、侧支循环状况等。

（二）出血性脑卒中

病人大多有高血压病史，冬春季易发，通常在活动、情绪激动、突然用力时发生，大多数无预兆。少数有头痛、头晕、短暂肢体麻木无力等前驱症状。起病急，多在数分钟至数小时达到高峰，常表现为头痛、呕吐等急性颅内压增高症状。神经系统临床表现与出血部位及出血量有关。病人可能会突然出现意识障碍、偏瘫，严重者会出现昏迷、完全性瘫痪以及去皮质强直、生命体征紊乱等症状。

二、老年脑卒中的表现特点及并发症

（一）常见表现

运动障碍、语言障碍、意识障碍、感觉障碍、吞咽障碍、头疼等。

（二）脑卒中的急症表现

脑疝是脑血管病最危急的症状之一，是颅内压增高的严重后果，病人突然出现明显的意识障碍、瞳孔变化、生命体征改变要立即报告医生、护士进行处理。

先兆症状是在脑卒中发生之前数小时至1个月内患者可能出现的各种症状。脑卒中5个主要警告症状和体征有：①身体一侧或双侧，上肢、下肢或面部出现无力、麻木或瘫痪。②单眼或双眼突发视物模糊，或视力下降，或视物成双。③言语表达困难或理解困难。④头晕目眩、失去平衡，或意外摔倒，或步态不稳。⑤头痛（通常是严重且突然发作）或头痛的方式意外改变。此外，一过性黑蒙是脑卒中的早期信号，主要表现为患者突然出现眼前发黑，数秒钟或数分钟恢复。

（三）脑卒中并发症

1. 肺部感染。
2. 下肢深静脉血栓形成。
3. 水电解质紊乱。
4. 废用综合征。

三、照护措施

（一）一般照护

1.病情观察：包括病人意识状态、瞳孔、生命体征、四肢的肌力、感觉及语言状况等。

2.保持呼吸道通畅：意识障碍的病人应给予侧卧位，并将头部抬高，及时吸除呼吸道分泌物，避免窒息的发生。

3.良肢位的摆放：从病人入院开始，就应该注意良肢位的摆放与保持。

（1）仰卧位：在患侧肩胛下和手臂下放一个枕头，使上肢外展，并使肘部伸直，腕关节背伸，患侧臀部及大腿下放一个枕头，防止患腿外旋。

（2）健侧卧位：患侧上肢放枕头上，与躯干呈100°，患侧下肢向前屈髋屈膝，并完全由枕头垫起，脚不能悬在枕头边。

（3）患侧卧位：患侧上肢前伸，手心向上，患侧下肢伸展，膝关节稍屈曲；健侧下肢可垫一个软枕；后背垫一个三角枕，躯干稍向后倾。

（4）床上坐位时，患侧后背、肩部、手臂、下肢用枕头支撑，患侧下肢微屈。

（5）摆放良肢位时应注意平卧屈曲的膝外应放置软枕，防止屈膝控制不住突然外旋造成股内收肌拉伤，不要将患侧手掌放于胸前以防上肢屈肌痉挛。

4.饮食照护

（1）暂禁食

①遵医嘱病人在发病24小时内给予暂禁食。注意观察有无恶心、呕吐、肠胀气等症状。

②根据医嘱给予半流质、软食、普食等。进食后保持半卧位30～60分钟后再恢复卧位，在病情允许情况下，给予患者抬高床头30°或半卧位。

（2）营养支持：最好是肠内营养。多数吞咽困难病人需要2周左右的营养支持，有误吸风险的病人可将鼻胃管末端置于十二指肠；经口进食的病人应给予高蛋白、高维生素、低盐、低脂、富含纤维素的饮食。

（3）鼻饲护理：每天总量2000～2500mL为宜，每餐进食量在300～400mL为宜，速度不宜过快，温度在摄氏40℃左右。药品要研成粉末，鼻饲前后及注药前后要用温开水冲洗管道，以防管道堵塞，鼻饲管要妥善固定。

5.用药照护及注意事项：了解用药的注意事项及观察用药后的不良反应。

（1）了解应用甘露醇时需每日准确记录出入量，观察尿液颜色、性质、量。了解脱水药物的使用方法，甘露醇的应用应因人而异、输注速度控制在30分钟内；防止药物结晶，长期脱水疗法过程中，密切观察血压的变化，对有高血压、高血脂、糖尿病的患者，应用多种药物前应了解患者肾功能情况；出现心力衰竭时输入速度不可过快，注意生命体征变化。

（2）了解使用抗凝、抗血小板聚集药物需观察患者意识，有无血尿、血性便排出，如皮肤出现瘀斑需关注瘀斑部位、面积、颜色，应及时联系医务人员。阿司匹林肠溶片应空腹或饭后两小时服用。

（3）了解溶栓开始给予心电监护，血压监测要求每15分钟监测一次，持续2小时，每30分钟监测一次，持续6小时，每60分钟监测一次，持续16小时。严密观察患者意识、肢体、言语、运动等变化以判断溶栓效果及病情进展，观察有无牙龈、消化道出血及皮肤黏膜、颅内出血等。溶栓治疗后2小时内绝对卧床，转头不宜过猛、过急，翻身及护理操作动作轻柔，有创操作延长按压时间。听取患者主诉，如患者出现头痛、恶心、呕吐、意识障碍、肌力下降等表现，应立即通知医生，配合急救。

（4）了解扩血管药物可使脑血流量增加，可导致患者头部胀痛、颜面发红、血压降低，应监测血压变化，注意滴速，准确用药。

（二）并发症照护

1. 脑疝：如发现病人头痛剧烈、恶心、呕吐，要警惕脑疝的发生，采取积极适宜的措施挽救病人的生命。保持呼吸道通畅，及时吸出气道分泌物，给予吸氧；遵医嘱用甘露醇的时候需严格控制输液速度，保持其药效。

2. 肺部感染：卧床病人要定时翻身、叩背，鼓励咳嗽，自行咳痰，查看病人痰液性质、颜色、量，如无法自行咳出，必要时协助给予雾化吸入及按需吸痰；有舌后坠病人可使用口咽通气道保持气道通畅；口腔护理每日2次，危重症病人每日4次，经口进食病人特别注意进食后对口腔内瘫痪侧颊黏膜的清洁，以免食物滞留于瘫痪侧而发生口腔感染及误吸；避免病人受凉，保持病室清洁和空气流通，限制探视，预防交叉感染。保持呼吸道通畅，有效吸痰。做好口腔护理，防止口腔的细菌被吸入呼吸道，造成支气管或肺部感染。

3. 应激性溃疡：注意观察病人呕吐物和大便的性状，鼻饲病人每次喂食前回抽胃液进行观察，同时定时检查胃液隐血情况，发现异常及时报告医护人员。

4. 压力性损伤：使用气垫床，根据病情每2小时为病人更换体位，观察受压部位皮肤，如有异常，报告护士采取措施。协助病人使用体位垫摆放正确、舒适、安全的体位。使用气垫床、软垫等预防压疮工具，以减轻局部受压。保持床单位清洁、干燥、平整；维持皮肤适宜的湿度，大小便失禁时，应及时清洁局部皮肤；不要将热装置（如热水瓶、热垫、电热毯）直接放在皮肤表面；避免使用圈形、环形减压装置，这些器械的边缘产生的高压区域会损害皮肤组织。可使用预防性敷料进行局部皮肤保护。

5. 跌倒／坠床的预防：进行跌倒／坠床的评估，确定高危人群，具有警示标志；居室环境安全，地面采用防滑设施，保持清洁干燥，物品摆放合理，浴室、卫生间、走廊安装扶手，室内照明充足，开关设置方便，床面、座椅高度适宜；嘱病人穿防滑鞋，衣裤合体；使病人了解自身活动能力及活动受限程度，当需要帮助时可寻求照护者帮助，不逞强。

6. 深静脉血栓：抬高下肢20°～30°，尽量避免膝下垫枕，过度屈髋，影响静脉回流；鼓励病人早期下床活动，督促病人做踝泵运动。根据肌力情况教会病人床上做勾脚趾、抬腿、床上平移等主动运动，鼓励病人床上锻炼，及早进行肢体康复，早期下床活动；完全瘫痪肢体应用弹力袜或应用循环压力泵。观察肢体有无肿胀、皮肤温度和颜色有无异常，询问病人有无局部疼痛、肿胀感等。

7. 水电解质紊乱：了解在使用脱水药物治疗时，常并发水电解质紊乱，如低钾血症需遵医嘱以静脉补钾，禁止静脉推注，补钾过程中注意控制输液速度不可过快，浓度不超过3%，每日总量不超过6g，关注患者尿量。对于高钠血症患者应严格限制钠的摄入，纠正高钠不宜过快，以免引起脑水肿。

8. 废用综合征：急性期应以临床抢救为主，早期介入良肢位的摆放，有助于抑制和减轻肢体痉挛姿势的出现和发展，最大限度减少患者的肢体残障，提高后期的生活质量。卒中后患者的体位摆放在不影响患者生命体征的前提下，应随时注意保护患肢，协助使用软枕或体位垫给予患者肢体良肢位摆放。对抗痉挛，避免上肢屈曲、下肢过度伸展，痉挛期肢体置于抗痉挛体位，1～2小时变换一次，必要时选择固定性手矫形器、腕矫形器、踝足矫形器。

9. 加速康复照护

（1）早期康复照护：根据病人肌力情况，可以指导病人上肢抬举，下肢抬腿活动。循序渐进进行主动运动、抗阻运动、平衡练习、步行练习等。

（2）吞咽障碍的康复照护：做好基础训练和摄食训练。

（3）失语的康复训练：失语恢复最好的时间为发病后2周。评估病人失语的性质和其理解能力，以非语言交流训练形式为主，训练以听、理解为主，辅以语音训练。

（4）尿失禁的康复照护：及时更换尿垫，保持局部皮肤清洁干燥、定时更换体位，失禁后给予温水擦洗会阴部，女病人遵医嘱留置尿管，男病人可采用阴茎系保鲜袋假性尿管来收集尿液。给病人制订饮水计划和排尿时间，进行排尿的指导和训练，通过屏气法、挤压法训练，提高病人控制排尿能力。

10. 心理疏导：脑卒中病人处于急性心理应激状态，会有无用感、孤独感、失落感及死亡恐惧，应针对病人心理特点对其实施心理疏导。

（三）健康教育

针对疾病的危险因素、预防护理的措施、康复锻炼，给予病人及家属进行健康宣教。

 习题：

1. 老年脑卒中的临床表现；照护措施：病情观察、卧位、饮食、功能锻炼及注意事项。

2. 老年脑卒中的表现特点及并发症；并发症照护。

3. 良肢位的摆放；加速康复照护。

4. 了解用药的注意事项及观察用药后的不良反应；用药照护。

第五节　冠心病病人照护

冠状动脉粥样硬化性心脏病是在冠状动脉发生了粥样硬化，引起管腔狭窄或闭塞，导致心肌缺血、缺氧而引起的心脏病，简称冠心病，也称缺血性心脏病。老年人为冠心病的高发人群，常合并高血压、高脂血症、糖尿病等危险因素，易于发生心肌梗死，与年轻人相比，有较高的致死率、致残率，因此，老年人群冠心病的防治应引起重视。

一、临床表现

（一）心绞痛

心绞痛的疼痛部位发生在胸骨体上段和中段之后，可波及心前区，常放射至左肩、左肩内侧，达无名指和小指，或放射至颈、咽或下颌部。胸痛常为压迫、发闷或紧锁感，也可有烧灼感，偶伴有濒死的恐惧感。发作时往往不自觉地停止原来的活动，直至症状缓解。发作常由体力劳动或情绪激动所激发，饱食、寒冷、吸烟、心动过速、休克等亦可诱发。心绞痛出现后症状逐渐加重，然后在 3 ~ 5 分钟，一般不超过 10 分钟逐渐消失。一般在停止原来诱发症状的活动后缓解。舌下含服硝酸甘油等药物后 30 秒或几分钟内缓解。病人往往出现心率加快、血压升高、表情焦虑、皮肤冷或出汗。

（二）心肌梗死

急性心肌梗死与心绞痛是一种疾病的不同阶段，两者在诱发因素、疼痛的部位、疼痛的性质、放射区域均有相似之处，但是心肌梗死为心肌缺血坏死，损害为不可逆，病情更为严重。急性心肌梗死常表现为胸痛、急性循环功能障碍以及相应的心肌酶学和一系列特征性心电图衍变。急性心肌梗死表现与梗死面积大小、部位、侧支循环情况密切相关，与心绞痛相比，其临床特点包含诱发因素不明显（休息时也可发作）、性质更为剧烈、持续时间更久（20分钟以上，可达数小时或更长）、硝酸甘油疗效差。心电图是早期发现及诊断急性心梗最重要的手段，急性心肌梗死病人特异性心肌坏死标志物增高，并常伴有发热、白细胞总数增加、血沉增快等。需抽取血心肌酶及心肌损伤标志物，观察其变化趋势以进一步佐证。

二、老年冠心病特点、多病一体及常见危险因素

急性期表现不典型：由于老年人疼痛阈值变化，合并糖尿病等影响内脏感觉神经等因素，老年人冠心病急性期症状多不典型，表现如下：

1.疼痛症状不典型：不仅伴有胸痛的胸闷、常见气短，还可伴随全身乏力、出汗、上腹部不适。

2.疼痛部位不典型：疼痛放射到牙、咽喉、下颌部、肩以外，还可放射到上腹部、上肢等部位，常被误诊为胃炎、食管炎或胆囊炎。

3.神经精神系统表现：可继发于脑血管痉挛、脑动脉粥样硬化的患者心排出量减少时，

可出现短暂性脑缺血或类似于脑卒中发作，也可出现恐惧、狂躁等精神症状。

4.特殊临床表现：老年人属于一组特殊群体，临床常有以下特殊表现：

①无症状性冠心病有心肌梗死病史、血管重建病史和（或）心电图缺血诊断；冠状动脉造影异常或负荷试验异常，无相应症状。文献报道，老年人无痛性心肌梗死的发生率高达35%～42%，且年龄越大，发生率越高。

②心功能不全型冠心病：心功能不全常为老年人急性心肌梗死临床首发症状，尤其是有明确冠心病史的老年人。因此，当老年人突发不明原因的呼吸困难、胸闷、气喘等，应考虑肺水肿的可能，需排除急性心肌梗死的存在。

③胃肠型冠心病：老年人表现为恶心、呕吐、腹痛等消化道症状时，应不排除冠心病的可能性。

5.多病一体及常见危险因素

①多种疾病：高血压、糖尿病、高脂血症。

②遗传：如冠心病家族史。

③年龄：冠心病患病率随增龄而增加。

④不良生活方式、性情急躁、吸烟、饮酒、体力活动减少。

⑤肥胖：建议老年男性腰臀比＜0.9，老年女性腰臀比＜0.8。

⑥精神心理因素：合并抑郁的老年人，冠心病发病风险增加。

三、照护措施

（一）心绞痛病人照护要点

1.活动与休息：立即停止正在进行的活动，休息片刻即可缓解。

2.心理疏导：做好心理疏导，解除病人紧张情绪。

3.遵医嘱协助给予吸氧。

4.疼痛观察：评估病人疼痛的部位、性质、程度、持续时间，协助给予心电监护，严密监测生命体征变化，观察有无心率加快、血压升高、面色苍白、大汗、恶心、呕吐等症状。

5.用药照护：心绞痛发作时可遵医嘱协助给予病人舌下含服硝酸甘油，用药后注意观察病人胸痛情况，如服药后3～5分钟仍不缓解，（遵医嘱）可重复使用。用药过程中注意观察药物副作用，避免血压过低。

6.减少或避免诱因：疼痛缓解后，与病人一起分析引起心绞痛发作的诱因，如过劳、情绪激动、寒冷刺激等。

（二）心肌梗死病人照护要点

1.遵医嘱协助给予吸氧，给予半卧位卧床休息，急性期禁止下床活动。

2.饮食照护：给予低盐、低糖、低脂、低胆固醇流质（半流质）饮食，增加粗纤维食物，少食多餐忌过饱。

3.心理疏导：专人陪伴，进行心理疏导，给予病人精神支持，缓解心理压力，鼓励病人树立战胜疾病的信心。

4. 疼痛照护：遵医嘱协助给予吗啡或哌替啶止痛，注意观察有无呼吸抑制等不良反应。

5. 休息和活动：急性期24小时内绝对卧床休息，病情稳定24小时后允许病人坐床旁椅。保持环境安静、舒适，限制探视。教会病人腹式呼吸、关节主动或被动运动，逐渐过渡到床边活动。

6. 排便：保持大便通畅，禁止屏气用力排便，若出现便秘，及时报告责任护士或医生。

7. 急性期严密心电监护，及时发现心率及心律变化，做好抢救准备。

（三）急性冠心病期照护措施及注意事项

1. 急性心肌梗死：让病人保持平卧位，头偏向一侧，以便清除口咽部分泌物以及时排除等待急救。协助鼻导管或面罩吸氧，持续心电监护，观察病人生命体征和临床表现，如胸闷、胸痛、气短、乏力、出汗、上腹部不适等症状。照护病人卧床休息，并在床上洗漱、进食及大、小便。

2. 用药照护

（1）他汀类药物：高龄患者用药需要定期监测肝肾功能，低体重和甲状腺功能异常等易于产生不良反应，注意观察。

（2）抗血小板药物：年龄既是血栓也是出血的危险因素，老年冠心病服用抗血小板药物应观察其出血风险，重点观察服用阿司匹林等抗血小板药物后有无皮肤出血点、黑便或便血、血尿、腹痛或腹部不适、头痛、头晕等症。在生活照护中注意重点观察。

（3）β受体阻滞剂：适用于各种类型的ACS患者，但老年人服用要注意观察其副作用，如心动过缓、心脏传导阻滞、心力衰竭、低血压、哮喘发作、疲乏无力等。知晓病人服用β受体阻滞剂后规律测量血压和心率，监测血压、心率有无波动；如出现血压明显减低，心率低于55次/min应及时抢救。另外，β受体阻滞剂不能突然停药，长期使用β受体阻滞剂，突然停止或减量过快，会发生交感神经亢进的停药反应，因此，在停药过程中需要逐渐减量，提醒病人规律服用，逐渐减量。

（4）硝酸酯类药物：高龄患者机体调节和代偿功能减退，个别患者对硝酸酯类药物高度敏感，小剂量可引起体位性低血压、晕厥和心动过速。头痛是较常见的不良反应，老年人注意含服硝酸甘油，采取坐位或卧位，防止发生体位性低血压；血压偏低的病人应谨慎使用硝酸酯类药物。还要注意此类药物的失效期，硝酸甘油通常在生产日期一年后即失效，如反复打开瓶盖，数月可能失效。另外，硝酸酯类药物需避光储存。

（四）生活照护

参考《冠心病康复与二级预防中国专家共识》，从改善生活方式、控制危险因素、心理疏导等方面进行重点照护。

1. 睡眠照护

①照护病人保持良好的精神状态，帮助老年人制订作息时间表，生活要有规律，白天减少小憩时间，以保证夜间睡眠。

②营养均衡，晚餐不宜过饱，睡前不宜进食对大脑有刺激性的饮食，如高脂肪食物、咖啡或浓茶等。

③创造适宜的睡眠环境：如适宜的卧室颜色、光线，保持周围环境的安静，避免噪声。"静"和"暗"是睡眠的两大要素。

④病室温度和湿度：温度22～24℃，湿度40%～60%为宜。

⑤如有睡眠障碍，寻找原发疾病原因及其他引起睡眠障碍的原因。如常合并其他老年疾病问题，精神疾病抑郁最为常见，同时抑郁情绪也可以预示睡眠问题的发生，要给予心理疏导。在医生指导下可使用合适的催眠药治疗，观察病人用药及睡眠的改善情况。

2. 合理膳食：指导病人养成健康饮食习惯。每日能量摄入，饮食中饱和脂肪、盐及其他营养成分的比例合理搭配：每天摄入蔬菜300～500g，水果200～400g，谷类250～400g，鱼、禽、肉、蛋125～225g（鱼虾类50～100g，畜、禽肉50～75g，蛋类25～50g），相当于鲜奶300g的奶类及奶制品和相当于干豆30～50g的大豆及其制品。食用油＜25g，每日饮水量至少1200mL；减少钠盐摄入，每天食盐摄入在5g以内；增加钾盐摄入，每天钾盐≥4.7g（含钾多的食物有坚果、豆类、瘦肉及桃、香蕉、苹果、西瓜、橘子等水果及海带、木耳、蘑菇、紫菜等），少食多餐忌过饱。

3. 戒烟、限酒：包括少量饮酒，有饮酒习惯者原则上应戒酒或严格控制饮酒量。建议成年男性饮用酒精量≤25g/d（相当于啤酒750mL，或葡萄酒250mL，或高度白酒50g，或38度白酒75g）。成年女性饮用酒精量≤15g/d（相当于啤酒450mL，或葡萄酒150mL，或38度白酒50g）。酒精量（g）＝饮酒量（mL）×酒精含量（%）×0.8（酒精比重）。

4. 防止便秘：老年冠心病患者胃肠蠕动差，易发生便秘，排便用力会使腹压增加，从而增加心脏负担，诱发心律失常、心衰、猝死等并发症，照护中要注意观察，积极采取措施避免病人便秘。饮食上可增加粗纤维食物，适当增加饮水量，指导患者食用蜂蜜、香蕉或服用通便药物，养成定时排便的良好习惯。对心肌梗死急性期的病人应进行床上排便，避免发生意外。

5. 控制血压、血脂、血糖等危险因素：护理员应配合营养师对老年冠心病患者进行生活方式的监督，并规律测量血压、微量血糖，遵医嘱服用药物干预。

6. 控制体质量：超重和肥胖者在6～12个月内减轻体质量5%～10%，使体质指数（BMI）维持在18.5～23.9kg/m²；腰围控制在男性≤90cm、女性≤85cm。每次就诊评估BMI和腰围，鼓励照护对象通过体力活动、降低热量摄入来维持或降低体质量。不推荐使用药物控制体质量。

7. 心理照护：老年冠心病患者对疾病的恐惧、长期患病丧失劳动能力担心失去家庭及社会的支持、病情反复均可引起严重负性情绪甚至出现心理障碍，护理员及时了解患者的心理状况，对病人进行心理评估，疏导不良情绪，鼓励积极配合康复，指导病人进行适当的运动和进行自我放松训练，融入社会多交流沟通，建立积极治疗康复的信心。

四、健康教育

（一）心绞痛院前救护指导

告诉病人或家属心绞痛发生的原因，使之避免诱发因素的发生，讲解心绞痛的临床表现，以便于及时作出判断。教授病人或家属心绞痛的自救方法：①立即停止活动。②舌下含化硝酸甘油。③保持情绪平稳，解除紧张不安心情，以减少心肌耗氧量。④保持呼吸道通畅，有条件者给予吸氧。⑤及时就诊。

（二）休息活动指导（涉及运动处方）

活动量应根据身体情况、体力活动习惯和心脏功能状态而定，以不过多增加心脏负担和不引起不适感觉为原则。

1.运动选择：以有氧运动为主，如步行、慢跑、骑自行车，再配合一些放松性的锻炼项目如太极拳、气功、保健体操。运动过程三部曲：运动前准备，5~10分钟。锻炼部分，逐渐增加运动时间及强度，15~30分钟。放松活动，5~10分钟。

2.运动的频度及时间强度：要有适当的运动强度及时间。要从小运动量开始，循序渐进。如原有心血管疾病宜先进行全面查体，在医生指导下开始有氧运动。要达到有效的心率范围，运动最高心率=220-年龄，健身心率应控制在最大心率的60%~70%，先低后高，循序渐进。适当的运动时间，达到有效心率范围后，要保持20分钟以上，每周4~5次，并持之以恒。

（三）运动疗法的注意事项

1.禁忌大运动量的项目。不宜选择长跑、短跑、举重物、足球、篮球这些项目，以免增加心肌耗氧量，诱发心绞痛。

2.禁忌参加有竞争性的体育活动，避免高度兴奋的状态，因情绪不稳，诱发心绞痛。

3.禁忌体位改变过快的运动项目。不宜选择像健美操等音乐激昂、动作过快、弯腰、低头、下蹲姿势较多的体育活动，因为冠心病病人外周血管都有不同程度的动脉硬化，血管调节功能差，如此运动容易出现脑血管意外。

（四）出院指导

1.生活起居作息要有规律，保证营养、睡眠充足。

2.精神要放松，避免精神过度紧张，避免激动。

3.肥胖者要减肥，尽量少吃脂肪类食物及高糖、高热量饮品，多用植物油代替动物油，少吃含胆固醇多的食物（如肥肉、动物内脏、鱿鱼、虾米、猪脑、牛脑、羊脑等），多吃新鲜蔬菜、水果类食物。

4.不吸烟，少喝酒。吸烟是冠心病的主要危险因素之一，吸烟者应下决心彻底戒除。

5.有高血压、高血脂及糖尿病者应控制血压、血糖及血脂水平。

6.常备应急药物如硝酸甘油类药，备硝酸甘油、消心痛、硝酸甘油气雾剂等以备心绞痛发作时急用。

7.冠心病病人要保持大便通畅，多食含膳食纤维高的蔬菜和水果，防止便秘。

8.按时服药，定期复诊。

 **习题：**

1. 心绞痛、心肌梗死病人照护要点；老年冠心病特点，多病一体及常见危险因素。

2. 急性冠心病的照护措施；为什么冠心病急性期病人生活照护要求绝对卧床休息、排便不宜用力？

3. 冠心病病人用药照护需知晓的主要内容。

4. 冠心病病人生活照护；保持情绪平稳、充足睡眠的照护措施。

5. 冠心病病人的健康教育。

第六节　骨质疏松症病人照护

骨质疏松是一种以低骨量和骨组织微结构破坏为特征，导致骨脆性增加或易于骨折的全身性代谢性疾病。按病因可分为原发性和继发性两类，老年人骨质疏松主要是原发性骨质疏松，是机体衰老在骨骼方面的一种特殊表现，其中女性发病率是男性的2倍以上。椎体压缩性骨折和髋部骨折最为常见。老年骨质疏松性骨折术后骨愈合相对缓慢，再骨折的风险较高，以致生活质量受到严重影响，给老年人及其家属的心理及生活带来极大的不便和痛苦。

一、临床表现

（一）常见表现

1. 疼痛：疼痛是骨质疏松最常见、最主要的症状，以腰背部疼痛最为显著，占疼痛病人中的70%～80%。疼痛往往沿脊柱向两侧扩散。病人仰卧位或坐位时疼痛减轻，直立时后伸或久立、久坐时疼痛加剧。日间疼痛较轻，夜间和清晨醒来时加重，弯腰、肌肉运动、咳嗽、大便用力时加重。

2. 身高缩短、驼背：是临床最主要的体征之一，多在疼痛后出现。

（二）症状特点

骨质疏松最严重的后果就是脆性骨折。主要在髋部、胸腰椎、桡骨远端、肱骨近端及踝部。严重的时候伴有呼吸功能下降。胸、腰椎压缩性骨折，脊椎后凸、胸廓畸形，可使肺活量和最大换气量显著减少，病人往往可出现胸闷、气短、呼吸困难等症状。

二、常见并发症及注意事项

1. 骨折：是最严重的、最常见的并发症。需防跌倒、过度锻炼及日常负重用力不当。

2. 压疮：骨折卧床病人每2小时翻身一次预防压疮发生。

3. 老年人如果有下列情况，为发生骨质疏松高风险人群，需进行骨质疏松的有关评估检查。

（1）＞65岁的女性、＞70岁的男性，需要定期进行骨密度及身高检测。

（2）绝经后的妇女、50～70岁的男性，依据临床危险因素程度每两年进行一次骨密度检测。

（3）经期过渡期伴有危险因素者（如低体重、脆性骨折史、服用某些药物史）。

三、照护措施

照护原则：做好生活照护，协助缓解各种急、慢性骨痛；改善骨质量；纠正异常骨重建。

（一）预防跌倒

让老年人充分认识到骨质疏松并不是正常的生理现象，预防比治疗更为重要，要引起重视。老年骨质疏松严重时要预防骨折的发生，建议老年人提高自我保护能力，严防跌倒，外出活动时使用手杖或步行器，避免跌伤。家里要光线充足，地面不滑，无障碍物，穿防滑鞋，鞋底耐磨、防滑，避免在下雨天和雪天外出。

（二）疼痛照护

1.卧床休息：使用硬板床或硬棕床垫，取仰卧位或者是侧卧位，可以缓解腰部和脊柱肌肉的紧张。

2.局部制动或理疗：合理使用骨科的辅助用物，帮助老人使用。必要时使用背架或紧身衣等，以限制脊椎的活动度或给予脊椎支持，从而减轻疼痛。根据医嘱对疼痛部位湿热敷、理疗、局部按摩以减少肌肉僵直而引起的疼痛。止痛：遵医嘱协助使用止痛药、肌肉松弛药、抗炎药等。

（三）饮食照护

1.饮食均衡，以富含钙、磷的食物为主，多进食乳类、豆类食品，还有海带、虾皮等，多食新鲜蔬菜和水果，水果以橙、柑、西柚为主，因其含有丰富的维生素C，有利于骨骼健康。适当补充维生素D含量较高的食物，例如动物肝脏、蛋黄。还需补充与骨代谢有关的其他营养素，如维生素K、蛋白质及必需微量元素等。含钙高的食物有牛奶、酸奶、花生酱等。

2.改变不良习惯，劝告病人忌烟限酒，少饮咖啡、浓茶，常饮咖啡、浓茶可导致尿钙排泄增加。

（四）适当运动及功能锻炼

鼓励患者下床活动和在阳光充足、气候温暖条件下的户外运动。如患者全身骨痛明显，多以散步、太极推手运动为主；腰背疼痛明显，以太极推手运动结合腰背肌肉锻炼；下肢无力抽搐者，短程散步及膝关节屈伸、直腿抬高运动；长期卧床不能行走者，则进行各关节活动度训练、坐立训练；可根据老年人状况指导适合的运动，每周进行4～5次负重运动，每日运动20～30分钟。避免不良的姿势及长时间的跑、跳、蹲，减少或避免爬楼梯；运动强度要求适宜，运动中出现身体发热出汗、轻度疲劳、肌肉有酸胀感，休息后次日能恢复，且精神愉快、精力充沛，食欲和睡眠正常，表明运动量适宜。

（五）用药照护

1. 钙剂：服用钙剂时宜空腹，应增加饮水量来增加尿量，同时避免与绿叶蔬菜一起服用。

2. 激素：服用激素需遵医嘱。激素与钙剂、维生素 D 同时服用，效果更好。

3. 降钙素：服用时观察有无食欲减退、恶心、颜面潮红。

4. 适量维生素 D 的摄入对促进钙的吸收很重要；不能充分得到日照的老年人每日应补充维生素 D。用药需在医生指导下服用，向病人讲解用药的方法、益处及可能出现的不良反应，告知服药的注意事项。促进体内维生素 D 的合成：每日晒太阳 20 ~ 30min，每天下午 4 时以后到傍晚时分，是晒太阳的最佳时段。

（六）安全照护

预防跌倒：不要做引起肌肉过度疼痛的运动，防止摔伤、跌倒。保证医疗环境的安全，在楼梯、卫生间设置扶手，保持地面干燥，灯光适宜。指导病人合理变换体位，改变姿势宜缓慢；衣服、鞋子大小适宜且有利于活动。生活不能自理的病人，帮助做好生活护理，动作轻柔，避免引起骨折和疼痛。

（七）康复照护

指导老人适量运动，改善骨骼的血液供应，增加骨密度，防止钙流失。如太极运动缓慢，强调身心协调；有研究显示，规律练习瑜伽的女性脊柱骨密度相对较高，可以提高髋部、脊柱、腕关节部位骨质密度；慢跑步可促进骨骼健康；小燕飞或桥式运动可以增强腰背肌的力量，同时减少前方椎体承担的力量，避免驼背畸形的发生；选择适合老年人的跳舞形式训练肢体的协调，预防跌倒。

（八）心理护理

根据不同病人的心理反应，分析原因，给予及时疏导，排解心理问题。患者出现疼痛、活动受限的情况，往往会沉默寡言、悲伤、哭泣或顺从依赖、诉说不休等，沟通交流要态度和蔼，语言亲切，建立良好的护患关系，帮助病人保持积极乐观的科学生活态度，使患者保持良好的心理状态，积极配合治疗。

四、健康教育

（一）保护体态及防跌倒

保持正确姿势，不要弯腰驼背，以免增加骨骼的负担。不要经常采取跪坐的姿势。应避免从事太激烈、负重力太大的运动；预防跌倒，让老年人引起重视，认识到骨质疏松不是正常的生理现象，预防比治疗更重要。建议老年人提高自我保护能力，严防跌倒，外出活动时使用手杖或步行器，穿防滑鞋，避免跌伤。

（二）饮食与运动指导

老年病人年龄大、体弱、肥胖或多病一体，食欲不振常不能正常进食，容易造成营养不良及骨质疏松，应向病人讲解饮食营养的重要性，使之积极配合食疗，为老年人提供荤素搭配的营养饮食，指导老年人多饮水、多摄入含钙及维生素D丰富的食物，并注意多进食纤维素丰富的食物，防止便秘；指导老年人每日适当进行运动和户外日光照射。在活动中防止老人跌倒，避免过度用力，也可通过辅助工具协助完成各种活动。

（三）用药指导

指导老年人服用可咀嚼的片状钙剂，且应在饭前1小时及睡前服用，钙剂应与维生素D同时服用。告知老年人各种药物的不良反应，指导其学会自我观察。

（四）康复训练指导

指导老年人维持正确的训练姿势，改变不良的生活习惯，坚持睡硬板床；坐位或立位时应伸直腰背，收缩腰肌和臀肌，增加腹压。教会老年人适宜的康复运动，每日训练。活动时注意做好保护措施，防止跌倒。体质好的老年人可增加有氧运动，如快走，增加老年人体质。运动时间在30分钟之内，防止老年人出现疲劳。

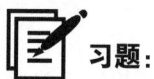 习题：

1. 老年骨质疏松临床表现及其危害；老年骨质疏松病人饮食、运动、用药照护。
2. 骨质疏松并发症及危害；导致骨质疏松发生的危险因素。
3. 了解骨质疏松发生的原因；安全照护、康复照护要点。

第七节 慢性阻塞性肺疾病病人照护

慢性阻塞性肺疾病是一种以气流受限为特征的肺部疾病，通常呈进行性发展，不完全可逆，多与肺部对有害颗粒物或有害气体的异常炎症反应有关。老年人随着年龄的增长，与呼吸有关的很多解剖结构也发生了变化，包括胸廓、肺容量、支气管及肺和血管壁均发生了改变进而影响了呼吸功能。因此，老年人更易患慢性阻塞性肺疾病或者患慢性阻塞性肺疾病后临床表现更加严重。

一、临床表现

（一）慢性咳嗽

通常为首发症状。初起咳嗽呈间歇性，早晨较重，以后早晚或整日均有咳嗽，但夜间咳嗽并不显著。少数病例咳嗽不伴咳痰，也有部分病例虽有明显气流受限但无咳嗽症状。

（二）咳痰

咳嗽后通常咳少量黏液性痰，部分患者在清晨较多；合并感染时痰量增多，常有脓性痰。

（三）气短或呼吸困难

这是慢性阻塞性肺疾病的标志性症状，是使患者焦虑不安的主要原因，早期仅于劳力时出现，后逐渐加重，以致日常活动甚至休息时也感气短。

（四）喘息和胸闷

部分患者有喘息；劳力后胸部紧闷感，与呼吸费力、肋间肌等容性收缩有关。

（五）全身性症状

重症患者可发生全身性症状，如体重下降、食欲减退、外周肌肉萎缩和功能障碍，合并感染时可咳血痰或咯血。

（六）社会心理评估

长期慢性疾病，随着病情的进一步发展，特别是呼吸困难愈发加重，导致生活质量明显下降，生活不能自理，变得精神抑郁和（或）焦虑等。

二、老年慢性阻塞性肺疾病与并发症照护的注意事项

（一）症状不典型

老年人尤其是高龄老人，慢性阻塞性肺疾病的表现常常不典型，加上基础疾病的覆盖，容易漏诊；此病易反复感染，发作期长，老年人抵抗力差，易出现反复的肺部感染。

（二）合并心血管疾病（包括缺血性心脏病、心衰、房颤和高血压）

心血管疾病是与慢性阻塞性肺疾病共存的最常见且最为重要的疾病之一，注意监测血压，需关注患者胸闷气促及心前区不适情况，合并心衰时应严格控制液体总量。

（三）合并代谢综合征、2型糖尿病

照护中应注意清淡饮食，监测体重、腰围、血糖血脂等，注意合理用药。

（四）合并骨质疏松

慢性阻塞性肺疾病患者由于高龄、吸烟、使用糖皮质激素等，易发生骨质疏松。除需遵医嘱规范合理用药外，平时要注意预防跌倒、骨折等并发症的发生。

（五）合并焦虑／抑郁和认知功能障碍

多与病人沟通，鼓励参加适当的体育活动。对认知功能障碍的患者更应加强生活上的照护。

（六）合并吞咽功能不全

照护对象饮食应以糊状食物为主，尽量避免饮水，进食时应采取30°以上高卧位或者坐位，预防误吸，根据医嘱给予管饲。

三、照护措施

（一）休息与活动

病人采取舒适体位，呼吸困难病人宜采取身体前倾位。视病情安排适当的活动量，

每天有计划地进行锻炼如散步、慢跑、打太极拳等，以不感到疲劳、不加重症状为宜，活动时可携带便携型氧气机或压缩氧气筒持续氧疗。

（二）保持室内空气流通

老人居室温度冬季保持在 22~24℃，夏季保持在 26~28℃为宜，相对湿度 50%~70%。

（三）氧疗

保证持续低流量吸氧，即 1~2L/min。急症护理：氧疗护理：协助用无创呼吸机或有创呼吸机给氧。面罩吸氧持续时间＞15h/d。发生低氧血症者，应避免吸入氧流量过高而引起二氧化碳潴留。①缓解呼吸困难：发绀明显时，半卧位，吸氧，每周更换消毒鼻塞及导管，每日冷开水更换湿化瓶内液体；②有效排痰：翻身叩背（3~4 次 /d），根据医嘱可雾化吸入促进排痰。③病情观察：观察生命体征、血压、呼吸困难缓解情况，尿量、血氧指标。

（四）用药照护

1.熟悉照护对象的用药方案及药物不良反应，做好用药记录。

2.学会并教会病人正确使用吸入用药，药物吸入后漱口。慢性阻塞性肺疾病患者的吸入用药装置有：压力定量雾化器、准纳器、涡流式吸入器及吸乐装置。

3.了解病人同时服用的其他药物的不良反应。

4.使用抗生素时注意观察感染控制的效果和不良反应。

5.服用止咳化痰药物，根据药物说明书给予饭后服药；酊剂、合剂服用后不再饮水，避免稀释影响效果。

（五）肺功能锻炼指导

1.腹式呼吸锻炼，方法：病人取立位，体弱者也可取坐位或仰卧位，上身肌群放松做深呼吸，一手放于腹部一手放于胸前，吸气时尽力挺腹，也可用手加压腹部，呼气时腹部内陷，尽量将气呼出，一般吸气2秒，呼气4～6秒。吸气与呼气时间比为1：2或1：3。用鼻吸气、用口呼气要求缓呼深吸，不可用力，每分钟呼吸速度保持在7～8次，开始每日2次，每次10～15分钟，熟练后可增加次数和时间，使之成为自然的呼吸习惯。

2.缩唇呼吸法，方法：用鼻吸气，缩唇做吹口哨样缓慢呼气，在不感到费力的情况下，自动调节呼吸频率、呼吸深度和缩唇程度，以能使距离口唇30cm处与唇等高点水平的蜡烛火焰随气流倾斜又不致熄灭为宜。每天3次，每次30分钟。协助并指导病人进行锻炼，直至独立掌握。

（六）饮食营养支持

营养与饮食指导：进食高热量、高蛋白质、高维生素饮食；避免过冷、过热、生硬、咖啡、浓茶等。蛋白质摄入量为 1.22~1.5g/（kg·d），以优质蛋白为主。每日服维生素 C 100mg、维生素 A 5000U，增强支气管黏膜上皮的防御功能。戒烟酒。营养不良常使呼吸肌结构和功能受损，呼吸肌储备能力下降极易于疲劳，导致通气功能严重障碍，还可使患者全身和呼吸系统局部防御功能降低，诱发肺部感染，加重呼吸衰竭，成为慢性阻塞性肺疾病呼吸衰竭患者死亡的重要原因。慢性阻塞性肺疾病患者首选肠内营养，当预计患者胃肠道不能安全地应用超过 5~7 天时，可考虑肠外营养。肠外营养置管途径可选择中心静脉或外周静脉。肠内营养置管可选择鼻胃管，如存在反流及误吸风险，可选择鼻腔肠管并应将床头抬高 30° ~ 45°。

（七）心理支持

约50%的慢性阻塞性肺疾病患者与焦虑、抑郁状态共存。抑郁和焦虑的发生与肺疾病的全身性特征有关。缺氧、高（低）碳酸血症可引起慢性阻塞性肺疾病患者的恐慌发作，过度通气导致二氧化碳分压减低，引起呼吸性碱中毒、脑血管收缩，产生焦虑症。一些治疗慢性阻塞性肺疾病的药物如：β2受体激动药、茶碱、大剂量皮质激素均可引起焦虑，医疗护理员应与病人多沟通交流，安慰病人减轻焦虑，建立康复的信心。

四、健康教育

（一）康复训练

康复训练是可改善慢性阻塞性肺疾病病人活动能力、提高生活质量的一项重要的治疗措施，包括呼吸生理治疗、肌肉训练、营养支持、精神治疗与健康教育等多方面措施。呼吸生理治疗，包括叩背帮助患者咳嗽，用力呼气以促进分泌物清除；使病人放松的缩唇呼吸，以帮助克服急性呼吸困难、避免快速浅表的呼吸；肌肉训练，有全身性运动步行、登楼梯、踏车等；呼吸肌锻炼：腹式呼吸锻炼等。

（二）康复指导

1.指导深呼吸和有效排痰，方法：让患者先处于比较舒服的姿势，先让患者深呼吸，深呼吸5~6次，最后张开嘴，要连着咳嗽几次，把深处的痰咳嗽出来，最后用力咳嗽将痰液咳出来。对老年体弱者，协助其在餐前叩背排痰，操作要领：五指并拢，手指关节微屈，掌呈凹式，从肺底由下向上轻拍。拍背力量的强弱、频率以使痰液排出顺利、患者能承受为宜。痰液黏稠时，多饮水，可辅以超声雾化吸入，有利于痰液排出，保持气道通畅，防止肺部感染。

2. 督促呼吸功能锻炼：常见的肺部康复方法有：①采用吹气球进行呼吸功能训练，每日 2 次，每次 20 分钟。②捧腹大笑训练：嘱患者取站位，双手掌紧贴于上腹部与胸腔交界处，持续模拟捧腹大笑动作，患者双手抱腹做弯腰甚至下蹲动作，促进肺内气体尽量排出后，再进行 1 ~ 2 次深吸气与自然呼气相结合的呼吸调整动作，然后继续进行捧腹大笑训练，如此反复训练，共持续 5 分钟，每日 2 次，以病人头不晕为宜。③深吸慢呼训练（缩唇呼吸）指的是吸气时用鼻子，呼气时嘴呈缩唇状施加一些抵抗，慢慢呼气的方法。训练期间要求患者吸气时从鼻孔吸入空气，嘴唇紧闭，尽量将气体吸入体内，然后撅起嘴唇慢慢呼气，如同吹口哨。每次 15 分钟，每日 2 次。

3.腹式呼吸：把腹部当作皮球，用鼻子吸气使腹部隆起，略停一两秒后，经口呼出至腹壁下陷，每分钟大约有 5~6 次即可。一般每日 2~3 次。

4.吹水泡训练，取一个水瓶或水杯（500mL 左右），盛放 1/2 或 2/3 的清水，将一个吸管插入水中，患者取坐位或半卧位，深吸气后，用嘴含住吸管将气徐徐呼出，可见瓶内有气泡逸出。慢性阻塞性肺疾病病人呼吸频率快、肺通气不足，使呼吸肌无效做功，耗氧量增加，加重缺氧，呼吸训练能提高通气量，改善呼吸功能，减轻呼吸困难。呼吸训练应注意视病情循序渐进，坚持不懈。

5.体位与呼吸锻炼指导：坐位或半坐卧位，放松肩和颈部肌肉，缓慢深呼吸，尽量延长呼气时间，保持有节律的呼吸。以消耗最少的能量和氧气，达到最大可能的肺膨胀。腹式呼吸锻炼，2次/天，每次10~20分钟，达到改善呼吸功能的目的。辅导患者由胸式呼吸改为腹式呼吸。以鼻深吸气、缩唇呼气，进行深长而缓慢的缩唇-腹式呼吸，扩展到全身呼吸操锻炼。具体做法如下：①扩胸深吸气，下蹲慢呼气。②抱头吸气，转体呼气。③单举上臂吸气，双手压腹呼气。④卧位腹式缩唇呼吸。

当患者出现咳嗽、喘息加重时，应及时复查及就诊。

习题：

1.慢性阻塞性肺疾病的临床表现及其危害；生活照护、饮食、运动。

2.老年慢性阻塞性肺疾病特殊表现与并发症及照护注意事项。

3.慢性阻塞性肺疾病急性发作的识别和早期照护；慢性阻塞性肺疾病生活照护、用药照护及康复照护；高龄慢性阻塞性肺疾病患者照护注意事项。

4.慢性阻塞性肺疾病的肺功能锻炼。

第十三章
老年人常见症状照护

随着年龄的增长，正常老化加剧，老年人身体机能逐渐衰退，会出现一些常见症状，例如疼痛、痴呆、意识障碍、吞咽障碍、视力障碍、听力障碍、大小便失禁、便秘等。医疗护理员应从细微处进行观察，识别老年常见症状的临床表现，做好老年人常见症状的日常照护。

【学习目标】

（一）识记
1. 能叙述老年人的常见症状。
2. 能陈述老年人常见症状的照护措施。
（二）理解
1. 能识别老年人常见症状的临床表现。
2. 能描述老年常见症状观察要点。
（三）运用
1. 能对老年常见症状进行日常照护。
2. 能为老年人提供日常健康生活起居的建议。

【案例导入】

秦老伯62岁，丧偶独居，子女均在外地工作。他之前的工作是工程师，前年退休以后经常在家读书看报，很少外出活动，平常喜好肉食，少食蔬菜，嗜辣。秦老伯半年前体检别无异常，只有血脂略高。近日来秦老伯自感排便较为困难，2~3天才解一次大便，大便干结，去药房自行购买酚酞片服用后效果不佳，遂来医院就诊。

请思考:

1.请问秦老伯是出现了什么症状,导致秦老伯出现这个症状的原因有哪些?

2.针对秦老伯的情况,应该叮嘱他日常生活中特别注意哪些事项?

第一节 疼痛照护

疼痛是各种形式的伤害性刺激作用于机体,所引起的一系列痛苦的、不舒适的主观感受,常伴有不愉快的情绪活动和防御反应。疼痛是老年人晚年生活中常见的症状,由于疼痛会影响老年人的生活质量,会给老年人带来痛苦,因此医疗护理员要想办法缓解老年人的疼痛,提高生活质量,使老年人晚年生活感觉到舒适、幸福。

一、临床表现

临床上往往将疼痛分为急性疼痛、慢性疼痛和癌性疼痛。老年人最常见的是慢性疼痛。持续的疼痛可导致老年人生活质量的下降,常常会引发心理问题、睡眠问题等,还可能导致老年人丧失生活自理能力,以致残障。老年人慢性疼痛好发于下肢、头面部、背部等部位。老年人往往随着年龄增长,多种疾病共存,对疼痛反应不敏感。疼痛大多由不可治愈性的疾病所引起,疼痛程度变化较大。

二、照护要点

(一)观察要点

观察并评估疼痛的部位、程度、性质、时间、伴随症状,有无牵涉痛,加重和缓解的因素,目前采取的处理措施和疗效等。还应评估精神病史和精神状态,家人支持和镇痛药物使用情况。

(二)提供安静舒适的环境

尽可能满足病人对舒适的需求,帮助病人采取正确的姿势。协助老年人取舒适体位,纠正因疼痛导致的不良姿势。长期卧床者应进行卧位的变换以减轻体位带来的不适,减少压迫。保持室内空气通风良好,安静舒适。物品放在病人方便拿取之处。

(三)一般疼痛照护

药物止痛依然是目前应用最广的止痛方式,应严格遵医嘱用药,不能自行调整用量,观察用药后疗效与不良反应。此外,按摩放松疗法、音乐疗法都有助于减轻老年人的疼痛。

(四)疾病情况下的疼痛照护

对于头痛的老年人,头部可放一个冰袋,并让病人躺床上安静休息。对于牙痛的老人,可以让老人用温水漱口,并清理干净塞在牙缝中的食物,也可以在疼痛一侧的面部用冷毛巾冷敷。老人有胃部、胸部疼痛时，要密切观察老年人的面色、疼痛的反应，有异常及时告知医生。有腹痛的老年人要注意观察呕吐、腹泻、便秘等情况，如老年人腹痛剧烈时禁忌给老年人饮水、进食和热敷，应立即报告医护人员。对有腰痛、关节痛和肌肉疼痛的老年人要观察有无骨折的情况，可以采用舒适的体位，卧床休息。待疼痛减轻以后，鼓励生活能自理的老年人做一些轻微的腰部关节运动，洗温水浴，也可以根据老年人疼痛的情况做局部的按摩。

（五）心理疏导

医疗护理员应尽量为病人减轻心理压力，以同情、关爱、体贴、鼓励的态度支持病人，建立良好的护患关系。必须尊重并接受患病人对疼痛的各种反应，不能以自己的体验来评判病人的感受，应鼓励病人表达出对疼痛的感受及对适应疼痛时所作出的努力。同时，应向病人解释引起疼痛的原因，介绍减轻疼痛的措施，有助于减轻病人焦虑、恐惧等负性情绪。还可以教会病人分散注意力的方法，例如鼓励病人参与有兴趣的活动，看报、听音乐、唱歌、看电视、玩游戏、下棋，与家人交谈等来转移注意力。

第二节　痴呆照护

痴呆是由脑部疾病引起的获得性智能损害综合征，是指在意识清楚的情况下发生的获得性的、持续性的、全面的认知障碍综合征，表现为记忆、语言、视空间功能障碍、人格异常及认知能力降低，并常伴有行为问题及感觉异常。阿尔茨海默病是所有痴呆疾病中最常见的一种类型，其次是血管性痴呆，除此以外还有阿尔茨海默病和血管性痴呆合并的混合性痴呆。阿尔茨海默病和血管性痴呆所致的大脑病理性改变，都会导致病人认知功能和日常行为功能的异常，最终导致病人自理能力的丧失，最后完全依赖于他人的照顾。

一、临床表现

（一）认知功能障碍

阿尔茨海默病的典型首发症状是：①记忆力障碍。病人逐渐出现进行性的记忆功能下降。首先，是近记忆力受损，表现为刚做过的事情或说过的话不记得，忘记熟悉的人名，对较长时间的事情记忆相对清楚。以后逐渐远记忆力也受损，主要表现为回忆障碍，最终可能严重到连姓名、生日以及家庭中的重要人物完全忘记。②计算力减退。对"数"的概念模糊，不能进行复杂运算。病人注意力不集中，对事物特别是过去不熟悉的事物丧失了主动的注意。③定向力受损，包括时间、地点和人物定向力受损，例如不知道是白天还是黑夜，不知道具体的季节，不认识自己的住址，甚至自己的房间，从而发生走失。语言能力、计算能力、思维能力、解决问题能力都下降。如外出购物，不会算账，不能自行管理财务。语言能力障碍表现为命名困难，找不到合适的词语表达。

（二）日常生活能力下降

随着病情的发展，病人的日常生活能力逐渐下降。早期病人生活自理大致正常，仅在灵活度方面显得较为迟钝，需要别人提醒和督促。中期病人自理能力有明显的下降，学习与工作基本无法正常性进行，日常生活需要他人协助。如穿衣需要他人提醒，并避免内衣外穿或者扣错扣子。如厕也要定时提醒，不能自己做饭和购物，需要他人协助。晚期病人生活上完全不能自理，吃饭需要他人喂食，穿衣需要他人帮助才能穿上，同时大小便失禁，有时甚至会玩弄大小便。

（三）特殊的精神行为问题

随着病情发展病人逐渐表现出一些异常的行为问题，开始可能是动作幼稚笨拙，常进行无效劳动，以后为无目的的劳动。例如，病人会翻箱倒柜，乱放东西，忙碌不知所为，收藏废物，不讲卫生，衣着不整，行为怪异。有时病人会出现妨碍公共秩序的行为，例如打人、踢人以及语言激越行为等，影响社会治安。

二、照护措施

（一）日常生活照护

根据病人生活习惯，帮助病人进食、穿衣、大小便、梳洗和洗澡，扶助病人活动；保持环境安静，帮助睡眠障碍老年人入睡等。

（二）精神行为问题及照护

1. 重复行为：表现为重复问同样的问题，重复做无目的的动作。应对老年人的重复行为时，应保持冷静和耐心，体谅理解病人，耐心地解答他的疑问。可分散病人的注意力，或引导病人做有意义的事情，如擦桌子等。

2. 妄想：最常见的妄想是坚信有人偷自己的东西，坚信自己住的地方不是自己的家。应鼓励病人表达自己的想法，理解他的感受，不要和他争辩，也不要试图劝服他。可以主动帮助病人寻找丢失的东西，引导病人做点别的事情，转移注意力，如帮忙做家务、听听音乐或做病人感兴趣的事情等。

3. 徘徊：表现为无目的地走来走去或试图走出家门。应鼓励病人并陪伴病人适当地活动，比如说外出散步、晒太阳做家务等，如果病人喜欢在房间里面走路，要保障病人安全，防止跌倒。

4. 幻觉：包括幻听、幻视、幻触、幻嗅等。应检查可能引起幻觉的物品，做适当处理，不要一味地纠正他所看到或听到的东西是不真实的，这只能让他更加糊涂和恐惧。引导病人做其他的事情，分散病人的注意力。

5. 攻击行为：表现为骂人、打人、摔东西的。首先，要寻找原因，观察是什么事情触发了他的攻击行为。如疾病、环境因素刺激等，妥善处理相关事宜。医疗护理员要理解他的情绪，并用温和的语气安抚病人，利用轻松愉快的活动转移注意力。注意自身安全，避免不必要的伤害，除非情况非常严重，避免使用武力控制或约束。

6. 认知功能的维持与训练

（1）回忆往事：陪病人看老照片，听病人讲以前的故事等。

（2）提供定向线索：提供时钟、日历和各种易于识别的标志。如蔬菜模具、汽车模具、积木等。鼓励病人参与力所能及的活动，帮助算账等（计算结果不重要，重要的是维持和训练病人的思维力，提供生活质量）。

7. 与病人进行有效沟通的方法

（1）使用病人喜欢的称呼，个性化地称呼病人。

（2）用简单易懂的词，尽量用正面词语，如："我扶您去洗澡吧！"

（3）保持微笑，并善于应用友好的肢体语言，如抚摸、握手、拥抱等。

（4）说话语气温和，语速、音量适宜。

（5）多鼓励病人，恰当地称赞他。

（6）避免和病人争论。

（7）提供有意义沟通的环境。

三、预防措施

（一）保持良好的心态

鼓励并帮助老年人保持乐观、积极的情绪，保持身心健康，指导老年人参与社会活动，充实离、退休生活，鼓励老年人多参与运动、休闲及力所能及的家务，使其感到自我价值的存在。

（二）加强认知和身体功能的训练

结合老年人的兴趣爱好，鼓励参加老年大学学习，勤动手，多动脑，如读书、看报、唱歌、做手工、弹琴、书法、绘画等，以维持大脑的思维活动状态；根据老年人的活动能力，选择适宜的身体锻炼项目，如步行、慢跑、太极拳，有利于促进老年人的身心健康。

（三）均衡膳食，戒烟限酒

日常生活老年人饮食宜高蛋白，高维生素、叶酸类的食物，如各种绿叶蔬菜、水果、牛奶、豆制品、鱼肉等，少吃牛肉、猪肉。适量饮用绿茶，有助于预防老年痴呆。

（四）控制血管性相关因素

老年人应定期体检，积极防治高血压、糖尿病、高血脂及心脑血管病。

第三节　意识障碍照护

意识障碍是指觉醒、水平、知觉、注意、定向、思维、判断、理解、记忆等心理活动一时性或持续性的障碍。临床上通过病人的言语反应、对针刺的痛觉反应、瞳孔对光反射、吞咽反射、角膜反射等来判断意识障碍的程度，按程度分为嗜睡、意识模糊、昏睡、昏迷（浅、深）。

一、临床表现

（一）嗜睡

经常是睡觉状态，能拍醒，回答问题缓慢，很快又入睡。

（二）意识模糊

说话不连贯，有幻觉、错觉、精神错乱。

（三）昏睡

一直处于熟睡状态，不容易叫醒，需要高声喊叫或较强烈的疼痛刺激才可被唤醒，回答问题答非所问，且很快入睡。

（四）昏迷

1. 浅昏迷：对光、声音刺激无反应，对强烈刺激的疼痛刺激仅仅有躲避反应。

2. 深昏迷：意识完全丧失，对强刺激无反应。

二、照护措施

（一）病情观察

1. 密切观察老年人的意识、瞳孔、体温、脉搏、呼吸、血压，监测老年人是否出现烦躁不安、意识障碍进行性加重，有无双侧瞳孔不等大、喷射性呕吐、呼吸不规则等脑疝的先兆表现。

2. 观察老年人有无呕血及黑便等消化道出血的症状和体征。留置胃管的老年人，鼻饲前先抽胃液，如为咖啡色提示发生上消化道出血。

3. 观察老年人的皮肤弹性以及有无脱水表现，及时汇报医护人员。

（二）保持呼吸道通畅

病人宜取平卧位，头偏向一侧，或侧卧位，吸氧。

（三）生活照护

1. 加强口腔护理，保持口腔清洁，每天口腔护理 2~3 次。

2. 加强皮肤护理，卧气垫床或按摩床，加保护性床栏，保持床单清洁、干燥减少对皮肤的机械性刺激，预防压力性损伤。

3. 加强眼睛护理，保持清洁、湿润。

4. 加强大小便的护理，保持外阴皮肤清洁干燥，预防肛周及泌尿系统感染。

（四）饮食照护

1. 给予高维生素、高热量饮食，补充足够的水分。

2. 遵医嘱鼻饲流质者应定时喂食保证足够的营养。进食时至进食后 30min 抬高床头，防止食物反流。

3. 流质食物温度适宜，预防过热引起烫伤食道或过凉引起胃肠炎。

4. 准确记录出入水量，预防营养失调和水电解质紊乱。

（五）预防并发症

1.注意安全护理，对躁动不安者采取保护措施，防止意外发生；对有假牙者应取出，防止误入气管；对四肢末梢循环不良需要保暖者，注意避免烫伤。执行保护性约束时注意定时观察局部皮肤情况，定时解除约束。

2.保持肢体功能位，定时给予翻身、扣背，及时吸痰，预防肺部感染。

3.对长期卧床的昏迷病人给予被动运动，防止肌肉萎缩和关节强直，预防下肢深静脉血栓形成。

第四节　吞咽障碍照护

吞咽障碍指由下颌、双唇、舌、软腭、咽喉、食管等器官结构和（或）功能受损，不能完全有效地把食物输送到胃内取得足够营养和水分的进食困难。

一、临床表现

1.流涎，低头时明显，饮水呛咳，吞咽时或吞咽后咳嗽。

2.进食时容易发生噎食，有食物黏着于咽喉内的感觉。

3.吞咽后口腔食物残留，吞咽时可能会出现疼痛症状；频发的清嗓动作，进食费力，进食量减少，进食时间延长。

4.有口、鼻反流，进食后呕吐。

5.说话声音嘶哑。

6.反复发热，肺部感染，误吸等。

7.并发症

（1）误吸：误吸是吞咽障碍最常见、且需要优先处理的并发症。食物残渣、口腔分泌物等误吸至气管和肺，会引起反复肺部感染，甚至出现窒息危及生命。

（2）营养低下：因进食困难，机体所需营养和液体得不到满足，出现水电解质紊乱、消瘦和体重下降，甚至因营养不良导致死亡。

（3）社会交往障碍：因不能经口摄食，佩戴鼻饲管病人容易产生抑郁，社会交往障碍等精神心理问题。

二、照护措施

（一）口腔照护

1.对于洼田饮水试验3级及以下吞咽障碍病人，如果没有认知障碍，可以指导病人用含漱法清洁口腔。病人喝一口口腔护理液之后，用舌头上下、左右、前后反复在口腔内搅拌，保留在口腔内3~5min后吐出，做到晨起、饭后和睡前各含漱1次。漱口时应指导病人尽量低头，避免仰头时引起呛咳、误吸。

2.对于洼田饮水试验2级及以下的吞咽障碍病人，可以自己用手动牙刷或电动牙刷清洁口腔。

3.对于较为严重的吞咽障碍病人，可以采用咀嚼木糖醇口香糖的方式进行口腔护理，早中晚各一次。但不适用于意识不清、认知障碍的病人。

4.对于鼻饲病人，采用棉球擦洗法进行口腔护理，棉球不宜过湿。

（二）摄食训练法

1.进食的体位：一般采用坐位，半坐卧位时头偏向一侧。

2.食物在口中的位置：进食时最好把食物放在健侧舌后部或健侧颊部，这样有利于食物的吞咽。

3.调整进食的一口量和控制速度

（1）一口量及最适宜吞咽的，每次摄食入口量，正常人约为20mL。

（2）对病人进行摄食训练时，一般先以少量2～4mL开始，然后酌情增加。每口进食量在2～20mL，每次喂食需间隔30min左右。

（3）进食前先嘱病人吸足气，吞咽前及吞咽时憋气。

（4）每次喂食需前一口吞咽完后再喂食，避免二次食物重叠入口的现象。

（5）若出现呛咳现象，立即停止喂食，帮助病人取侧卧位，鼓励咳嗽，轻叩胸背部将食物颗粒咳出。

（三）心理疏导

1.帮助病人保持良好的心态，增强战胜疾病的信心。

2.帮助病人认识吞咽障碍的病因。

3.多关心病人，鼓励病人，营造轻松愉快整洁的进餐环境是非常必要的，应加强医患沟通，让病人相信，经过治疗和康复训练，吞咽功能障碍会得到很大的改善，消除病人紧张情绪，取得配合和信任。

第五节 视力/听力障碍照护

一、视力障碍

视力障碍是指视觉功能受到一定程度的损害，抑或是丧失了部分视力，种类包括视觉敏锐度降低及视野受损。视力障碍是眼科最主要的症状，包括视力下降、视物模糊、眼前黑影飘动、视物变形、视野缩小、复视等。视力障碍可以见于眼球结构生理性老化，更常见于各种眼科疾病。

（一）临床表现

1.视力下降：视物模糊，患有白内障的老年人可有无痛性、渐进性视力下降。

2.屈光不正：表现为近视、远视、散光等。老年人的屈光不正主要是角膜缘性的和晶体源性的屈光不正。

3.复视或多视：视力进行性减退，由于晶状体混浊导致晶状体不同部位屈光力不同，可导致单眼复视或多视。

4.伴随症状：眼胀、视疲劳、眼痛、头痛、恶心、呕吐、视野缺损等。

（二）照护要点

1.照明的增加及避免散光：65 岁老人所需要的照明是 20 岁年轻人的两倍，因此，在室内及室外提供适当的照明，并在阅读或工作活动区增加区域性照明。让室内保持一致的照明，晚上在卧室、通道及浴室内留下夜间照明设备。

2.安全照护：室内日常物品要妥善放置。帮助老年人熟悉日常用品放置的位置，物品放置要固定有序，方便老年人拿取和使用。活动空间无障碍物，告知老人晚间起床一定要等到眼睛看清楚后才能下床或移动。卫生间需要安置方便老年人的设施，如坐便器、扶手、感应灯、防滑垫等，避免老年人跌倒。不要将反光物品（如电视、镜子、镜框）接近照明处，窗帘适当地使用以避免阳光的直射，使用不反光材质的地板、桌面。同时，外出时让老年人戴太阳镜，遮阳物品等将有助于提高老人对于反光的不适应。

3.避免用眼疲劳：用眼活动最好安排在上午进行，读书、看报、看电视的时间不宜过长，为老年人提供的阅读材料字体要大，印刷要清晰。

4.用药照护：协助老年人正确服用药物，避免老年人因视力障碍而造成服药错误，教会老年人正确使用滴眼剂。遵医嘱应用滴眼剂，使用前检查药液，有无浑浊、沉淀和超出有效期。

5.配镜指导：老年人眼的调节力衰退，随年龄的增长而逐渐发展，因此要定期到眼科检查，根据检查结果更换合适的眼镜。

二、听力障碍

老年性听力障碍是指与年龄相关的以高频听力受损为主的听力减退，是老年人听力障碍最常见的形式。耳蜗血液供应减少及感应神经性听力损失是引起老年性耳聋最常见的原因。听力障碍给老年人造成严重的功能损失，认知能力下降和社会行为退化，影响老年人的精神状态和生活质量，严重时可以导致老年孤独症甚至抑郁症的发生。

（一）临床表现

1.听力下降：一般双耳同时受累，也可两耳先后起病，或一侧较重，程度不一。起病隐匿，听力下降进行性加重，但进展速度一般缓慢。

2.言语识别能力降低：老人能听到声音，但分辨不清言语。

3.声音定向能力减弱：老人分辨不出声音来自何方，在嘈杂的环境下辨音困难，如多人在一起谈话时，老人常感到听话困难。

4.伴随症状：耳鸣、眩晕、反应迟钝、社交能力和精神状态差，甚至出现孤独、抑郁等精神变化。

（二）照护要点

1.创造有助于交流的环境：面对听力障碍老人，在交谈时应特别注意，不要用大呼小叫的方式，应该面对面地交谈，口齿尽量清晰，即使听不清楚，也可以靠唇型及肢体语言来辅助了解，而且讲话速度要放慢，一个字一个字地说，音量维持适当，大声说话是没什么用的。交谈也应尽量选择安静处所，四周如果过于嘈杂会影响老年人的专注度，旁人也尽量不要插嘴。可通过面部表情、口型和手势与老年人进行沟通，或采用书写的形式交流。

2.饮食与运动：经常提醒老年人适当运动，如散步、打太极拳、八段锦等，促进血液循环。进食清淡饮食，节制脂肪的摄入，少食用含饱和脂肪酸较多的动物脂肪，多食用易消化富含纤维素的蔬菜、水果等。核桃、芝麻、白果、深海鱼油等有益于预防老年性耳聋。

3.心理疏导：要避免情绪激动，激动会造成全身血压上升，不但对听力不好，也容易对心脏血管造成伤害。平常饮食应尽量规律，并配合适当的运动，以保持身体状况良好。鼓励老年人多参加集体活动，培养兴趣爱好，信赖儿女亲友，慢慢通过助听器的辅助开拓自己的生活空间。如果不积极从事听力的复健与重建，听力不仅容易恶化，更有可能加速老年痴呆的发生。

4.健康教育：告知老年人不要轻易掏耳朵，耳垢具有保护作用，可使耳朵不易受感染，一旦发生感染应及早就医。平日应注意防治全身性疾病，如果有高血压、糖尿病应定期服药，如果高血压及糖尿病控制得宜，听力退化的情况可以明显地减缓。

第六节　大小便失禁照护

一、尿失禁

尿失禁指排尿失去控制，尿液不自主地流出。尿失禁发病率随年龄的增加而增高，与下尿道老化及排尿方式的改变有关。尿失禁的发病率女性高于男性，与女性的妊娠及分娩、绝经期、雌激素缺乏、尿道长度缩短等因素有关。老年人也可因谵妄、尿路感染、萎缩性尿道炎或者阴道炎、运动受限、药物、尿量增多、便秘等因素引起暂时性尿失禁。尽管老年尿失禁对生命无直接威胁，但尿失禁会增加局部皮肤糜烂、下尿路感染、跌倒和骨折的易感性，还会引起自卑、抑郁等心理问题。

（一）常见类型和临床表现

根据尿失禁发生机制的不同，尿失禁可以分为以下四类：

1.持续性尿失禁：又称真性尿失禁，指尿液连续从膀胱中流出，膀胱呈空虚状态。无论何时老人处于何种体位，尿液都会不自主地、持续地由尿道口流出。多见于神经源性膀胱功能障碍、膀胱逼尿肌过度活动症、尿道括约肌严重受损、膀胱失去储尿功能等。

2.压力性尿失禁是指老人腹压增加时，如咳嗽、打喷嚏、用力大笑、屏气时，由于腹压超过尿道的压力，导致少量的尿液突然漏出的现象。多见于老年女性、长期从事重体力劳动者。男性则见于前列腺、会阴、尿道手术后。

3. 充盈性尿失禁：是由于膀胱过度充盈而造成的尿液不自主排出的现象。充盈性尿失禁的老年人，膀胱内一般会有大量剩余尿，多见于前列腺增生症、肥胖和神经源性膀胱等疾病。

4. 急迫性尿失禁：是指严重的尿频、尿急，而膀胱不受意识控制，导致尿液排出的现象。主要是由于膀胱内病变引起膀胱收缩以及逼尿肌的过度活动所致。见于膀胱炎症、膀胱结核、神经源性膀胱、膀胱肿瘤、膀胱结石等疾病。

（二）照护要点

1. 创造便利的生活环境：老年人生活区域内坐椅高矮适宜，地面平整防滑。卫生间布局应方便出入，且靠近卧室马桶旁和走道应有扶手，光线良好，衣裤宜宽松，方便松解。

2. 一般照护：在病情允许的情况下，鼓励老年尿失禁病人适当参加活动。保证营养供给，合理补充水分。指导老年人保持会阴部皮肤的干燥、清洁。尿湿后及时用温水清洗会阴部，更换被污染的衣裤和被褥，以防皮肤因尿液刺激而糜烂破溃。生活不能自理的老年人，可使用尿片或尿不湿，每日两次用温水清洗会阴部，并保持会阴部干燥。

3. 留置导尿：长期尿失禁病人采用导尿术留置导尿管，按留置导尿管护理，定时放尿，避免浸湿皮肤发生皮肤破溃。

4. 用药照护：指导老年人按医嘱定时服药，告知老年人用药治疗和行为干预共同配合才能取得较好的效果。将药物的注意事项与不良反应告知老年人，如抗毒蕈碱受体药物会引起口干、便秘、视力障碍。

5. 功能训练：教会老年人功能锻炼的方法：①进行排尿训练。老年人每次排尿时做排尿与中止尿流交替进行的练习，告诉老年人每次排尿时都应练习数次。②教会老年人有意识地进行收腹提肛动作，躺着或坐着时有意识地紧缩肛门括约肌，约 5s 放松后再重复练习数次，以增强盆底肌肉的张力。③教会老年人每日早、晚进行自我按摩，用手掌揉小腹 20 ~ 30 次，可增加腹肌紧张度，刺激盆腔肌肉和膀胱肌肉的收缩，增加强排尿的自控能力。

6. 心理疏导：尊重老年人的人格自尊，注意保护其隐私，做好家庭工作，共同配合，给予老年人安慰、鼓励和心理支持，减轻老年人的窘迫感和自卑感。

二、大便失禁

大便失禁是指肛门括约肌不受意志控制而不自主地排便，老年人由于肛门括约肌张力减弱，肛管、直肠感觉功能减退，大便失禁发生较为常见。

（一）临床表现

1. 不能随意控制排便、排气：气体及粪便会不由自主地溢出肛门，污染内裤，可伴有腹胀或腹痛。根据病因及严重程度，临床表现也有所不同。

2. 消瘦、体重下降：一些大便失禁的老年人，为了使大便减少而控制饮食，出现消瘦、体重下降。

3.皮肤损伤：大便失禁老年人的会阴部、骶尾部因受到粪水刺激，造成皮肤炎症及压力性损伤，肛周皮肤出现红肿、瘙痒、湿疹、糜烂、溃疡及疼痛等症状。

（二）照护要点

1.重建良好的排便习惯：利用记录排便日记的方式记录排便时间，粪便的性状、量，辅助工具，排便前特定的习惯（如喝咖啡、做运动、腹部按摩等）；建立定时排便习惯，防止粪便嵌塞。如果粪便嵌塞，做腹部环形按摩或采用指挖法帮助排出粪便。

2.保护皮肤：出现大便失禁弄脏衣物时及时用温水进行清洗，可以保持老年人肛周皮肤清洁、干燥，使用含有润肤剂、保湿剂或保护剂的皮肤清洁产品，保护皮肤的屏障功能。必要时也可使用特殊敷料进行保护，防止发生失禁相关性皮炎。

3.饮食照护：选择低脂温热饮食以刺激胃肠反射，并使大便质地正常化，增加膳食中食物纤维的含量，增加粪便的体积，刺激肠蠕动，有助于恢复肠道功能，增强排便的规律性，有效地改善大便失禁情况。

4.功能训练：①加强大便失禁老年人盆底肌肉力量的生物反馈训练，提升肛门收缩盆底肌群时，夹紧双臀，每次持续30s，每日早、中、晚各训练一组，根据老年人的个体情况进行训练。②建立肛门括约肌收缩反应的生物反馈训练，不管是站立或卧位，每次有便意时，指导老年人不急于上厕所，应收缩肛门，持续10s。

5.心理疏导：关爱、尊重、理解和同情老年人，鼓励其积极面对，配合治疗。尊重病人，涉及隐私操作时注意用屏风遮挡，保护病人自尊。倾听病人的感受，鼓励病人回归社会。

第七节　便秘照护

便秘是指正常排便形态改变，排便次数减少，排出过干过硬的粪便，且排便不畅、困难。便秘是老年人群的常见症状，严重影响老年人的生活质量。

一、临床表现

（一）便秘的主要表现

排便次数减少，排便不畅和排便困难，严重者1~2周排便一次，甚至时间更长。粪便分质硬或成块状。排便时肛门有堵塞感，或有肛门直肠部位的疼痛，可有排便不尽感，想排便排不出。

（二）伴随症状

可伴有腹胀、腹部下坠感，甚至出现腹痛、嗳气、食欲下降，腹部可触及包块。部分老年人还伴有失眠、多梦、烦躁、焦虑、抑郁等情绪改变。

（三）常见并发症

便秘可以诱发肛裂、痔疮、粪便嵌塞、不全性肠梗阻等。老年人如过度用力排便，可能会导致急性脑血管疾病、心律失常、心绞痛、急性心肌梗死，甚至猝死。

二、照护要点

（一）饮食照护

多吃促进排便的食物，如水果、蔬菜、粗粮等高纤维食物，老年人酌情添加粗制面粉、玉米粉、豆制品、燕麦、韭菜、茄子、芹菜、白菜、无花果、苹果、梨等。每日晨起空腹饮一杯温开水，以刺激胃肠蠕动。病情允许的情况下每日饮水量不小于2000mL。无糖尿病的老年人可以每日晨起饮用蜂蜜水，也可以在餐前饮用温开水、柠檬汁等热饮来促进肠蠕动，刺激排便反射。

（二）人工排便法

老年人发生粪便嵌顿无法自行排出时，需采用人工排便法。向老年人解释目的之后，嘱老年人左侧卧位，戴手套，用涂上石蜡油或皂液的食指和中指轻轻伸入肛门，慢慢将粪块掏出，然后清洁肛门。严重便秘的老年人遵医嘱协助护士给予灌肠。

（三）用药照护

按要求协助老年人正确使用简易通便剂，如开塞露、甘油酸、肥皂酸等经肛门插入使用，通过刺激肠蠕动，软化粪便，达到通便效果，方法简单有效。

（四）运动和锻炼

指导老年人根据自身情况适当运动，如散步、慢跑、太极拳等，以促进肠蠕动，避免长期坐卧。长期卧床或坐轮椅的老年人，也可以借助辅助器械帮助其站立或者进行被动活动。也可以协助老年人沿结肠走向做腹部环形按摩，刺激肠蠕动，每日2~3次。指导老年人做收腹运动和肛提肌运动，收缩腹部与肛门肌肉，10秒后放松，重复训练数次，以提高排便辅助肌的收缩力，增强排便能力。

（五）适宜的排便姿势

床上用便盆时，除非有禁忌，最好采取坐姿或抬高床头，利用重力作用增加腹内压促进排便。病情允许时，让病人下床上厕所排便。即将手术病人在术前有计划地训练其在床上使用便盆。

（六）心理疏导

对老年人进行心理疏导，告知老年人不良心理情绪也可能导致便秘。对于反复便秘的老年人，帮助其分析原因，减少不必要的紧张，树立信心。

（七）健康教育

指导老年人不要盲目用力排便，以防引发心脑血管意外。指导老年人生活有规律，养成良好的排便习惯，如定时排尿、排便，排便时集中注意力，避免排便时看书、看报、看手机。

第十四章
孕产妇照护

孕产妇有两层含义，一个说明是孕妇，另一个说明是产妇，并起来就称为孕产妇。当女性受孕以后就称为孕妇。女性在怀孕的整个孕期中都称为孕妇，当一朝分娩，这个时候就称为产妇，这个就是孕产妇的概念。女性在怀孕期间由于胎儿的不断变化以及孕妇身体的不断改变，需要按期到医院做孕产期检查。

【学习目标】

（一）识记

能正确叙述妊娠期照护、产褥期照护、孕产妇常见疾病的照护措施。

（二）理解

1. 能描述妊娠期的照护评估和照护要点。

2. 能描述产褥期的照护评估和照护要点。

3. 能说出孕产妇常见疾病的照护要点。

（三）应用

1. 能运用基本知识及生活照护技能为孕产妇提供舒适的日常照护。

2. 能对孕产妇进行一定程度的健康教育，提高病人的生活质量，促进孕产妇疾病的康复。

【案例导入】

小张今年28岁，是一位新手妈妈。2021年3月，她在医院生下了一个健康的宝宝，全家人都沉浸在喜悦和幸福中。可最近不知道为什么，小张总是高兴不起来，起初丈夫每天会逗她开心，可小张渐渐变得烦躁、焦虑，甚至时常默默流泪，一家人只觉得她生完孩子怎么变脆弱了，并没有过多放在心上。

李姐是小张家的护理员，她注意到最近小张的情绪变化，及时和管床护士反映了情况，并且时不时主动和小张交流，才发觉事情并不简单……

 **请思考：**

1.小张生产后的反应是正常的吗？
2.李姐此时可能考虑到了哪些原因？

第一节　妊娠期的照护

妊娠期一般是指怀孕期间的女性，以孕前末次月经的第一天算起，以 28 天（4 周）作为一个妊娠月。妊娠期全过程为 10 个妊娠月（40 周），即 280 天，临床上将此期间内的女性称为妊娠期妇女。妊娠期的前 13 周属早期，14 ~ 27 周属孕中期，28 周及之后属孕晚期。

一、妊娠期的照护评估
（一）一般情况
1.妊娠期变化最大的器官是子宫。主要表现为体积增大，至妊娠足月时子宫体积达 35cm×25cm×22cm；容量约 5000mL，增加约 1000 倍；重量约 1100g，增加近 20 倍。

2.妊娠期外阴部充血，皮肤增厚，大小阴唇色素沉着。

3.乳房于妊娠早期开始增大，充血明显，乳头增大变黑，易勃起，乳晕颜色加深。接近分娩期挤压乳房时，有少量淡黄色液体流出，称为初乳。

4.妊娠早期及中期血压偏低，妊娠 24 ~ 26 周后血压轻度升高。妊娠中、晚期鼓励孕妇侧卧位休息。

5.孕妇仰卧位时尿量增加，故夜尿量多于日尿量。妊娠晚期，胎头入盆后膀胱受压，膀胱、尿道压力增加，部分孕妇可出现尿频及尿失禁。

（二）主要症状
1.孕妇停经 6 周左右可能出现畏寒、头晕、乏力、嗜睡、流涎、食欲不振、喜食酸物或厌恶油腻、恶心、晨起呕吐等症状，称早孕反应。

2.孕妇活动减少容易发生便秘，偶有外阴疼痛和排尿困难。

（三）心理状况
1.羞涩：特别是初次怀孕的已婚妇女，心理上还没有完全从少女到少妇的角色转换，害怕身体发胖，不能恢复到原来的窈窕身材。认为怀孕是丢人的事，羞于见人，容易封闭自我。

2.恐惧：偏听偏信他人的话，担心宝宝的健康，害怕分娩时的疼痛，担心分娩时出现意外，对分娩产生种种恐惧，甚至出现神经质。

3.担心：受重男轻女、传宗接代等封建思想的影响，担心生下女孩后没人养老，更担心受到婆家及他人的嫌弃和歧视，无形之中给自己造成很大的心理负担。

4.忧郁：由于怀孕后的孕妇部分生理机能的改变和植物神经的紊乱，会出现失眠、厌食等症状，导致孕妇精神上的忧郁。事实证明，过度紧张，会使孕妇的自身免疫力下降，影响胎儿的生长。

5.烦躁：受妊娠期荷尔蒙含量的变化，孕妇会出现呕吐、厌食、水肿、反酸等生理反应，这些症状的反复出现会造成孕妇心情恶劣、烦躁不安、脾气暴躁、失去理智、迁怒别人，从而影响夫妻及婆媳关系。

二、妊娠期照护措施

（一）心理照护

处于妊娠后期的孕妇身体负担较大，情绪波动也较大，容易出现焦虑，恐惧，紧张或悲伤，忧郁，烦躁等情绪，此时，需要积极聆听孕妇的内心感受和想法，尽量满足其需求，及时给予鼓励与开导，帮助其排解不良情绪，保持心情愉悦轻松。

（二）饮食照护

1.常吃富含铁的食物，比如动物血、肝脏、菠菜、荠菜、香蕉、苹果等。

2.补充一定量的维生素 B 和维生素 E。维生素 B 有助于精神状况调节，维生素 E 可以保护血管，确保乳汁分泌。如谷类、坚果类、动物肝脏、黄瓜、牛奶等。

3.孕中晚期适量增加奶、鱼、蛋、瘦肉的摄入。

4.多吃新鲜水果蔬菜，补充维生素 C，种类尽量丰富，荤素搭配合理。

5.补充适量的矿物质。比如海鱼、海带等含碘丰富的食物。

6.适量补充糖分。适量食用蜂蜜可改善产后便秘。

7.妊娠期孕妇的饮食重质不重量，尽量摄取高维生素、高蛋白质、高矿物质、适量脂肪及碳水化合物，低盐饮食。

（三）清洁与舒适

1.妊娠后期排汗增多，要勤淋浴，勤换内衣。

2.衣服清洁、宽松、柔软、干燥、舒适、冷暖适宜。鞋子轻便舒适，鞋跟要低，但不应完全平跟。

3.做好晨晚间清洁，进食后都要刷牙。

4.生活环境安静舒适，无不良因素（如辐射、拥挤、吵闹、吸烟等）。

（四）活动与休息

1.孕 28 周后应当减轻工作量，避免长时间久站，可抬高下肢减轻水肿；每天有 8h 的睡眠，午休 1~2h，卧床时宜左侧卧位来增加胎盘供血。

2.保持适当的运动，比如散步，可促进孕妇的血液循环，增进其食欲和睡眠。

3.胎教。可对胎儿进行音乐训练或者抚摸训练。

4.产前保健运动

（1）腿部运动：可增进盆骨肌肉的韧度，增加会阴部肌肉的伸展性。孕妇站立，手扶椅背，左腿固定，右腿做360°转动，两腿交替运动。

（2）腰部运动：可减轻腰背部疼痛，在分娩时增加腹压及会阴部肌肉的伸展性。孕妇站立，手扶椅背，慢慢吸气，手用力使身体重心集中于椅背上，脚尖踮起背部伸直，使下腹部紧靠椅背，然后慢慢呼气，手放松脚还原。

（3）盘腿坐式：预防妊娠末期因子宫压力所产生的痉挛或抽搐，伸展会阴部肌肉。孕妇平坐，两腿交叠（只可脚踝部交叠），手臂自然下垂，两膝远远分开，两手可放于膝盖上慢慢用力下压，配合深呼吸运动。可在看电视或聊天时采取此姿势。

（4）骨盆与背摇摆运动：锻炼骨盆底及腰背部肌肉增加其韧性和张力。孕妇平卧，两腿弯曲分开与肩同宽，足部和肩部发力使背部和臀部抬起，然后并拢双膝，收缩臀部肌肉，双膝再分开，背部和臀部慢慢放下，重复该运动5次。

（5）骨盆倾斜运动：此运动可采取三种方式。

俯身式：孕妇双手双膝支撑于床上，缓慢向上弓背，配合深呼吸放松复原。

仰卧式：孕妇平卧，腿部弯曲，手臂沿肩部伸展，双脚用力缓慢抬高腰部，放松复原。

站立式：孕妇站立，双手后扶椅背，双脚不动，挺腰使身体前倾，再复原。

（6）脊柱伸展运动：可减轻腰背部酸痛。孕妇平卧，双手抱住双膝使之弯曲，头部与上肢尽量向前伸展，头和下巴贴近胸部，从而使脊柱、背部到臀部弯曲呈弓形，再放松恢复平躺。

（7）双腿抬高运动：可促进下肢血液循环，锻炼臀部肌肉张力。孕妇平卧，双腿垂直抬高，足根部抵住墙面，每次坚持3~5分钟。

（五）识别先兆临产

若孕妇出现阴道流血、腹部疼痛、大量羊水流出，让孕妇平卧，立即到医院就诊。

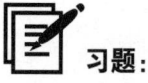 习题：

1.怀孕后母体的变化有哪些？（　　　）（多选题）

A.子宫显著增大　　　B.乳房发胀　　　C.夜间尿量增多　　　D.怀孕也可能来月经

2.生产后母乳是淡黄色正常吗？为什么？

3.妊娠期的心理特点有哪些？

第二节　产褥期的照护

产褥期指的是胎儿及胎盘娩出后到产后6周之间的时期。在产褥期，除乳腺外，机体的其他组织器官都会逐渐恢复到怀孕前的状态。例如，在产后 6 周内，子宫会通过收缩逐渐恢复到接近怀孕前的水平，且宫颈口会逐渐地闭合，这一过程又称为子宫复旧。

一、产褥期照护评估

（一）一般情况及症状

1.生命体征：产妇体温可在产后24h内略升高，一般不超过38℃，可能与产程和分娩致过度疲劳有关。产后3~4天出现乳房血管、淋巴管极度充盈，乳房胀大，伴体温升高，称为泌乳热，一般持续4~16h体温即下降，不属病态，但需排除其他原因所致的感染引起的发热。产褥期脉搏略慢、血压维持在正常水平。

2.子宫复旧：胎盘娩出后，子宫圆而硬，宫底在脐下一指。产后第一日略上升至脐平，以后每日下降1~2cm，至产后1周在耻骨联合上方可触及，于产后10天子宫降至骨盆腔内，腹部检查触不到宫底。

3.产后宫缩痛：在产褥早期因子宫收缩引起下腹部阵发性剧烈疼痛，称为产后宫缩痛，于产后 1~2 天出现，持续 2~3 天自然消失，多见于经产妇。

4.恶露：产后随子宫蜕膜脱落，含有血液、坏死蜕膜等组织经阴道排出，称为恶露。恶露有血腥味，但无臭味，一般血性恶露持续 3~4 天，浆液性恶露持续 2 周，然后变成白色恶露，恶露持续 4~6 周。

5.褥汗：产后 1 周内皮肤排泄功能旺盛，排出大量汗液，以夜间睡眠和初醒时更明显，不属病态。但要注意补充水分，防止脱水。

6.产褥期中暑：产后妇女要注意开窗通风，注意散热，不要穿戴过厚，防止中暑。产褥期中暑可能造成高热惊厥、脱水、电解质紊乱、产妇神经系统受损并可危及生命。

7.血栓栓塞：产褥期产妇血液处于高凝状态，运动不足、卧床休息过度，再加上出汗多，血液浓缩，产妇很容易出现下肢静脉血栓，活动后可能造成血栓脱落，肺栓塞危及生命，建议产妇产后稍事休息就下床活动，不要长时间卧床休息。

（二）心理状况

产妇在产褥期的心理状态对其在产褥期的恢复及哺乳都有重要影响。一般来说，产褥期产妇的心理是处于脆弱和不稳定状态，其与产妇在妊娠期的心理状态、对分娩经过的承受能力，环境以及包括对婴儿的抚养、个人及家庭的经济情况等社会因素均有关。分娩后，多数产妇感到心情舒畅，然而，具有内向型性格且保守和固执的产妇，其依赖性、被动性、忧郁和缺乏信心较为明显。其中部分产妇在产后可进一步发展成为产后抑郁、焦虑等，即所谓的产后忧郁综合征，主要表现为以哭泣、忧郁和烦闷为主要特征的精神障碍。该病发病原因还不清楚，主要为社会心理性的，其中夫妻间的关系及个人性格、品质等因素对该病的发生影响较大。所以，社会心理上的照护，特别是丈夫、家庭的支持和关怀是最重要的。

二、产褥期照护措施

（一）心理照护

产褥期妇女的心理可表现为情绪高涨、满足感、幸福感、压抑及焦虑等，而母亲角色的心理适应、胎儿娩出后的心里空虚、家人注意力的转移等因素都容易带来情绪波动甚至心理问题。我们需要熟悉产褥期妇女的心理调适过程。

1.依赖期：产后前3天。此时产妇的很多需要是通过别人来满足的，会较多谈论自己妊娠和分娩的感受，喜欢用语言表达对孩子的关心，需要家人和照护人员的悉心照顾与关心，良好的分享反馈、满意的产后休息和良好的亲子互动有助于产妇顺利进入第二期。

2.依赖—独立期：产后3~14天。产妇逐渐可以独立行动，开始主动地参与活动，学习和练习照顾孩子，同时，这一时期产妇容易产生压抑感。严重者表现为哭泣、漠不关心、拒绝哺乳和护理新生儿。此时需要加倍地关心产妇，耐心指导并帮助产妇哺乳和护理新生儿，鼓励产妇表达自己的心情，并与其他产妇交流，提高产妇的自信心和自尊感。

3.独立期：产后2周~1月。此时，产妇、家人和婴儿已成为一个完整的体系，新的生活形态形成。产妇开始恢复到分娩前的家庭生活，需要承受更多的压力，包括来自事业与家庭之间的矛盾，哺育孩子、承担家务及维持夫妻关系等各种角色的矛盾。此时，更多地需要指导家庭成员对产妇的支持。

（二）膳食照护

中国营养学会2016年修订的《中国居民膳食营养素参考摄入量》提出：

乳母每日能量摄入量应比孕前增加500kcal，蛋白质的摄入量应在原有基础上，每日增加25g（以优质蛋白为主）。

1.产后第一周：产妇分娩完毕后稍作休息，进食适量易消化、温热的半流质食物，比如红糖水、鸡蛋羹、蛋花汤等。产后头几天应吃易消化、营养丰富的清淡食物，比如粥、馄饨、挂面，注意不要喝过多的汤。之后可食用新鲜水果蔬菜和清淡的荤食开胃，比如鸡肉、鱼虾肉、瘦肉，搭配新鲜时蔬。产后容易缺钙，保持每日喝牛奶的习惯。

2.产后第二周：产妇伤口基本愈合，可多吃补铁的食物。比如动物内脏、鱼肝油、苹果、香蕉、柑橘等。

3.两周以后：可在医生指导下配合滋补中药熬汤喝，比如鲫鱼汤、清鸡汤、猪蹄汤、排骨海带汤等，可加入黄芪或通草等药材，滋补催乳。

4.忌口辛辣、生冷、油腻、烟熏食物，食谱多样化，少食多餐，一日4~5餐为宜。水果建议温水烫食，木瓜催乳，香蕉通便，红糖鸡蛋调养身体。

5.产褥期一日食谱

早餐：芝麻小米粥、牛奶、豆包。

点心：热香蕉、醪糟鸡蛋、生化汤。

午餐：薏米饭、炒油菜、麻油猪肝、番茄炒蛋、鲫鱼汤。

点心：山楂茶、苹果、阿胶糕。

晚餐：挂面、黄豆芽肉丝、玉米排骨汤、清炖豆腐、麻油木耳。

（三）活动与休息

产妇的休息环境应保持空气清新，通风良好，舒适安静，保证合理的睡眠和休息。

鼓励产妇产后尽早开始活动。顺产者可在产后6~12h下床轻微活动，产后第2天可在室内随意走动，做产后健身操。剖宫产者应适当推迟活动时间，鼓励产妇先在床上活动，如进行踝部运动预防下肢血栓。产妇产后应避免负重劳动或下蹲活动。

缩肛运动做法：缩紧阴道周围及肛门口肌肉，就像憋大小便时的动作，保持盆底肌收缩5~8s，再慢慢放松，重复动作，每次8~10min，每天1~3次，过程中正常呼吸。

（四）清洁卫生

1. 勤换内衣裤，保持会阴部清洁干燥，避免发生感染。产后两周内禁止坐浴，每天用流动的温开水清洗会阴，根据恶露情况不定时进行会阴清理，保持会阴清洁、干燥。卧床时，屁股底下垫一次性卫生垫巾，保持干燥透气。下床时，穿纯棉内裤，垫一次性卫生垫巾，及时更换，防止感染。大便后清水洗会阴，应从前往后擦拭，以免污染伤口。

2. 采取正确舒适卧位，多休息，避免长时间下蹲及提重物。产妇有侧切伤口的应对侧卧位或仰卧位，以减少恶露污染伤口，促进伤口愈合，有会阴撕裂的产妇，可以采取舒适卧位。

3. 会阴伤口护理。每日观察伤口周围有无渗血、血肿、红肿、硬节、分泌物，嘱咐产妇健侧卧位，如有会阴切口疼痛剧烈、阴道流血及时报告医务人员。用0.05%聚维酮碘液擦洗外阴，每日2~3次，擦洗的原则为由上到下、由内到外，会阴切口单独擦洗，擦过肛门的棉球和镊子应丢弃。

4. 乳房护理。乳房应经常擦洗，保持清洁干燥，每次哺乳前轻柔地按摩乳房，刺激泌乳反射。哺乳时让新生儿吸空乳房，若乳汁充足有剩余时，应用吸乳器将剩余的乳液吸出，以避免乳汁淤积而影响乳汁分泌。

哺乳期使用棉质乳罩，大小适中，宽松适宜。产妇每次哺乳前用清水将乳头洗净，并洗净双手，如果乳头处有污垢，应湿热敷乳房或先用油脂浸软后再用温水洗净，再行哺乳。

（五）母乳喂养照护

1. 创造良好的休养环境。舒适的环境和充分的休息对乳汁分泌十分重要，嘱产妇规律作息，尽量与婴儿同步休息。

2. 喂养指导：嘱产妇每次喂奶前用香皂洗净双手，清水洗净乳房和乳头，母亲坐椅子上怀抱婴儿取舒适姿势，若无法坐立哺乳，可侧卧位使婴儿与身体相贴，且要注意保护婴儿安全。

按需哺乳。一般产后半小时可开始哺乳，产后一周内母乳分泌增多，每1~3h哺乳一次，每次吮吸时间3~5min，逐渐延长时间（一般不超过20min，以免乳头皲裂导致乳腺炎）。

哺乳时先挤压乳晕周围，挤出少量乳汁刺激婴儿吮吸反射，再把乳头和大部分乳晕放入婴儿口中，用手托住乳房喂养，防止乳房堵住婴儿鼻孔，结束时手指轻压婴儿下颌取出乳房，用少量乳汁涂抹乳头和乳晕。

注意：每次哺乳都应先吸空一侧乳房后再取另一侧；每次哺乳后将婴儿抱起轻拍背部以防止吐奶；乳汁不足时及时补充按比例稀释的牛奶；总的哺乳期以 10 个月 ~ 1 年为宜。

习题：

1. 产后建议多吃补铁的食物，请举例说明。

2. 孕妇先兆流产的表现？

3. 以下选项关于母乳喂养，不正确的是（　　　）。（单选）

A. 每次哺乳前必须洗净双手乳头乳房。

B. 喂养前先用少量乳汁涂抹乳头，便于刺激婴儿吮吸反射。

C. 建议总的哺乳期不超过半年。

D. 应先吸空一侧乳房再取另一侧。

4. 描述外阴擦洗的顺序。

第三节　产科常见疾病的照护

一、妊娠高血压照护

妊娠期高血压疾病是妊娠期特有的疾病，表现为妊娠期间血压升高（ ≥ 140/90mmHg），伴或不伴有蛋白尿，包括妊娠期高血压、子痫前期、子痫、慢性高血压并发子痫前期以及妊娠合并慢性高血压。

（一）临床表现

高血压、水肿、头晕、恶心、胸闷、心慌等。

（二）照护措施

1. 环境舒适，保证孕妇充足的休息和睡眠，左侧卧位为主，摄入足够蛋白质、蔬菜、维生素、铁和钙剂。水肿的孕妇要低盐饮食。

2. 遵医嘱指导、协助孕妇吸氧。密切观察孕妇的血压、氧饱和度、每日尿量情况，询问孕妇是否有头晕、视力模糊等情况，及时报告医务人员。注意吸氧安全照护。

3. 协助孕妇遵从医嘱，督促孕妇计数胎动，如胎动减少，及时与医护人员沟通；协助孕妇记录 24h 尿量，并观察孕妇临床症状，如出现头痛眼花、恶心呕吐、胸闷气短、腹痛阴道流血流液等情况随时与医护人员沟通。

4. 记录孕妇的血压变化，以便医护人员调整降压药的剂量。

5. 如果应用硫酸镁，注意观察硫酸镁中毒症状，如呼吸＜ 16 次 /min、膝反射减弱或消失、尿量减少、肌张力减弱等，如发现有异常及时报告医护人员。

6. 一旦发生子痫抽搐，立即呼叫医护人员并同时把孕妇置于头低侧卧位，在上下磨牙间可放置缠好纱布的压舌板，避免舌咬伤和误吸。

7. 妊娠期高血压产妇易发生产后出血，终止妊娠后除密切观察生命体征和临床症状外，尤其注意子宫复旧和阴道流血情况，如月经量过多应报告医护人员。

8. 术后要及时按摩产妇双下肢，协助产妇床上活动，注意多喝水以预防深静脉血栓的发生。

二、妊娠合并糖尿病照护

妊娠合并糖尿病包括两种类型：①原有糖尿病基础上合并妊娠，又称孕前糖尿病。②妊娠期才出现的糖尿病称为妊娠期糖尿病。

（一）临床表现

多数孕妇无明显临床症状，多通过检查空腹血糖或口服葡萄糖耐量试验发现。如果发生以下症状，应警惕妊娠合并糖尿病的发生。

1. 多饮、多食、多尿。

2. 妊娠前超重或肥胖，有糖耐量异常史。

3. 皮肤或外阴瘙痒，反复发作的真菌性阴道炎。

4. 羊水过多。

（二）辅助检查

1. 孕前糖尿病满足以下一条即可诊断。

（1）空腹血糖 ≥ 7.0mmol/L。

（2）75g 口服葡萄糖耐量试验，2h 血糖 ≥ 11.1mmol/L。

（3）糖化血红蛋白 ≥ 6.5%。

（4）伴有典型的高血糖症状或高血糖危象，同时随机血糖 ≥ 11.1mmol/L。

2. 妊娠期糖尿病妊娠 24 ～ 28 周做 75g 口服葡萄糖耐量试验，以下任何一项血糖值达到或超过标准即可诊断。

（1）空腹血糖 ≥ 5.1mmol/L

（2）60min 血糖 ≥ 10.0mmol/L。

（3）120min 血糖 ≥ 8.5mmol/L。

（三）照护措施

1. 饮食调理。按照医生建议，不要随意增减每日饮食量，养成良好饮食习惯。定餐、定量、定时、定性。食物种类多样化，忌吃油炸、高盐、高糖食物。

2. 每周定期测量体重，定期产检。没有卧床指征的前提下每日适量运动，比如散步、做健康操。

3. 对于高危人群，平时注意低盐、低脂饮食，适度运动，避免体重增长过快；24~28周时需做 75g 口服葡萄糖耐量试验。

4. 协助监测血糖，记录饮食和血糖变化，尽量控制空腹血糖在 5.3mmol/L 以下，餐后 2h 血糖在 6.7mmol/L 以下。

5. 产后及术后要关注产妇产后出血情况；新生儿注意喂养，监测血糖，观察新生儿呼吸，如有呻吟、吐沫、萎靡不振等及时报告医护人员。

6. 保持清洁卫生，避免感染。

三、羊水量异常照护

（一）羊水过多

妊娠期间羊水量超过 2000mL，称为羊水过多。

1. 临床表现

（1）急性羊水过多：多发生在妊娠 20 ~ 24 周，特点是子宫数日内急剧增大，膈肌上抬，严重者呼吸困难、不能平卧、发绀、下肢或会阴部水肿、静脉曲张、胎位不清、听不清胎心音等。

（2）慢性羊水过多：多发生在妊娠晚期，子宫缓慢增大，孕妇多能适应，常常在产前检查时发现。子宫大于相应孕周，腹壁皮肤变薄，发亮妊娠纹多，胎位不清，胎心遥远等。

2. 照护措施

（1）羊水过多容易发生胎膜早破、脐带脱垂、早产等，注意防止阴道炎症，如出现阴道流液立即到医院就诊。

（2）增加孕妇的舒适度，尽量卧床，给予半卧位或左侧卧位，抬高下肢，做好日常护理。

（3）协助孕妇计数胎动变化，多吃蔬菜水果，防止便秘。

（二）羊水过少

妊娠晚期羊水量少于 300mL，称为羊水过少。

1. 临床表现：胎动时感觉腹痛，子宫大小小于相应孕周。子宫敏感，易诱发宫缩。临产后腹痛剧烈，宫缩不协调，宫口扩张慢，产程延长，易发生胎儿宫内窘迫。

2. 照护措施

（1）羊水过少，如足月可终止妊娠，如未足月，可在胎儿安全的前提下延长妊娠时间，期间补液，监测胎动。

（2）做好心理护理，增加孕妇信心，减轻焦虑，配合医生治疗。

四、早产照护

早产是指妊娠满 28 周至不足 37 周之间分娩者，此时娩出的胎儿称早产儿，体重 1000~2499g。早产儿的各个器官未发育成熟，容易发生新生儿湿肺、呼吸窘迫综合征、脑瘫、低血糖、严重黄疸等并发症，有时需要应用呼吸机辅助通气，花费高，给孕妇及家属带来很大的经济压力和精神压力。照护措施如下。

1. 注意保暖和清洁卫生。

2. 时刻注意早产高危孕妇出现早产征兆。早产征兆包括子宫收缩伴有少许的阴道流血或血性分泌物，子宫收缩的表现是子宫宫体发硬，持续一段时间缓解。如果宫缩越来越频繁或出现腹痛症状，早产的可能性大，需及时带领孕妇到医院就诊。

3. 对于早产孕妇要做好心理护理，给予安慰，鼓励其配合医生治疗，一旦早产，要做好产后护理，包括心理护理及会阴护理。

4. 如果应用药物治疗，需注意是否出现副反应。一旦出现，立即报告医生。

5. 心理护理。安抚孕妇，尽量减少孕妇对孩子的担心和焦虑。

五、产后出血照护

产后出血是指阴道分娩胎儿娩出后 24h 内失血量超过 500mL，剖宫产超过 1000mL，是分娩期的严重并发症，居我国产妇死亡原因首位。照护措施如下。

1. 产妇回到病房后，医疗护理员应该了解术中或产中是否有出血多或其他异常情况，如果有胎盘粘连、胎盘植入、胎盘残留或其他高危因素，一定要注意产后出血的发生。

2. 除观察产妇生命体征外，还要观察面色及睑结膜。如血压下降、脉率升高、面色或睑结膜苍白，及时报告医护人员。

3. 正常情况下产后子宫缩复成球状，阴道流血少于月经量。如果子宫软，流血量多，及时报告医护人员，并协助记录出血量。所有带有血的卫生纸和护理垫都要保留，待医生查看后再处理。

4. 如果需输血治疗，注意输血反应，如果发现产妇出现寒战、血压下降、皮肤瘙痒等情况应及时报告医护人员。

习题：

1. 孕妇休息时适宜采用右侧卧位。（　　　）

2. 孕妇羊水过少症状不明显，不需要特别关注。（　　　）

3. 前置胎盘多表现为无诱因、无痛性阴道流血。（　　　）

第十五章
新生儿照护

新生儿期指的是自胎儿娩出脐带结扎至生后的 28 天。新生儿在这一时期刚脱离母体独立生存，身体内外环境发生根本变化。由于其生理调节和适应能力不完善，不仅发病率高，病死率也高。另外，由于分娩过程当中的损伤、感染持续存在，先天畸形也容易在这一期表现，因此对新生儿应特别加强照护。

【学习目标】

（一）识记

1. 能准确复述新生儿日常照护的目的。

2. 能复述常见的新生儿疾病类型。

（二）理解

1. 能了解新生儿的生理变化。

2. 能描述新生儿日常照护的注意事项。

（三）应用

1. 能正确给予产妇关于新生儿生理现象的指导。

2. 能对新生儿实施恰当的日常照护。

【案例导入】

医疗护理员小陈刚为产妇小梅做完外阴冲洗，小梅的婆婆忽然抱着孩子过来问小陈："麻烦你帮我看看，宝宝怎么这么多眼屎？好像眼睛也有点红。"小陈连忙整理好用物，洗手之后过去查看。经过观察，小陈发现新生儿眼部确实有点炎症。小陈报告医生之后，医生确诊该新生儿患了泪囊炎，为该新生儿开了滴眼液。

请思考：

1. 请问护理员小陈应该把滴眼液直接交给家属吗？
2. 如何对新生儿实施正确的眼部照护？

第一节　新生儿生理特点

一、新生儿的生理特点

根据怀孕时间和出生体重，我们通常将新生儿分为以下几种：足月儿是指孕周在37~42周，体重在2500g以上的宝宝；早产儿是指孕周不足37周出生的宝宝；低出生体重儿是指出生体重<2500g的宝宝，大多为早产儿；极低出生体重儿是指出生体重<1500g的宝宝；超低出生体重儿是指体重<1000g的宝宝，巨大儿是指体重>4000g的宝宝。正常足月儿生理特点如下。

（一）外观

正常足月儿哭声响亮，肌张力良好，皮肤红润，皮下脂肪丰满，毛发毳毛少，头发分条清楚，耳壳软骨发育好，耳舟成形，指（趾）甲达到或超过指（趾）端，乳腺乳晕清楚，结节>4mm，足纹遍及整个足底且非常清晰，男婴睾丸已降至阴囊，女婴大阴唇遮盖小阴唇。

（二）呼吸系统

新生儿鼻腔相对狭窄、短小，无鼻毛，上呼吸道感染时容易导致鼻腔阻塞。因新生儿不会张口呼吸，容易造成新生儿拒乳。咽鼓管短、宽、直，呈水平位，所以鼻咽部炎症的时候容易导致中耳炎的发生。鼻泪管开口接近内眼角，感染后容易上行感染，造成眼部发炎。喉腔声门狭窄，发炎时容易导致呼吸困难、声音嘶哑甚至是窒息。气管、支气管黏膜柔嫩、干燥，纤毛运动差，容易发生气管、支气管炎，也容易因为气道发炎导致管腔狭窄引发呼吸困难。肺弹力组织发育差，血管丰富，含气少，肺泡数量少，感染的时候容易引起肺间质炎症，甚至发生肺不张，肺气肿。足月儿呼吸频率较快，安静时约为40次/分，呈腹式呼吸。

（三）循环系统

新生儿血流主要分布在躯干和重要的脏器，四肢末梢循环血流较少，所以容易四肢发凉出现青紫，这是正常现象。新生儿血压较低，平均血压是70/50mmHg，心率波动范围较大，通常是90~160次/分。

（四）消化系统

新生儿食管下部括约肌松弛而幽门括约肌比较发达，胃呈水平位，容易发生溢乳甚至呕吐。新生儿的胎便呈糊状，为墨绿色。足月儿一般出生后24h内排胎便，2~3天内排完。如果出生后24h仍不排便，要考虑排除肛门闭锁或其他消化道畸形。

（五）泌尿系统

足月儿一般在出生后24h内开始排尿，如果超过48h还不排尿，要考虑是否有异常

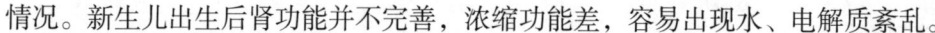

情况。新生儿出生后肾功能并不完善，浓缩功能差，容易出现水、电解质紊乱。

（六）神经系统

新生儿在出生时已具备多种原始反射，例如觅食反射、吸吮反射、握持反射、拥抱反射等。正常情况下，这些反射数月后消失。如果在新生儿期这些反射减弱或消失，或数月后仍不消失，常常提示新生儿有神经系统疾病。

（七）体温

新生儿体温调节中枢功能不完善，皮下脂肪薄，易散热，寒冷的时候缺乏寒战反应，主要靠棕色脂肪化学产热。由于新生儿出生后环境温度低，如不及时保温，就会发生低体温、低氧血症和寒冷损伤综合征。

（八）睡眠

宝宝的年龄越小，睡眠时间越长。新生儿出生数日内，每天的睡眠时间可以高达20多个小时，除吃奶、哭、排便外，基本上都处于睡眠状态。新生儿睡眠时间有差异，如果宝宝睡眠有规律，食欲良好，他的头围、胸围等增长都在正常范围内，说明睡眠正常。

（九）新生儿特殊的生理现象

1.生理性体重下降：新生儿出生后，由于体内水分丢失较多而进入量少、胎脂脱落、胎粪排出等，使体重在一周的时候会减轻出生体重的3%~9%，10天左右恢复到出生体重，称为生理性体重下降。

2.生理性黄疸：新生儿出生后由于自主呼吸使血氧浓度升高，血液中大量的红细胞被破坏后产生大量的胆红素，而新生儿肝功能不健全，不能使胆红素变为直接胆红素从胆道排出，导致过多的胆红素聚集在血液内而发生黄疸，一般在出生后的2~3天出现，大多在7~10天自然消失。如果黄疸持续不退或者退而复现大多是疾病导致的，应该要检查新生儿是否有败血症、母婴血型不合所导致的溶血性黄疸、先天性胆道畸形或者肝炎等疾病。

3.乳腺肿大及假月经：男女新生儿出生后4~7天都会有乳腺增大，2~3周消退，要避免挤压导致的感染。部分女婴生后5~7天，阴道会有少许血性分泌物或大量非脓性分泌物，可以持续一周，也属正常现象。这是由于母体雌激素中断所导致的正常生理现象。

4."马牙"和"螳螂嘴"：新生儿出生后往往在口腔上腭中线和齿龈部位会发现有黄白色米粒大小的小颗粒，是由上皮细胞堆积或黏液分泌物集聚形成的，称为"马牙"，数周后可自然消退。"螳螂嘴"指新生儿两侧颊部各有一隆起的脂肪垫，有利于吸吮乳汁。两者均属正常现象，不可挑破，以免发生感染。

5.新生儿红斑和粟粒疹：新生儿出生后一到两天，在头部、躯干和四肢常出现大小不等的多形性斑丘疹，称为新生儿红斑，1~2天后自然消失。新生儿因皮脂腺堆积在鼻尖、鼻翼、颜面部位，会形成小米粒大小的黄白色皮疹，称为新生儿粟粒疹，脱皮后自然消退。

二、生长和发育

（一）体格生长

刚出生的新生儿平均身高约50cm，平均体重约3200g，出生时头围平均为

33~35cm，胸围平均为 32cm。囟门刚出生时比较平软，斜径在 1.5~2.5cm，一般 1~3cm 都算正常。整个新生儿期，足月儿平均每天增重 25 ～ 30g。

（二）语言能力

新生儿可以发出不算清楚的声音，3 周以后能发出"宝宝词汇"，4 周以后宝宝能够了解到谈话中的交替，并且能够回应你的对话。

（三）运动能力

新生儿刚出生就会大声啼哭，以后会一阵一阵地哭。出生后 30min 内，可以俯卧在母亲胸前吸吮和吞咽母乳，当有物体碰触到口唇时，会引发吸吮动作。

（四）感知的发育

1. 视觉：新生儿出生时有视觉感应功能，瞳孔有对光反射。15 天以后安静状态下可以看清 10~20cm 内的物体。出生后第 2 个月可以协调地注视物体，3~4 月的时候喜欢看自己的手和脚，但 6 个月至 1 年才头眼协调，发育完善。

2. 听觉：由于新生儿鼓室无空气会妨碍声音的传导，慢慢地耳内液体逐渐被吸收，听觉也逐渐增强。新生儿清醒时身边 10~15cm 处发出响声，会使其四肢活动突然停止，似乎在注意聆听声音。4 岁时听觉发育完善。

3. 皮肤感觉：皮肤感觉包括触觉、痛觉、温度觉和深感觉等。新生儿会对母亲的触摸、抚抱感受灵敏，并显示出喜爱。新生儿眼、口周、手掌、足底等部位的触觉十分灵敏，而前臂、大腿、躯干的触觉则较为迟钝。新生儿有痛觉，但较为迟钝，直到第二个月才逐渐改善。新生儿出生时温度觉也较为灵敏，能区分牛奶温度太高或太低。

4. 味觉和嗅觉：新生儿味觉神经发育较为完善，对各种味道都能引起反应。如吃到甜味可以引起宝宝的吸吮，对于苦、咸、酸则可以引起不快的感觉，甚至停止吸吮。新生儿对母乳的香气感觉灵敏，并显示出喜爱。3~4 个月能区分愉快和不愉快的气味；7~8 个月开始对芳香气味有反应。

第二节　新生儿日常照护

一、新生儿居室环境

（一）目的

给新生儿营造一个安静、清洁、舒适、温暖的居住环境，避免刺激和感染。

（二）环境要求

1. 室内温度：足月儿应保持室温在 22 ～ 24℃，早产儿则要保持在 24 ～ 26℃，室内湿度保持在 55% ～ 65%。可以在新生儿床头挂一个温湿度计来观察温湿度的变化。

2. 通风：新生儿的居室，夏季要经常开窗通风，冬季也要开窗换气，但要避免对流。新生儿不能接受阳光照射，但阳光可以使室内空气新鲜，因此要经常打开窗帘，让阳光照进屋内。

3. 清洁卫生：保持新生儿居室内的清洁卫生，每天用干净湿布擦拭桌椅家具，扫地前要洒水，避免扬起灰尘。

4.安静安全：新生儿室内尽量少住人，更不要在屋内大声谈笑、陪客人吸烟，以减少噪声和空气污染。新生儿尽量减少外人探望，防止交叉感染。

（三）注意事项

1.新生儿正常体温为36~37℃。要为新生儿适当增减衣物，防止感冒和新生儿捂热综合征。若室温或新生儿体温低，也不能使用电热毯或暖水袋。给新生儿取暖，要采取其他的保暖措施。

2.新生儿睡在单独的婴儿床上。新生儿床不宜放在窗边及照明灯下，以免新生儿受凉及眼部受强光刺激。新生儿床的上方和周围不能堆放奶瓶及危险物品，以免碰落砸伤新生儿。

二、新生儿衣着与包裹

（一）新生儿衣着

1.目的

（1）为新生儿挑选舒适、保暖、安全的衣物，不能过于紧绷妨碍气血流通，影响新生儿发育。

（2）替换新生儿被汗液、皮脂排泄物污染的衣物，保持新生儿皮肤清洁。

（3）根据气温选择适宜的衣服来保持新生儿的正常体温。

2.操作流程

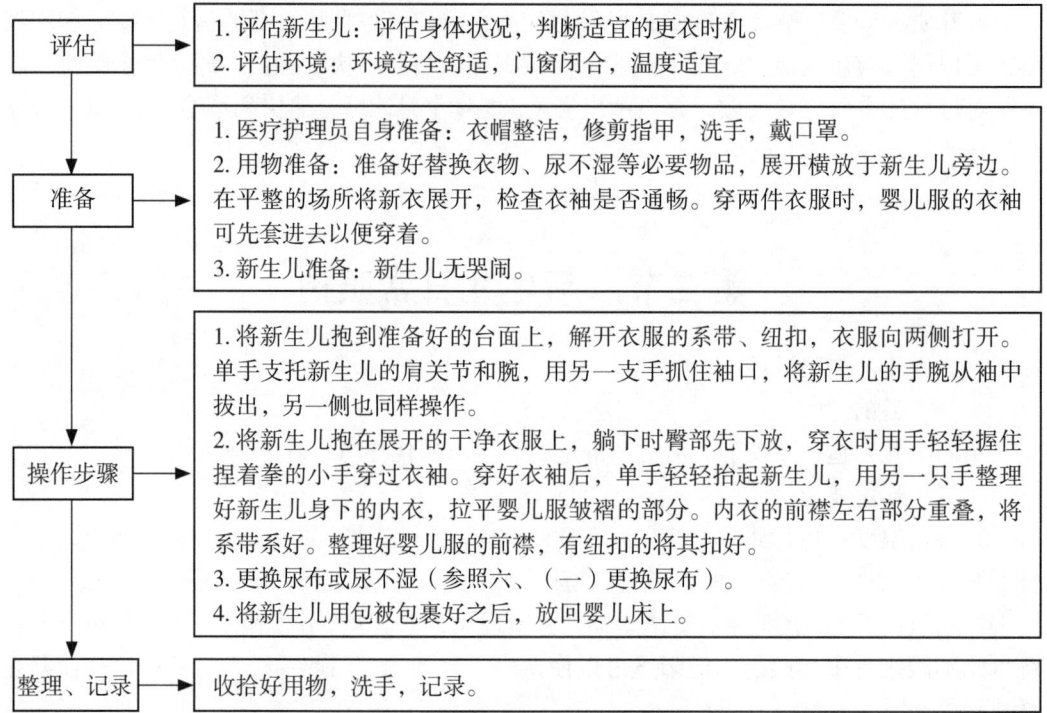

图 15-2-1　新生儿更衣操作流程

3. 注意事项

（1）新生儿的衣物要柔软舒适、简单宽松，不能有装饰物、纽扣和松紧带，只需要穿上衣。衣物及包被必须做锁边处理，不可以有线头，防止缠绕新生儿肢体末梢造成损伤。新生儿的上衣必须是前开口的，以便于更换，不宜选择套头式和拉链式的上衣。

（2）新生儿衣物严禁放樟脑丸防蛀。

（3）根据新生儿体温随时增减衣物。如果体温正常，手脚温暖，身体无汗，说明衣着合适。如果手脚温暖的同时身体多汗，说明衣着过多。新生儿手脚发凉，则说明衣着太少。

（4）夏天室内温度高，下身可以盖单薄单子。室内温度低时要用包被包裹。

（二）新生儿包裹

1. 目的：为新生儿创造一个有安全感、保暖的舒适环境，保证安静睡眠，同时方便抱卧。

2. 操作流程

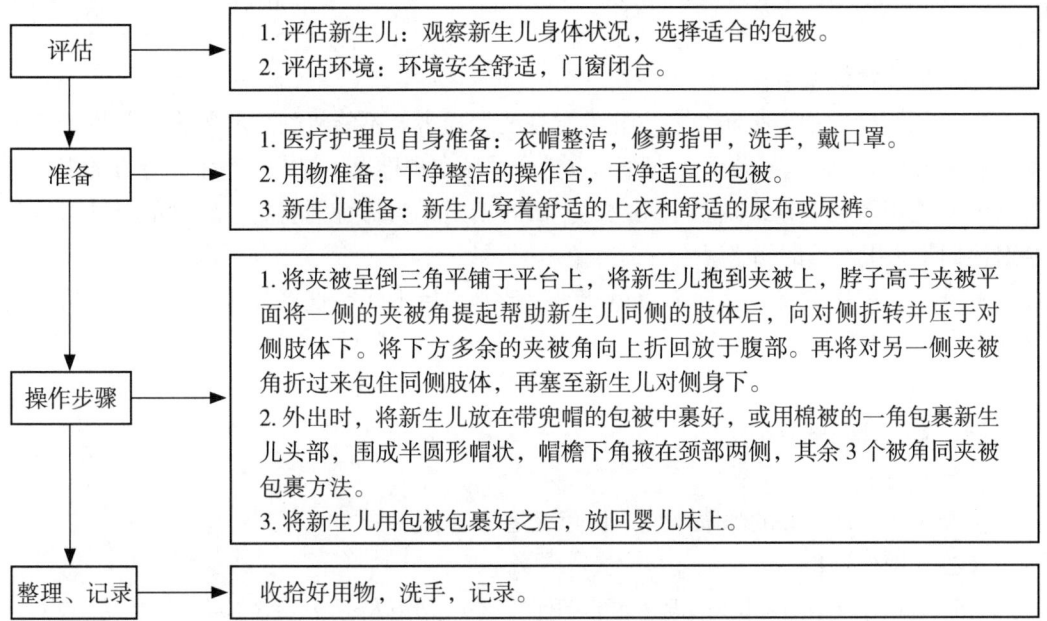

图 15-2-2　新生儿包裹操作流程

3. 注意事项

（1）季节和室温的不同，包裹方法也应不同。不能采取"蜡烛包"式包裹，包被包裹的松紧要适宜，太松或太紧都会令新生儿感到不舒服。包被外面不能用约束带紧束包裹，这样不利于新生儿四肢自由活动，还会影响其生长发育和正常呼吸。

（2）包裹里新生儿下肢应该是自然屈曲状，不可强行拉直。下肢屈曲略外展的体位还可以防止髋关节脱位。

（3）外出包裹时注意头颈部保暖。

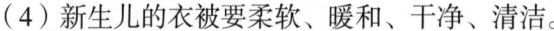

（4）新生儿的衣被要柔软、暖和、干净、清洁。

三、新生儿抱姿

（一）目的

新生儿通过抚抱获得安全感，停止哭闹。

（二）操作方法

表 15-2-1　新生儿抱姿

方法	操作流程	要点说明
手托法	用左手托起新生儿的背、颈、头部，右手托住新生儿的臀部和腰部。	这种方法一般用于将新生儿从床上抱起和放下
腕抱法	右手托住新生儿的臀部和腰部，轻轻将新生儿的头放在左臂臂弯中，肘部护住孩子的头，左腕和左手护住背和腰部，右小臂护住孩子的腿部，右手托起孩子的臀部和腰部。新生儿的脖子软立不起来，用这种方法手和手腕能牢牢地支撑住新生儿的脑袋，使脑袋不至于前倾后仰。	这种方法是最常用的抱姿

（三）注意事项

1. 要用正确的抱姿来防止新生儿的脊柱受到损害。不能将新生儿笔直地竖抱，新生儿颈肌未发育好，竖抱容易导致头部的重量全部压在颈椎上，造成对新生儿脊椎的损伤。

2. 不能用摇晃的方式哄新生儿睡觉。因为新生儿头部特别脆弱，轻微的晃动可能就会对他们带来很严重的伤害。

3. 新生儿的胃发育不全，为避免吐奶，喂奶之后不能一直将其抱在怀里，要将其放在床上，采用右侧卧位。

四、新生儿睡眠照护

（一）目的

为新生儿营造良好的睡眠环境，保障充足的睡眠。

（二）操作过程

1. 环境：新生儿房间必须温、湿度适宜，空气清新舒适。室温应保持在 18~22℃，寒冷的冬季要注意保暖，夏季应该注意通风和降温。夏季使用电扇时，不能直接对着新生儿吹风，空调不要长时间开启，制冷温度也不应低于 26℃。湿度应该保持在 55%~65%，有条件的话可以采用加湿器。晚上不宜通宵开灯，避免妨碍孩子建立昼夜节律。

2. 睡眠时间：新生儿睡眠时间相对较长，大概达到 16~20h，除了吃奶、大小便以外，大部分时间都在睡觉。不同新生儿睡眠差异较大。

3. 睡眠姿势：新生儿在出生后 24 小时内，应当采取侧卧位，并定时给孩子翻身，由一侧换为另一侧。喂完奶后将孩子放回床上时，采取右侧卧位，以减少呕吐。侧卧时应注意不要将孩子的耳廓压向前方，以免引起耳廓变形。新生儿平躺时不需要枕头，如果担心孩子吐奶，可以适当把孩子的上半身垫高一点。

4. 睡眠习惯：新生儿睡觉时不必蹑手蹑脚走路，可以保持在宝宝身边正常活动。不要让新生儿在白天玩得太疲劳，睡前也不要让新生儿情绪过于兴奋。睡觉的时候不给新生儿穿得太厚，衣物要宽松舒适。

（三）注意事项

1. 喂奶拍嗝后再让新生儿入睡，防止溢奶导致呛咳误吸。

2. 白天室内通风并让阳光照射，但避免阳光直射新生儿，晚上将灯光尽量调暗，避免强光刺激影响新生儿睡眠。

3. 室内禁止吸烟及大声喧哗，减少空气污染和噪声，保证新生儿充足的睡眠。

五、新生儿喂养

（一）配奶

1. 目的：用正确的操作步骤调制配方奶，为新生儿提供充足的营养。

2. 操作流程

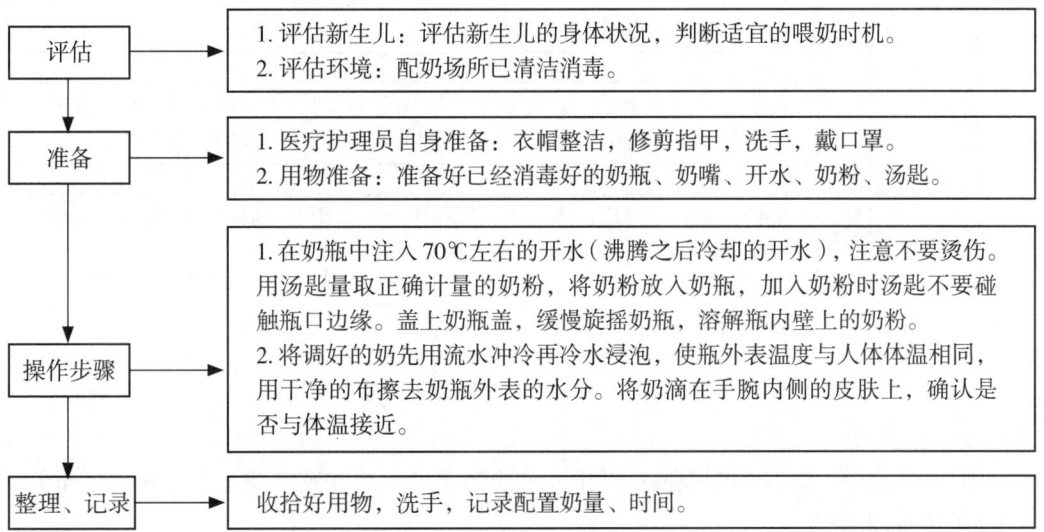

图 15-2-3　新生儿调奶操作流程

3. 注意事项

（1）奶嘴的形状吸吮孔大小不一，奶嘴的选择要以婴儿月龄、体重、吸吮力和吸奶间隔时间为依据。有的新生儿只喝与母乳相近的奶，选用奶嘴的时候要考虑到母亲和新生儿的想法和需求。

（2）为了最大限度减少配方奶中的病原菌引起的新生儿感染，配方奶要用70℃以上的开水调制。配调制好的奶粉应在2小时内吃完。

（二）新生儿奶瓶喂养

1. 目的：通过奶瓶喂养为不能直接母乳喂养的新生儿提供足够的营养和液体。

2. 操作方法

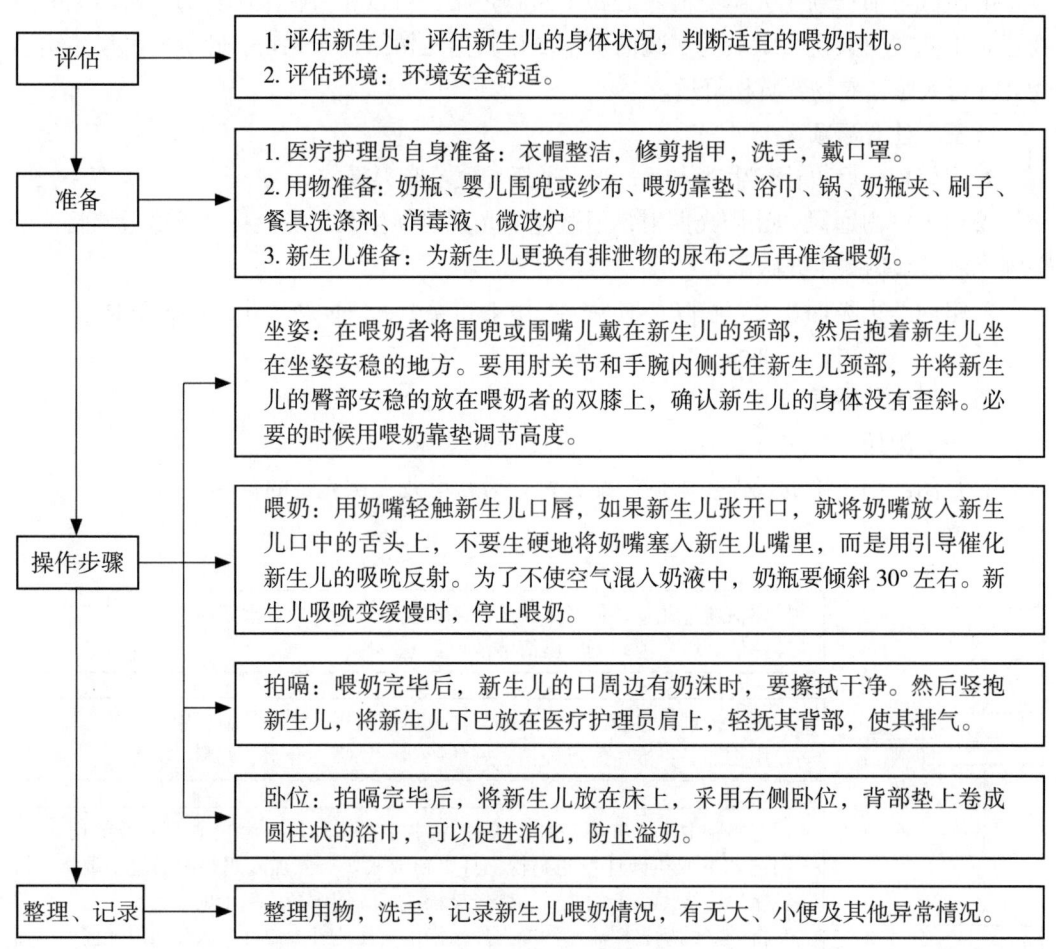

图 15-2-4　新生儿奶瓶喂养操作流程

3. 注意事项

（1）喂食中，随时用围兜擦拭新生儿嘴边溢出的奶，并观察新生儿的呼吸、面色、有无呛咳等异常情况。

（2）调配好的奶2小时内没喝完要倒掉。

（3）喂完奶的奶瓶要用餐具洗涤剂和刷子洗净瓶身和瓶盖上的奶粉残留物，奶嘴要揉搓清洗。根据奶瓶的材质采用煮沸消毒、奶瓶消毒液消毒、微波炉消毒等方法之一消毒。

六、新生儿清洁照护

（一）更换尿布

1. 目的：使新生儿臀部皮肤清洁、干燥、舒适，防止因为使用尿布引起尿布皮炎。观察新生儿阴部、臀部的皮肤状态、排泄物的性状，掌握孩子的健康状态。

2. 操作流程

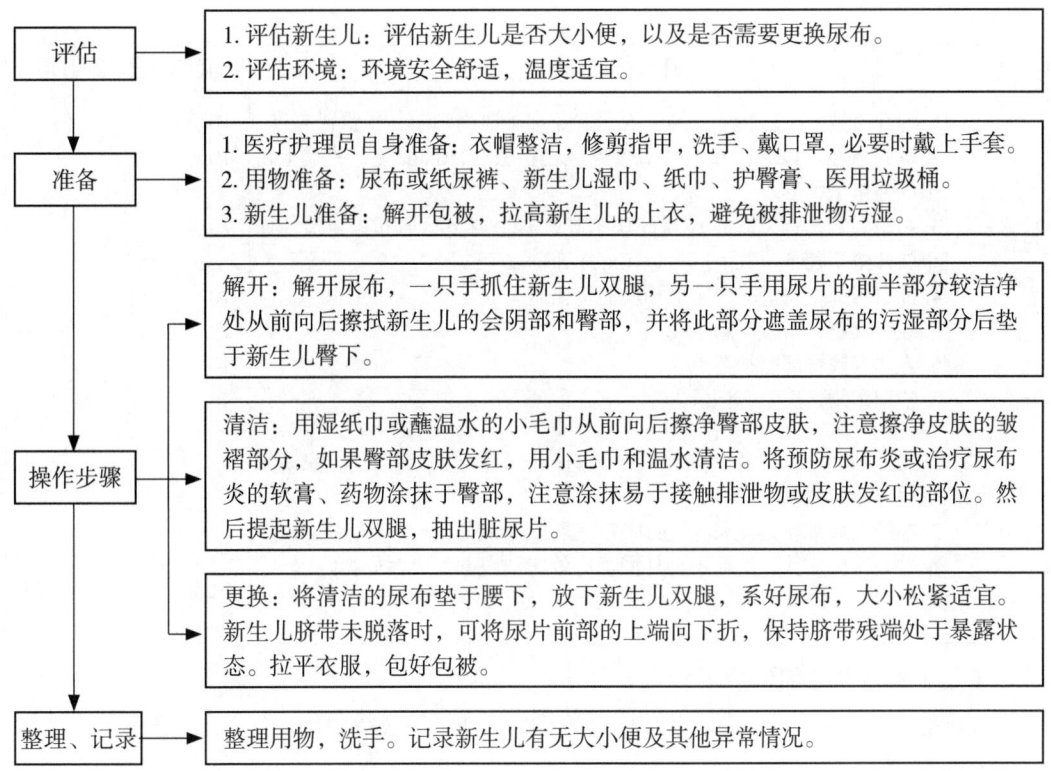

图 15-2-5 新生儿更换尿布操作流程

3.注意事项

（1）用物准备齐全，避免操作中离开新生儿。禁止将新生儿单独留在操作台上，始终确保一只手与新生儿接触，防止新生儿翻滚坠落。

（2）尿布应透气性好、吸水性强，根据需要可选择一次性尿布或棉质尿布，并应做到勤更换。

（3）注意保暖，房间温度应适宜，操作中减少暴露。

（4）男婴要确保阴茎指向下方，避免尿液从尿片上方漏出。

（5）注意检查尿布是否包扎合适，不可过紧也不可过松，大腿和腰部不能留有明显的缝隙，造成排泄物外溢。

4.评分标准

表 15-2-2 新生儿更换尿布评分标准

姓名：　　　　　得分：　　　　监考人：　　　　　日期：　　年　　月　　日

项目	评分标准和细则	分值	扣分及原因	得分
准备质量 10分	1.评估 （1）评估新生儿是否需要更换尿布； （2）评估环境是否安全舒适，温度适宜。	5		
	2.操作前准备：医疗护理员做好自身准备、用物准备。	5		

续表 15-2-2

项目	评分标准和细则	分值	扣分及原因	得分
过程质量 80分	1. 解开包被，拉高新生儿的上衣，避免被排泄物污湿，暴露臀部。	10		
	2. 解开尿布，以原尿布上端清洁处轻轻拭去会阴部粪便，并盖上污湿部分垫于臀下。	10		
	3. 左手轻轻提起双足，使臀部略抬高，右手取下污尿布，将清洁尿布展开垫于腰下，放下双足，包好尿布。	20		
	4. 根据臀部皮肤情况，采取相应照护措施。	10		
	5. 穿好衣物，安置好新生儿。	10		
	6. 告知家属臀部照护要点。	10		
	7. 整理用物，洗手、记录。	10		
结果质量 10分	1. 关爱新生儿，动作轻快，减少暴露，同时注意一般情况。家属知晓臀部照护知识。	5		
	2. 选择质地柔软、吸水性强的尿布，尿布边缘展开，包裹松紧适宜，不过分摩擦皮肤，粪便不易外漏。有效清洁臀部，无污染物。	5		
总分		100		

（二）新生儿眼部照护

1. 目的：清洁新生儿眼部，防止眼部感染（例如结膜炎等眼部疾病），促进新生儿康复。

2. 操作流程

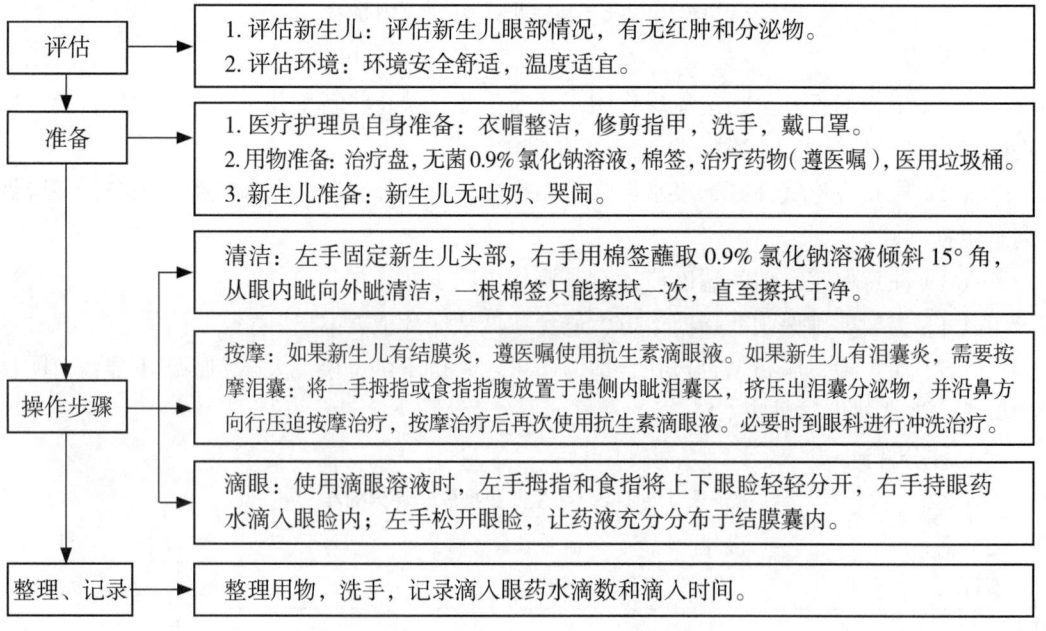

图 15-2-6　新生儿眼部照护操作流程

3. 注意事项

（1）预防感染是新生儿最重要的眼部护理。

（2）新生儿的脸盆、洗脸毛巾要专用，不能与大人混用。大人给新生儿洗脸前要洗净自己的双手。

（3）新生儿眼部分泌物较多，每天早晨都要用毛巾或消毒棉签沾上温开水，从眼内眦向外眦轻轻擦拭，把分泌物清理干净。

（4）不能擅自给新生儿使用眼药，因为有些药物不是新生儿能使用的，可能对新生儿造成损害。

（5）避免强光直射新生儿的眼睛，容易造成眼底视网膜和角膜的灼伤。

（三）新生儿耳部照护

1. 目的：清洁耳道分泌物，防止中耳炎的发生。

2. 操作流程

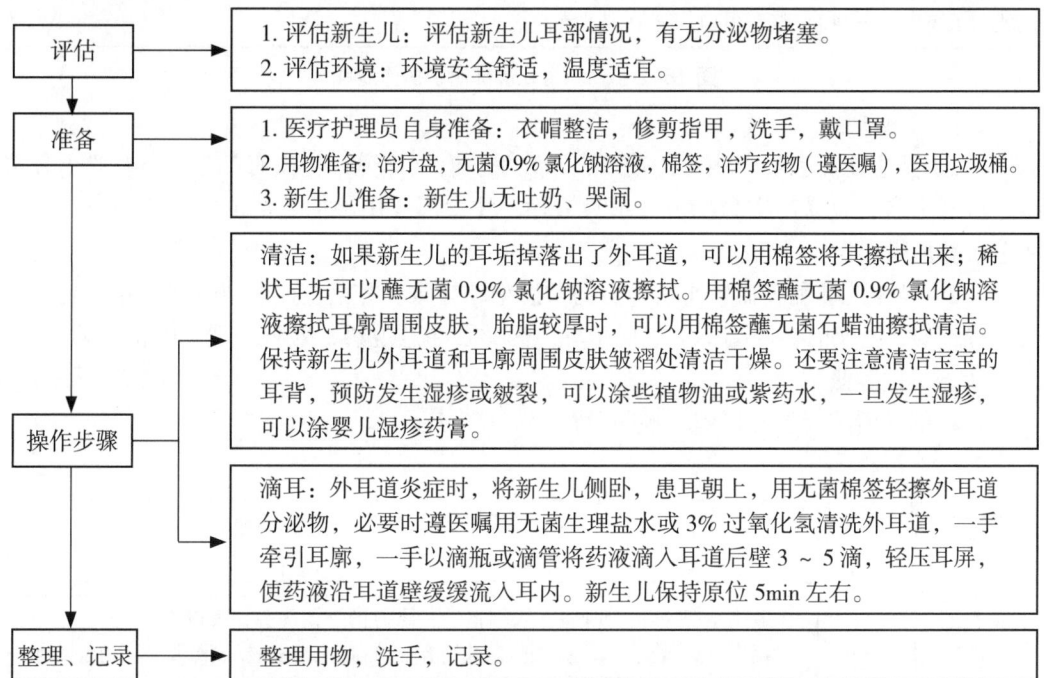

图 15-2-7　新生儿耳部照护操作流程

3. 注意事项

（1）操作时动作轻柔，有效固定新生儿，防止棉签损伤新生儿。

（2）呛奶的时候容易发生分泌物溢入中耳，引起中耳炎。呕吐时乳汁流入耳朵，也可以引发急性中耳炎。因此要小心新生儿呛奶和呕吐。

（3）新生儿洗澡的时候，分别用食指和拇指将新生儿的耳廓反折，也盖住耳朵，避免耳内进水。洗澡后应用棉签蘸干新生儿的外耳道及外耳。

（4）如果发现新生儿听力有异常，立即通知医务人员。

（四）新生儿鼻部照护

1. 目的：清洁鼻腔分泌物，湿化气道，保持呼吸道通畅。

2. 操作流程

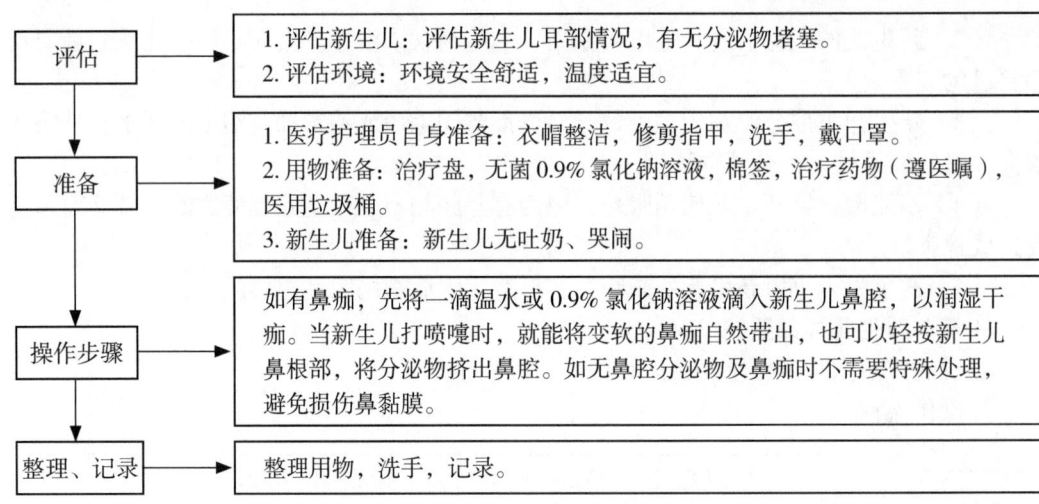

图 15-2-8　新生儿鼻部照护操作流程

3.注意事项

（1）新生儿鼻和鼻腔相对比较短小，几乎没有下鼻道，也没有鼻毛，鼻黏膜十分柔嫩，血管丰富，容易产生鼻痂，又不易清除。注意不要用硬棉签清洁新生儿的鼻腔，以防造成鼻黏膜损伤。

（2）新生儿鼻黏膜血管丰富，容易被感染，导致鼻腔堵塞而造成呼吸困难。新生儿会烦躁不安，吃奶时会因喘不上气而拒乳。因此要注意观察，妥善护理，防止感染。

（五）口腔照护

1.目的：清洁新生儿口腔，预防及治疗口腔炎症。

2.操作流程

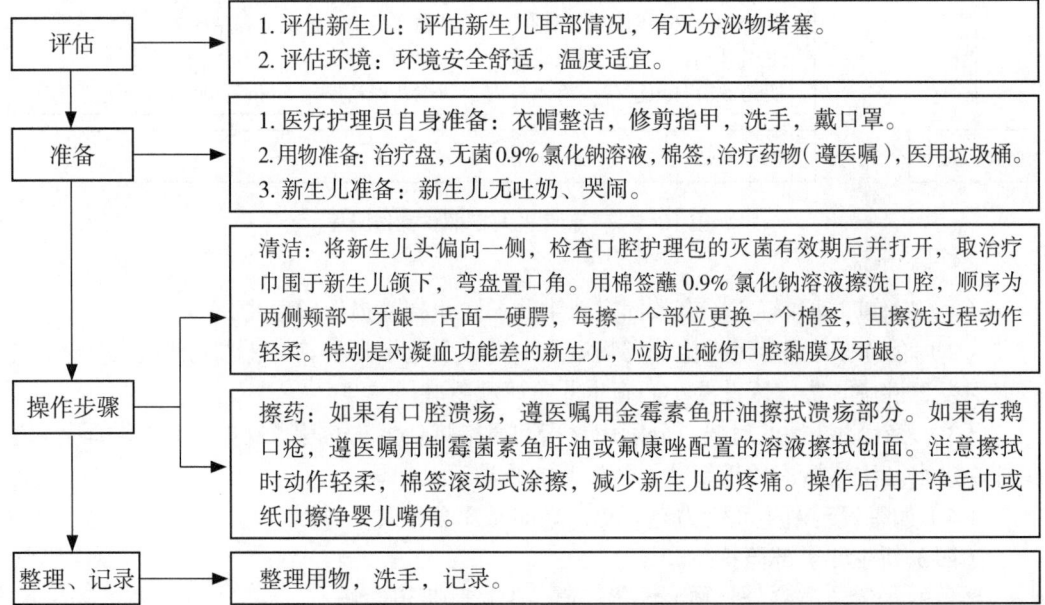

图 15-2-9　新生儿口腔照护操作流程

3. 注意事项

（1）操作时动作轻柔，避免损伤口腔黏膜，对凝血功能差的新生儿应特别注意。

（2）尽量避免选择棉花头松动的棉签，以免棉签头掉进新生儿口腔，同时蘸水不宜过多，防止因水分过多造成误吸，擦拭部位勿过深，以免触及咽部引起恶心。

（3）如果新生儿口唇有干裂，可涂灭菌石蜡油保护。禁食或不能经口喂养的新生儿，口唇上的白色附着物浸湿后可去除，不可强行擦拭，否则会导致出血。

（4）若发现口腔黏膜异常，如口腔溃疡、鹅口疮，及时报告医务人员，擦拭过程中仔细观察口腔情况并遵医嘱用药。严禁给新生儿挑马牙，容易导致口腔糜烂而感染，严重的甚至会引起新生儿败血症。

（5）如果新生儿发生了口腔溃疡，喂奶的时候奶液温度不能过高，减少刺激和疼痛，保证营养摄入，必要的时候可以进行鼻饲喂养。每4小时清洁口腔一次。注意手和奶具卫生，防止交叉感染。

4. 操作评分标准

表 15-2-3　新生儿口腔照护操作评分标准

姓名：　　　　得分：　　　　监考人：　　　　日期：　　年　　月　　日

项目	评分标准和细则	分值	扣分及原因	得分
准备质量 10分	1. 评估 （1）评估新生儿口腔情况； （2）评估环境是否安全舒适，温度适宜。 2. 医疗护理员做好自身准备、用物准备。	5 5		
过程质量 80分	1. 携用物推至新生儿床旁，核对新生儿信息。 2. 取舒适卧位，头偏向医疗护理员。 3. 检查口腔护理包的灭菌有效期后并打开，取治疗巾围于新生儿颌下，弯盘置口角。 4. 用0.9%氯化钠溶液浸湿棉签，湿润口唇，观察口腔黏膜有无出血、溃疡、鹅口疮等。 5. 用棉签蘸0.9%氯化钠溶液擦洗口腔。擦洗完毕用纸巾擦拭口角。 6. 再次观察口腔，口唇干裂者可涂抹液态石蜡。 7. 撤去弯盘，整理床单元，将新生儿取舒适体位。 8. 整理用物，洗手，记录。	5 10 10 10 10 10 10 10 5		
结果质量 10分	1. 动作熟练轻柔，符合操作程序。 2. 体贴关心新生儿，随时观察病情变化，出现异常情况处理及时，确保安全。用物处理规范。	5 5		
总分		100		

（六）脐部照护

1. 目的：保持脐部清洁，预防新生儿脐炎的发生。

2. 操作流程

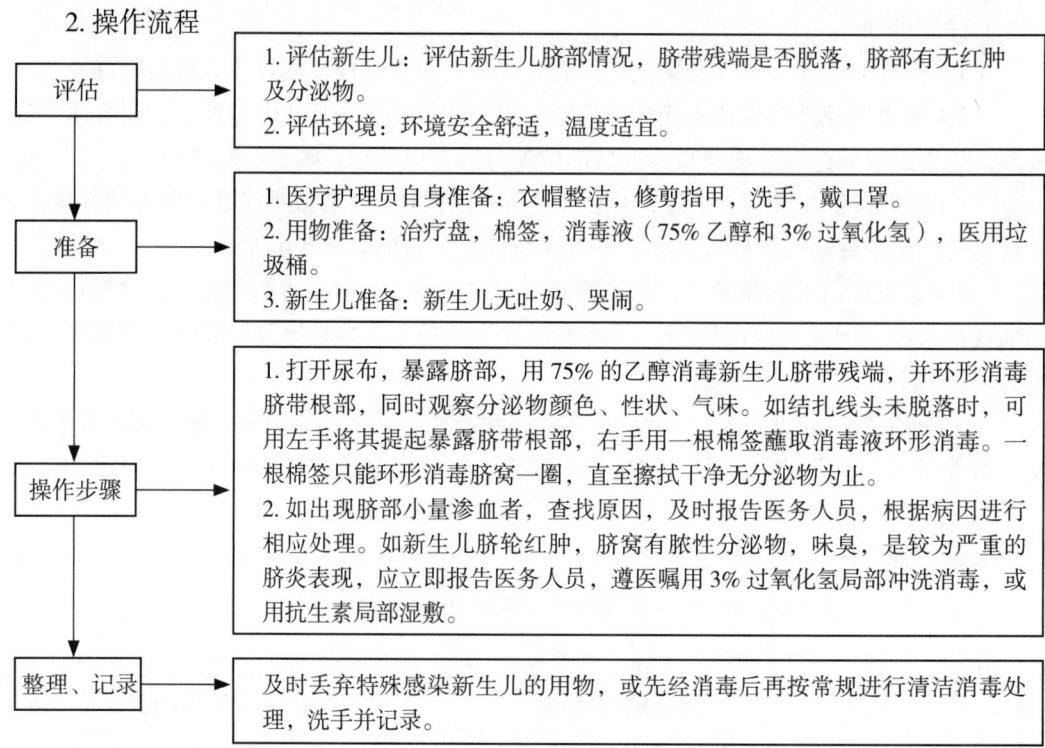

| 评估 | → | 1. 评估新生儿：评估新生儿脐部情况，脐带残端是否脱落，脐部有无红肿及分泌物。
2. 评估环境：环境安全舒适，温度适宜。 |

| 准备 | → | 1. 医疗护理员自身准备：衣帽整洁，修剪指甲，洗手，戴口罩。
2. 用物准备：治疗盘，棉签，消毒液（75% 乙醇和 3% 过氧化氢），医用垃圾桶。
3. 新生儿准备：新生儿无吐奶、哭闹。 |

| 操作步骤 | → | 1. 打开尿布，暴露脐部，用 75% 的乙醇消毒新生儿脐带残端，并环形消毒脐带根部，同时观察分泌物颜色、性状、气味。如结扎线头未脱落时，可用左手将其提起暴露脐带根部，右手用一根棉签蘸取消毒液环形消毒。一根棉签只能环形消毒脐窝一圈，直至擦拭干净无分泌物为止。
2. 如出现脐部小量渗血者，查找原因，及时报告医务人员，根据病因进行相应处理。如新生儿脐轮红肿，脐窝有脓性分泌物，味臭，是较为严重的脐炎表现，应立即报告医务人员，遵医嘱用 3% 过氧化氢局部冲洗消毒，或用抗生素局部湿敷。 |

| 整理、记录 | → | 及时丢弃特殊感染新生儿的用物，或先经消毒后再按常规进行清洁消毒处理，洗手并记录。 |

图 15-2-10　新生儿脐部照护操作流程

3. 注意事项

（1）脐部照护时，应当严密观察脐部有无特殊气味及脓性分泌物，发现异常及时报告医务人员。

（2）脐带未脱落前，不能强行剥落，结扎线如有脱落或者松动应报告医生重新结扎。

（3）脐部应每日消毒 2 ~ 3 次，直至脐带脱落。

4. 操作评分标准

表 15-2-4　新生儿脐部照护操作评分标准

姓名：　　　　　得分：　　　　监考人：　　　　　日期：　　　年　　月　　日

项目	评分标准和细则	分值	扣分及原因	得分
准备质量 10分	1. 评估 （1）评估新生儿是否适合脐部照护操作； （2）评估环境是否安全舒适，温度适宜。	5		
	2. 医疗护理员做好自身准备、用物准备。	5		
过程 质量 80分	1. 核对新生儿床号、姓名、住院号。	10		
	2. 暴露新生儿脐部，左手拇指和食指紧绷脐部周围皮肤，右手持棉签用 75% 的乙醇环形消毒脐带根部，从脐带的根部、由内向外环形消毒，一次顺时针方向，一次逆时针方向。	30		
	3. 消毒完毕之后，脐部不包裹，保持干燥。	10		

续表 15-2-4

项目	评分标准和细则	分值	扣分及原因	得分
	4. 发现异常，及时报告医务人员。	10		
	5. 酌情更换尿布，整理床单位。	10		
	6. 再次核对床号、姓名、住院号。	5		
	7. 清理用物，洗手，取口罩，记录。	5		
结果质量 10 分	1. 关爱新生儿，动作轻柔。	5		
	2. 随时观察病情变化，出现异常情况处理及时，确保安全。用物处理规范。	5		
总分		100		

（七）新生儿沐浴

1. 目的

（1）促进新生儿血液循环，促进生长，清洁皮肤、避免感染。

（2）活动肢体，观察全身皮肤情况。

2. 操作流程

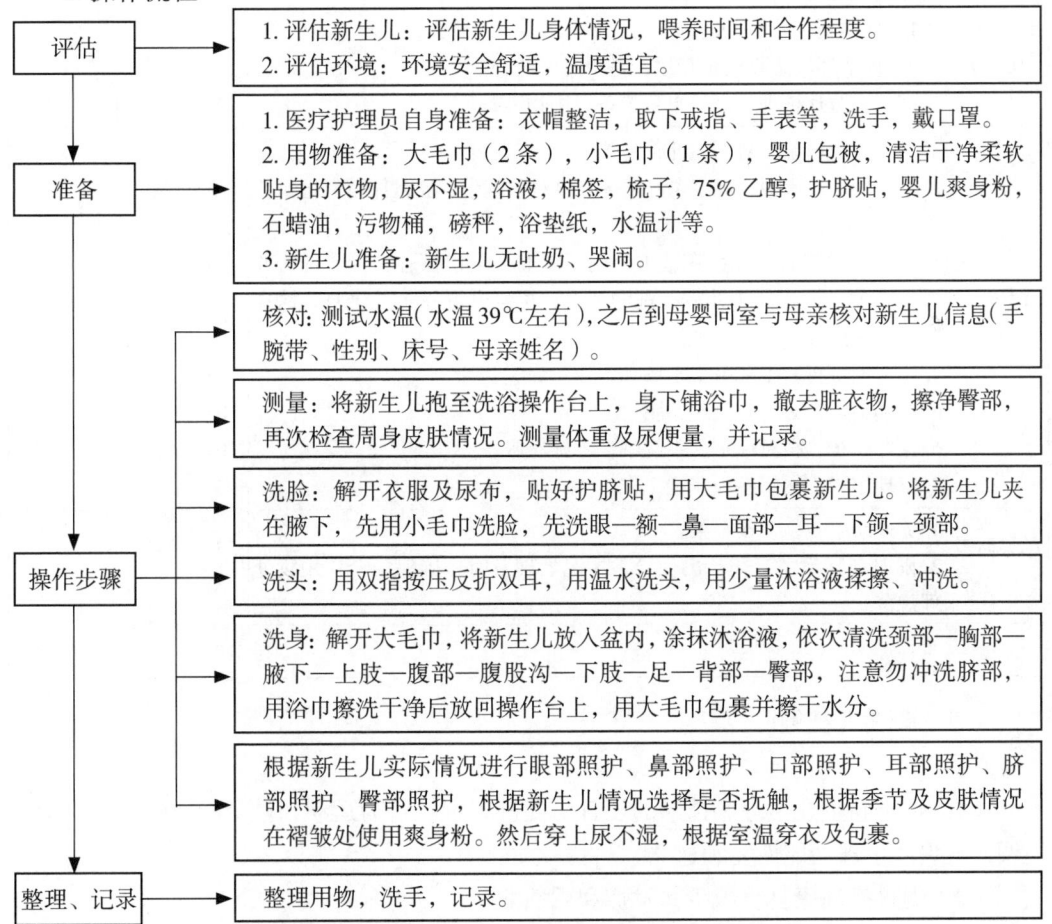

图 15-2-11 新生儿沐浴操作流程

3. 注意事项

（1）遇到头部血肿、难产（产钳、头吸、臀牵引）的新生儿，应观察24h后再进行洗澡。重症新生儿病情稳定后再洗澡。头部有血痂时，先用水淋湿后再用小梳子轻轻梳理。

（2）新生儿洗澡用物应单独清洁、消毒，做到一人一巾。处理两个新生儿之间应严格洗手制度，预防交叉感染。

（3）严格区分沐浴前与沐浴后区域，有感染的新生儿应放在最后处理，单独消毒，用专用沐浴池。

（4）沐浴时，注意与新生儿进行目光及语言交流。新生儿出现害怕挣扎时，医疗护理员用手握住新生儿上肢给予安抚，待新生儿安静后继续洗浴。

4. 操作评分标准

表15-2-5 新生儿沐浴操作评分标准

姓名： 得分： 监考人： 日期： 年 月 日

项目	评分标准和细则	分值	扣分及原因	得分
准备质量 100分	1. 评估 （1）评估新生儿是否适合沐浴； （2）评估环境是否安全舒适，是否温度适宜。	5		
	2. 准备：医疗护理员做好自身准备、用物准备。	5		
过程质量 80分	1. 洗手，与母亲核对新生儿信息。	5		
	2. 脱去新生儿衣服，观察全身情况，核对手腕带，测量体重并记录，裹上大毛巾。	10		
	3. 试水温，将新生儿夹在腋下，用蘸湿的小毛巾擦脸，接着洗头并擦干头发，再将新生儿放在洗澡架上，用水淋湿新生儿全身，涂抹沐浴液并搓揉，用毛巾擦洗。	30		
	4. 用大毛巾将新生儿身上水擦干，注意保暖。	10		
	5. 脐部消毒，必要时处理胎脂。	10		
	6. 穿好尿布，核对性别、手腕带，穿好衣服。	10		
	7. 整理用物，做好各项登记工作。	5		
结果质量 10分	1. 关爱新生儿，动作轻柔。	5		
	2. 随时观察病情变化，出现异常情况处理及时，确保安全。用物处理规范。	5		
总分		100		

（八）新生儿抚触

1. 目的

（1）促进新生儿生理和情感的发育，促进识别、行为运动和社交能力的成熟。促进失调或缺失的生理功能恢复和建立。

（2）促进疾病康复，减少并发症和后遗症。

（3）改善新生儿睡眠状况，提高机体的免疫力。

2.操作流程

评估	1.评估新生儿：评估新生儿是否符合抚触指征，评估抚触时机。 2.评估环境：环境安全舒适，温度适宜。
准备	1.医疗护理员自身准备：衣帽整洁，取下戒指、手表等，洗手，戴口罩 2.用物准备：平整干净的操作台，新生儿润肤油（或新生儿爽身粉），新生儿衣裤1套，大浴巾1条，小毛毯1条，尿布1块。 3.新生儿准备：新生儿无吐奶、哭闹。
操作步骤	核对：与母亲核对新生儿信息（手腕带、性别、床号、母亲姓名）。
	抚触准备：医疗护理员在操作台上铺上大毛巾，将新生儿脱去衣物和尿不湿之后平放在大毛巾的中央。先温暖双手，倒一些婴儿润肤油于掌心，微笑着说："宝宝乖，我们来做全身按摩喽。"
	前额：将双手的大拇指放在新生儿双眉中心，其余的四指放在新生儿头的两侧，拇指从眉心向太阳穴的方向进行按摩，说："弯弯的眉毛像月亮。"
	下颌：双手的拇指放在新生儿下颌正中央，其余四指置于新生儿脸颊的两侧，双手拇指向外上方按摩至双耳下方，划出一个微笑状，说："红红的脸蛋像苹果。"
	头部：避开囟门。左右手交替动作，用手的前指肚部位从头部前发迹滑向后脑直至耳后，说："大大的脑袋好聪明。"
	胸部：避开乳房。双手放在新生儿胸前左右肋部，右手滑向左上侧，按摩至新生儿右肩部，此后换左手按摩至左肩部，说："宽宽的胸脯真健壮。"
	腹部：避开肚脐。将右手放在新生儿腹部右下方，沿顺时针方向作圆弧形滑动，左手紧跟右手从右下腹部弧形按摩。也可以做"I LOVE YOU"手势。
	上肢：双手握住新生儿一只胳膊，沿上臂向手腕的方向边挤压边按摩，再滑到手掌、手指，做完一只手臂，换另一只手臂，说："小小的胳膊力气大。"
	下肢：双手握住新生儿的一条腿，使腿抬起，沿大腿根部向下滑动到脚踝，边挤压边按摩，之后再用两个大拇指推脚掌、脚趾，做完一条腿，换另一条腿，说："壮壮的小腿走得快。"
	背部：双手平行放在新生儿背部脊柱两侧，用双手向外侧滑触，从上至下依次进行；左、右手交替放于背部脊柱上，由上向下滑触，说："健美的后背好漂亮。"
	骶部：右手手指放于骶部螺旋式按摩。双手掌放于屁股两侧向内滑动，说："圆圆的屁股好结实。"
	按摩完毕，给新生儿穿好衣服，包裹好。
整理、记录	整理用物，洗手，记录。

图 15-2-12　新生儿抚触操作流程

3. 注意事项

（1）新生儿哭闹、饥饿或进食 1 小时内，不宜抚触。新生儿显得疲惫、烦躁，或新生儿脐带未脱落、皮肤破溃、发热、黄疸、腹泻等身体不适和预防接种 48 小时以内不宜抚触。

（2）抚触时要注意为新生儿保暖，抚触室必须配备一些抢救的设备，例如吸氧、吸痰装置。

（3）动作轻柔，有一定力度，手指不离开新生儿；切勿将润滑油直接倒在新生儿皮肤上或接触眼睛。

（4）抚触时密切观察新生儿反应并及时调整抚触方式和力度；若出现哭闹、肌张力增高、神经质、兴奋性增加、肤色变化或呕吐等，应根据情况停止该部位的抚触或完全停止抚触。不要强迫新生儿在抚触时保持固定姿势。

4. 操作评分标准

表 15-2-6　新生儿抚触技术操作评分标准

姓名：　　　　　得分：　　　　　监考人：　　　　　日期：　　年　　月　　日

项目	评分标准和细则	分值	扣分及原因	得分
准备质量10分	1. 评估 （1）评估新生儿身体状况，是否适合抚触； （2）评估环境是否安全舒适，是否温度适宜。	5		
	2. 准备：医疗护理员做好自身准备、用物准备。	5		
过程质量80分	1. 核对：核对床号牌、床头卡及手腕带的床号、姓名、性别。	10		
	2. 抚触准备：确保舒适及 15min 内不受打扰，可放一些柔和的音乐，抚触者将新生儿衣物解除后放置在铺好大毛巾的操作台上，先温暖双手，倒一些婴儿润肤油于掌心。	20		
	3. 按照头面部、胸部、腹部、四肢、背部、臀部的顺序进行抚触操作。操作中注意观察新生儿情况，哭闹厉害时停止抚触，进行安抚。	40		
	4. 按摩完毕，给新生儿穿好衣服，包裹好。	5		
	5. 妥善整理用物，洗手并记录。	5		
结果质量10分	1. 抚触手法温柔灵活。每个动作做 4~6 遍，不超过 10min。	5		
	2. 操作过程中注意新生儿的情绪变化，操作中注意与新生儿交流。	5		
总分		100		

第三节　新生儿黄疸照护

新生儿黄疸是新生儿期最常见的症状之一，是由于胆红素在体内积聚引起巩膜、皮肤、黏膜、体液和其他组织被染成黄色的现象，可以分为生理性黄疸和病理性黄疸。黄疸的原因多而复杂，病情轻重不一。它可以是正常的发育过程中出现的症状，也可以是某些疾病的表现。严重者可以发生胆红素脑病（核黄疸），会导致不同程度的神经系统后遗症，严重时甚至会导致死亡。

一、临床表现

新生儿黄疸主要表现为皮肤、黏膜的黄染，根据病因不同，可能还会有贫血、肝脾肿大、胆汁淤积、肝功能异常和白陶土样便等症状。严重者可以出现神经系统异常表现，早期会发生如嗜睡、反应低下、吸吮无力、肌张力减低的现象，偶有尖叫，甚至出现双眼凝视、抽搐、角弓反张等现象。

二、照护要点

1. 观察新生儿的皮肤颜色，根据黄疸部位范围和深度估计黄疸的程度，及时测量血清胆黄素。遵医嘱协助护士实施光照疗法。

2. 观察新生儿的生命体征，包括体温、脉搏、呼吸以及有无出血倾向，观察新生儿的哭声、吸吮力、肌张力的变化，判断有无胆红素脑病发生。如新生儿出现拒食、嗜睡、肌张力减退等胆红素脑病的早期神经系统表现，应立即通知医务人员。

3. 观察新生儿排便情况，尽早喂养，刺激肠道蠕动，促进胎便的排出。如存在胎粪排出延迟，应给予灌肠处理，促进粪便及胆红素排出。注意排便颜色，大便颜色变浅呈白陶土色，小便颜色变黄，应考虑胆道疾病。

4. 黄疸期间如表现为吸吮无力、食欲缺乏，应耐心喂养，按需调整喂养方式，如少量多次间歇喂养，保证奶量的摄入。

5. 观察新生儿皮肤有无破损及感染灶，发现异常及时报告医务人员。脐部有脓性分泌物，可以遵医嘱用 3% 的过氧化氢局部涂擦，保持局部清洁、干燥。

6. 红细胞 G–6PD 缺陷的新生儿禁食蚕豆及其制品，新生儿衣物保管时不能放樟脑丸，以免诱发溶血。母乳性黄疸的新生儿，母乳喂养可以暂停 1~4 天，或改为隔次母乳喂养，黄疸消退后再恢复母乳喂养。

三、注意事项

1. 光疗前保持新生儿皮肤清洁，洗澡后不宜扑粉和油剂，以免阻碍光线照射皮肤，影响光疗效果。光疗时避免新生儿哭闹和抓伤皮肤。注意眼罩是否有脱落，防止光线进入眼睛引起损伤。

2. 单面光疗箱每 2 小时更换体位一次，光疗中每 2~4 小时测体温一次。俯卧时要有专人巡视，以免口鼻受压。

3. 密切监测新生儿的血清胆红素浓度，光照疗法可能会导致新生儿出现一过性的并发症，例如发热、腹泻、皮疹、核黄素缺乏、青铜症及低钙血症等。

4. 光疗中新生儿体温保持在 36~37℃，若肛温超过 37.8℃或低于 35℃，要暂停光疗。

光疗时不显性失水增加，应保证营养和水分的供给，预防呕吐，防止窒息。

5. 保持光疗箱清洁干燥，一旦被汗水、呕吐物、大小便污染，应立即擦拭干净，保持其通透度，以免妨碍光线透过，影响治疗效果。

第四节　新生儿尿布皮炎照护

新生儿尿布皮炎又称"红臀"，是新生儿的臀部受到汗水、尿液、粪便以及不洁尿布的刺激，摩擦后引起臀部皮肤损伤，多见于尿布更换不勤或腹泻的新生儿。

一、临床表现

新生儿尿布皮炎表现尿布覆盖部位为鲜红色的红斑，严重时会发生丘疹、疱疹、糜烂，有时会蔓延到大腿内外侧，甚至可能导致败血症的发生。

二、照护要点

1. 注意勤换尿布。新生儿大小便之后要及时更换尿布。每次大便后应用温水清洗臀部，使新生儿皮肤保持干燥、清洁。

2. 尿布材质要选择细软、无色、稀释力强的棉布。洗好后用沸水烫一下，在太阳下晒干，冬天或阴雨天可烤干。

3. 一旦新生儿得了尿布皮炎，清洗臀部后，可以用氧气吹臀部，氧流量为 5~6L/min，每次 10~30min。吹氧至新生儿臀红处的皮肤干燥，无渗液为止。

4. 尿布皮炎禁用肥皂清洗，温水清洗擦干后可以选用鞣酸软膏外涂，用棉签沾上药膏贴在皮肤上，轻轻滚动，均匀涂药，不可用棉签上下涂擦。

5. 新生儿臀部如果有皮肤溃烂，可以遵医嘱用氧化锌软膏促进伤口细胞的生长，有细菌感染的时候可以遵医嘱涂莫匹罗星软膏。

三、注意事项

1. 新生儿如果使用的是尿不湿，也要在大小便后及时更换，不能为省尿不湿而耽搁更换。

2. 尿布外层不能使用塑料布或橡胶布。

3. 医疗护理员要有高度的责任心、耐心和爱心，及时为新生儿更换尿布。

第五节　新生儿脐炎照护

新生儿脐炎是指细菌入侵脐带的残端，并在体内繁殖所引发的急性炎症。金黄色葡萄球菌是最常见的病原菌，其次为大肠杆菌、铜绿假单胞菌、溶血性链球菌等。

一、临床表现

轻者表现为脐带根部发红或脱落后伤口不愈合，脐窝湿润流水。这是脐炎的早期表现。其后脐周皮肤发生红肿，严重者脐部和脐周明显红肿、发硬，分泌物呈脓性且量多，常有臭味。病情严重的时候，会引发腹膜炎，可以向周围皮肤或组织扩散，甚至可以发展为门静脉高压、肝硬化，可伴有发热。新生儿会出现吃奶差、精神欠佳、烦躁不安等表现。严重者细菌进入血液循环，会引发败血症而危及生命。慢性脐炎则会形成肉芽肿，脐部出现一个樱红色的肿物突出，常常流黏性分泌物，经久不愈。

二、照护要点

1. 新生儿洗澡时要注意保护脐带，可以贴护脐贴，使其不被脏水污染，洗完后要进行局部护理，用 75% 乙醇或 0.5% 碘伏消毒脐带残端 2 次。

2. 新生儿大小便后要及时换尿布，尿布不要遮盖脐部，避免被大小便污染脐部导致脐炎的发生。

3. 要随时观察新生儿脐部和脐周有无红肿分泌物，一旦发现，必须及时报告医务人员。轻者遵医嘱用 75% 乙醇或 0.5% 碘伏每日消毒 2 ~ 3 次，或用抗生素局部湿敷或抗生素软膏外敷。脐部有肉芽肿时可遵医嘱用 10% 的硝酸银溶液局部涂擦。严重者遵医嘱协助护士静脉输注抗生素。

三、注意事项

1. 正确的脐带消毒方法必须从脐带的根部、由内向外环形消毒，一次顺时针方向，一次逆时针方向。

2. 护理脐带残端应注意无菌操作和腹部的保暖。

第六节　新生儿湿疹照护

湿疹俗称奶癣，是一种变态反应性疾病。新生儿生长发育不成熟，机体免疫功能低下，皮肤屏障功能差，容易引发湿疹。它的发生除与新生儿接触了过敏物质如奶、鱼、肉、蛋中的蛋白质外，还与新生儿皮肤娇嫩，皮肤角质层薄、毛细血管丰富、内皮含水及氯化物较多有关。多见于过敏体质、肥胖、消化不良和喂牛奶的新生儿。此外，机械性摩擦、肥皂、唾液、溢奶等刺激也是其中的诱因。

一、临床表现

新生儿期湿疹常发生于两颊、额部及头皮，急性期表现为红疹、斑疹、丘疹、丘疱疹、水疱、糜烂及渗出。病变中心往往比较严重，并且逐渐向周围蔓延。湿疹往往对称地分布在新生儿的脸、眉毛之间和耳后，呈很小的斑点状红疹，散在或密集，有时流黄水，干燥时结成黄色的痂。新生儿常常因为刺痒而哭闹不安，影响睡眠和饮食。

二、照护要点

1. 避免新生儿过量饮食，防止消化不良。如果新生儿牛奶过敏，可以遵医嘱用其他代乳食品。

2. 患湿疹的新生儿，室内温度控制在 22 ~ 24℃，相对湿度控制在 55% ~ 65%，不宜铺地毯，加强病房清洁卫生，定时通风。打扫卫生时建议用湿毛巾或吸尘器处理灰尘，避免扬尘。

3. 新生儿患湿疹时要勤修剪指甲，避免新生儿抓破疱疹引发继发感染。尽量不要给新生儿戴手套，以免限制新生儿手部动作的发展。

4. 进入病房必须注意手卫生，接触新生儿前必须实施手消毒。

5. 新生儿患湿疹后，患处可用消毒棉签沾些消毒过的液状石蜡、花生油等油类浸润和清洗，不可用肥皂或水清洗。过敏严重的需在医生的指导下用药。

三、注意事项

1. 新生儿的贴身衣物和被褥尽量选用棉质的，且衣服宽松柔软。新生儿如果体温过热，出汗较多，可以适当少穿些衣服，并及时更换，保持新生儿身体干爽。

2. 母乳喂养的母亲应注意自己的饮食，少吃或暂时不吃鲜虾、螃蟹等诱发性食物，多吃豆制品、豆浆等清热食物，不吃刺激性食物如蒜、葱、辣椒等，以免刺激性物质进入乳汁，加剧新生儿的湿疹。

第七节 新生儿便秘照护

便秘是新生儿期较为常见的症状，是粪便包括胎便在肠道内停留时间过久，以致干结，导致大便次数减少，排便困难。新生儿便秘大多是功能性的，大多数是因为乳量不足、消化道功能不健全以及人工喂养和混合喂养所导致的。也有可能是某些外科疾病，例如肠管闭锁、肠狭窄、肠旋转不良、先天性巨结肠等疾病导致的，一旦发生，应尽快治疗。

一、临床表现

新生儿便秘往往表现为腹胀、呕吐、拒奶、排便不畅等，胎便的排出延迟也会增加便秘的程度。

二、照护要点

1.新生儿如果配方奶喂养，食欲好，无呕吐、腹胀，仅有大便次数减少或排便困难，应改善饮食的内容和习惯，在两餐间加服温开水，也可以遵医嘱口服双歧杆菌制剂及低聚糖制剂。

2.如发生便秘，尽可能地母乳喂养，因为母乳喂养的婴儿发生便秘的可能性较少。因不合理喂养引发的新生儿便秘，应鼓励母乳喂养和产妇饮食均衡，多吃蔬菜水果，饮食不要太过油腻。

3.可以采用一些物理治疗的方法，例如适当地按摩腹部，按摩新生儿左下腹，如果触及条索状物，轻轻地由上而下地按摩，促使大便下行排出。

4.适当地按摩新生儿肛门口，在肛门内放置甘油栓和细小的肥皂条，这能引起生理反射，促进排便。

5.遵医嘱协助护士采用35~40℃的0.9%氯化钠溶液灌肠通便。

三、注意事项

腹部按摩应选择在两餐之间或喂奶后1h，按摩时抬高新生儿头肩部30°～40°，以防胃内容物反流。

第八节 新生儿腹泻照护

新生儿腹泻分为感染性腹泻和非感染性腹泻，是指大便次数多，粪便性状改变为稀便或水样便，含脂肪或带脓血。新生儿消化功能不完善，调节功能不稳定，在一些病因的作用下，很容易导致消化功能紊乱而出现呕吐、腹泻。腹泻的原因常为喂养不当、牛奶过敏、肠道内感染和肠道外感染等。

一、临床表现

对腹泻的新生儿，我们要特别注意粪便的性状，因为可以从粪便的性状初步判断腹泻的病因。粪便味臭，粪便呈黄褐色，稀水样有奶瓣，大多是蛋白质消化不良；粪便蛋花汤样，泡沫多，酸味重，量多，往往是糖类过多导致的消化不良。粪便淡黄色，呈糊状，外观油滑，内含较多的奶瓣和脂肪小滴，漂在水面上，粪便量和排便次数多，往往是脂肪消化不良；粪便伴有黏液脓血，往往是肠道感染所引起的新生儿腹泻，要引起高度重视，防止腹泻引发脱水。

二、照护要点

1.一旦发现腹泻的新生儿，应立即隔离新生儿及父母。

2.医疗护理员接触新生儿前后都必须消毒双手，将新生儿放于隔离病室，做好手卫生。做好胃肠道隔离，防止感染播散。

3. 密切观察新生儿面色、皮肤弹性、囟门张力、眼泪以判断脱水情况，观察大小便性状、频率、颜色等。

4. 观察新生儿酸中毒表现，大多具有精神极度萎靡、反应差、口鼻周围发绀、面色苍白或发灰、皮肤花斑、四肢发凉等特点。病程长或迁延不愈者，可有明显的消瘦及营养障碍、喂养困难等。发现后及时通知医护人员。

三、注意事项

1. 提倡母乳喂养，母乳中有抗体可以防止腹泻的发生。

2. 喂母乳之前，每次都要用清水将乳头擦洗干净。

3. 严格遵照医嘱喂养，选择正确的奶制品，逐渐增加浓度和奶量，不可盲目加量。牛奶和其他代乳品应先煮沸消毒，奶瓶、奶嘴每次都要消毒后才能使用。

4. 保持新生儿口腔卫生及皮肤清洁，预防臀红的发生，及时更换尿布。可以预防性用鞣酸软膏保护皮肤，保持皮肤清洁干燥。包裹不宜太紧，尽量增加臀部皮肤的透气性。

5. 严重脱水新生儿可能会出现眼睑不能闭合，出现露睛现象，可以用 0.9% 氯化钠溶液纱布覆盖。

第九节　新生儿病区消毒隔离

一、目的

对于住院期间的新生儿，尤其是早产儿、免疫力低下的新生儿，通过采取保护性隔离措施，从而预防和减少医院感染的发生。

二、隔离措施

表 15-9-1　新生儿消毒隔离措施

项目	主要措施
室内布局	1. 室内布局合理，院内、院外新生儿分室收治。 2. 感染性疾病或不明原因疾病的新生儿应单间隔离，无条件时同类疾病可同室隔离，严格区分，分开放置，标识明确。 3. 非单间隔离者床间距大于 1m。
空气	1. 室内温度保持在 22~24℃，湿度保持在 55%~65%，每天上午、下午开窗通风各 1 次，每次 30min。 2. 监护室内按规定使用紫外线动态空气消毒仪，每天检查消毒仪的使用状况，定期对消毒仪进行清洁维护并进行效果评价。 3. 治疗室、奶库每天一次进行紫外线空气消毒，每次 60min。 4. 中央空调的进、出风口应定时清洗、消毒，以避免空气污染。

续表 15-9-1

项目	主要措施
环境和物品表面	1. 墙面和门窗：应保持清洁、干燥，无污迹、霉斑。 2. 地面：每天 1 次用清水擦拭，污染时随时擦拭。 3. 医疗器械：包括呼吸机、监护仪、输液泵、微量注射泵、听诊器、血压计等，应保持清洁无污染，尤其是频繁接触的物体表面，如仪器按钮、操作面板，每天 1 次用 75% 乙醇擦拭消毒。 4. 床单元：新生儿暖箱、蓝光箱及小床等每天用清水擦拭一次，如有污染及时清洁，新生儿因出院、转科（院）、死亡等离开以后，应及时对床单元使用 500mg/L（1∶100）含氯消毒剂擦拭消毒，使用含氯消毒剂擦拭消毒半小时后用清水擦拭干净。 5. 新生儿使用的毛巾、衣物等，一用一换，清洗干燥以后压力蒸汽灭菌备用；床上用品，如枕套、床单、被套等，每周更换一次，污染时随时更换。 6. 其他用品及物体表面，包括治疗台、治疗车、操作台面等，每天清洁擦拭一次，有污染及时清洁，电话机、电脑键盘、鼠标等，定时使用 75% 乙醇擦拭消毒。 7. 清洁用具，包括拖把、抹布等，必须分区使用，拖把应区分院内监护室、院外监护室、治疗室、奶库、办公室、卫生间等，并有明显标记。有隔离新生儿时隔离室内的清洁用具应固定专用，当没有明显污染时，使用清水擦洗即可；当有血液或体液污染时，应使用 1000mg/L（1∶50）含氯消毒剂擦拭消毒；当多重耐药菌流行或有医院感染暴发时，使用 500mg/L 含氯消毒剂擦拭，每天至少 2 次。 8. 每月彻底卫生清洁一次。
人员管理	1. 医疗护理员须穿室内专用的清洁工作服，有明显污染时应及时更换；室内工作人员要有严格的手卫生意识，包括医生、护士、医疗护理员、工勤人员和进修、实习人员，应根据洗手和手消毒的指征严格执行手卫生制度，室内应合理放置方便使用的快速手消毒剂。 2. 限制不必要的探视，确需探视时，探视者不得有急性感染性疾病，探视者进入室内应按规定更衣、换鞋，接触新生儿之前医务人员应指导探视者做好手卫生。 3. 与工作无关人员谢绝进入新生儿监护中心，如有发热、腹泻等相关症状的工作人员也谢绝进入，进入新生儿监护中心的工作人员应按规定更衣、换鞋，并清洗双手。
其他	1. 新生儿监护中心的消毒隔离制度在医院消毒隔离制度的基础上制定，医院消毒隔离的相关要求必须严格执行。 2. 奶库的管理应严格执行奶库管理制度。 3. 制定各种医疗、护理操作规程，操作时应严格按操作规程执行，如换尿布时应及时将脏尿布放入污物袋，避免排泄物的污染。 4. 每月一次根据要求对室内空气、物体表面、医务人员的手、呼吸机管道及奶库内物品进行细菌污染情况监测。 5. 若发生 3 例或 3 例以上出现相同症状（如发热、腹泻等）的新生儿时应立即报告院感科，并配合院感科做好调查处置等相关工作。

第十节 新生儿安全与急救

一、新生儿跌落

（一）预防措施

1. 注意新生儿床、暖箱、辐射台等设备挡板的安装是否正确、牢固，医疗护理员应加强巡视。

2. 将新生儿包裹后安置在床单位中心，远离边缘，避免新生儿哭闹、蹬踹。不可将新生儿独自放在没有防护设施的操作台上。将新生儿放在操作台上后，不可离人。

3. 抱着新生儿及运送新生儿过程中必须抱牢，注意安全。地面保持干燥，防止医疗护理员跌倒的时候将新生儿跌落。

4. 增强医疗护理员的责任心，加强防护，保证新生儿安全。

（二）应急处理流程

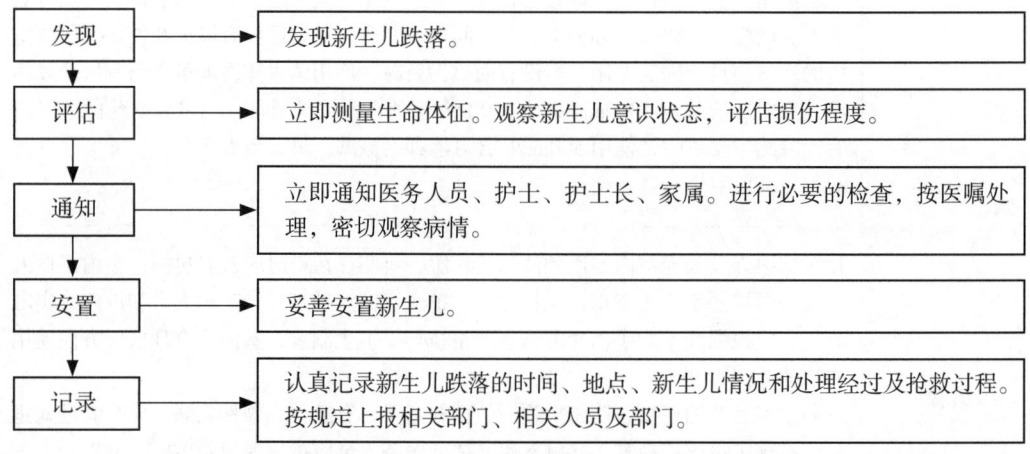

图 15-10-1 新生儿跌落应急处置流程

二、新生儿洗浴烫伤

（一）预防措施

1. 给新生儿洗澡前必须用水温计测试好水温，一般为 38~41℃。

2. 不得在洗浴过程中随意加入热水来调节水温。

3. 不能用水龙头的流动水给新生儿洗澡。

（二）应急处理流程

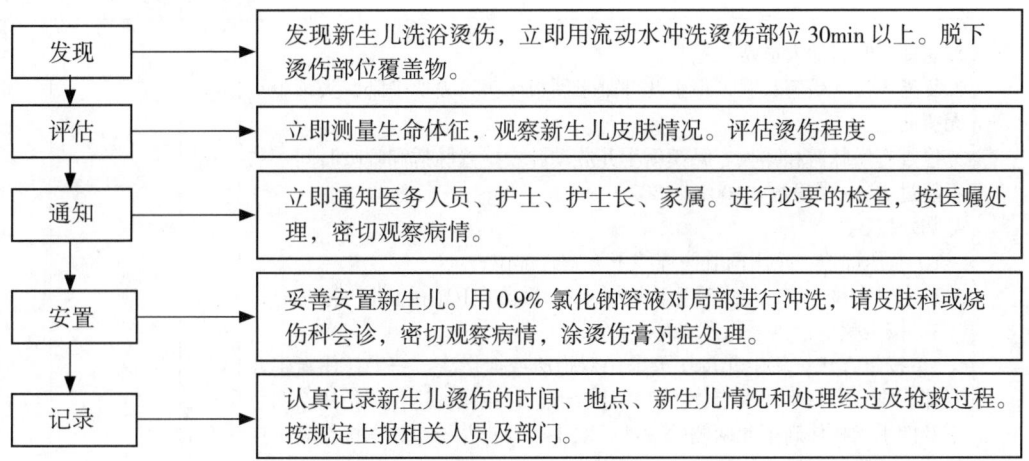

发现	发现新生儿洗浴烫伤，立即用流动水冲洗烫伤部位 30min 以上。脱下烫伤部位覆盖物。
评估	立即测量生命体征，观察新生儿皮肤情况。评估烫伤程度。
通知	立即通知医务人员、护士、护士长、家属。进行必要的检查，按医嘱处理，密切观察病情。
安置	妥善安置新生儿。用 0.9% 氯化钠溶液对局部进行冲洗，请皮肤科或烧伤科会诊，密切观察病情，涂烫伤膏对症处理。
记录	认真记录新生儿烫伤的时间、地点、新生儿情况和处理经过及抢救过程。按规定上报相关人员及部门。

图 15-10-2 新生儿洗浴烫伤应急处置流程

三、新生儿窒息

（一）预防措施

1.新生儿应单独睡新生儿床，不应和父母同睡。不要让新生儿含着奶嘴或母亲的乳头睡觉。

2.喂奶的姿势要正确，给予新生儿头偏向一侧的喂奶姿势，防止喂奶中呛咳误吸。

3.喂奶后应将孩子竖抱起，轻拍其背部打嗝后再放回床上，采取右侧卧位，以免溢奶时将奶液吸入气管。

4.喂奶后半小时到 1 小时内加强巡视，防止因反流造成误吸。

5.禁止在新生儿头部放置任何物品，如床单、毛巾、纸巾等，以免覆盖新生儿口鼻，造成窒息。

（二）呛奶急救

新生儿在吃奶过程中出现呛奶情况，立即拔出奶瓶，将新生儿身体侧转趴在医疗护理员膝盖上，脸朝下，左手护住新生儿脖颈部位，右手呈中空状拍打新生儿后背，使其将气道内的奶汁从鼻腔和口腔中排出，并立即通知医务人员、护士，给予吸痰、吸氧、心跳、呼吸骤停者实施心肺复苏。

（三）新生儿（呛奶窒息）心肺复苏评分标准

表 15-10-1 新生儿心肺复苏评分标准

姓名：	得分：	监考人：	日期：	年	月	日

项目	评分标准和细则	分值	扣分及原因	得分
准备质量10分	1.准备 （1）仪表端庄，服装整洁； （2）用物准备：急救药箱，复苏囊，氧气，除颤仪等。	5		
	2.评估 （1）首先评估现场安全； （2）判断新生儿意识：弹新生儿足底，或拍打新生儿肩部。	5		

项目	评分标准和细则	分值	扣分及原因	得分
流程质量80分	1. 立即呼叫其他人员帮忙抢救。	5		
	2. 复苏体位。松解衣服，新生儿仰卧于硬板床头，去枕平卧，头颈躯干无扭曲。	5		
	3. 检查有无脉搏和呼吸。触摸新生儿肱动脉、检查脉搏和呼吸时间一共不超过10s，嘴里数"1001、1002……"。	10		
	4. 胸外按压 （1）按压部位：按压两乳头连线下方胸骨部位； （2）按压深度：胸骨下陷深度至少为胸部前后径的1/3(新生儿约为4cm)； （3）按压频率：新生儿为120次/分； （4）按压方法：新生儿按压可采用双指法或拇指法。一手托住新生儿背部，将另一只手两手指置于乳头连线下进行按压，这是双指法。两手掌及四手指托住新生儿两侧的背部，双手大拇指并排或叠加按在乳头连线下方的胸骨上进行按压，这是拇指法； （5）按压要点：①保证每次按压的方向与胸骨垂直；②不改变按压部位、松弛时手不离按压部位，不做冲击或猛击按压；③平稳按压、下压与放松时间相等；④保证每次按压后让胸部充分复原；⑤尽量减少中断按压的频率和时间（＜10s）；⑥大声计数按压次数。	25		
	5. 开放气道 （1）清理呼吸道：将新生儿头侧向一方，清理口、鼻腔分泌物； （2）开放气道（压额提颏、托下颌）。	5		
	6. 人工呼吸 （1）复苏囊加压通气：复苏囊、面罩选择是否适合；用法是否正确（EC法）；面罩是否密封；胸廓是否有起伏；每次通气时间应为1s； （2）胸外按压与人工呼吸比：心脏按压与人工通气比率为30∶2。	15		
	7. 复苏后评估 （1）5个循环CPR后评估脉搏、呼吸和颜面、口唇颜色等，判断心肺复苏是否有效； （2）报告复苏成功，协助新生儿取合适卧位，整理床单位及用物，转运、进行进一步高级生命支持； （3）记录（时间、病情等），签名。	15		
结果质量10分	1. 准备合理，用物齐全。	5		
	2. 操作手法干净利落，关心体贴新生儿。	5		
总分		100		

第十六章
精神疾病病人照护

近年来，精神健康问题受到越来越多的关注。2008年的全国精神卫生专业机构资源配置调研报告显示，我国精神障碍总患病率达到15%左右，其中抑郁病人大约有3000万人，各种老年痴呆病人近600万人，还有大约3000万受情绪障碍及行为问题困扰的17岁以下青少年及儿童。精神疾病和自杀，在我国疾病总负担中排名已居首位，甚至超过了心脑血管、恶性肿瘤等疾病。这些数据还在逐年递增，因此精神疾病病人的照护也越来越受到重视。医疗护理员需要切实了解精神病人常见的精神障碍症状，从而为精神疾病病人提供良好的生活照顾，并做好精神科常见急危状态的防范。

【学习目标】

（一）识记
能说出精神障碍的概念。

（二）理解
1. 能识别出常见的精神症状。
2. 能理解精神病人的生活照护和疾病康复的关系。

（三）运用
1. 能运用精神病专科监护技能照护有精神疾病的病人。
2. 能正确防范精神病人的暴力行为风险、自杀风险、出走风险、吞食异物风险。

【案例导入】

林某，女，72岁，已退休，因摔伤手腕住院治疗。五年前丈夫去世后，她开始做事丢三落四，经常买菜的时候将菜忘在超市的柜台上。最近两年，她一些以往很熟悉的事都记不起来，还经常和别人发生争吵。自己的东西不见了，她总说是被儿媳或孙女给偷了。有好几次她忘记了回家的路，还是小区的人看见了把她送回家的。现在她正絮絮叨叨地拉着医疗护理员小陈说她不放心放在家里的金项链，想趁下午没有治疗任务的时候回家一趟看看再回医院。

请思考：

1. 如果您是医疗护理员小陈，能同意她的要求吗？
2. 林某很可能是患了什么疾病？
3. 面对林某这样的病人，应该特别注意哪些事项？

第一节　精神疾病概述

精神障碍是指各种原因导致的认知、情感和思维等精神活动的异常或紊乱，常导致病人明显的心理痛苦或社会功能损害。精神疾病是精神障碍中最重要的类别之一，往往被称为精神病性障碍，其特点是：一方面，病人往往有幻觉、妄想、严重思维障碍等精神病性症状；另一方面，病人往往对疾病没有自知力，病情越严重自知力越差。

一、常见的精神疾病

（一）精神分裂症

精神分裂症是一种严重的精神障碍，也是精神疾病的代表性疾病。精神分裂症是一组以思维、情感及行为分裂为主要临床表现，以精神活动与周围环境不协调为主要特征的常见精神病。病人通常意识清晰，智能尚好，临床多以幻觉、妄想为突出表现。部分病人可出现认知功能障碍，伴有不同程度的情感障碍、社会功能障碍和自知力的丧失，往往否认有病。本病多起病于青壮年，缓慢起病，迁延不愈，有慢性化倾向和衰退的可能，仅少量病人可获得临床痊愈或基本痊愈状态。精神分裂症病人随着病情的发展，会逐渐脱离社会正常轨道，出现行为退缩，个人生活陷入痛苦和混乱，大约一半的病人曾试图自杀，1/10 的病人最终死于自杀。

（二）情感性精神障碍

情感性精神障碍又称心境障碍，是以显著而持久的情感或心境改变为主要特征的一种功能性疾病，临床上主要表现为持续的情感高涨或低落，并伴有相应的认知和行为改变。有一些病人可能也会伴发精神病性症状，如幻觉、妄想等。心境障碍包括躁狂发作、抑郁发作、双相情感障碍和持续心境障碍等几个类型。

1. 双相情感障碍：当躁狂发作与抑郁发作在同一病人身上间歇交替发作，而间歇期精神状态正常，临床上称为双相情感障碍，也称为躁狂抑郁性精神病。

2. 躁狂发作：反复出现躁狂或抑郁发作但没有交替发作的，我们称之为单相情感障碍（主要包括躁狂症和抑郁症）。躁狂发作是指病人的典型临床表现是情感高涨、思维奔逸、活动增多等症状，病人往往容易激惹，有激越行为，严重者还会出现幻觉、妄想等精神症状，同时可能还伴有精神运动性兴奋等症状。发作至少持续一周，并伴有不同程度的社会功能损害。躁狂可发作一次，也可能反复发作，如果反复发作，则属于双相情感障碍。

3. 抑郁发作：抑郁发作病人的核心症状主要包括情绪低落、兴趣缺乏和快感丧失，同时可能伴有躯体症状、自杀观念和行为。轻者闷闷不乐，重者悲痛欲绝，甚至导致木僵状态的发生。严重者会出现幻觉、妄想的精神症状。病人往往有自责、自罪甚至自杀行为，发作至少持续一周，重症病人不能继续进行社交工作或家务劳动。抑郁可仅发作一次，也可反复发作。如果病人的抑郁反复发作，一般归类于复发性抑郁障碍。

4. 持续心境障碍：持续性心境障碍主要的发作形式包括环境心境和恶劣心境。环境心境主要是病人的心境持续不稳定，往往会包括众多的轻度低落和轻度高涨的时期，可以一次持续数年，但有时也可能会是稳定数月的正常心境。恶劣心境原称抑郁性神经症，是一种以持久的心境低落状态为主要临床相的心境障碍，从不出现躁狂。病人常常会有焦虑、躯体不适和睡眠障碍，通常开始于成年早期，常持续两年以上，甚至终身。病人往往有自知力，会主动求治，生活不会受到严重影响。

（三）阿尔茨海默病

阿尔茨海默病是一种中枢神经系统原发性退行性变性疾病，是最常见的痴呆类型。通常起病于老年前期或老年期，临床特点是认知功能减退和非认知性的精神症状，潜隐起病病程缓慢，临床上以不可逆的智能损害和人格衰退为主。病人的记忆力、思考能力、理解能力、判断能力、计算能力及言语能力均受到损害，往往出现失语、失认或失用，这些都将严重影响病人的职业或社会功能，但病人一般没有意识障碍。根据疾病的发展和认知功能缺损的严重程度，可以分为轻度、中度和重度。阿尔茨海默病的发病率和患病率随着年龄的增加而增加，与年龄是呈正相关的。

（四）血管性痴呆

血管性痴呆是由脑血管疾病引起，以痴呆为主要临床症状的疾病。临床上呈急性或者亚急性起病，脑功能呈现阶梯式衰退，病情波动。如病人大脑血液循环中，侧支循环代偿良好，则症状可以减轻。病人往往有高血压病史以及伴发的心、心血管疾病。本病占痴呆综合征的8%~35%，50多岁以后起病多见，男性多于女性。早期神经症状可见头晕、头痛，精神症状主要为易疲劳、注意力不集中、情绪不稳定、情感脆弱、失眠或睡眠过多、记忆力下降，从而引发病人的继发性焦虑。病情继续发展之后，病人表现为智力减退、感知觉障碍、思维障碍、情感障碍、意识障碍、行为障碍等。病人往往死于心血管疾病或卒中发作。

（五）应激相关障碍

应激相关障碍是一组有明显的心理社会因素所致的精神障碍，也称为反应性精神障碍。临床上主要包括急性应激障碍、创伤后应激障碍和适应障碍。精神障碍症状的表现与心理、社会刺激密切相关，同时也与个体对自己的认知、评价、个性特征和文化背景等因素有关。当人们遭遇一些意外、灾祸或重大挫折失败而面临紧急危难，严重的应激可以引起生理功能的紊乱失衡，以至于激发病理性改变，同时还会产生巨大的心理反应，包括认知反应、情绪反应、行为反应和自我防御反应。

1. 急性应激障碍：又称为急性心因性反应，是指因为突然遭受急剧、严重的精神打击后，病人在受刺激后数分钟到数小时之内发病，临床表现最初为"茫然"状态，随后可能表现为有强烈恐惧体验的精神运动性兴奋，病人兴奋激越、活动过多、情感暴发、言语增多，或者表现为精神运动性抑制，病人表现为情感迟钝、退缩、缄默少语，长时间呆坐或卧床，对痛觉刺激敏感性降低，甚至出现木僵。一般同时会伴有自主神经系统症状，如心悸、出汗、呼吸加快、皮肤潮红等，部分病人不能回忆创伤性事件。如果应激源被消除，症状往往历时短暂，一般持续数小时到一周，通常在一个月内缓解。预后良好，缓解完全。

2. 创伤性应激障碍（PTSD）：又称延迟性心因反应，是指突发性、威胁性或灾难性生活事件导致个体延迟出现和长期持续存在的精神障碍。其临床表现以再度体验创伤作为特征，并伴有情绪的易激惹和回避行为。应激源往往具有异常惊恐或灾难性质，引起个体极度恐惧、害怕和悲伤的情感体验。多数病人在创伤事件后的数天至半年内发病，一般在一年内恢复正常。少数病人可持续多年甚至终身不愈。PTSD 的主要症状包括闯入性症状、回避症状和警觉性增高症状。闯入性症状表现为无法控制地以各种形式重新回忆创伤经历和体验。回避症状就是回避和创伤性事件有关的刺激，以及对一般事物的反应显得麻木。警觉性增高症状，病人会表现得难以入睡或易醒，容易产生惊跳反应，难以集中注意力。

3. 适应障碍：适应障碍是指因长期存在的应激源或困难处境，加之病人自身一定的人格缺陷，产生以烦恼抑郁等情感障碍为主，同时有适应不良的行为障碍或生理功能障碍，并使社会功能受损的一种慢性心因性障碍。通常在遭遇生活事件后，一个月内起病，应急因素消失后症状一般不超过六个月。成年人多表现为抑郁症状，青少年多表现为品行障碍，儿童则多表现为退缩现象，如尿床、幼稚语言等。

（六）精神发育迟滞

精神发育迟滞是指个体在发育阶段（通常指 18 岁以前）因先天或后天的各种不利因素，导致精神发育停滞或受阻，造成智力低下和社会适应不良。精神智力低下和社会适应能力不良是本病的主要表现。一些患儿可能会伴有一些精神症状，例如注意力缺陷、情绪易激动、冲动行为、刻板行为或强迫行为，有的患儿同时存在有相应躯体疾病的症状和体征。WHO 根据智商水平，将精神发育迟滞分为以下四个等级：轻度智商在 50~69，成年后可以达到 9~12 岁的心理年龄；中度智商在 35~49，成年后可以达到 6~9 岁的心理年龄；重度智商在 20~34，成年以后可以达到 3~6 岁的心理年龄；极重度智商在 20 以下，成年以后的心理年龄在 3 岁以下，病人没有语言能力，既不会说话，也听不懂别人的话，仅以尖叫、哭闹来表示需求。

二、精神疾病常见的症状

（一）幻觉

幻觉是指在没有客观现实刺激作用于感官的情况下而出现的虚幻的知觉。病人往往在周围无人的情况下，听到有人命令他出去的声音，或者看到某人在窗外。幻觉是最常见的知觉障碍，常与妄想同时出现。根据感觉器官的不同，幻觉可以分为幻听、幻视、幻嗅、幻味、幻触、内脏性幻觉等。其中，幻听是最常见的一种幻觉，分为非言语性幻听和言语性幻听。非言语性幻听可以是听到不同类别的声音，包括音乐声、风声、雨声、雷声等。而言语性幻听则是听得到他人的言语，主要包括命令性幻听、评论性幻听和议论性幻听等。

（二）妄想

妄想是思维内容障碍中最常见的症状，是一种在病理基础上产生的歪曲的信念、病态的推理和判断。其特点是既不符合客观现实，也与病人所受的教育程度及处境极不符合。但病人对此坚信不疑，无法说服，也不能以亲身体验和经历加以纠正。临床上常见的妄想包括：被害妄想、关系妄想、夸大妄想、罪恶妄想、疑病妄想、钟情妄想、嫉妒妄想、影响妄想、内心被揭露感等。

（三）记忆障碍

记忆障碍可以发生在实际、保存、再认、回忆等不同阶段，往往同时受损，受损的严重程度可以不同，包括病理性的记忆增强、记忆减退、遗忘、错构、虚构、似曾相识症和旧事如新症等。

（四）痴呆

痴呆是指大脑智力发育成熟以后，由于各种后天的因素，如感染、中毒、外伤、神经退行性病变所导致的以智力严重减退为主的综合征。常见的痴呆有全面性痴呆、部分性痴呆和假性痴呆之分。全面性痴呆指的是病人的病变主要是在大脑产生了弥散性的器质性损害，既影响病人的智能活动，也会发生人格破坏和定向力障碍，病人自身缺乏自知力。部分性痴呆则是指大脑器质性病变仅限于某些限定的区域，部分智能如记忆力、理解力、分析能力、综合能力发生障碍但人格保持完整，具有良好的定向力和一定的自知力，常见于脑动脉硬化性痴呆、脑外伤性痴呆。假性痴呆是指强烈的精神创伤之后所致的一种类似痴呆的表现，没有器质性的损害，主要包括心因性假性痴呆和童样痴呆，通过适当的心理和药物治疗能够恢复，往往见于癔症和反应性精神障碍。

（五）木僵

木僵是指病人在意识清晰的情况下，言语和动作行为完全抑制或减少。严重的时候会不语不动、不吃不喝、表情固定、不解二便，身体保持一定的姿态，僵住不动，可以形成"蜡样屈曲"和"空气枕头"。对各种刺激没有任何反应。一般见于精神分裂症紧张型、严重的抑郁症、反应性精神障碍和脑器质性精神障碍。

第二节　精神疾病病人服药照护

精神疾病病人受症状影响，自理能力下降或生活不能自理，机体抵抗力降低，并发各种躯体疾患。通过一系列治疗有助于改善精神病病人的症状，提高生活质量。治疗分为药物治疗和非药物治疗，而药物治疗中口服药物治疗是精神疾病的一种常规治疗方法。

精神疾病病人在服药方面可能不配合或不能适应药治疗后带来的不适。可能出现的异常现象包括拒服、难服，自行多服，重服，少服，漏服等。不能遵医嘱服药往往导致治疗效果不佳，甚至出现精神药物不良反应的影响。为保证药物治疗的顺利实施，避免严重的并发症发生，不仅要求正确执行药物治疗方案，全面观察治疗的反应和效果，更重要的是要掌握药物治疗过程中的照护技术。

一、口服药物治疗的照护原则

治疗前掌握病人的情况，包括病人的床号、姓名、面貌、精神症状、躯体情况。操作过程中严格执行查对制度，对拒绝服药的病人耐心做好解释工作，对病人提出的疑问给予重视，再次进行核对，注意观察病人用药后的不良反应。如有不能判定的情况发生应告知医护人员。

二、口服药物治疗方法

1. 口服给药治疗应先观察病人是否安静合作，呼唤病人姓名、查对腕带、核对床号无误后再给药。

2. 应使用透明水杯，必须当面确定病人将药服下，服药后要检查口腔，注意舌下、两颊下唇间以及手中，水杯中是否留有药物。对拒绝服药，说服无效的病人避免强制喂服，应告知医护人员。

三、药物治疗的观察

1. 护理人员要每日观察病人的大小便情况，特别是生活自理差、无主诉的病人，更应注意观察。

因抗精神病药物的不良反应，精神障碍病人可出现尿潴留。病人发生尿潴留时，应先排除躯体疾病，再让病人听流水声、用温水冲洗会阴、热敷及按摩下腹部等，同时要配合言语鼓励和暗示诱导排尿。如无排尿，应告知医护人员进一步处理。

因活动范围有限，活动量少，及抗精神病药物、抗抑郁药的不良反应等原因，便秘非常常见。鼓励病人平时多饮水、多活动、多进食蔬菜和水果，养成定时排便的习惯，预防便秘。如三天无大便的病人，应告知医护人员，防止出现肠梗阻。

2. 睡眠观察，如病人在睡眠时间出现流涎、呼吸不畅、打鼾等情况，应及时辅助病人侧卧位，观察呼吸情况，如有异常及时告知医护人员进一步处理。

3. 如果病人有皮肤不适主诉，应观察病人面部、颈胸部和背部及肢体有皮疹，是否头昏、头晕、乏力、恶心、呕吐等。如有此情况可能为药物过敏反应，应告知医护人员进一步处理。

4. 如果病人有头昏、头晕、乏力、困倦及改变体位时出现一过性的低血压，应嘱病人暂时不要进行剧烈的运动，喂病人糖水，防止跌倒，并尽快告知医护人员进一步处理。

5. 如果病人有手指细震颤，恶心，口干，金属味，肌肉稍感无力，疲乏等情况；头、唇、舌、手震颤、动作迟缓、"面具脸"等情况；斜颈、伸舌、眼球偏斜等情况；或者其他不能判定的情况都应尽快告知医护人员进一步处理。

第三节　精神疾病病人生活照护

精神科收治的都是各种精神障碍的病人，由于精神症状的影响，病人往往生活不能自理，特别需要医疗护理员的生活照护。对精神疾病病人的生活照护主要包括以下几种：饮食照护、睡眠照护、安全管理、日常生活照护等。

一、饮食照护

（一）进餐前的准备

1. 环境和餐具：餐厅的环境必须保持地面干燥，避免病人滑倒。要使用清洁、安全、不易损坏的餐具。用餐时发给病人每人一套餐具，餐后要及时收回，进行清洁消毒，避免病人将餐具作为伤人或自伤的工具。

2. 尽量要求病人集中进餐：按医嘱给予病人饮食的种类，但也要照顾病人的生活习俗和民族特点。部分病人因躯体问题对饮食有特殊要求的，应通知食堂，由专人发放和管理。要督促或协助病人洗手，维持餐厅的秩序。一般情况良好的病人要在餐厅排队并有序地领餐，要防止病人发生烫伤。生活能够自理的病人集中在餐厅进餐，避免发生病人漏食，也防止病人倒掉食物或藏食。

（二）进餐时的照护

1. 集体进餐的注意事项：集中集体进餐，有利于消除病人对饭菜的疑虑。对于怀疑别人在食物中下毒的病人，还可以让病人参与到分餐的过程中以打消其疑虑。同时，集中进餐也方便观察病人的精神症状及进餐情况。在病人的进餐过程中，医疗护理员应认真观察，按时、按量、按病情需要给予病人合适的饮食，保证病人充足的水分和营养的摄入。

2. 特殊病人的饮食照护：对于兴奋躁动的病人，应单独进餐，避免环境的干扰和刺激，必要时医疗护理员给予喂食。对于拒食的病人，应分析其拒食的原因，有针对性地给予耐心的解释和劝导，如果解释、劝导无效，病人的进食量不能满足其身体需要，应该及时报告医生，根据医嘱给予病人管饲喂养或者静脉补液。对于暴饮暴食或者抢食的病人，要限制其食量和进食的速度，应给予无骨头、无刺、温度适宜、易消化的软食，防止病人发生噎食。对于因服用药物导致吞咽困难的病人，应及时通知医生给予适当治疗，可以暂停进食，或者在专人看护下缓慢进食流质或者半流质饮食。老年病人需专人看护，缓慢进食软食和易消化的食物。

（三）进餐后的照护

一般情况良好的病人，进餐结束后，应督促其整理餐桌及餐具并漱口、洗手，记录重点病人的进食情况，并做好交接班。

（四）食物的管理

家属和亲友所送的食物均应检查后协助保管，注明病人的姓名，专柜存放，适时、适量发放。在家属和亲友探视时，应做好食品卫生以及饮食营养与疾病恢复关系的宣传，指导家属、亲友选送适宜的食物，劝导病人探视时适量进食。

二、睡眠照护

精神疾病病人的睡眠质量常常反映病人病情的波动、转归或恶化，是医护人员了解病人病情的重要指标。因此，做好病人的睡眠照护是非常关键的。

（一）提供良好的睡眠环境

病室安静、整洁、无异味、空气流通、温度适宜，床褥清洁、平整、干燥，让病人感到舒适。尽可能让病人关灯睡觉。兴奋、吵闹的病人应单独安置在单间，以免干扰到他人。护理人员要说话轻，走路轻，关门轻，操作轻。

（二）安排合理的作息时间

鼓励、指导病人养成按时作息的习惯，白天组织和督促病人参加各种公共娱乐和体力活动，减少病人的卧床时间，有利于病人夜间的正常睡眠。

（三）养成良好的睡眠习惯

晚上督促协助病人睡前用热水洗脸、洗脚或洗澡，有利于睡眠。夜间不宜会客，睡前不让病人看惊险刺激的小说和电视，不长时间谈心和参加兴奋、激动的娱乐活动，避免造成病人情绪波动，导致入睡困难。睡前不能服用导致兴奋的饮料和药物，如茶、咖啡等，也避免大量饮水。临睡前要督促病人排尿，以免醒后难以再次入睡。指导病人采取健康的睡眠姿势，避免蒙面或俯卧入睡。

（四）夜间加强巡视，严防意外

夜间是精神障碍病人最容易发生意外的时段，应提高警惕，勤巡视，深入床旁观察病人的睡姿、呼吸频率以及是否入睡。对于有自杀观念的病人，要做到心中有数，善于发现那些伪装入睡的病人，及时报告医护人员，防止意外发生。

三、安全管理

精神科病人受疾病的影响，往往失去自我防护的能力，受疾病症状的影响，容易发生自伤自杀，或者冲动伤人毁物，以及偷偷出走等行为，危及他人及自身的安全。因此，精神病人的安全管理始终是精神科最重要的一项事务。

（一）病人的安全管理

对于有严重自伤自杀，冲动伤人、出走企图行为的病人，要做到心中有数。密切观察其病情变化，严重者必须安置在重症病房内，24小时重点监护。发现有意外先兆，要及时采取有效措施，防患于未然。夜间、凌晨、午休、开饭时、发药后、交接班期间，是意外发生的高峰时期，应特别警惕，加强巡视，杜绝意外的发生。应随时警惕潜在的不安全因素，尤其是厕所、病房僻静处、暗角走廊尽头。凡病人入院、会客、外出检查和活动返回病房时，都应认真检查有无危险物品被带入。住院期间，病人不得随意进出治疗室、办公室、开水房、备餐室，严防病人擅自取药、藏药或拿走其他的危险物品。

（二）环境设施的安全管理

病房设施应尽量简单安全，病床的高度与病人坐在床边，双脚掌可平放在地面为宜。厕所和淋浴间地面应有防滑垫及扶手。饮用水温度不宜太高，防止病人烫伤。墙上无暴露的钉子、电线，电源插座要有保护装置。病区门窗必须牢固，专人定期和不定期地对门窗、水管、电路等设备进行检查，发现损坏及时修理。医护人员进出办公室、治疗室、开水房、配餐室、值班室等均应随手锁门，并确认是否锁好。

（三）危险物品的管理

禁止病人或家属携带刀、剪、绳、玻璃制品、金属器械、打火机等到病房或存留在病人身边。药品和约束带要定位、定量存放，严防病人获取。指甲刀、剃须刀和平针缝针必须在看护下使用，用后及时收回。病人吸烟需定时定点，切忌卧床吸烟，严防引起火灾和病人的烧伤。对家属探视时所带的危险物品，应劝其带走，如遇特殊情况未带走的，要放在安全地点代为保管，避免病人得到之后产生安全隐患。在治疗和护理过程当中使用的物品要清点数量和种类，用后应该如数收回，防止病人获得后将其作为自伤和出走的工具使用。

四、日常生活照护

（一）大小便照护

精神呈现慢性衰退的病人以及痴呆或意识障碍的病人，大小便常常不能自理，应留心观察，摸索其排便的规律，耐心训练，定时督促、提醒其如厕或给予便器。对于尿湿衣裤和床褥的病人，应及时给予更换。

（二）衣着、冷暖和日常仪态照护

督促、协助病人衣着随季节增减，防止其受凉或中暑。帮助病人整理服饰，保持衣着整洁合体，定期更换。督促和鼓励病人适当地进行修饰和打扮，保持整洁的个人形象，满足病人爱美的需要。

（三）口腔照护

督促、协助病人养成早晚刷牙、饭后漱口的卫生习惯，对生活自理差的病人、危重病人、木僵病人和保护性约束病人，应每天给予口腔护理，保持口腔无异味。

（四）皮肤和毛发的照护

督促和协助病人定时洗澡、更衣、理发、剃须、修剪指（趾）甲，饭前便后洗手，每天梳头、洗脸、洗脚，女病人清洗会阴。对长期卧床、生活不能自理或自理困难者应重点照顾，注意观察皮肤受压情况，定时翻身，保持皮肤和床单元清洁干燥，防止压力性损伤发生。女性病人要注意月经期的卫生。

第四节　暴力危险病人照护

精神障碍病人常常由于精神症状的影响和严重的精神刺激等原因，出现各种急危事件，如病人的自伤、自杀行为、暴力行为、出走行为、木僵等，这些行为不仅影响了病人自身的健康和安全，也会威胁他人的安全和社会秩序。因此，在精神科工作的医疗护理员必须掌握如何运用专科监护技能来预防各种危急状态的发生，在发生急危事件后能够立即进行有效的处理。

精神科暴力行为是指病人在精神症状的影响下，突然发生的自杀、自伤、伤人、毁物等冲动行为，以攻击行为较突出，具有极强的爆发性和破坏性，会对攻击对象造成不同程度的伤害，甚至危及生命。暴力行为是精神科最为常见的急危事件，可能发生在病人家里、社区、医院等，会给病人、家属、家庭及社会带来危害及严重后果（多见于精神分裂症、人格障碍、脑器质性精神障碍、精神活性物质依赖等。精神病人常见的暴力行为有口头的攻击，如谩骂、威胁、讽刺、嘲笑等；身体攻击，如打人、踢人、咬人等）。因此，在精神科的医疗护理员需要对病人的暴力行为及时进行预测，严加预防和及时处理。

一、暴力行为的风险评估

（一）发生暴力行为原因评估

1.精神疾病：精神分裂症、情感性精神障碍、精神活性物质滥用等风险最高。这主要是与精神症状包括幻觉、妄想、躁狂状态、冲动和意识障碍等因素有关。因此，在照护过程中认真评估与暴力行为有关的精神症状和精神状态，对预防暴力行为的发生非常重要。

2. 心理因素：个体在早期心理发育过程中，经历过严重的情感剥夺或性格形成期处于暴力环境容易采取暴力应对方式。社会学习理论也认为，暴力行为是在社会化过程中，由内在和外在的学习而来的，内在学习是实行暴力行为时的自我强化；外在学习是对角色榜样的模仿，如父母、同伴、娱乐界偶像等。此外，特殊的处境、某些功能性精神疾病、人格障碍的人有暴力倾向。

3. 生理因素：智力低下、内分泌失调、脑器质性疾病、精神疾病引起的神经系统改变、疾病、药物、脑外伤等。

4.社会因素：社会、环境和文化的影响是导致暴力行为的因素。如对成员、同辈、媒体或周围人们不良行为方式的模仿会增加暴力倾向，尤其是从暴力行为中获益之前后更容易产生暴力行为。环境中的不良因素如炎热、拥挤、嘈杂、冲突、缺乏交流也可引发暴力行为、精神科病人如果在病房聚集一起、过分拥挤、处于被动、封闭式管理、天气炎热等环境因素中时更容易发生暴力事件。

5.暴力行为发生征兆评估

表 16-4-1　暴力行为发生征兆评估

评估项目	评估内容
行为评估	早期兴奋行为，如不能静坐、来回起动、击打物体、握拳、下颌或面部肌肉紧张
语言评估	一些具有暗示性的语言，包括对真实或想像的人与事进行威胁，或提出一些无理要求，说话声音较大并具有强迫性等
情感评估	随着暴力倾向的增加，病人情感的兴奋也逐步升级。如不愉快、激动、愤怒等，一旦失去控制将产生不良后果
意识状态评估	意识状态的改变也提示暴力行为可能发生，如思维混乱、精神状态突然改变、定向力缺乏、记忆损害、无力改变自己等

（二）对暴力行为的预防

1.合理安置：环境安静、宽敞、明亮，避免不良刺激。注意与其他兴奋、冲动的病人分开安置。同时，要注意管理好各种危险品，防止病人用作攻击的工具。

2.注意观察病情：掌握病人暴力行为发生的征兆，如睡眠障碍及月经期均可以是暴力行为发生的先兆，及时发现与处理。

3.减少诱因：态度和蔼，适当满足病人的合理要求，提供治疗及护理前，充分地告知病人，取得病人同意，尊重病人，不与其发生争执；避免病人参与一些竞争性的文娱活动，如下棋、打篮球等。

4.提高病人的自控能力：鼓励病人以适当方式表达和宣泄情绪，如捶沙袋、枕头、棉被、撕纸、做运动等，无法自控时，求助医护人员。同时，告知病人暴力行为的后果，并设法提高病人的自信心，让病人相信自己有控制行为的能力。

5.控制精神症状：当发现病人攻击风险高时及时报告医生，以便医生及时处理，给予精神症状控制的药物。实践证明，长期或短期的药物治疗可有效控制和减少病人冲动行为的发生。

6.注意沟通交流方式：对待否认有病、拒绝接受治疗的新入院病人，避免使用命令性言语，切忌言语动作简单生硬，态度应和蔼、语气温和，从关心、关爱、体贴的角度，迎合病人的心理，让病人能接纳信任医疗护理员，避免暴力行为的发生。同时医疗护理员应该避免威胁性、紧张性或突然性的姿势，并调节身体位置，平视病人的眼睛，这样可使病人感觉是平等的交流。

7.加强人员的培训：提高工作技能，及时干预，避免遭受攻击，并适当控制。因此，要加强医疗护理员对暴力行为的评估能力，进行保护性约束等专科技能的培训，并把暴力行为发生时候的应急处置流程作为考核的内容。

（三）暴力行为发生时的处理

1.寻求帮助：当病人暴力行为发生时，要呼叫其他医务人员一起行动，尽快控制局面，疏散其他病人离开现场，确保其他病人和病房的安全。保持与病人1m左右，从背后或侧面阻止病人的暴力行为，不可迎面阻拦，以保护病人和自身安全。在交流中医疗护理员必须用坚定、平静、平和的声音和语气与病人交流，用简单、清楚、直接的语言提醒病人暴力行为的结果，不要把任何焦虑、急躁的情绪传递给病人，避免使病人害怕而造成严重后果。

2.巧夺危险物品：如果病人持有危险品，一定要尽快地解除。医疗护理员要取得病人的信任，向病人解释代为保管，以后归还；可以答应病人的要求，帮助减轻愤怒情绪，自行停止暴力行为。如果语言制止无效时，可以采用转移病人注意力在无防备的情况下夺下危险品，抢夺必须行动果断、步调一致、配合积极，不可硬夺。

3.心理疏导：医疗护理员通过表达对病人安全及行为的关心，缓解病人心理紧张，取得其信任，进而产生感情共鸣，取得病人的配合。对于有诱发事件引起的暴力行为，应及时处理原发事件以平息病人的愤怒，并可适当答应病人的合理要求，让病人自行停止暴力行为。

4.约束与隔离：在采用其他措施无法制止病人的暴力行为时，可以采用约束和隔离的手段。但必须有医嘱才可以使用，这是为了保护病人防止伤害自己或他人，减少对整个病房治疗体系的破坏而采取的有效措施。在执行身体保护时，常常会引起病人的不安与反抗，所以在保护过程中要持续与病人谈话，以缓和语气告诉执行约束的目的、时间。必要时可陪伴在一旁以减少病人的焦虑。

二、精神病人暴力攻击应急处置流程

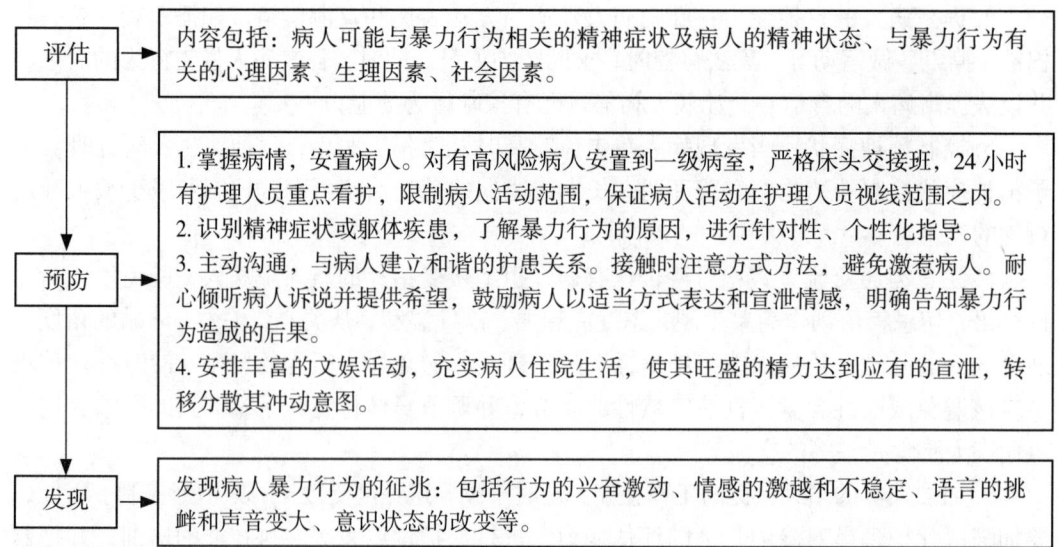

| 评估 | 内容包括：病人可能与暴力行为相关的精神症状及病人的精神状态、与暴力行为有关的心理因素、生理因素、社会因素。 |

| 预防 | 1.掌握病情，安置病人。对有高风险病人安置到一级病室，严格床头交接班，24小时有护理人员重点看护，限制病人活动范围，保证病人活动在护理人员视线范围之内。
2.识别精神症状或躯体疾患，了解暴力行为的原因，进行针对性、个性化指导。
3.主动沟通，与病人建立和谐的护患关系。接触时注意方式方法，避免激惹病人。耐心倾听病人诉说并提供希望，鼓励病人以适当方式表达和宣泄情感，明确告知暴力行为造成的后果。
4.安排丰富的文娱活动，充实病人住院生活，使其旺盛的精力达到应有的宣泄，转移分散其冲动意图。 |

| 发现 | 发现病人暴力行为的征兆：包括行为的兴奋激动、情感的激越和不稳定、语言的挑衅和声音变大、意识状态的改变等。 |

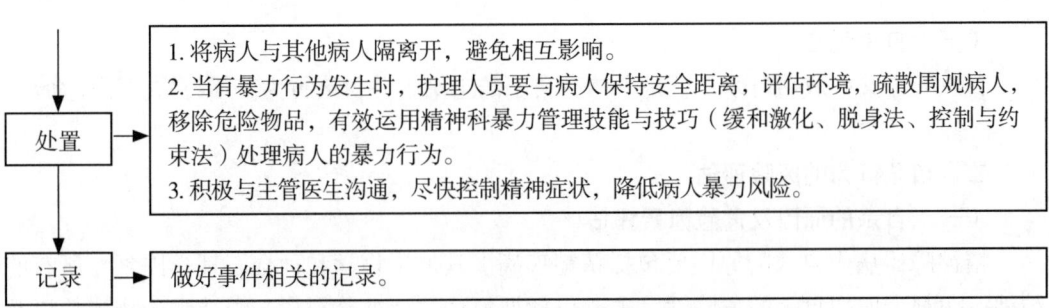

| 处置 | → | 1. 将病人与其他病人隔离开，避免相互影响。
2. 当有暴力行为发生时，护理人员要与病人保持安全距离，评估环境，疏散围观病人，移除危险物品，有效运用精神科暴力管理技能与技巧（缓和激化、脱身法、控制与约束法）处理病人的暴力行为。
3. 积极与主管医生沟通，尽快控制精神症状，降低病人暴力风险。 |
| 记录 | → | 做好事件相关的记录。 |

图 16-4-1 精神病人暴力攻击应急处置流程

三、注意事项

1. 执行保护性约束，每2h要活动肢体一次，同时要满足病人的生理需求。约束时间白天不超过4h，夜间一般不超过12h。病人入睡后原则上要解除保护性约束，如病情不允许持续约束者，应减少约束部位，调节约束长度至病人可翻身的余地。

2. 平时要根据病人的文化背景和特长爱好安排病人的日间活动。安排其参加文娱治疗项目，建立良好的人际交流、应对以及处理技巧。安排病人做一些力所能及的体力活动消耗过剩的精力，多夸奖病人以维护其自尊。

第五节 自杀危险病人照护

世界卫生组织将自杀定义为"病人有意识地伤害自己的身体，以达到结束生命的目的"。自杀是精神科较为常见的危机事件，是疾病死亡的前十位原因之一，也是精神障碍病人死亡的最常见原因。因此，医疗护理员必须要掌握如何识别自杀的征兆，采用适当的措施来防范病人的自杀行为，帮助病人保持生命、健康和尊严。

一、自杀行为的分类

（一）自杀意念

自杀意念是指病人有过自杀的想法，可能通过口头表达，或者是一些作品表达了自杀的想法。如果病人是积极的自杀意念就会思考和寻找自杀的方法，而消极的自杀意念就是个体有过自杀的想法，但是没有任何具体的计划。

（二）自杀威胁

自杀威胁是指直接地或口头书面表达自杀的愿望，但实际并没有自杀行动。

（三）自杀姿态

自杀姿态指的是个体采取故意的自毁行为来达到自己的目的，但是没有危及生命。

（四）自杀未遂

自杀未遂是指个体为了结束自己的生命而采取的自毁行为，但是由于各种原因，如被救、手段不坚决或者懊悔而自动终止等，没有造成死亡，但常常导致轻微或严重的损伤。

（五）自杀死亡

自杀死亡又称成功自杀，就是个体有自杀的念头，并付诸行为，最终失去了生命。

二、自杀行为的风险评估

（一）自杀的原因及危险因素评估

精神障碍病人自杀的原因要包括精神疾病、其他生物学和社会心理学因素。所有的精神疾病都会增加自杀的危险性，主要包括抑郁症、精神分裂症、酒精和药物依赖以及人格障碍，其中抑郁症病人中自杀死亡率达到 12%~60%。而精神分裂症病人往往也可能在听幻觉的命令下出现自杀行为。其他的主要还包括遗传因素和心理社会因素。遗传因素的影响不可忽视，自杀行为的家族史是自杀的重要危险因素。另外，不良的心理素质和个性特征也与自杀有一定的关系，如具备偏执、依赖、心胸狭窄、极度自卑或自尊心过强、孤僻、回避社交等个性特征的人在遭遇生活事件后更容易自杀。这些人很难建立良好的社会人际关系，缺少社会支持，往往由于感情、事业受挫而选择自杀来解脱。

（二）自杀行为发生的征兆评估

约 80% 的有自杀倾向的病人，在实施自杀行为前都有一定的自杀先兆。医疗护理员应对以下几个方面进行评估。

1. 病人有企图自杀的历史，或病人家族有精神病史或自杀史，或病人有严重的精神症状，包括抑郁、幻听、妄想等。

2. 病人将自己与他人隔离，完全不与他人交流。

3. 病人的语言、行为和情感当中流露出自杀性意愿。例如，病人语言中透露"我真不想活了""这个世界真没什么意思""这是你最后一次见到我了"；病人毫无理由的行为反常，或者是详细地安排家务事情和清理自己的个人物品，或者收藏或者搜集一些绳子、刀具、药片等用来自杀的物品等；病人长时间的情感低落、哭泣、无助无望，或者在抑郁了很长一段时间后病人突然无来由地开心起来，或者突然拒绝医生的治疗等。

三、自杀行为的预防

（一）保证环境的安全

应安排在重病室重点观察，严格执行病区安全管理与检查制度。可以将自杀、自伤企图明显的病人安排居住在易于观察的单间。医疗护理员要注意服务态度，适当满足病人的合理要求。

（二）心理疏导

1. 转移注意力：多鼓励有自杀想法的病人参加文娱治疗活动，减少独处的机会，置身于集体环境中，分散其注意力，也便于观察病情。病人出现幻觉及妄想时，可设法转移其注意力，引导到现实中病人感兴趣的事物上来，并给予适当的安慰和良性感官刺激，以减少错觉、幻觉、妄想等不良刺激。

2. 坦率地探讨自杀问题：医疗护理员应给其真诚的关怀和深切的同情，尽可能得到病人的信任。同时，也可直接与病人谈论自杀问题，并同他们共同讨论如何正确对待挫折和表达愤怒的处理方式，这种坦率的交谈会降低病人自杀的危险性。

3. 积极引导：医疗护理员要积极与病人聊天，提供发泄气愤、内疚等情感的机会。尽量满足病人的合理要求，使病人安心配合治疗护理。对恢复期病人要经常接触，了解其心理活动。因势利导，增强战胜疾病的信心，使其对今后的生活充满希望，正确认识自己的存在价值。

4. 安全护理：医疗护理员认真执行安全护理制度，对能引起意外的物品要及时清查，不安全设施要及时修理。同时，保证病人服药到胃，严格检查病人口腔，防止药物蓄积一次性吞服。对自杀、自伤企图明显的病人应严加防范，其活动应持续在工作人员视线范围内，班班交接，必要时应专人护理；一旦发生自杀、自伤时，要沉着、冷静地做初步抢救，并及时报告医生进一步采取措施。

四、自杀行为的应急处置流程

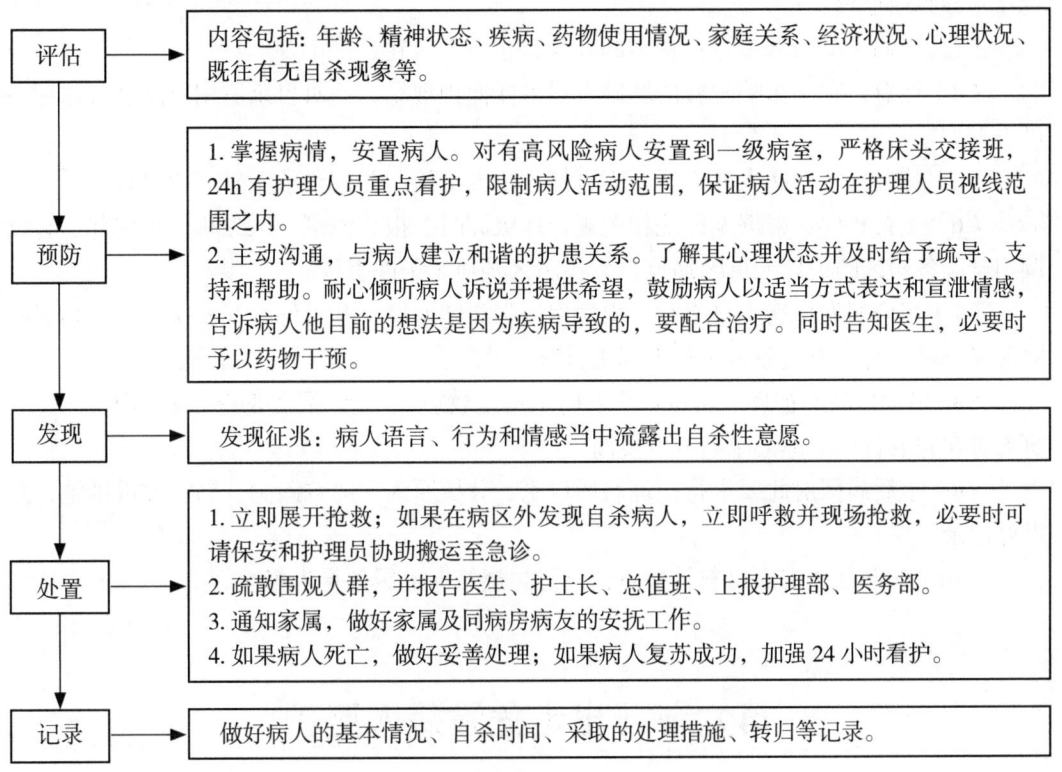

图 16-5-1　自杀行为的应急处置流程

五、注意事项

1. 住院病人发生自杀时，以及时、就地抢救为原则。

2. 自缢病人抢救预案

（1）发现病人自缢，切不可惊慌失措，不可离开现场，迅速进行就地抢救。

（2）首先应立即为病人解开缢套，抱住病人身体向上抬举，解开颈部受压迫状态，若病人在低处勒缢，应立即剪断缢套。

（3）将病人平放，保持仰卧，颈部伸直，托起下颌，用舌钳提出舌头，以防舌后坠，堵塞气道。

（4）病人脱开缢套后，评估病人呼吸、脉搏、意识情况，记录时间，同时设法通知其他工作人员及医生，同时要有一名护士组织管理好其他病人，保证病房安全。

（5）立即施行口对口人工呼吸，胸外心脏按压术。而且要不间断地进行，直至自主呼吸恢复，再搬移病人。

3.若病人以自伤或坠楼手段自伤

（1）评估病人呼吸、脉搏、意识情况，记录时间，并设法同时通知其他工作人员及医生，同时要有一名护士组织管理好其他病人，保证安全。

（2）视病情实施心肺复苏，保持呼吸道的通畅，待呼吸、脉搏恢复。立即给氧、配合建立静脉通道等。

（3）对病人受伤部位进行初步的处理：止血、包扎、固定等。

（4）注意：在不影响抢救的基础上尽可能保护现场，并对自杀所用物品进行保存不可丢失。

（5）待医生宣布病人死亡后，方可停止抢救措施，并按要求做好尸体料理。

（6）上报程序：根据本医院相关规定逐级即时上报总值班、医务科、护理部、有权调用全院各病区的护理人员参加抢救，各病区必须无条件服从。

（7）当病房发生病人自杀时，由病房负责通知家属，并做好解释安抚工作，如家属对解释有疑义时，由医务科、护理部进行调查处理，必要时按相关规定解决。

（8）参加抢救的护理人员按要求及时书写抢救护理记录，妥善保存亡者病历资料（当班人员在完成各项护理记录后方可换岗）。

（9）事后病区对此要进行护理病历讨论，分析原因，巡查漏洞，制定改进措施，并做好记录。

（10）病区准备书面材料汇报事情经过，逐级向上级领导汇报。

第六节　出走危险病人照护

出走行为是指精神疾病病人由于缺乏自制力，或者是不安心住院，在未经医护人员同意擅自一个人离开医院的行为。由于精神疾病病人自我防护能力弱，在出走期间，有可能出现危险，也有可能会给他人造成严重后果，因此医疗护理员必须熟悉如何防范精神疾病病人的出走行为。

一、出走行为的风险评估

（一）出走的原因及危险因素

1.精神疾病因素：患有精神疾病的病人自知力缺乏，他们否认自身患有精神疾病，往往因拒绝接受治疗而离开医院。具有幻觉或妄想的精神分裂症或抑郁症病人往往认为住院是对他的迫害，因此想方设法要离开医院。有严重自杀观念的病人，因为医院防护严密，他们为了达到自杀的目的而寻找机会离开医院。精神活性物质滥用的病人往往因为戒断症状难受，为了摆脱医院的环境，出走去获得满足。具有嫉妒妄想的精神分裂症病人往往会怀疑配偶对自己不忠，但自己住院又无法监视，而想方设法地要离开医院。

2.社会心理因素：非自愿住院治疗病人的住院环境相对封闭，容易使病人感到生活单调、受约束和限制，从而非常想要脱离这个环境；病情好转的病人，往往因为思念家人而出走；部分病人会因为工作人员态度生硬、对病人不耐心，产生不满而选择出走；部分病人对治疗护理存在恐惧，如药物严重的不良反应、无抽搐电痉挛治疗、保护性约束等，从而选择出走。

3.其他因素：一部分病人看到病房环境比较差，会担心其他病人威胁到自身安全而想离开；也有些病人是因为担心住在精神病医院会遭到歧视，并且缺乏安全感而想要出走；另外，医院自身管理过于松懈，往往也有可能让病人产生随时可以出走的想法。

（二）出走的征兆评估

1.病人有出走史。

2.病人有明显的幻觉、妄想。

3.患有精神分裂症、恶劣心境、双相情感障碍、酒精药物滥用史的病人更容易出走。

4.入院方式当中，由他人送入院或警方送来的更容易发生出走行为。

5.病人自身有寻找出走机会的表现。

二、出走病人的表现

（一）意识清醒病人的表现

意识清醒的病人往往会隐蔽地寻求出走机会。例如，有的病人会主动与工作人员建立良好的关系，之后取得信任之后再趁机出走；有的病人则是经常在门口附近活动，会趁工作人员没有防备的时候出走；还有的病人会观察病房的各项措施，寻找不结实的门窗等。在出走计划的实施当中，病人往往会焦虑、坐卧不安、失眠。

（二）意识不清病人的表现

意识不清的病人出走无计划也不讲究方式，他们不知避讳，旁若无人地从门口走出去。

三、出走行为的预防

（一）关心病人，加强沟通

护理人员要善于观察病人的病情变化，主动接触病人，了解其外走的原因和想法。

指导病人正确解决生活中的矛盾和问题，引导正性行为，鼓励病人战胜疾病的信心。

（二）营造舒适环境

给病人安排舒适的休养环境。督促病人参加娱乐活动，使病人培养生活情趣，消除恐惧和疑虑的心理障碍，促使其配合治疗。加强与家属的联系，鼓励家属探视，减少病人的孤独感。

（三）加强管理

严格执行安全管理和检查制度，及时检修病区的各项措施，上下班等出入病区人员较多的时候，加强防护，避免病人伺机出走，病人外出活动检查要有专人陪同。出走危险性高的病人，应随时进行观察和巡视，并适当地限制病人的活动范围。做好夜间巡视工作，巡视时间不定时，避免病人掌握规律发生外逃。

四、精神病人出走防范和处置流程

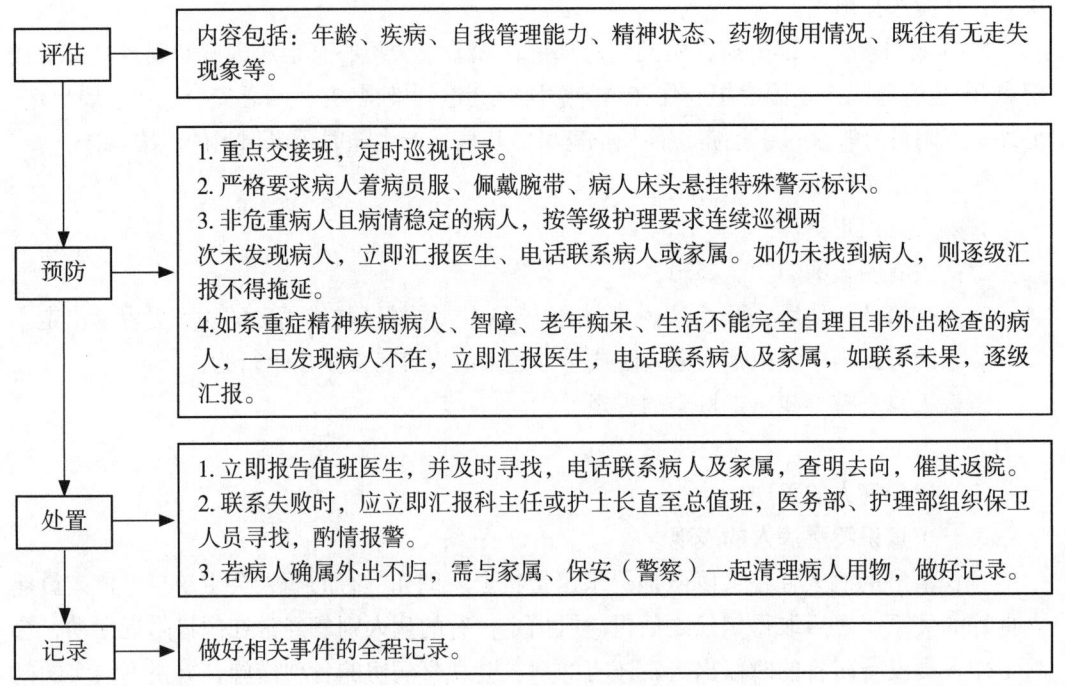

图 16-6-1　精神病人出走防范和处置流程

五、注意事项

病人走失后，应立即组织人员查找；要立即通知家属和单位协助寻找，并报告护理部值班护士长；工作人员要管理好其他病人，病人返回医院之后要劝导病人，不要埋怨指责病人；分析病房和医院有无安全隐患，如病人病房门窗是否牢固，病人是否一直在医疗护理员视线范围内活动。

第七节 吞食异物病人照护

吞食异物是指病人吞下了除食物外的其他物品,往往会导致非常严重的后果。需要严加防范,及时发现并正确处理。

一、精神病人吞食异物的相关因素

精神障碍病人可能因为受到幻觉、妄想的支配,出现自伤、自杀的观念,从而吞食异物,也有可能受到疾病的影响,动机不明而吞噬异物。痴呆和精神发育迟滞的病人往往是由于缺乏对事物的分辨能力而吞食异物。还有一些精神障碍病人是采用吞食异物作为一种威胁手段,来达到不住院的目的。另外,也有一些抑郁症和人格障碍病人也可能采用吞食异物作为一种自杀手段。

二、吞食异物的表现

吞食异物的种类不同,往往表现也不同。病人如果吞食的是锋利的金属或玻璃碎片会损伤重要的器官或血管,导致胃肠穿孔或大出血;吞食较多的纤维织物可引起肠梗阻;吞食塑料可能会引起中毒。病人常常会有恶心、呕吐、腹胀、腹泻等症状。

三、吞食异物的预防

医疗护理员要掌握病人的病情,做到心中有数。对于吞食异物倾向的病人,要了解原因,不要斥责病人,同时要耐心说明吞食异物的不良后果,劝说病人放弃,改变不良的行为方式。另外,要加强对危险物品的管理,病人使用剪刀、针线、指甲钳等物品必须在护理员的视线范围内。

四、吞食异物后的处理

1. 发现病人吞食异物后,首先稳定病人情绪,尽快了解病人所吞食异物的种类,并及时报告医护人员。

2. 检查口腔及咽部是否被异物损伤,观察异物的位置,若在咽喉部,应协助设法取出,并做好伤口处理。

3. 对不明吞服异物种类者,或吞服金属类异物者立即进行 X 线或 B 超检查。若是吞服药物及其他有毒药物时立即协助进行洗胃,必要时协助进行血液灌流。如吞服的异物较小或比较光滑时,根据病情给予粗纤维饮食,促进其排泄,并且观察异物的排泄情况。

4. 密切观察病人的病情变化,有无痛苦的表情等。监测生命体征,监测有无腹痛腹胀、四肢厥冷、出汗、柏油样便等紧急情况,及时报告医护人员,同时为转院做好准备。

5. 做好记录。

五、吞食异物应急处置流程

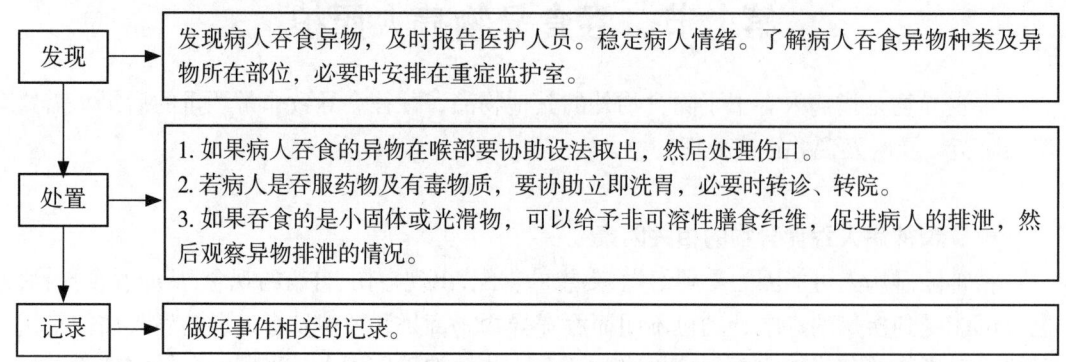

| 发现 | → | 发现病人吞食异物，及时报告医护人员。稳定病人情绪。了解病人吞食异物种类及异物所在部位，必要时安排在重症监护室。 |

1. 如果病人吞食的异物在喉部要协助设法取出，然后处理伤口。
2. 若病人是吞服药物及有毒物质，要协助立即洗胃，必要时转诊、转院。
3. 如果吞食的是小固体或光滑物，可以给予非可溶性膳食纤维，促进病人的排泄，然后观察异物排泄的情况。

处置

| 记录 | → | 做好事件相关的记录。 |

图 16-7-1　精神病人吞食异物应急处置流程

第八节　木僵病人照护

木僵指病人在意识清醒下出现的严重的精神运动性抑制，表现为动作、行为和言语活动完全抑制或减少，主要表现为不语、不吃、不动，面无表情，任何刺激都无反应，终日卧床不起，口中充满唾液，大小便潴留，生活不能自理，持续时间较长。轻者言语和动作明显减少或缓慢、迟钝，又称为亚木僵状态。木僵容易导致营养失调、机体衰弱、压疮或其他并发症，需要引起重视。

一、木僵的原因与危险因素

严重的木僵常见于精神分裂症，称为紧张性木僵。严重的抑郁症病人也可能出现木僵状态，但是程度一般较轻。突然的精神刺激可能会引发心因性木僵，但一般持续时间较短，事后对木僵期的情况不能回忆。另外，感染、中毒、脑瘤、脑血管病变往往会引起器质性木僵。药物反应可能会引起药源性木僵。

二、木僵病人的临床表现

木僵状态的病人表现为动作、言语明显减少，严重者终日卧床，肌张力增高，可以呈现不吃、不喝、不语、不动，不解大小便，面无表情，身体长时间维持一个固定姿势，甚至呈现出"空气枕头"或"蜡样屈曲"。病人从表面看对周围的事物毫无反应，但病人意识清晰，能正确感知，有时会突然转变为难以控制的兴奋躁动，出现让人意想不到的伤人、毁物等狂暴行为。

三、木僵病人的照护
（一）安全照护

在安静的环境中，特别是夜晚或夜深人静时，有的病人能够自己起床活动或主动进食；有的会由木僵状态突然转为无目的地奔跑、喊叫、冲动、毁物、伤人的极度兴奋状态。因此，应密切注意病情变化，提高安全防范意识。要警惕抑郁性木僵病人的自杀行为，提高警觉，门要经常锁好，附近不要放置有危险的物品，防止发生意外。

（二）心理疏导

对不同类型的木僵病人采取不同的心理疏导方法。对抑郁性木僵病人要采取接触的方式，其态度要和蔼，多鼓励、安慰，帮助病人树立战胜疾病的信心。对心因性木僵病人要与病人多交谈，耐心倾听病人诉说，发泄情感，针对病因帮助病人改变对生活事件的认知水平，引导病人面对现实，减缓某些过分的欲望和苛求，以得到心理上的平衡，稳定病人的情绪。对紧张性木僵病人要以体贴关心为主，消除恐惧心理，满足心理、生理需求，耐心解释症状机理，正确认识疾病，消除疑虑，减轻心理负担以尽早恢复自制力。对违拗性木僵病人，护理过程中不可强求，应采取反向诱导方式，以达到护理的目的。木僵病人虽然不言不动，但意识是清晰的。进行护理前，要像正常人一样征求其意见，耐心进行解释。态度要亲切，言语要温和，动作要轻缓，不要惊动病人，禁止陪护、探视人员在病人面前谈论其病情和刺激性语言，避免各种不良刺激。

（三）生活照护

要做好病人的口腔护理，保持呼吸道通畅。要定时为病人除去口腔积存的唾液，并用清水或盐开水擦洗口腔，被唾液污染的枕套要及时更换。注意体位和皮肤护理，定期擦浴、更衣、修剪指甲，保持床铺清洁、平整、干燥柔软。每天翻身3~4次，对经常被压的部位进行按摩，尤以骶尾部、足跟部及肩胛部为著。并予以50%乙醇按摩受压部位，必要时置以气垫，以防止发生压疮。"蜡样屈曲"症状的病人，应注意将其肢体放置舒适，并按摩肢体，活动关节，以防止肌肉萎缩。

（四）大小便照护

注意观察大小便情况。木僵病人易出现尿潴留和便秘，且很少向家人诉说，故护理时要仔细观察，定时给便器，诱导训练病人按时排大小便的习惯，尽量防止因积存过多而外溢于床上。女病人经期应保持下身清洁，便后要及时清洗局部，污染的衣物应及时更换，避免皮肤和泌尿道感染。

（五）饮食照护

注意营养和水分的摄入，维持水、电解质、能量代谢平衡，必要时给予鼻饲进食或静脉输液等帮病人度过急性发作期。轻症木僵病人可以想办法诱导其进食或喂食，喂食前要清洁口腔，以促进食欲。喂时要耐心，防止噎食。喂食后要检查口腔，防止食物留于口内造成腐败，必要时做口腔照护。

第十七章
安宁疗护

死亡是人生不可避免的阶段，在人生的最后旅途中需要关爱和帮助。安宁疗护是帮助临终者走好人生最后一个阶段的重要手段。作为医疗护理人员，要了解安宁疗护的含义和理念，并掌握相应的照护点，以帮助临终者能舒适、有尊严、安详地走完人生最后一个旅途。

【学习目标】

（一）识记

能正确叙述安宁疗护的内容、安宁疗护的方法和技能、家属哀伤辅导。

（二）理解

1. 能描述安宁疗护的具体内容。

2. 能描述常安宁疗护的方法和技能。

3. 能说出家属哀伤辅导的内容。

（三）应用

1. 能运用安宁疗护的方法和技能为病人提供临终的日常照护。

2. 能对家属进行一定程度的哀伤辅导。

【案例导入】

刘爷爷，92 岁，慢性支气管炎肺气肿，高血压，糖尿病，肺癌，恶液质，长期持续吸氧，端坐卧位，病人因为肩膀疼痛（肿瘤骨转移），已经整整 2 个月没有躺在床上睡觉了。他只能坐在椅子上睡觉，或者靠在他儿子的背上休息。为此，他的坐骨结节处已经长了两处压疮。病人及家属都苦不堪言。

请思考：

1. 如何运用安宁疗护的方法和技能对刘爷爷照护？
2. 如何对家属进行哀伤辅导？

第一节　安宁疗护的概述

安宁疗护最早起源于英国，目前已经历了五十余年的发展历程。我国的安宁疗护尚处于初级发展阶段，需要多学科团队合作以推动其不断完善。

一、概述

（一）定义

安宁疗护是以疾病终末期病人和家属为中心，以多学科协作模式进行的一种照护实践。通过减轻病人的痛苦和不适症状，为病人提供身体、心理、精神等多方面的照护和人文关怀等服务。

（二）实施意义

安宁疗护的实施，主要是为了维护临终病人尊严，提高临终病人的生存质量；安抚亲友，解决家庭照料困难和不良情绪；节约费用，优化利用医疗资源，转变对死亡的观念，真正体现人道主义精神。

二、安宁疗护的理念

安宁疗护最重要的核心理念就是要帮助患有不可治愈疾病的病人在疾病、衰老和死亡面前能最大程度地减轻痛苦，获得舒适和尊严，提高病人最后人生阶段的生命质量。

（一）以照料为中心

安宁疗护是针对各种疾病晚期、治疗不再生效、生命即将结束者进行的照护，一般在死亡前 3~6 个月内实施。对这些病人不再是以加强治疗免于死亡为目的，而是以为其提供照料、达到舒适为目的。通过控制病人的症状减轻痛苦，降低病人焦虑、恐惧的心理，获得需要的心理和社会支持，使其安宁、有尊严地离开人世。

（二）维护病人的尊严与权利

在照护过程中，要注意维护和保持病人的尊严、价值和权利，如在照护过程中，尽量保留病人原有的生活方式，满足其合理需求，鼓励其参与照护方案的制定，尊重其生命价值维护其隐私和权利等。

（三）加强死亡教育

帮助病人理解和接受死亡是生命的一个部分，承认生命是有限的，接受死亡是人生发展的必然过程。医疗护理员要帮助病人理解医学不是万能的，死亡也是人人都要面临

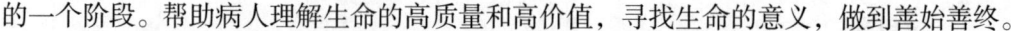

的一个阶段。帮助病人理解生命的高质量和高价值，寻找生命的意义，做到善始善终。

（四）提供多学科协作的全人整体照护，提高生命质量

安宁疗护需要多学科协作进行，包括医生、护士、麻醉师、营养师、药剂师、养老照护人员、志愿者等多种类型人员组成的团队。要为临终病人提供全方位和全程的服务，包括对临终病人提供生理、心理、社会、灵性等多方面的关心与照护，控制症状，减轻痛苦，内心安详平静，提高生命质量。此外，安宁疗护中的全人照护也包括对病人家属的照护，无论病人在世时还是离世后都要为家属提供适宜的支持。

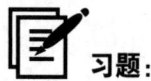习题：

叙述安宁疗护的概念？

第二节　安宁疗护的方法和技能

安宁疗护的实施要以临终病人和家属为中心，以多学科协作模式进行，要做好生理、心理、社会、灵性等多方面的照护，从控制症状、减轻痛苦、加强沟通和心理抚慰，以及做好家属支持等多个角度去实施安宁疗护。

一、安宁疗护技能技巧

1.试着让病人保持自己最舒服的情绪，有助于帮助他们减轻临终过程中的心理压力，在照护即将辞世的人时，应当把关注点放在缓解疼痛上，而不必担心长期使用阵痛药物可能会带来药物依赖或者药物滥用的问题。

2.简单的肢体接触——握着手、碰触，或者轻轻地按摩——就能让病人觉得自己和爱的人联系在一起。

3.在生命末期，呼吸困难是很常见的现象。可以试着把他躺在床上的头部垫高，打开窗户，使用雾化加湿器，使用风机使室内空气循环。

4.嘴唇和眼睛等部位的干燥是造成不适感的常见原因。润唇膏可以防止情况变得更糟。闭上眼睛，在上面放一块儿湿布也可以缓解干燥。如果口腔内看起来很干，可以用湿布、棉球或者经过特殊处理的药签擦拭口腔，这些也会有帮助。

5.脱水、缺乏营养的状态，会造成临终病人血液内酮体的积聚，这时候会产生一种止痛药的效应，使病人感到舒适，因此要避免葡萄糖的摄入。

6.解除担心、减少遗憾。临终的人可能会担心自己离世后谁来照料自己的物品或者家人。因此，我们要争取帮助解决临终病人所挂心的实际事务来解除其内心的挂碍。例如，承担照顾病人的植物、宠物等任务，或是承诺照顾好病人年老或年幼的亲人。

二、临终病人症状控制

临终病人会出现很多不适症状，最常见的症状是疼痛、呼吸困难、咯血、恶心呕吐、腹胀、谵妄等。

（一）疼痛

【评估要点】

1.病人的疼痛主诉，可以让病人用 1~10 分进行疼痛程度的评定。

2.疼痛的部位、程度、性质、持续的时间、疼痛的规律等。

3.采取止痛方法后的效果。

【照护要点】

1.遵医嘱使用止痛药物，规律、足量使用药物，而且预防性使用比治疗性止痛的效果更好。

2.对无法口服止痛药者，可选用皮肤贴片、舌下含化、静脉或肌内注射等方法给予止痛药。除止痛药外，还可采用其他方法缓解疼痛，如音乐疗法、注意力分散法、自我暗示法、针灸法等。

3.注意评估止痛后的效果，同时注意观察止痛药物的副作用，如恶心、呕吐、便秘和尿潴留，以及最严重的副作用呼吸抑制等。医疗护理员要及时向医护人员进行汇报，以便采取有效的应对措施。

（二）呼吸困难

【评估要点】

1.呼吸频率、意识、面容与表情。

2.口唇、指（趾）端甲床的皮肤颜色。

【照护要点】

1.当有痰液堵塞导致呼吸困难时，应及时清除痰液。

2.病情许可时，调整卧位取半坐位或抬高头、肩部。

3.注意环境的舒适，避免嘈杂、烟尘、花粉或其他化学物品气味的刺激。

4.医疗护理员要注意保持房间空气流通，可以使用小风扇在病人面部形成一定的对流减轻呼吸困难的症状。

5.对张口呼吸者，用湿巾或棉签湿润口唇。

6.呼吸困难会引发病人及照护者烦躁、焦虑、紧张的情绪，要注意安抚和鼓励。

7.有些临终病人因过度焦虑而加重呼吸困难，甚至导致喘息，可根据医嘱适当应用抗焦虑药；必要时医生也会使用吗啡降低呼吸频率，医疗护理员要注意观察有无呼吸抑制的副作用发生。吸氧的病人要注意保持氧气管道的通畅。

（三）咯血

【评估要点】

1.病人咯血的颜色、性状及量，伴随症状、心理反应等。

2.病人的意识状态生命体征、面容与表情。

【照护要点】

1. 对咯血病人取患侧卧位，出血部位不明病人取平卧位，头偏向一侧。

2. 及时清理病人口鼻腔的血液，做好安慰。

3. 按照医嘱吸氧床旁备好吸引器。

4. 避免用力叩背、频繁吸痰；注意言语镇静、温和，使用触摸等动作进行安抚。

5. 咯血期间避免使用口服给药的方式服用药物，可以采用其他方法。

6. 对有咯血风险的病人要做好预防性宣教使病人有一定的心理准备。

（四）恶心、呕吐

【评估要点】

1. 发生的时间、频率、原因或者诱因。

2. 呕吐的特点及呕吐物的颜色、性质、量、气味，伴随的症状等。

3. 病人的生命体征、意识状态等。

【照护要点】

1. 出现前驱症状时，马上协助病人采取坐位或者侧卧位，预防误吸。

2. 及时清理呕吐物，更换清洁的床单和衣物。

3. 剧烈呕吐时暂时禁止摄入饮食，遵照医嘱补充水分和相关物质。

4. 注意对病人进行言语或者非言语安抚，缓解其紧张、焦虑情绪。

（五）呕血、便血

【评估要点】

1. 发生呕血、便血的原因和诱因。

2. 出血的颜色、量、性状及伴随症状、心理反应等。

3. 生命体征和意识状态、腹部症状等。

【照护要点】

1. 呕血病人床头抬高 10° ~15° 或头偏向一侧。

2. 及时清理呕吐物，做好口腔护理。

3. 监测病人意识及生命体征变化，记录出入量。

4. 判断有无再次出血的症状与体征，注意安抚病人，缓解紧张情绪。

5. 呕血、便血期间严格禁食，卧床休息。

6. 注意向病人及其家属解释及安抚，使其有思想准备和心理预期。

（六）腹胀

【评估要点】

1. 腹胀的程度、持续时间、伴随症状。

2. 腹胀的原因，排便、排气情况。

3. 病人的心理反应。

【照护要点】

1. 根据病情协助病人采取舒适体位或行腹部按摩、肛管排气，遵医嘱补充电解质，以减轻腹胀。

2. 适当进行运动，不能下地者可以进行床上运动。

（七）水肿

【评估要点】

1. 评估水肿的部位、时间、范围、程度、发展速度。

2. 病人的伴随症状及心理状态。

3. 评估生命体征，水肿部位的皮肤情况。

【照护要点】

1. 轻度水肿病人限制活动，严重水肿病人取适宜体位卧床休息。

2. 监测体重，记录每日液体出入量。

3. 按照医嘱要求，饮食要低钠饮食，限制水分摄入，摄入适当蛋白质。

4. 预防水肿部位破损或出现压力性损伤，保持皮肤完整性。

（八）厌食

【评估要点】

1. 病人的牙齿、口腔黏膜、进食的情况。

2. 影响进食的药物及环境因素。

【照护要点】

1. 每天或每餐提供病人喜欢的食物，注意食物多样化，增加食欲。

2. 少量多餐。

3. 提供便于咀嚼的食物。

4. 减少进餐时任何可能导致病人情绪紧张的因素。

5. 必要时遵医嘱给予营养支持。

（九）口干

【评估要点】

1. 口腔黏膜的完整性及润滑情况，有无口腔烧灼感。

2. 有无咀嚼、吞咽困难或疼痛以及有无味觉改变。

3. 有无引起病人口干的药物或者其他治疗因素。

【照护要点】

1. 鼓励病人少量多次饮水

2. 增加病房中空气湿度。

3. 进行口腔护理，避免在口腔护理过程中强行剥脱血痂、表面覆膜等。

4. 必要时常规使用漱口剂。

（十）失眠

【评估要点】

1. 病人性别、年龄既往失眠史。

2. 失眠发生的影响因素如药物或者环境因素。

3.病人的睡眠卫生习惯及生活方式。

4.病人的意识或情绪状态，如有无谵妄、焦虑、抑郁等。

【照护要点】

1.减少夜间强光及噪声，改善睡眠环境。

2.积极控制疼痛、呼吸困难等躯体症状。

3.采取增加促进睡眠的措施，如增加日间活动、听音乐、按摩双手或足部、调整室内合适的温湿度等。

（十一）谵妄

【评估要点】

1.意识水平、注意力、情感状态、觉醒规律的改变。

2.可能的诱发因素，如药物因素或环境因素、感知觉改变等。

【照护要点】

1.使用合适的约束，充分向病人家属告知病情。

2.改变可能的危险因素，如感觉损害、药物等。

3.严密保护病人，避免发生跌倒等意外伤害。

4.遵医嘱使用镇静剂时要注意观察有无呼吸抑制发生。

5.保持环境安静，避免刺激；尽量采用单间安置病人降低说话声音；降低照明度，使用夜视灯，使用日历和熟悉的物品，减少房间摆设的改变。

6.安抚病人。

三、临终病人的沟通和心理抚慰

在临终阶段，临终病人除了生理上的痛苦外，更重要的是对死亡的恐惧。因此，一定要同时做好临终病人的心理抚慰。著名心理学家库柏勒·罗斯将大多数临终病人的心理分为5个连续的阶段，即否认期、愤怒期、协议期、忧郁期和接受期。医疗护理员可以尝试判断临终病人所在的阶段，并根据不同阶段的心理特征对临终病人进行沟通和心理抚慰。

（一）与否认期临终病人的沟通

病人不承认病情恶化的事实，认为是搞错了，千方百计去打探疾病状况。此期病人往往十分敏感，因此医疗护理员说话要谨慎小心。医疗护理员要理解否认是防止精神受伤的一种自我防御机制。在此阶段医疗护理员不必破坏临终病人的这种心理防卫，可以顺着临终病人的思路和语言，耐心地倾听他／她诉说，在适当的时候给予一些引导性的语言。

（二）与愤怒期临终病人的沟通

病人知道预后不佳，但不能理解，表现出愤怒、不接受日常护理或治疗等行为，常迁怒别人，训斥周围人员。愤怒是一种健康的适应性反应，对身心有利。医疗护理员在沟通时要忍让、宽容病人的态度，切忌一切粗暴语言，适时表达自己对病人的理解和同情，不要回避病人的话题，可以鼓励病人进行表达，如"得了这种病，谁都会心里不痛快，你就痛痛快快地发泄出来，也许会好受一些"等。同时，还要向病人家属说明情况，说服他们也不要计较和难过，与医护人员合作，使临终病人平稳度过这一段。

（三）与协议期临终病人的沟通

病人开始接受自己即将离世的现实，表现为心理上企图延缓死亡，愿意努力配合治疗护理。处在这一阶段的病人都能很好地与医疗护理员合作，并进行沟通。医疗护理员要抓住这个契机，进行必要的健康教育以及关于死亡观念的指导和教育。

（四）与忧郁期临终病人的沟通

越来越多身体功能的衰退、丧失及各种症状的加重是导致忧郁的重要原因。医疗护理员要注意不必打断或破坏病人的沉默，认真用心地倾听是这阶段最好的沟通方法。

（五）与接受期临终病人的沟通

接受期的病人做好了一切准备去迎接离世，表现得平静、安详。此时，医疗护理员要经常陪伴在病人身边，运用一切可能的沟通技巧表达对病人的慰藉，如适当的触摸、轻柔的语言会使他们体会到来自他人的温暖。同时，医疗护理员还要有意识地安慰病人家属，劝其不要过分悲伤，应把注意力放在其他需要照料的人身上或需要处理的事务上。

 习题：

1. 叙述安宁疗护的技能与技巧？
2. 叙述与接受期临终病人的沟通？

第三节 家属哀伤辅导

临终病人的家属在从病人生病到濒死阶段直至死亡，也会经历一系列非常复杂的心理反应。医疗护理员在做好临终病人照护工作的同时，也要对临终病人的家属做好相应的哀伤辅导。

哀伤指因为任何的丧失而引发的哀伤情绪体验，无法用语言来表达，是一种自然的正常情感反应。

哀伤辅导是协助哀伤者在合理时间内健康地完成悲伤任务。在西方国家哀伤辅导亦被称为"悲伤辅导"。

一、临终病人家属的负面情绪

（一）焦虑与抑郁

临终病人家庭成员心理健康状态不容乐观，临终病人对整个家庭都是严重的应激源，尤其对主要照顾者更是如此，使家属的应激水平提高，产生焦虑和抑郁等情绪障碍。

（二）恐惧感和悲伤情绪

我国受传统文化的影响，大多数人对死亡都是避而不谈。家属对亲人患绝症的悲哀和无助感以及对亲人的即将面临死亡不能坦然面对。

（三）家庭的压力

临终病人的家属由于前期不惜代价地救治而面对经济压力；或是由于家成员之间意见分歧而孤立；也由于长期照护备感疲意；还有家属采取对病人隐病情，独自承受压力。诸多原因造成家属存在较为严重的对身心和生活质量的影响。

（四）躯体不适

临终病人的照顾者以伴侣为主，多为老年人。长期陪护，睡眠不足，加之不良情绪影响，增加了身体功能受限或疾病的发生，而躯体的疾病又会加重心理负担。

二、家属哀伤辅导措施

（一）满足家属照顾病人的需要

临终病人的家属在病人将近死亡期间，可能会有以下的需要。

1.希望了解病人病情、了解病情进展、照护安排等相关事宜。

2.希望了解多学科团队中有哪些人会一起参与照护病人。

3.希望能参与到病人的日常照护活动中。

4.希望能够看到病人受到良好的照顾。

5.被关怀、理解和支持。

6.希望了解有哪些资源可以获取，如经济补助、社会资源、义工团体等。

（二）鼓励家属表达情感

医疗护理员要注意与临终病人家属的沟通，有意识地建立良好的信任关系。与家属交流时，要注意提供安静、隐私的环境耐心倾听，鼓励家属说出内心的感受及遇到的困难。医疗护理员也要主动向家属介绍对病人的照护情况，减少家属疑虑。对家属激动的言行要谅解和容忍，避免和家属发生争执和纠纷。

（三）指导家属参与到对病人的照护活动中

医疗护理员可以鼓励家属参与到病人的照护活动中,如对病人进行日常的清洁、喂食、生活护理等。医疗护理员可以仔细示范有关的照护技术，耐心指导家属参与照护。这个参与照料亲人的过程可以使家属得到心理慰藉,同时也加强了病人所感知到的家庭支持，感受到来自家人的关心和爱，减少其孤独感。

（四）适当创建家庭活动的机会

医疗护理员可以鼓励家属多与病人进行一些家庭活动，如一起看电视、听广播，共进午餐或者晚餐等，这种日常家庭活动的进行可以增进病人的心理调适，保持家庭完整性的感觉，对家属也起到心理慰藉的作用。

（五）重视对丧亲的家属的支持

丧失亲人后，家属在居丧期的痛苦也是巨大的。医疗护理员要理解此时对家属的支持同样重要，并不是随着病人的死亡对家属的支持就结束了。可以考虑从以下几个方面提供支持。

1. 细致认真地做好病人的遗体护理工作，如果家属希望可以参加到这个过程中，可以让其参与，一起完成遗体的护理工作。

2. 做好家属的心理疏导工作，安慰家属要面对现实，鼓励其宣泄情绪，倾听、陪伴常常是很好的一种支持方式，还可以握住病人家属的手，劝导他们毫不保留地宣泄内心的痛苦。如让他们哭出来，哭泣是一种很好的疏解内心忧伤情绪的途径。给他们创造一个隐私的环境，也可以允许他们和病人的遗体最后共处一小段时间。

3. 鼓励丧亲的家属间彼此互相安慰，让相对坚强的家属安慰脆弱一些的家属，鼓励他们相互支持，引导他们彼此间去发掘下一步生活调适的方法。

4. 协助解决实际困难，为家属提供可及的支持资源，如告知家属在办理丧事过程中所需要咨询的人员或者机构等，或者分享其他家属的经验等。

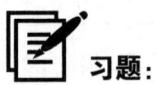 **习题：**

叙述家属哀伤辅导的措施？

第四节　遗体护理

遗体护理，目的是清洁遗体，无渗液，姿势良好，尊重死者，让死者平安去世。

一、目的
遗体整洁，姿势良好，易于辨认。尊重死者，给予家属安慰。

二、操作流程
操作流程见图 17-4-1。

三、注意事项
（一）严肃认真、一丝不苟
在遗体护理时，家属和医护人员应始终保持尊重死者的态度，不随便摆弄、暴露遗体，严肃认真地按操作规程进行护理。既不能畏缩不前，也不能打逗乱语。动作敏捷果断，抓紧时间，以防遗体僵硬造成护理困难。尊重家属的意见，并注意到死者的宗教信仰和民族习惯。

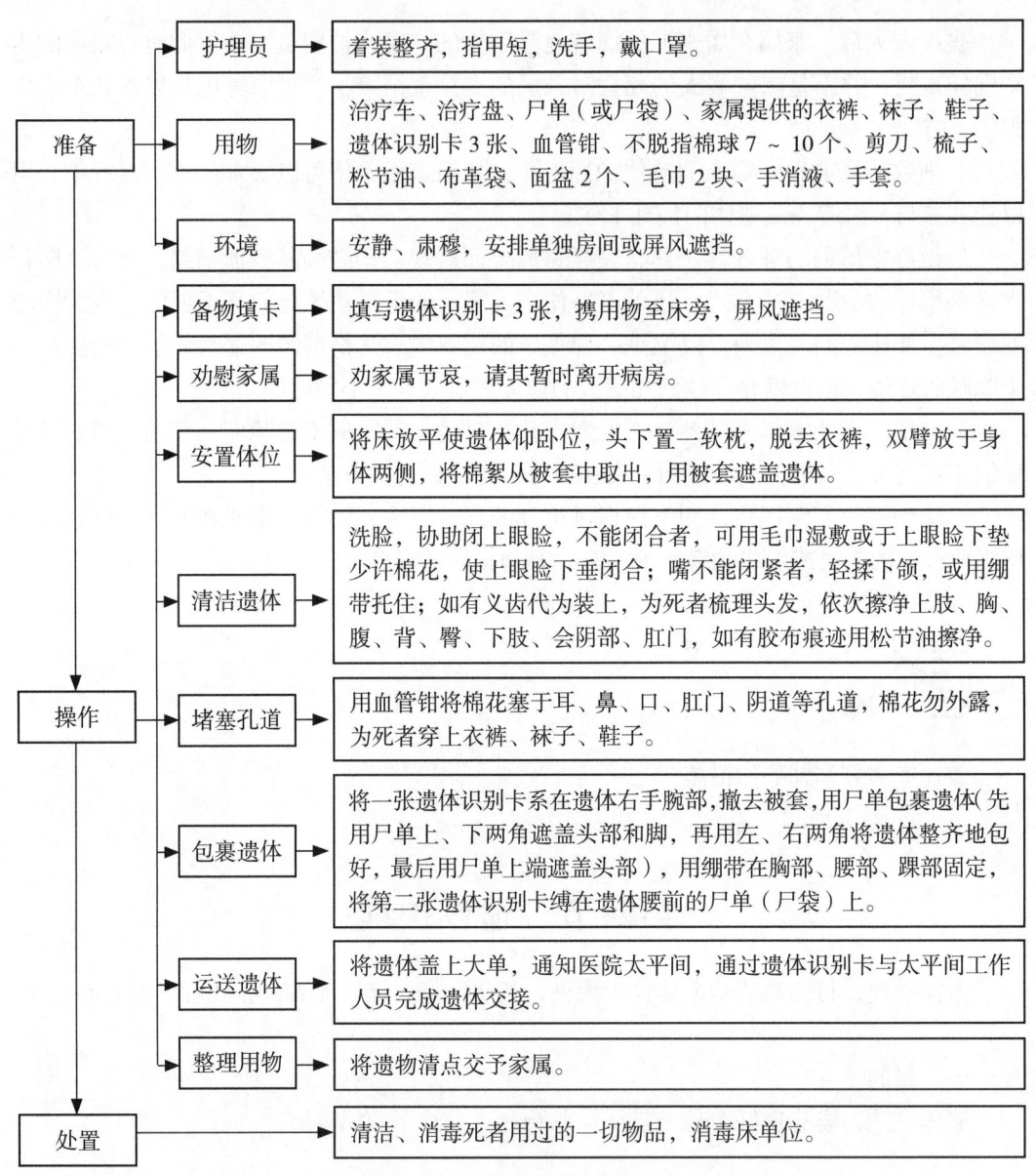

准备	护理员	着装整齐，指甲短，洗手，戴口罩。
	用物	治疗车、治疗盘、尸单（或尸袋）、家属提供的衣裤、袜子、鞋子、遗体识别卡3张、血管钳、不脱指棉球7～10个、剪刀、梳子、松节油、布革袋、面盆2个、毛巾2块、手消液、手套。
	环境	安静、肃穆，安排单独房间或屏风遮挡。
	备物填卡	填写遗体识别卡3张，携用物至床旁，屏风遮挡。
	劝慰家属	劝家属节哀，请其暂时离开病房。
	安置体位	将床放平使遗体仰卧位，头下置一软枕，脱去衣裤，双臂放于身体两侧，将棉絮从被套中取出，用被套遮盖遗体。
操作	清洁遗体	洗脸，协助闭上眼睑，不能闭合者，可用毛巾湿敷或于上眼睑下垫少许棉花，使上眼睑下垂闭合；嘴不能闭紧者，轻揉下颌，或用绷带托住；如有义齿代为装上，为死者梳理头发，依次擦净上肢、胸、腹、背、臀、下肢、会阴部、肛门，如有胶布痕迹用松节油擦净。
	堵塞孔道	用血管钳将棉花塞于耳、鼻、口、肛门、阴道等孔道，棉花勿外露，为死者穿上衣裤、袜子、鞋子。
	包裹遗体	将一张遗体识别卡系在遗体右手腕部，撤去被套，用尸单包裹遗体（先用尸单上、下两角遮盖头部和脚，再用左、右两角将遗体整齐地包好，最后用尸单上端遮盖头部），用绷带在胸部、腰部、踝部固定，将第二张遗体识别卡缚在遗体腰前的尸单（尸袋）上。
	运送遗体	将遗体盖上大单，通知医院太平间，通过遗体识别卡与太平间工作人员完成遗体交接。
	整理用物	将遗物清点交予家属。
处置		清洁、消毒死者用过的一切物品，消毒床单位。

图 17-4-1　遗体护理操作流程

（二）注意减少对邻里的叨扰

假如病人是在医院病房中死去，为避免惊扰其他病人，条件许可的话，病人临终前应移至单间或抢救室，以便死后在此处进行遗体护理。如果床位紧张，也可以用屏风隔离遮挡。如在家中死去，更要注意尽量减少对邻居的影响，避免对邻里的恶性刺激。

（三）对社会负责

对于死者的穿戴用物等，应予以彻底的消毒再抛弃处理。特别是患有传染病的死者，其遗体护理更应该按照严格的隔离消毒常规进行护理，防止传染病的传播。

（四）妥善料理遗嘱和遗物

病人死在医院里，应妥当地清点和保管好死者的遗嘱、遗物，及时移交家属。

附录

医疗护理员院内服务信息化系统操作技巧

概述

为进一步贯彻落实国家卫生健康委《关于印发进一步改善医疗服务行动计划的通知》中提出的"优化就医环境、提高服务效率、改善病人就医体验"的要求，各医院均积极推进互联网在医院信息化建设中的应用，通过创新和完善医疗服务信息化体系，开发院内自助服务信息化系统平台，广泛应用于医院门诊和住院流程管理领域中，作为窗口服务模式的替代补充。病人通过自助服务信息化系统平台可以建卡、充值、挂号、缴费、检查化验报告打印、综合查询等，实现了全流程就医的自助服务。院内服务信息化系统平台彻底改变了医院就医流程繁琐、"三长一短"的症结，同时使病人享受到自助服务信息化平台带来的高效便捷的服务体验。

医疗护理员作为医疗机构内从事医疗辅助服务的人员，其职责范围主要是在医务人员的指导下，对服务对象提供生活照护、辅助活动等服务。一名合格的护理员，在具备伦理素质、权责意识、病人沟通、生活护理等能力的前提下，掌握院内服务信息化系统平台的操作技巧，能更好地适应医院和行业发展趋势，为服务对象提供更全面的辅助服务。因此，在医疗护理员的培训中，融入院内服务信息化系统操作技巧的培训内容，是适应当前医院乃至病人对医疗护理员技能需求的必然趋势。

信息化服务平台的几种常规操作

一、门诊大厅信息化平台操作

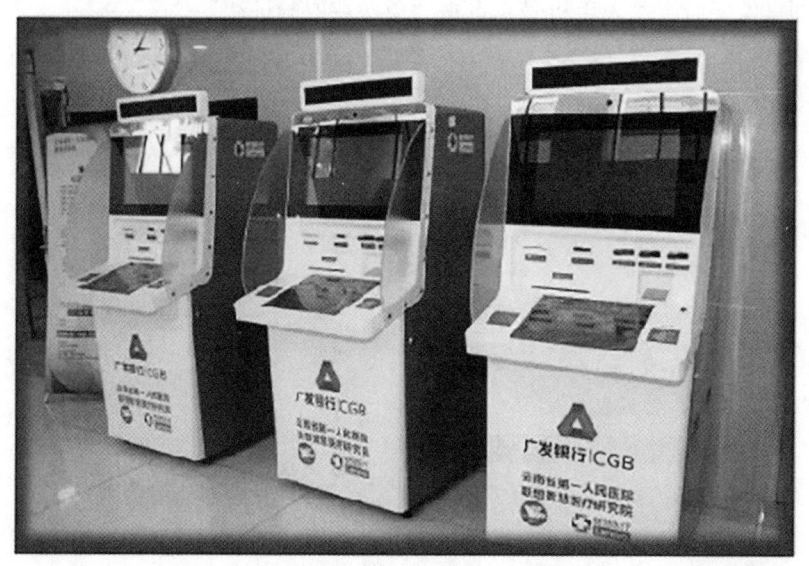

（一）办理就诊卡

1.将身份证放到身份证读卡器处。

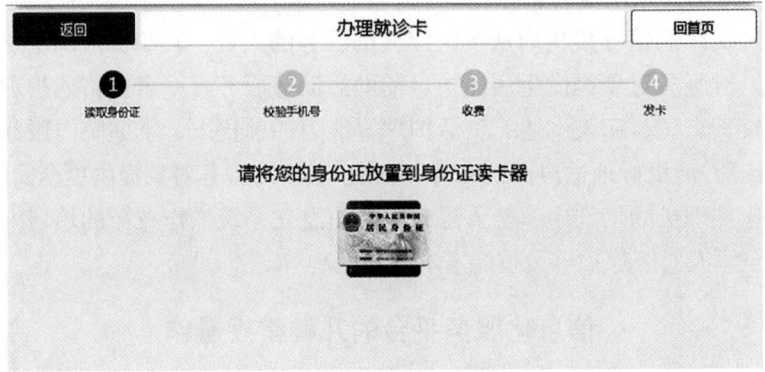

2.识别身份证后，输入手机号，点击"免费获取验证码"。

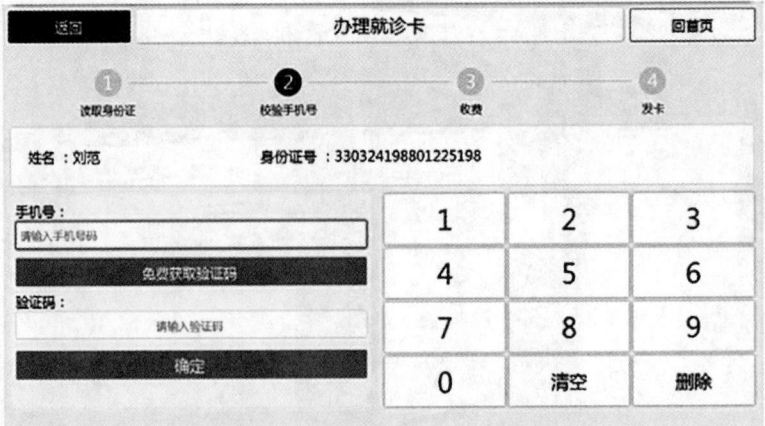

3. 输入验证码，点击确定。校验成功后，缴纳建档费，可通过现金、银行卡、微信、支付宝等方式支付。

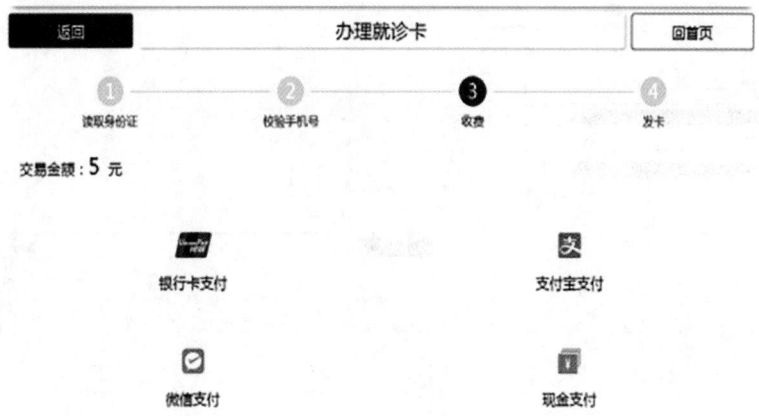

4. 支付成功后，自助机出卡并打印凭条。（超时未取卡，自助机将收回就诊卡，请联系自助机维护人员处理）

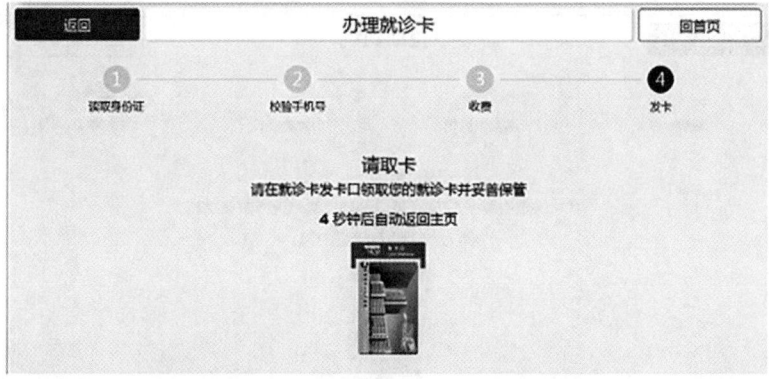

（二）医保用户关联就诊卡和建档

1. 插入医保卡识别身份。

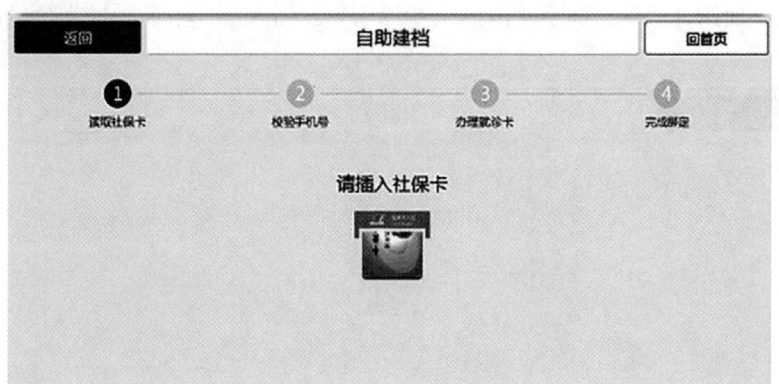

2.输入手机号进行验证，点击"免费获取验证码"，输入验证码，点击确定。

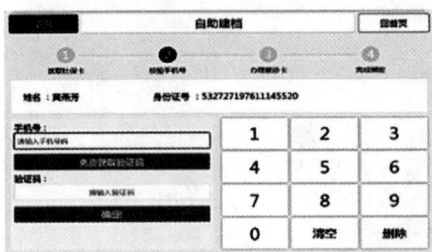

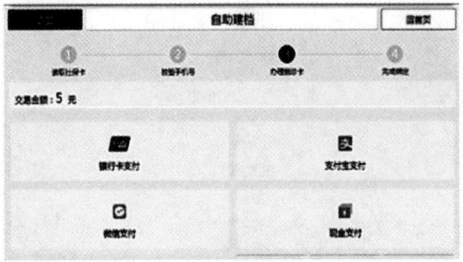

3.绑定就诊卡后，自助机出卡。

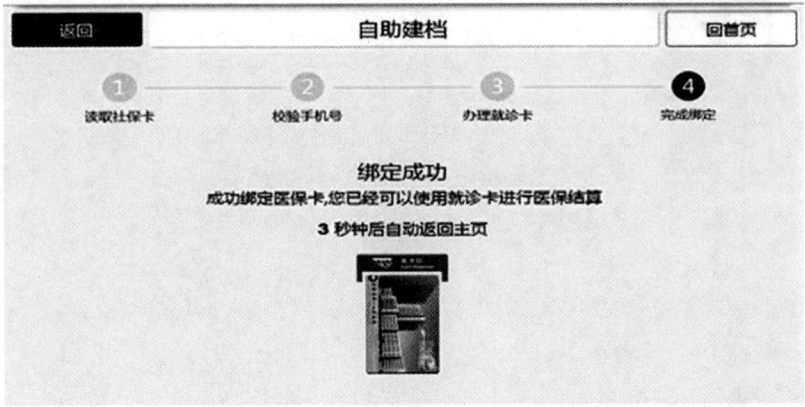

（三）挂号就诊

1.点击"预约挂号"，提示"请插入就诊卡"，插入就诊卡后，进入预约挂号界面。

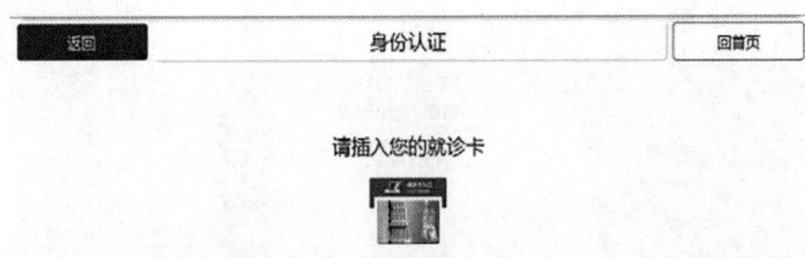

2. 选择要预约的专科。如下图所示：

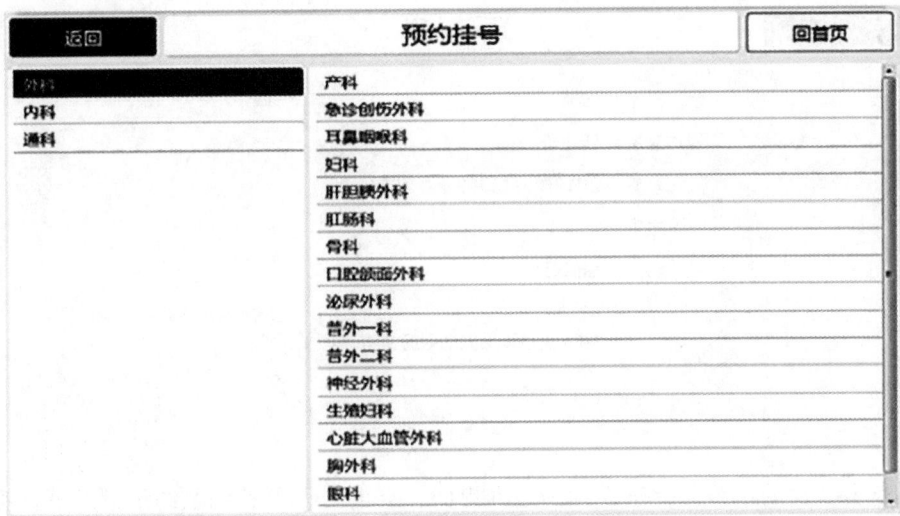

3. 点击需要选择的科室，进入预约挂号界面。如下图所示：

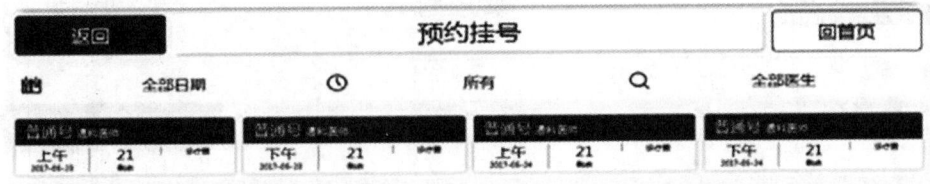

4. 点击预约的具体时间点。如下图所示：

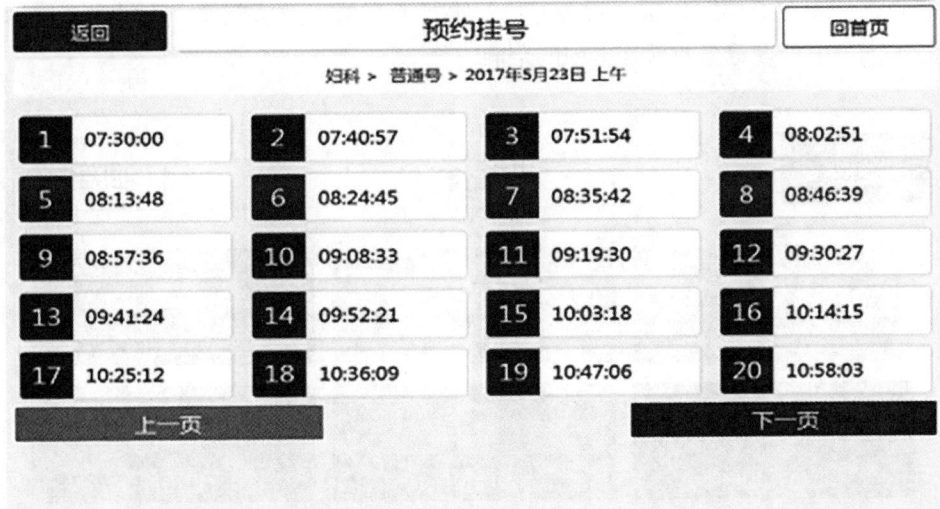

5.预约成功后，打印出预约单。

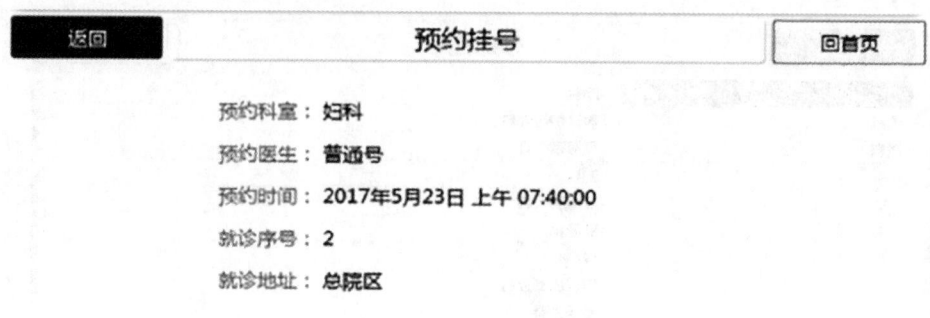

6.点击"我的预约"，进入预约查询界面，查询当天可签到预约记录，进行签到，签到成功自助机打印凭条。

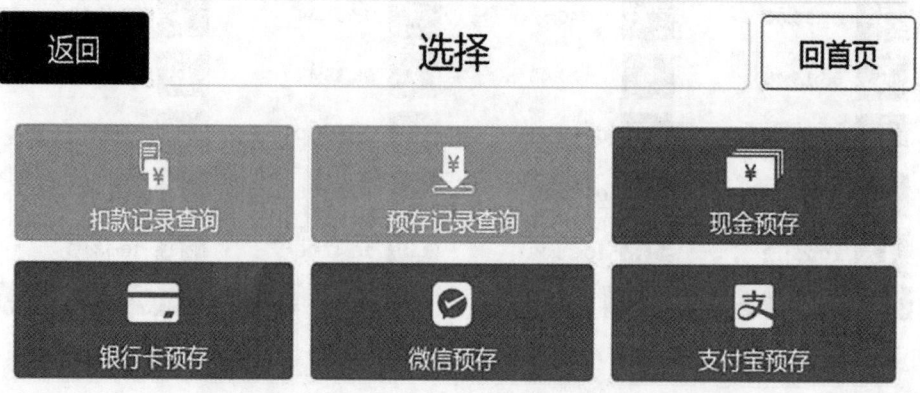

（四）预存缴费

1.点击"预存充值"，选择现金充值、银行卡充值、微信充值、支付宝充值，"预存记录查询"中可查看当前就诊卡中的余额。

2. 点击"缴费"，进入缴费界面，选择需要缴费的项目。

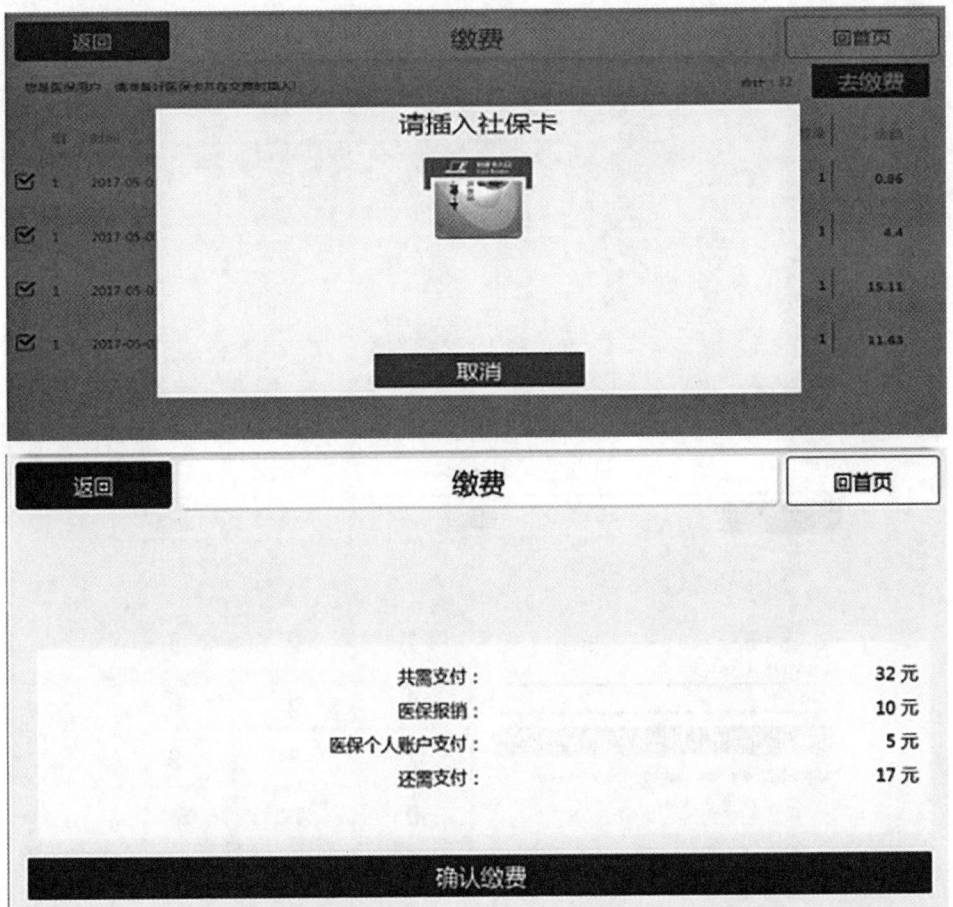

3. 点击"去缴费"，读卡时识别到该病人是医保病人，则病人结算时只能进行医保结算。插入社保卡，输入社保卡密码，点击确认缴费。若医保病人未带医保卡，只能按自费结算，需到收费窗口缴费。

（五）退费操作

1. 点击 "就诊卡退款"，提示 "请插入就诊卡"，插入就诊卡后，进入就诊卡退款界面，选择退款账户，输入退款金额。

2. 退款成功后，等待银行受理，自助机打印出退款凭条。

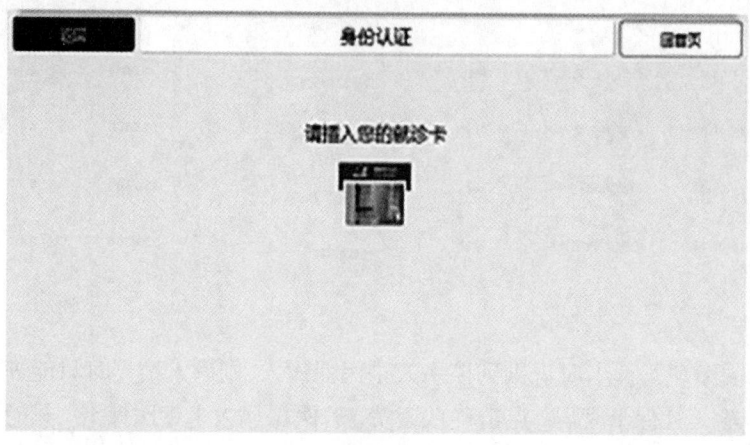

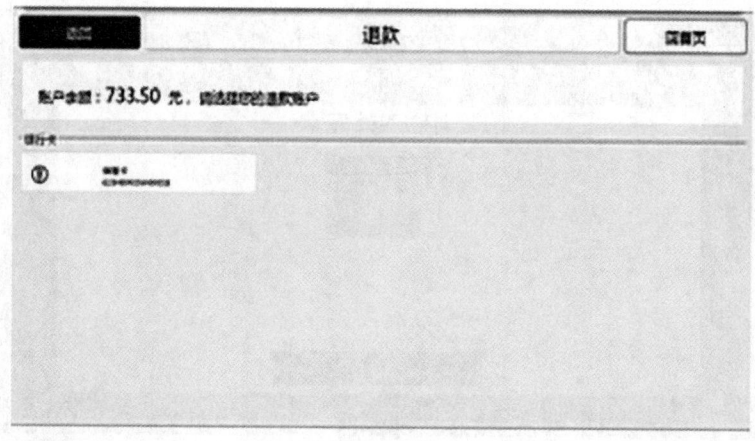

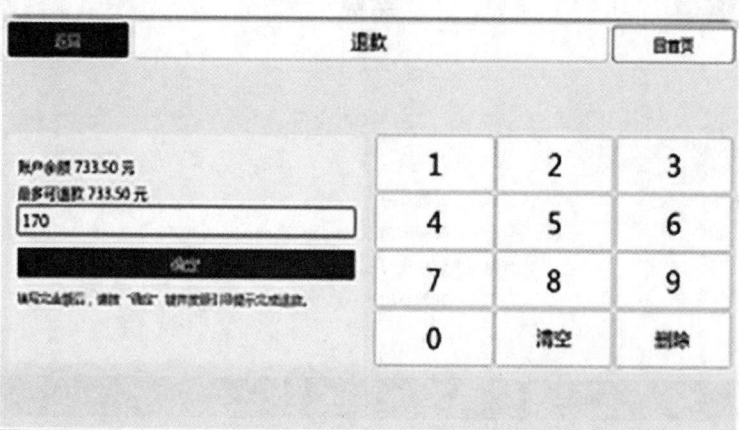

二、药房取药操作流程

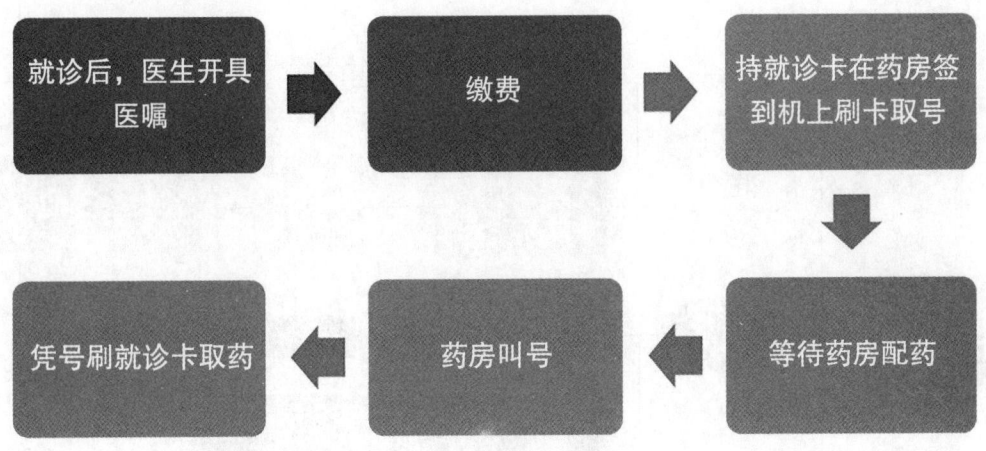

就诊后，医生开具医嘱 → 缴费 → 持就诊卡在药房签到机上刷卡取号

凭号刷就诊卡取药 ← 药房叫号 ← 等待药房配药

三、检验科取检验报告操作

插入就诊卡，点击"报告打印"，选择"检验科报告单打印"，进入界面后，选择检验项目，点击"打印"。

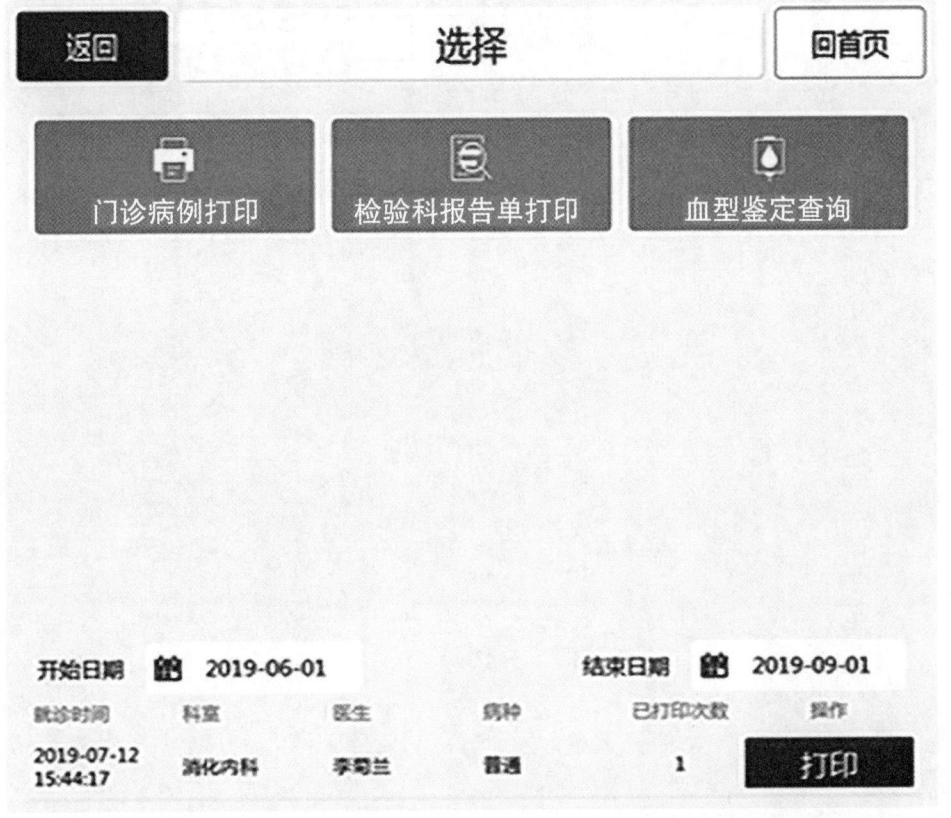

| 返回 | 选择 | 回首页 |

门诊病例打印　检验科报告单打印　血型鉴定查询

开始日期 2019-06-01　　　　结束日期 2019-09-01

就诊时间	科室	医生	病种	已打印次数	操作
2019-07-12 15:44:17	消化内科	李菊兰	普通	1	打印

四、出院办理医保结算

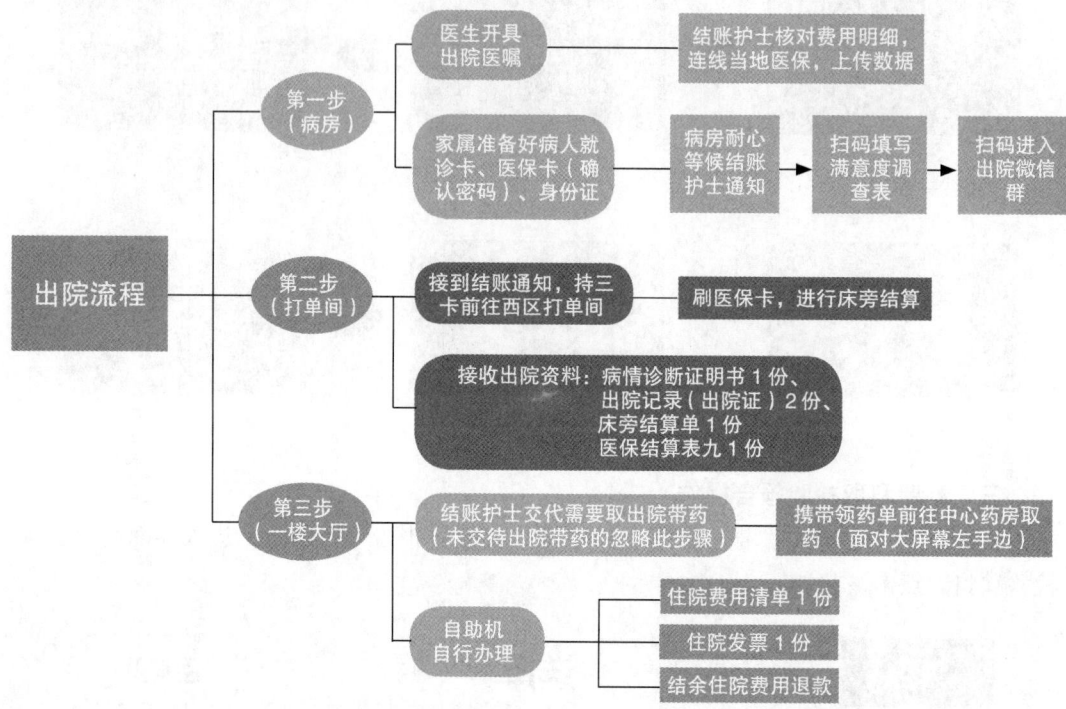

医疗机构管理条例

（由国务院于 1994 年 2 月 26 日发布，自 1994 年 9 月 1 日起施行。2016 年 2 月 6 日国务院令第 666 号修改施行。2022 年，国务院令第 752 号《国务院关于修改和废止部分行政法规的决定》对《医疗机构管理条例》的部分条款予以修改，自 2022 年 5 月 1 日起施行。）

第一章　总则

第一条　为了加强对医疗机构的管理，促进医疗卫生事业的发展，保障公民健康，制定本条例。

第二条　本条例适用于从事疾病诊断、治疗活动的医院、卫生院、疗养院、门诊部、诊所、卫生所（室）以及急救站等医疗机构。

第三条　医疗机构以救死扶伤，防病治病，为公民的健康服务为宗旨。

第四条　国家扶持医疗机构的发展，鼓励多种形式兴办医疗机构。

第五条　国务院卫生行政部门负责全国医疗机构的监督管理工作。

县级以上地方人民政府卫生行政部门负责本行政区域内医疗机构的监督管理工作。

中国人民解放军卫生主管部门依照本条例和国家有关规定，对军队的医疗机构实施监督管理。

第二章　规划布局和设置审批

第六条　县级以上地方人民政府卫生行政部门应当根据本行政区域内的人口、医疗资源、医疗需求和现有医疗机构的分布状况，制定本行政区域医疗机构设置规划。

机关、企业和事业单位可以根据需要设置医疗机构，并纳入当地医疗机构的设置规划。

第七条　县级以上地方人民政府应当把医疗机构设置规划纳入当地的区域卫生发展规划和城乡建设发展总体规划。

第八条　设置医疗机构应当符合医疗机构设置规划和医疗机构基本标准。医疗机构基本标准由国务院卫生行政部门制定。

第九条　单位或者个人设置医疗机构，按照国务院的规定应当办理设置医疗机构批准书的，应当经县级以上地方人民政府卫生行政部门审查批准，并取得设置医疗机构批准书。

第十条　申请设置医疗机构，应当提交下列文件：

（一）设置申请书；

（二）设置可行性研究报告；

（三）选址报告和建筑设计平面图。

第十一条　单位或者个人设置医疗机构，应当按照以下规定提出设置申请：

（一）不设床位或者床位不满 100 张的医疗机构，向所在地的县级人民政府卫生行政部门申请；

（二）床位在 100 张以上的医疗机构和专科医院按照省级人民政府卫生行政部门的规定申请。

第十二条　县级以上地方人民政府卫生行政部门应当自受理设置申请之日起 30 日内，作出批准或者不批准的书面答复；批准设置的，发给设置医疗机构批准书。

第十三条　国家统一规划的医疗机构的设置，由国务院卫生行政部门决定。

第三章　登记

第十四条　医疗机构执业，必须进行登记，领取《医疗机构执业许可证》；诊所按照国务院卫生行政部门的规定向所在地的县级人民政府卫生行政部门备案后，可以执业。

第十五条　申请医疗机构执业登记，应当具备下列条件：

（一）按照规定应当办理设置医疗机构批准书的，已取得设置医疗机构批准书；

（二）符合医疗机构的基本标准；

（三）有适合的名称、组织机构和场所；

（四）有与其开展的业务相适应的经费、设施、设备和专业卫生技术人员；

（五）有相应的规章制度；

（六）能够独立承担民事责任。

第十六条　医疗机构的执业登记，由批准其设置的人民政府卫生行政部门办理；不需要办理设置医疗机构批准书的医疗机构的执业登记，由所在地的县级以上地方人民政府卫生行政部门办理。

按照本条例第十三条规定设置的医疗机构的执业登记，由所在地的省、自治区、直辖市人民政府卫生行政部门办理。

机关、企业和事业单位设置的为内部职工服务的门诊部、卫生所（室）、诊所的执业登记或者备案，由所在地的县级人民政府卫生行政部门办理。

第十七条　医疗机构执业登记的主要事项：

（一）名称、地址、主要负责人；

（二）所有制形式；

（三）诊疗科目、床位；

（四）注册资金。

第十八条　县级以上地方人民政府卫生行政部门自受理执业登记申请之日起 45 日内，根据本条例和医疗机构基本标准进行审核。审核合格的，予以登记，发给《医疗机构执业许可证》；审核不合格的，将审核结果以书面形式通知申请人。

第十九条　医疗机构改变名称、场所、主要负责人、诊疗科目、床位，必须向原登记机关办理变更登记或者向原备案机关备案。

第二十条　医疗机构歇业，必须向原登记机关办理注销登记或者向原备案机关备案。经登记机关核准后，收缴《医疗机构执业许可证》。

医疗机构非因改建、扩建、迁建原因停业超过 1 年的，视为歇业。

第二十一条 床位不满 100 张的医疗机构，其《医疗机构执业许可证》每年校验 1 次；床位在 100 张以上的医疗机构，其《医疗机构执业许可证》每 3 年校验 1 次。校验由原登记机关办理。

第二十二条 《医疗机构执业许可证》不得伪造、涂改、出卖、转让、出借。

《医疗机构执业许可证》遗失的，应当及时申明，并向原登记机关申请补发。

第四章 执业

第二十三条 任何单位或者个人，未取得《医疗机构执业许可证》或者未经备案，不得开展诊疗活动。

第二十四条 医疗机构执业，必须遵守有关法律、法规和医疗技术规范。

第二十五条 医疗机构必须将《医疗机构执业许可证》、诊疗科目、诊疗时间和收费标准悬挂于明显处所。

第二十六条 医疗机构必须按照核准登记或者备案的诊疗科目开展诊疗活动。

第二十七条 医疗机构不得使用非卫生技术人员从事医疗卫生技术工作。

第二十八条 医疗机构应当加强对医务人员的医德教育。

第二十九条 医疗机构工作人员上岗工作，必须佩带载有本人姓名、职务或者职称的标牌。

第三十条 医疗机构对危重病人应当立即抢救。对限于设备或者技术条件不能诊治的病人，应当及时转诊。

第三十一条 未经医师（士）亲自诊查病人，医疗机构不得出具疾病诊断书、健康证明书或者死亡证明书等证明文件；未经医师（士）、助产人员亲自接产，医疗机构不得出具出生证明书或者死产报告书。

第三十二条 医务人员在诊疗活动中应当向病人说明病情和医疗措施。需要实施手术、特殊检查、特殊治疗的，医务人员应当及时向病人具体说明医疗风险、替代医疗方案等情况，并取得其明确同意；不能或者不宜向病人说明的，应当向病人的近亲属说明，并取得其明确同意。因抢救生命垂危的病人等紧急情况，不能取得病人或者其近亲属意见的，经医疗机构负责人或者授权的负责人批准，可以立即实施相应的医疗措施。

第三十三条 医疗机构发生医疗事故，按照国家有关规定处理。

第三十四条 医疗机构对传染病、精神病、职业病等病人的特殊诊治和处理，应当按照国家有关法律、法规的规定办理。

第三十五条 医疗机构必须按照有关药品管理的法律、法规，加强药品管理。

第三十六条 医疗机构必须按照人民政府或者物价部门的有关规定收取医疗费用，详列细项，并出具收据。

第三十七条 医疗机构必须承担相应的预防保健工作，承担县级以上人民政府卫生行政部门委托的支援农村、指导基层医疗卫生工作等任务。

第三十八条 发生重大灾害、事故、疾病流行或者其他意外情况时，医疗机构及其卫生技术人员必须服从县级以上人民政府卫生行政部门的调遣。

第五章 监督管理

第三十九条 县级以上人民政府卫生行政部门行使下列监督管理职权：

（一）负责医疗机构的设置审批、执业登记、备案和校验；

（二）对医疗机构的执业活动进行检查指导；

（三）负责组织对医疗机构的评审；

（四）对违反本条例的行为给予处罚。

第四十条 国家实行医疗机构评审制度，由专家组成的评审委员会按照医疗机构评审办法和评审标准，对医疗机构的执业活动、医疗服务质量等进行综合评价。

医疗机构评审办法和评审标准由国务院卫生行政部门制定。

第四十一条 县级以上地方人民政府卫生行政部门负责组织本行政区域医疗机构评审委员会。

医疗机构评审委员会由医院管理、医学教育、医疗、医技、护理和财务等有关专家组成。评审委员会成员由县级以上地方人民政府卫生行政部门聘任。

第四十二条 县级以上地方人民政府卫生行政部门根据评审委员会的评审意见，对达到评审标准的医疗机构，发给评审合格证书；对未达到评审标准的医疗机构，提出处理意见。

第六章 罚则

第四十三条 违反本条例第二十三条规定，未取得《医疗机构执业许可证》擅自执业的，依照《中华人民共和国基本医疗卫生与健康促进法》的规定予以处罚。

违反本条例第二十三条规定，诊所未经备案执业的，由县级以上人民政府卫生行政部门责令其改正，没收违法所得，并处3万元以下罚款；拒不改正的，责令其停止执业活动。

第四十四条 违反本条例第二十一条规定，逾期不校验《医疗机构执业许可证》仍从事诊疗活动的，由县级以上人民政府卫生行政部门责令其限期补办校验手续；拒不校验的，吊销其《医疗机构执业许可证》。

第四十五条 违反本条例第二十二条规定，出卖、转让、出借《医疗机构执业许可证》的，依照《中华人民共和国基本医疗卫生与健康促进法》的规定予以处罚。

第四十六条 违反本条例第二十六条规定，诊疗活动超出登记或者备案范围的，由县级以上人民政府卫生行政部门予以警告、责令其改正，没收违法所得，并可以根据情节处以1万元以上10万元以下的罚款；情节严重的，吊销其《医疗机构执业许可证》或者责令其停止执业活动。

第四十七条 违反本条例第二十七条规定，使用非卫生技术人员从事医疗卫生技术工作的，由县级以上人民政府卫生行政部门责令其限期改正，并可以处以1万元以上10万元以下的罚款；情节严重的，吊销其《医疗机构执业许可证》或者责令其停止执业活动。

第四十八条 违反本条例第三十一条规定，出具虚假证明文件的，由县级以上人民政府卫生行政部门予以警告；对造成危害后果的，可以处以1万元以上10万元以下的罚款；对直接责任人员由所在单位或者上级机关给予行政处分。

第四十九条 没收的财物和罚款全部上交国库。

第五十条 当事人对行政处罚决定不服的，可以依照国家法律、法规的规定申请行政复议或者提起行政诉讼。当事人对罚款及没收药品、器械的处罚决定未在法定期限内申请复议或者提起诉讼又不履行的，县级以上人民政府卫生行政部门可以申请人民法院强制执行。

第七章　附则

第五十一条 本条例实施前已经执业的医疗机构，应当在条例实施后的 6 个月内，按照本条例第三章的规定，补办登记手续，领取《医疗机构执业许可证》。

第五十二条 外国人在中华人民共和国境内开设医疗机构及香港、澳门、台湾居民在内地开设医疗机构的管理办法，由国务院卫生行政部门另行制定。

第五十三条 本条例自 1994 年 9 月 1 日起施行。1951 年政务院批准发布的《医院诊所管理暂行条例》同时废止。

医院感染管理办法

第一章 总则

第一条 为加强医院感染管理，有效预防和控制医院感染，提高医疗质量，保证医疗安全，根据《传染病防治法》《医疗机构管理条例》和《突发公共卫生事件应急条例》等法律、行政法规的规定，制定本办法。

第二条 医院感染管理是各级卫生行政部门、医疗机构及医务人员针对诊疗活动中存在的医院感染、医源性感染及相关的危险因素进行的预防、诊断和控制活动。

第三条 各级各类医疗机构应当严格按照本办法的规定实施医院感染管理工作。

医务人员的职业卫生防护，按照《职业病防治法》及其配套规章和标准的有关规定执行。

第四条 卫生部负责全国医院感染管理的监督管理工作。

县级以上地方人民政府卫生行政部门负责本行政区域内医院感染管理的监督管理工作。

第二章 组织管理

第五条 各级各类医疗机构应当建立医院感染管理责任制，制定并落实医院感染管理的规章制度和工作规范，严格执行有关技术操作规范和工作标准，有效预防和控制医院感染，防止传染病病原体、耐药菌、条件致病菌及其他病原微生物的传播。

第六条 住院床位总数在100张以上的医院应当设立医院感染管理委员会和独立的医院感染管理部门。

住院床位总数在100张以下的医院应当指定分管医院感染管理工作的部门。

其他医疗机构应当有医院感染管理专（兼）职人员。

第七条 医院感染管理委员会由医院感染管理部门、医务部门、护理部门、临床科室、消毒供应室、手术室、临床检验部门、药事管理部门、设备管理部门、后勤管理部门及其他有关部门的主要负责人组成，主任委员由医院院长或者主管医疗工作的副院长担任。

医院感染管理委员会的职责是：

（一）认真贯彻医院感染管理方面的法律法规及技术规范、标准，制定本医院预防和控制医院感染的规章制度、医院感染诊断标准并监督实施；

（二）根据预防医院感染和卫生学要求，对本医院的建筑设计、重点科室建设的基本标准、基本设施和工作流程进行审查并提出意见；

（三）研究并确定本医院的医院感染管理工作计划，并对计划的实施进行考核和评价；

（四）研究并确定本医院的医院感染重点部门、重点环节、重点流程、危险因素以及采取的干预措施，明确各有关部门、人员在预防和控制医院感染工作中的责任；

（五）研究并制定本医院发生医院感染暴发及出现不明原因传染性疾病或者特殊病

原体感染病例等事件时的控制预案；

（六）建立会议制度，定期研究、协调和解决有关医院感染管理方面的问题；

（七）根据本医院病原体特点和耐药现状，配合药事管理委员会提出合理使用抗菌药物的指导意见；

（八）其他有关医院感染管理的重要事宜。

第八条 医院感染管理部门、分管部门及医院感染管理专（兼）职人员具体负责医院感染预防与控制方面的管理和业务工作。主要职责是：

（一）对有关预防和控制医院感染管理规章制度的落实情况进行检查和指导；

（二）对医院感染及其相关危险因素进行监测、分析和反馈，针对问题提出控制措施并指导实施；

（三）对医院感染发生状况进行调查、统计分析，并向医院感染管理委员会或者医疗机构负责人报告；

（四）对医院的清洁、消毒灭菌与隔离、无菌操作技术、医疗废物管理等工作提供指导；

（五）对传染病的医院感染控制工作提供指导；

（六）对医务人员有关预防医院感染的职业卫生安全防护工作提供指导；

（七）对医院感染暴发事件进行报告和调查分析，提出控制措施并协调、组织有关部门进行处理；

（八）对医务人员进行预防和控制医院感染的培训工作；

（九）参与抗菌药物临床应用的管理工作；

（十）对消毒药械和一次性使用医疗器械、器具的相关证明进行审核；

（十一）组织开展医院感染预防与控制方面的科研工作；

（十二）完成医院感染管理委员会或者医疗机构负责人交办的其他工作。

第九条 卫生部成立医院感染预防与控制专家组，成员由医院感染管理、疾病控制、传染病学、临床检验、流行病学、消毒学、临床药学、护理学等专业的专家组成。主要职责是：

（一）研究起草有关医院感染预防与控制、医院感染诊断的技术性标准和规范；

（二）对全国医院感染预防与控制工作进行业务指导；

（三）对全国医院感染发生状况及危险因素进行调查、分析；

（四）对全国重大医院感染事件进行调查和业务指导；

（五）完成卫生部交办的其他工作。

第十条 省级人民政府卫生行政部门成立医院感染预防与控制专家组，负责指导本地区医院感染预防与控制的技术性工作。

第三章 预防与控制

第十一条 医疗机构应当按照有关医院感染管理的规章制度和技术规范，加强医院感染的预防与控制工作。

第十二条 医疗机构应当按照《消毒管理办法》，严格执行医疗器械、器具的消毒工作技术规范，并达到以下要求：

（一）进入人体组织、无菌器官的医疗器械、器具和物品必须达到灭菌水平；

（二）接触皮肤、黏膜的医疗器械、器具和物品必须达到消毒水平；

（三）各种用于注射、穿刺、采血等有创操作的医疗器具必须一用一灭菌。

医疗机构使用的消毒药械、一次性医疗器械和器具应当符合国家有关规定。一次性使用的医疗器械、器具不得重复使用。

第十三条　医疗机构应当制定具体措施，保证医务人员的手卫生、诊疗环境条件、无菌操作技术和职业卫生防护工作符合规定要求，对医院感染的危险因素进行控制。

第十四条　医疗机构应当严格执行隔离技术规范，根据病原体传播途径，采取相应的隔离措施。

第十五条　医疗机构应当制定医务人员职业卫生防护工作的具体措施，提供必要的防护物品，保障医务人员的职业健康。

第十六条　医疗机构应当严格按照《抗菌药物临床应用指导原则》，加强抗菌药物临床使用和耐药菌监测管理。

第十七条　医疗机构应当按照医院感染诊断标准及时诊断医院感染病例，建立有效的医院感染监测制度，分析医院感染的危险因素，并针对导致医院感染的危险因素，实施预防与控制措施。

医疗机构应当及时发现医院感染病例和医院感染的暴发，分析感染源、感染途径，采取有效的处理和控制措施，积极救治病人。

第十八条　医疗机构经调查证实发生以下情形时，应当于12小时内向所在地的县级地方人民政府卫生行政部门报告，并同时向所在地疾病预防控制机构报告。所在地的县级地方人民政府卫生行政部门确认后，应当于24小时内逐级上报至省级人民政府卫生行政部门。省级人民政府卫生行政部门审核后，应当在24小时内上报至卫生部：

（一）5例以上医院感染暴发；

（二）由于医院感染暴发直接导致病人死亡；

（三）由于医院感染暴发导致3人以上人身损害后果。

第十九条　医疗机构发生以下情形时，应当按照《国家突发公共卫生事件相关信息报告管理工作规范（试行）》的要求进行报告：

（一）10例以上的医院感染暴发事件；

（二）发生特殊病原体或者新发病原体的医院感染；

（三）可能造成重大公共影响或者严重后果的医院感染。

第二十条　医疗机构发生的医院感染属于法定传染病的，应当按照《中华人民共和国传染病防治法》和《国家突发公共卫生事件应急预案》的规定进行报告和处理。

第二十一条　医疗机构发生医院感染暴发时，所在地的疾病预防控制机构应当及时进行流行病学调查，查找感染源、感染途径、感染因素，采取控制措施，防止感染源的传播和感染范围的扩大。

第二十二条　卫生行政部门接到报告，应当根据情况指导医疗机构进行医院感染的调查和控制工作，并可以组织提供相应的技术支持。

第四章　人员培训

第二十三条　各级卫生行政部门和医疗机构应当重视医院感染管理的学科建设，建立专业人才培养制度，充分发挥医院感染专业技术人员在预防和控制医院感染工作中的作用。

第二十四条　省级人民政府卫生行政部门应当建立医院感染专业人员岗位规范化培训和考核制度，加强继续教育，提高医院感染专业人员的业务技术水平。

第二十五条　医疗机构应当制定对本机构工作人员的培训计划，对全体工作人员进行医院感染相关法律法规、医院感染管理相关工作规范和标准、专业技术知识的培训。

第二十六条　医院感染专业人员应当具备医院感染预防与控制工作的专业知识，并能够承担医院感染管理和业务技术工作。

第二十七条　医务人员应当掌握与本职工作相关的医院感染预防与控制方面的知识，落实医院感染管理规章制度、工作规范和要求。工勤人员应当掌握有关预防和控制医院感染的基础卫生学和消毒隔离知识，并在工作中正确运用。

第五章　监督管理

第二十八条　县级以上地方人民政府卫生行政部门应当按照有关法律法规和本办法的规定，对所辖区域的医疗机构进行监督检查。

第二十九条　对医疗机构监督检查的主要内容是：

（一）医院感染管理的规章制度及落实情况；

（二）针对医院感染危险因素的各项工作和控制措施；

（三）消毒灭菌与隔离、医疗废物管理及医务人员职业卫生防护工作状况；

（四）医院感染病例和医院感染暴发的监测工作情况；

（五）现场检查。

第三十条　卫生行政部门在检查中发现医疗机构存在医院感染隐患时，应当责令限期整改或者暂时关闭相关科室或者暂停相关诊疗科目。

第三十一条　医疗机构对卫生行政部门的检查、调查取证等工作，应当予以配合，不得拒绝和阻碍，不得提供虚假材料。

第六章　罚则

第三十二条　县级以上地方人民政府卫生行政部门未按照本办法的规定履行监督管理和对医院感染暴发事件的报告、调查处理职责，造成严重后果的，对卫生行政主管部门主要负责人、直接责任人和相关责任人予以降级或者撤职的行政处分。

第三十三条　医疗机构违反本办法，有下列行为之一的，由县级以上地方人民政府卫生行政部门责令改正，逾期不改的，给予警告并通报批评；情节严重的，对主要负责人和直接责任人给予降级或者撤职的行政处分：

（一）未建立或者未落实医院感染管理的规章制度、工作规范；

（二）未设立医院感染管理部门、分管部门以及指定专（兼）职人员负责医院感染

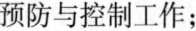

预防与控制工作；

（三）违反对医疗器械、器具的消毒工作技术规范；

（四）违反无菌操作技术规范和隔离技术规范；

（五）未对消毒药械和一次性医疗器械、器具的相关证明进行审核；

（六）未对医务人员职业暴露提供职业卫生防护。

第三十四条　医疗机构违反本办法规定，未采取预防和控制措施或者发生医院感染未及时采取控制措施，造成医院感染暴发、传染病传播或者其他严重后果的，对负有责任的主管人员和直接责任人员给予降级、撤职、开除的行政处分；情节严重的，依照《传染病防治法》第六十九条规定，可以依法吊销有关责任人员的执业证书；构成犯罪的，依法追究刑事责任。

第三十五条　医疗机构发生医院感染暴发事件未按本办法规定报告的，由县级以上地方人民政府卫生行政部门通报批评；造成严重后果的，对负有责任的主管人员和其他直接责任人员给予降级、撤职、开除的处分。

第七章　附则

第三十六条　本办法中下列用语的含义：

（一）医院感染：指住院病人在医院内获得的感染，包括在住院期间发生的感染和在医院内获得出院后发生的感染，但不包括入院前已开始或者入院时已处于潜伏期的感染。医院工作人员在医院内获得的感染也属医院感染。

（二）医源性感染：指在医学服务中，因病原体传播引起的感染。

（三）医院感染暴发：是指在医疗机构或其科室的病人中，短时间内发生3例以上同种同源感染病例的现象。

（四）消毒：指用化学、物理、生物的方法杀灭或者消除环境中的病原微生物。

（五）灭菌：杀灭或者消除传播媒介上的一切微生物，包括致病微生物和非致病微生物，也包括细菌芽胞和真菌孢子。

第三十七条　中国人民解放军医疗机构的医院感染管理工作，由中国人民解放军卫生部门归口管理。

第三十八条　采供血机构与疾病预防控制机构的医源性感染预防与控制管理参照本办法。

第三十九条　本办法自2021年9月1日起施行，原2021年11月30日颁布的《医院感染管理规范（试行）》同时废止。

医疗废物管理条例

中华人民共和国国务院令第 588 号

（2003 年 6 月 4 日国务院第 10 次常务会议通过根据 2010 年 12 月 29 日国务院第 138 次常务会议通过的《国务院关于废止和修改部分行政法规的决定》修正）

第一章　总则

第一条　为了加强医疗废物的安全管理，防止疾病传播，保护环境，保障人体健康，根据《中华人民共和国传染病防治法》和《中华人民共和国固体废物污染环境防治法》，制定本条例。

第二条　本条例所称医疗废物，是指医疗卫生机构在医疗、预防、保健以及其他相关活动中产生的具有直接或者间接感染性、毒性以及其他危害性的废物。

医疗废物分类目录，由国务院卫生行政主管部门和环境保护行政主管部门共同制定、公布。

第三条　本条例适用于医疗废物的收集、运送、贮存、处置以及监督管理等活动。

医疗卫生机构收治的传染病病人或者疑似传染病病人产生的生活垃圾，按照医疗废物进行管理和处置。

医疗卫生机构废弃的麻醉、精神、放射性、毒性等药品及其相关的废物的管理，依照有关法律、行政法规和国家有关规定、标准执行。

第四条　国家推行医疗废物集中无害化处置，鼓励有关医疗废物安全处置技术的研究与开发。

县级以上地方人民政府负责组织建设医疗废物集中处置设施。

国家对边远贫困地区建设医疗废物集中处置设施给予适当的支持。

第五条　县级以上各级人民政府卫生行政主管部门，对医疗废物收集、运送、贮存、处置活动中的疾病防治工作实施统一监督管理；环境保护行政主管部门，对医疗废物收集、运送、贮存、处置活动中的环境污染防治工作实施统一监督管理。

县级以上各级人民政府其他有关部门在各自的职责范围内负责与医疗废物处置有关的监督管理工作。

第六条　任何单位和个人有权对医疗卫生机构、医疗废物集中处置单位和监督管理部门及其工作人员的违法行为进行举报、投诉、检举和控告。

第二章　医疗废物管理的一般规定

第七条　医疗卫生机构和医疗废物集中处置单位，应当建立、健全医疗废物管理责任制，其法定代表人为第一责任人，切实履行职责，防止因医疗废物导致传染病传播和环境污染事故。

第八条　医疗卫生机构和医疗废物集中处置单位，应当制定与医疗废物安全处置有关的规章制度和在发生意外事故时的应急方案；设置监控部门或者专（兼）职人员，负责检查、督促、落实本单位医疗废物的管理工作，防止违反本条例的行为发生。

第九条　医疗卫生机构和医疗废物集中处置单位，应当对本单位从事医疗废物收集、运送、贮存、处置等工作的人员和管理人员，进行相关法律和专业技术、安全防护以及紧急处理等知识的培训。

第十条　医疗卫生机构和医疗废物集中处置单位，应当采取有效的职业卫生防护措施，为从事医疗废物收集、运送、贮存、处置等工作的人员和管理人员，配备必要的防护用品，定期进行健康检查；必要时，对有关人员进行免疫接种，防止其受到健康损害。

第十一条　医疗卫生机构和医疗废物集中处置单位，应当依照《中华人民共和国固体废物污染环境防治法》的规定，执行危险废物转移联单管理制度。

第十二条　医疗卫生机构和医疗废物集中处置单位，应当对医疗废物进行登记，登记内容应当包括医疗废物的来源、种类、重量或者数量、交接时间、处置方法、最终去向以及经办人签名等项目。登记资料至少保存3年。

第十三条　医疗卫生机构和医疗废物集中处置单位，应当采取有效措施，防止医疗废物流失、泄漏、扩散。

发生医疗废物流失、泄漏、扩散时，医疗卫生机构和医疗废物集中处置单位应当采取减少危害的紧急处理措施，对致病人员提供医疗救护和现场救援；同时向所在地的县级人民政府卫生行政主管部门、环境保护行政主管部门报告，并向可能受到危害的单位和居民通报。

第十四条　禁止任何单位和个人转让、买卖医疗废物。

禁止在运送过程中丢弃医疗废物；禁止在非贮存地点倾倒、堆放医疗废物或者将医疗废物混入其他废物和生活垃圾。

第十五条　禁止邮寄医疗废物。

禁止通过铁路、航空运输医疗废物。

有陆路通道的，禁止通过水路运输医疗废物；没有陆路通道必须经水路运输医疗废物的，应当经设区的市级以上人民政府环境保护行政主管部门批准，并采取严格的环境保护措施后，方可通过水路运输。

禁止将医疗废物与旅客在同一运输工具上载运。

禁止在饮用水源保护区的水体上运输医疗废物。

第三章　医疗卫生机构对医疗废物的管理

第十六条　医疗卫生机构应当及时收集本单位产生的医疗废物，并按照类别分置于防渗漏、防锐器穿透的专用包装物或者密闭的容器内。

医疗废物专用包装物、容器，应当有明显的警示标识和警示说明。

医疗废物专用包装物、容器的标准和警示标识的规定，由国务院卫生行政主管部门和环境保护行政主管部门共同制定。

第十七条　医疗卫生机构应当建立医疗废物的暂时贮存设施、设备，不得露天存放医疗废物；医疗废物暂时贮存的时间不得超过2天。

医疗废物的暂时贮存设施、设备，应当远离医疗区、食品加工区和人员活动区以及生活垃圾存放场所，并设置明显的警示标识和防渗漏、防鼠、防蚊蝇、防蟑螂、防盗以及预防儿童接触等安全措施。

医疗废物的暂时贮存设施、设备应当定期消毒和清洁。

第十八条　医疗卫生机构应当使用防渗漏、防遗撒的专用运送工具，按照本单位确定的内部医疗废物运送时间、路线，将医疗废物收集、运送至暂时贮存地点。

运送工具使用后应当在医疗卫生机构内指定的地点及时消毒和清洁。

第十九条　医疗卫生机构应当根据就近集中处置的原则，及时将医疗废物交由医疗废物集中处置单位处置。

医疗废物中病原体的培养基、标本和菌种、毒种保存液等高危险废物，在交医疗废物集中处置单位处置前应当就地消毒。

第二十条　医疗卫生机构产生的污水、传染病病人或者疑似传染病病人的排泄物，应当按照国家规定严格消毒；达到国家规定的排放标准后，方可排入污水处理系统。

第二十一条　不具备集中处置医疗废物条件的农村，医疗卫生机构应当按照县级人民政府卫生行政主管部门、环境保护行政主管部门的要求，自行就地处置其产生的医疗废物。自行处置医疗废物的，应当符合下列基本要求：

（一）使用后的一次性医疗器具和容易致人损伤的医疗废物，应当消毒并作毁形处理；

（二）能够焚烧的，应当及时焚烧；

（三）不能焚烧的，消毒后集中填埋。

第四章　医疗废物的集中处置

第二十二条　从事医疗废物集中处置活动的单位，应当向县级以上人民政府环境保护行政主管部门申请领取经营许可证；未取得经营许可证的单位，不得从事有关医疗废物集中处置的活动。

第二十三条　医疗废物集中处置单位，应当符合下列条件：

（一）具有符合环境保护和卫生要求的医疗废物贮存、处置设施或者设备；

（二）具有经过培训的技术人员以及相应的技术工人；

（三）具有负责医疗废物处置效果检测、评价工作的机构和人员；

（四）具有保证医疗废物安全处置的规章制度。

第二十四条　医疗废物集中处置单位的贮存、处置设施，应当远离居（村）民居住区、水源保护区和交通干道，与工厂、企业等工作场所有适当的安全防护距离，并符合国务院环境保护行政主管部门的规定。

第二十五条　医疗废物集中处置单位应当至少每2天到医疗卫生机构收集、运送一次医疗废物，并负责医疗废物的贮存、处置。

第二十六条　医疗废物集中处置单位运送医疗废物，应当遵守国家有关危险货物运输管理的规定，使用有明显医疗废物标识的专用车辆。医疗废物专用车辆应当达到防渗漏、防遗撒以及其他环境保护和卫生要求。

运送医疗废物的专用车辆使用后，应当在医疗废物集中处置场所内及时进行消毒和清洁。

运送医疗废物的专用车辆不得运送其他物品。

第二十七条　医疗废物集中处置单位在运送医疗废物过程中应当确保安全，不得丢弃、遗撒医疗废物。

第二十八条　医疗废物集中处置单位应当安装污染物排放在线监控装置，并确保监控装置经常处于正常运行状态。

第二十九条　医疗废物集中处置单位处置医疗废物，应当符合国家规定的环境保护、卫生标准、规范。

第三十条　医疗废物集中处置单位应当按照环境保护行政主管部门和卫生行政主管部门的规定，定期对医疗废物处置设施的环境污染防治和卫生学效果进行检测、评价。检测、评价结果存入医疗废物集中处置单位档案，每半年向所在地环境保护行政主管部门和卫生行政主管部门报告一次。

第三十一条　医疗废物集中处置单位处置医疗废物，按照国家有关规定向医疗卫生机构收取医疗废物处置费用。

医疗卫生机构按照规定支付的医疗废物处置费用，可以纳入医疗成本。

第三十二条　各地区应当利用和改造现有固体废物处置设施和其他设施，对医疗废物集中处置，并达到基本的环境保护和卫生要求。

第三十三条　尚无集中处置设施或者处置能力不足的城市，自本条例施行之日起，设区的市级以上城市应当在1年内建成医疗废物集中处置设施；县级市应当在2年内建成医疗废物集中处置设施。县（旗）医疗废物集中处置设施的建设，由省、自治区、直辖市人民政府规定。

在尚未建成医疗废物集中处置设施期间，有关地方人民政府应当组织制定符合环境保护和卫生要求的医疗废物过渡性处置方案，确定医疗废物收集、运送、处置方式和处置单位。

第五章　监督管理

第三十四条　县级以上地方人民政府卫生行政主管部门、环境保护行政主管部门，应当依照本条例的规定，按照职责分工，对医疗卫生机构和医疗废物集中处置单位进行监督检查。

第三十五条　县级以上地方人民政府卫生行政主管部门，应当对医疗卫生机构和医疗废物集中处置单位从事医疗废物的收集、运送、贮存、处置中的疾病防治工作，以及工作人员的卫生防护等情况进行定期监督检查或者不定期的抽查。

第三十六条　县级以上地方人民政府环境保护行政主管部门，应当对医疗卫生机构和医疗废物集中处置单位从事医疗废物收集、运送、贮存、处置中的环境污染防治工作进行定期监督检查或者不定期的抽查。

第三十七条 卫生行政主管部门、环境保护行政主管部门应当定期交换监督检查和抽查结果。在监督检查或者抽查中发现医疗卫生机构和医疗废物集中处置单位存在隐患时，应当责令立即消除隐患。

第三十八条 卫生行政主管部门、环境保护行政主管部门接到对医疗卫生机构、医疗废物集中处置单位和监督管理部门及其工作人员违反本条例行为的举报、投诉、检举和控告后，应当及时核实，依法作出处理，并将处理结果予以公布。

第三十九条 卫生行政主管部门、环境保护行政主管部门履行监督检查职责时，有权采取下列措施：

（一）对有关单位进行实地检查，了解情况，现场监测，调查取证；

（二）查阅或者复制医疗废物管理的有关资料，采集样品；

（三）责令违反本条例规定的单位和个人停止违法行为；

（四）查封或者暂扣涉嫌违反本条例规定的场所、设备、运输工具和物品；

（五）对违反本条例规定的行为进行查处。

第四十条 发生因医疗废物管理不当导致传染病传播或者环境污染事故，或者有证据证明传染病传播或者环境污染的事故有可能发生时，卫生行政主管部门、环境保护行政主管部门应当采取临时控制措施，疏散人员，控制现场，并根据需要责令暂停导致或者可能导致传染病传播或者环境污染事故的作业。

第四十一条 医疗卫生机构和医疗废物集中处置单位，对有关部门的检查、监测、调查取证，应当予以配合，不得拒绝和阻碍，不得提供虚假材料。

第六章 法律责任

第四十二条 县级以上地方人民政府未依照本条例的规定，组织建设医疗废物集中处置设施或者组织制定医疗废物过渡性处置方案的，由上级人民政府通报批评，责令限期建成医疗废物集中处置设施或者组织制定医疗废物过渡性处置方案；并可以对政府主要领导人、负有责任的主管人员，依法给予行政处分。

第四十三条 县级以上各级人民政府卫生行政主管部门、环境保护行政主管部门或者其他有关部门，未按照本条例的规定履行监督检查职责，发现医疗卫生机构和医疗废物集中处置单位的违法行为不及时处理，发生或者可能发生传染病传播或者环境污染事故时未及时采取减少危害措施，以及有其他玩忽职守、失职、渎职行为的，由本级人民政府或者上级人民政府有关部门责令改正，通报批评；造成传染病传播或者环境污染事故的，对主要负责人、负有责任的主管人员和其他直接责任人员依法给予降级、撤职、开除的行政处分；构成犯罪的，依法追究刑事责任。

第四十四条 县级以上人民政府环境保护行政主管部门，违反本条例的规定发给医疗废物集中处置单位经营许可证的，由本级人民政府或者上级人民政府环境保护行政主管部门通报批评，责令收回违法发给的证书；并可以对主要负责人、负有责任的主管人员和其他直接责任人员依法给予行政处分。

第四十五条　医疗卫生机构、医疗废物集中处置单位违反本条例规定，有下列情形之一的，由县级以上地方人民政府卫生行政主管部门或者环境保护行政主管部门按照各自的职责责令限期改正，给予警告；逾期不改正的，处 2000 元以上 5000 元以下的罚款：

（一）未建立、健全医疗废物管理制度，或者未设置监控部门或者专（兼）职人员的；

（二）未对有关人员进行相关法律和专业技术、安全防护以及紧急处理等知识的培训的；

（三）未对从事医疗废物收集、运送、贮存、处置等工作的人员和管理人员采取职业卫生防护措施的；

（四）未对医疗废物进行登记或者未保存登记资料的；

（五）对使用后的医疗废物运送工具或者运送车辆未在指定地点及时进行消毒和清洁的；

（六）未及时收集、运送医疗废物的；

（七）未定期对医疗废物处置设施的环境污染防治和卫生学效果进行检测、评价，或者未将检测、评价效果存档、报告的。

第四十六条　医疗卫生机构、医疗废物集中处置单位违反本条例规定，有下列情形之一的，由县级以上地方人民政府卫生行政主管部门或者环境保护行政主管部门按照各自的职责责令限期改正，给予警告，可以并处 5000 元以下的罚款；逾期不改正的，处 5000 元以上 3 万元以下的罚款：

（一）贮存设施或者设备不符合环境保护、卫生要求的；

（二）未将医疗废物按照类别分置于专用包装物或者容器的；

（三）未使用符合标准的专用车辆运送医疗废物或者使用运送医疗废物的车辆运送其他物品的；

（四）未安装污染物排放在线监控装置或者监控装置未经常处于正常运行状态的。

第四十七条　医疗卫生机构、医疗废物集中处置单位有下列情形之一的，由县级以上地方人民政府卫生行政主管部门或者环境保护行政主管部门按照各自的职责责令限期改正，给予警告，并处 5000 元以上 1 万元以下的罚款；逾期不改正的，处 1 万元以上 3 万元以下的罚款；造成传染病传播或者环境污染事故的，由原发证部门暂扣或者吊销执业许可证件或者经营许可证件；构成犯罪的，依法追究刑事责任：

（一）在运送过程中丢弃医疗废物，在非贮存地点倾倒、堆放医疗废物或者将医疗废物混入其他废物和生活垃圾的；

（二）未执行危险废物转移联单管理制度的；

（三）将医疗废物交给未取得经营许可证的单位或者个人收集、运送、贮存、处置的；

（四）对医疗废物的处置不符合国家规定的环境保护、卫生标准、规范的；

（五）未按照本条例的规定对污水、传染病病人或者疑似传染病病人的排泄物，进行严格消毒，或者未达到国家规定的排放标准，排入污水处理系统的；

（六）对收治的传染病病人或者疑似传染病病人产生的生活垃圾，未按照医疗废物进行管理和处置的。

第四十八条 医疗卫生机构违反本条例规定，将未达到国家规定标准的污水、传染病病人或者疑似传染病病人的排泄物排入城市排水管网的，由县级以上地方人民政府建设行政主管部门责令限期改正，给予警告，并处 5000 元以上 1 万元以下的罚款；逾期不改正的，处 1 万元以上 3 万元以下的罚款；造成传染病传播或者环境污染事故的，由原发证部门暂扣或者吊销执业许可证件；构成犯罪的，依法追究刑事责任。

第四十九条 医疗卫生机构、医疗废物集中处置单位发生医疗废物流失、泄漏、扩散时，未采取紧急处理措施，或者未及时向卫生行政主管部门和环境保护行政主管部门报告的，由县级以上地方人民政府卫生行政主管部门或者环境保护行政主管部门按照各自的职责责令改正，给予警告，并处 1 万元以上 3 万元以下的罚款；造成传染病传播或者环境污染事故的，由原发证部门暂扣或者吊销执业许可证件或者经营许可证件；构成犯罪的，依法追究刑事责任。

第五十条 医疗卫生机构、医疗废物集中处置单位，无正当理由，阻碍卫生行政主管部门或者环境保护行政主管部门执法人员执行职务，拒绝执法人员进入现场，或者不配合执法部门的检查、监测、调查取证的，由县级以上地方人民政府卫生行政主管部门或者环境保护行政主管部门按照各自的职责责令改正，给予警告；拒不改正的，由原发证部门暂扣或者吊销执业许可证件或者经营许可证件；触犯《中华人民共和国治安管理处罚法》，构成违反治安管理行为的，由公安机关依法予以处罚；构成犯罪的，依法追究刑事责任。

第五十一条 不具备集中处置医疗废物条件的农村，医疗卫生机构未按照本条例的要求处置医疗废物的，由县级人民政府卫生行政主管部门或者环境保护行政主管部门按照各自的职责责令限期改正，给予警告；逾期不改正的，处 1000 元以上 5000 元以下的罚款；造成传染病传播或者环境污染事故的，由原发证部门暂扣或者吊销执业许可证件；构成犯罪的，依法追究刑事责任。

第五十二条 未取得经营许可证从事医疗废物的收集、运送、贮存、处置等活动的，由县级以上地方人民政府环境保护行政主管部门责令立即停止违法行为，没收违法所得，可以并处违法所得 1 倍以下的罚款。

第五十三条 转让、买卖医疗废物，邮寄或者通过铁路、航空运输医疗废物，或者违反本条例规定通过水路运输医疗废物的，由县级以上地方人民政府环境保护行政主管部门责令转让、买卖双方、邮寄人、托运人立即停止违法行为，给予警告，没收违法所得；违法所得 5000 元以上的，并处违法所得 2 倍以上 5 倍以下的罚款；没有违法所得或者违法所得不足 5000 元的，并处 5000 元以上 2 万元以下的罚款。

承运人明知托运人违反本条例的规定运输医疗废物，仍予以运输的，或者承运人将医疗废物与旅客在同一工具上载运的，按照前款的规定予以处罚。

第五十四条 医疗卫生机构、医疗废物集中处置单位违反本条例规定，导致传染病传播或者发生环境污染事故，给他人造成损害的，依法承担民事赔偿责任。

第七章 附则

第五十五条 计划生育技术服务、医学科研、教学、尸体检查和其他相关活动中产生的具有直接或者间接感染性、毒性以及其他危害性废物的管理，依照本条例执行。

第五十六条 军队医疗卫生机构医疗废物的管理由中国人民解放军卫生主管部门参照本条例制定管理办法。

第五十七条 本条例自公布之日起施行。

医疗机构从业人员行为规范

第一章　总则

第一条　为规范医疗机构从业人员行为，根据医疗卫生有关法律法规、规章制度，结合医疗机构实际，制定本规范。

第二条　本规范适用于各级各类医疗机构内所有从业人员，包括：

（一）管理人员。指在医疗机构及其内设各部门、科室从事计划、组织、协调、控制、决策等管理工作的人员。

（二）医师。指依法取得执业医师资格或执业助理医师资格，经注册在医疗机构从事医疗、预防、保健及临床科研教学等工作的人员。

（三）护士。指经执业注册取得护士执业证书，依法在医疗机构从事护理工作的人员。

（四）医技人员。指医疗技术人员，主要包括医疗机构内各种检验检查科室技术人员、口腔技师、康复理疗师、医学物理工程师和医疗器械检验、维护人员等。

（五）药学技术人员。指依法取得药学专业技术职称，在医疗机构从事药学工作的药师及技术人员。

（六）其他人员。指除以上五类人员外，在医疗机构从业的其他人员，主要包括物资、总务、设备、信息、统计、财务、基本建设、后勤等部门工作人员。

第三条　医疗机构从业人员，既要遵守本文件所列基本行为规范，又要遵守与职业相对应的分类行为规范。

第二章　医疗机构从业人员基本行为规范

第四条　以人为本，践行宗旨。坚持救死扶伤、防病治病的宗旨，以病人为中心，全心全意为人民健康服务。

第五条　遵纪守法，依法执业。自觉遵守国家法律法规，遵守医疗卫生行业规章和纪律，严格执行所在医疗机构各项制度规定。

第六条　尊重病人，关爱生命。遵守医学伦理道德，尊重病人的知情同意权和隐私权，为病人保守医疗秘密，维护病人合法权益；尊重病人被救治的权利，不因种族、宗教、地域、贫富、地位、残疾、疾病等歧视病人。

第七条　优质服务，医患和谐。言语文明，举止端庄，认真践行医疗服务承诺，加强与病人的交流与沟通，自觉维护行业形象。

第八条　廉洁自律，恪守医德。弘扬高尚医德，严格自律，不索取和非法收受病人财物，不利用执业之便谋取不正当利益；不收受医疗器械、药品、试剂等生产、销售企业或人员以各种名义、形式给予的回扣、提成，不参与其提供的各类娱乐活动；不违规参与医疗广告宣传和药品医疗器械促销，不倒卖号源。

第九条　严谨求实，精益求精。热爱学习，钻研业务，努力提高专业素养，抵制学术不端行为。

第十条 爱岗敬业，团结协作。忠诚职业，尽职尽责，正确处理同行同事间关系，互相尊重，互相配合，和谐共事。

第十一条 乐于奉献，热心公益。积极参加上级安排的指令性医疗任务和社会公益性的扶贫、义诊、助残、支农、援外等活动，主动开展公众健康教育。

第三章 管理人员行为规范

第十二条 牢固树立科学的发展观和正确的业绩观，坚持医疗机构的社会公益性，加强制度建设和文化建设，与时俱进，创新进取，努力提升医疗质量、保障医疗安全、提高服务水平。

第十三条 认真履行管理职责，努力提高管理能力，依法承担管理责任，不断改进工作作风，切实服务临床一线。

第十四条 坚持依法、科学、民主决策，正确行使权力，遵守决策程序，推进院务公开，自觉接受监督，尊重员工民主权利。

第十五条 遵循公平、公正、公开原则，严格人事招录、评审、聘任制度，不在人事工作中谋取不正当利益。

第十六条 严格落实医疗机构各项内控制度，加强财物管理，合理调配资源，遵守国家采购政策，不违反规定干预和插手药品、医疗器械采购和基本建设等工作。

第十七条 加强医疗质量管理，建立健全医疗风险管理机制。

第十八条 尊重人才，鼓励公平竞争和学术创新，建立完善科学的人员考核、激励、惩戒制度，不从事或包庇学术造假等违规违纪行为。

第十九条 恪尽职守，勤勉高效，严格自律，发挥表率作用。

第四章 医师行为规范

第二十条 遵循医学科学规律，不断更新医学理念和知识，保证医疗技术应用的科学性、合理性。

第二十一条 规范行医，严格遵循临床诊疗规范和技术操作规范，使用适宜诊疗技术和药物，因病施治，合理医疗，不隐瞒、误导或夸大病情，不过度医疗。

第二十二条 认真执行医疗文书制度，规范书写、妥善保存病历材料，不隐匿、伪造或违规涂改、销毁医学文书及有关资料，不违规签署医学证明文件。

第二十三条 按规定履行医疗事故、传染病疫情和涉嫌伤害事件或非正常死亡报告职责。

第二十四条 认真履行医师职责，强化责任安全意识，积极防范和控制医疗责任差错事件。

第二十五条 开展医疗新技术时，保障病人及家属在充分知情条件下对诊疗决策的决定权，不违规进行试验性医疗。

第五章 护士行为规范

第二十六条 提高综合素质，尊重关心爱护病人，为病人提供专业医学照顾，注重沟通，体现人文关怀。

第二十七条 全面履行护理职责，正确执行疾病护理常规和临床护理技术规范，严格落实各项规章制度，为病人提供优质的护理服务。

第二十八条 竭诚协助医生诊治，密切观察病人病情。发现病人病情危急，应立即通知医师；在紧急情况下为抢救垂危病人生命，应及时实施必要的紧急救护。

第二十九条 严格执行医嘱，发现医嘱违反法律、法规、规章或者诊疗技术规范，应及时与医师沟通。

第三十条 按照《病历书写基本规范》要求，及时准确、完整规范书写护理病历，认真管理，不伪造、隐匿或违规涂改、销毁护理病历。

第六章 医技人员行为规范

第三十一条 爱护仪器设备，遵守各类操作规范，发现病人的检查项目不符合医学常规的，应及时与医师沟通。

第三十二条 正确运用医学术语，及时、准确出具检查、检验报告，不谎报数据，不伪造报告。发现检查检验结果达到危急值时，应及时提示医师注意。

第三十三条 指导和帮助病人配合检查，耐心帮助病人查询结果，对接触传染性物质或放射性物质的相关人员，进行告知并给予必要的防护。

第三十四条 合理采集、使用、保护、处置标本，不得违规买卖标本，谋取不正当利益。

第七章 药学技术人员行为规范

第三十五条 严格执行药品管理法律法规，科学指导用药，保障用药合理、安全。

第三十六条 认真履行处方审核调配职责，坚持查对制度，不得对处方所列药品擅自更改或代用。

第三十七条 配合医师做好病人用药使用禁忌、不良反应、注意事项和使用方法的解释说明，详尽解答用药疑问。

第三十八条 严格执行药品采购、验收、保管、供应等各项制度规定，不得私自销售、使用非正常途径采购的药品。

第三十九条 加强药品不良反应监测，自觉执行药品不良反应报告制度。

第八章 其他人员行为规范

第四十条 热爱本职工作，认真履行岗位职责，增强为临床服务的意识，保障医疗机构正常运营。

第四十一条 刻苦学习，钻研技术，熟练掌握本职业务技能，认真执行各项具体工作制度和技术操作常规。

第四十二条 严格执行财务、物资、采购等管理制度，认真做好设备和物资的计划、采购、保管、报废等工作，廉洁奉公，不谋私利。

第四十三条 严格执行医疗废物处理规定，不得随意丢弃、倾倒、堆放、使用、买卖医疗废物。

第四十四条 严格执行信息安全和医疗数据保密制度，不得随意泄露、买卖医学信息。

第四十五条　勤俭节约，爱护公物，保持环境卫生，为病人提供清洁整齐、舒适便捷、秩序良好的就医环境。

第九章　实施与监督

第四十六条　医疗机构行政领导班子负责本规范的贯彻实施。主要责任人要以身作则，模范遵守本规范，同时抓好本单位的贯彻实施。

第四十七条　医疗机构相关职能部门协助行政领导班子抓好本规范的落实，纪检监察纠风部门负责对实施情况进行监督检查。

第四十八条　各级卫生行政部门要加强对辖区内各级各类医疗机构及其从业人员贯彻执行本规范的监督检查。

第四十九条　医疗机构及其从业人员实施和执行本规范的情况，应列入医疗机构校验管理和医务人员年度考核、定期考核和医德考评的重要内容，作为医疗机构等级评审、医务人员职称晋升、评先评优的重要依据。

第五十条　医疗机构从业人员违反本规范的，由所在单位视情节轻重，给予批评教育、通报批评、取消当年评优评职资格或缓聘、解职待聘、解聘。其中需要追究党纪、政纪责任的，由有关纪检监察部门按照党纪政纪案件的调查处理程序办理；需要给予行政处罚的，由有关卫生行政部门依法给予警告、暂停执业或吊销执业证书；涉嫌犯罪的，移送司法机关依法处理。

第十章　附则

第五十一条　医疗机构内的实习人员、进修人员、签订劳动合同但尚未进行执业注册的人员等，根据其在医疗机构内从事的工作性质和职业类别，参照相应人员分类执行本规范。

第五十二条　本规范由中华人民共和国卫生部负责解释。

第五十三条　本规范自公布之日起施行。

医疗护理员培训大纲（试行）

根据服务对象和服务内容不同，医疗护理员的培训大纲分为三类。

一、以病人为主要服务对象的医疗护理员培训大纲

（一）培训对象

拟从事或正在从事医疗护理员工作的人员。

（二）培训方式及时间

采用理论和实践相结合的培训方式。培训总时间不少于 120 学时，其中理论培训不少于 40 学时，实践培训不少于 80 学时。

（三）培训目标

1. 了解相关法律法规、规章制度。

2. 具备良好的职业道德、协作意识和人文关怀素养。

3. 熟悉医疗机构规章制度和护理员岗位职责。

4. 掌握生活照护的基本知识和技能。

5. 掌握消毒隔离的基本知识和技术。

6. 掌握沟通的基本技巧和方法。

7. 具备安全意识，掌握安全防护、急救的基本知识和技术。

8. 掌握中药等常用药物服用的基本知识和方法。

9. 掌握体温、脉搏、呼吸、血压等生命体征正常值。

（四）培训内容

1. 理论培训内容

（1）法律法规。《中华人民共和国劳动法》《中华人民共和国劳动合同法》《中华人民共和国消防法》《中华人民共和国传染病防治法》等相关法律法规。

（2）规章制度。《医疗机构管理条例》《医院感染管理办法》《医疗废物管理条例》及医疗机构工作相关规章制度等。

（3）职业道德和工作规范。护理员的职业道德和职业礼仪、护理员的岗位职责和行为规范、人文关怀，服务对象的权利和义务等。

（4）生活照护。饮食照护、清洁照护、睡眠照护、排痰照护、排泄照护、移动照护（如卧位摆放、更换体位、搬运转运等）的内容、方法、标准和注意事项等；进食、睡眠、排泄、移动等异常情况及处理；压力性损伤预防。

（5）消毒隔离。手卫生、穿脱隔离衣、戴（脱）手套/口罩/帽子的方法、垃圾分类与管理、职业安全与防护、环境与物品的清洁和消毒。

（6）沟通。沟通的技巧与方法、特殊服务对象的沟通技巧。

（7）安全与急救。病人安全防护（跌倒/坠床、意识障碍、误吸、噎食、烫伤、压力性损伤、管路滑脱等）；保护用具的使用与观察；停电火灾应急预案；纠纷预防；初级急救知识、心肺复苏术（CPR）。

（8）体温、脉搏、呼吸、血压等生命体征正常值。

（9）基本康复锻炼。功能位摆放、肢体被动活动等。

（10）安宁疗护内容及照护要点。

（11）中药服用基本知识和中药饮片的煎煮方法及注意事项。

2.实践培训内容

（1）饮食照护。餐前准备、协助进食（水），进食（水）后的观察注意事项。

（2）清洁照护。头面部、手、足清洁，口腔清洁（含活动性义齿）、床上洗头、沐浴、床上擦浴、修剪指（趾）甲、会阴清洁；协助穿脱、更换衣裤，床单位整理与更换、卧床病人更换床单。

（3）睡眠照护。睡眠环境的准备、促进睡眠的方法。

（4）排痰照护。叩背等协助排痰方法及注意事项。

（5）排泄照护。协助如厕、床上使用便器、更换纸尿裤/尿垫、协助留取大小便标本。

（6）移动照护。常用卧位摆放（平卧位、侧卧位、半卧位、半坐位等）；协助更换体位、协助上下床、搬运法、轮椅及平车转运法、辅助用具使用（轮椅、拐杖、助行器）。

（7）消毒隔离。手卫生、穿脱隔离衣、戴（脱）手套/帽子/口罩、环境及物品的清洁与消毒。

（8）沟通技巧。

（9）安全与急救。病人安全防护（跌倒/坠床、噎食、误吸、烫伤、压力性损伤、管路滑脱等），保护用具的使用；灭火器等消防器材的使用；初级急救技术、心肺复苏术（CPR）。

（10）协助身体活动、协助功能位摆放、协助肢体被动活动。

二、以老年病人为主要服务对象的医疗护理员培训大纲

（一）培训对象

拟从事或正在从事医疗护理员工作的人员。

（二）培训方式及时间

采用理论和实践相结合的培训方式。培训总时间不少于150学时，其中理论培训不少于50学时，实践培训不少于100学时。

（三）培训目标

在达到以病人为主要服务对象的医疗护理员培训目标的基础上，还应达到以下目标。

1.了解《中华人民共和国老年人权益保障法》。

2.熟悉护理院（站）、护理中心、医养结合机构等相关规章制度、护理员岗位职责。

3.熟悉老年人的常见疾病及照护要求。

4.掌握老年人的生理、心理特点。

5.掌握老年人生活照护特点。

6.掌握老年人营养需求和进食原则。

7.掌握老年人常见疾病使用药物的注意事项。

8.掌握老年人沟通技巧和方法。

（四）培训内容

1.理论培训内容

（1）《中华人民共和国老年人权益保障法》；护理院（站）、护理中心、医养结合机构等相关规章制度和护理员岗位职责。

（2）老年人的生理、心理特点。

（3）老年人的常见疾病及照护要求。

（4）老年人的生活照护内容及要求。

（5）跌倒/坠床、意识障碍、吞咽障碍、视力/听力障碍、睡眠障碍、大小便失禁、便秘、压力性损伤、营养失调、疼痛、坠积性肺炎等情况的表现、预防和照护措施。

（6）老年人的饮食种类、营养需求、进食原则、注意事项。

（7）老年人常见疾病使用药物的注意事项。

（8）老年人沟通技巧和方法，常见心理问题的应对，异常心理行为的识别和应对措施。

（9）老年人终末期安宁疗护相关知识。

2.实践培训内容

（1）义齿摘取、佩戴、清洗和存放。

（2）协助老年人进食/水，观察并记录异常。

（3）模拟体验，感受老年人的生活行为，给予老年人照护措施。

（4）热水袋等保暖物品和设施的使用方法及注意事项。

（5）对意识障碍、吞咽障碍、视力/听力障碍、睡眠障碍、大小便失禁、便秘、压力性损伤、营养失调、疼痛等情况进行照护和安全防护，预防跌倒、坠床、呛咳、噎食、烫伤、管路滑脱、坠积性肺炎、触电、走失等意外情况。

三、以孕产妇和新生儿病人为主要服务对象的医疗护理员培训大纲

（一）培训对象

拟从事或正在从事医疗护理员工作的人员。

（二）培训方式及时间

采用理论和实践相结合的培训方式。培训总时间不少于150学时，其中理论培训不少于50学时，实践培训不少于100学时。

（三）培训目标

在达到以病人为主要服务对象的医疗护理员培训目标的基础上，还应达到以下目标。

1.了解《中华人民共和国母婴保健法》。

2.熟悉产科常见疾病的临床表现和照护要点。

3.了解产科围产期、产褥期的照护特点，常见并发症的预防和注意事项。

4.熟悉综合医院产科、妇产医院、妇幼保健院等机构相关规章制度和护理员岗位职责。

5. 掌握产妇的生理、心理变化。

6. 掌握产妇产褥期营养膳食和生活照护。

7. 掌握产褥期产妇焦虑、抑郁等心理问题的识别、预防和应对措施。

8. 掌握新生儿的日常照护。

9. 掌握新生儿的喂养相关知识和母乳喂养技巧。

10. 掌握新生儿意外伤害的预防和应对措施。

11. 熟悉新生儿的生理特点、常见疾病临床表现及照护要点。

（四）培训内容

1. 理论培训内容

（1）《中华人民共和国母婴保健法》；综合医院产科、妇产医院、妇幼保健院等机构的规章制度和护理员岗位职责。

（2）产妇的生理、心理变化特点。

（3）产科常见疾病（如多胎妊娠、妊娠高血压疾病、妊娠期糖尿病、羊水量异常、前置胎盘、胎盘早期剥离、胎膜早破、早产、产后出血等)的临床表现特点和照护注意要点。

（4）围产期、产褥期的照护特点，常见并发症的预防和注意事项。

（5）产妇焦虑、抑郁等心理问题表现、预防和处理。

（6）营养学基础知识；产妇产褥期食谱、营养膳食指导；会阴清洁、产褥期卫生指导。

（7）新生儿生理特点；生长和发育；新生儿黄疸、尿布疹、脐炎、湿疹、便秘、腹泻等常见疾病相关知识和照护要点。

（8）新生儿日常照护；居室环境、新生儿衣着、新生儿包裹、睡眠、抱姿；眼、鼻、耳、口腔、指甲、脐部、臀部照护；尿布和纸尿裤的使用；新生儿沐浴、新生儿抚触；新生儿用品清洁、消毒等。

（9）新生儿喂养（母乳、人工、混合喂养）；母乳喂养的方法技巧；母乳喂养常见问题与处理。

（10）新生儿窒息、跌落、烫伤等意外伤害的预防和应对措施。

2. 实践培训内容

（1）产妇膳食食谱制订及饮食指导。

（2）会阴清洁、坐浴。

（3）腹带的使用。

（4）孕产妇围产期、产褥期常见并发症的预防和注意事项。

（5）新生儿穿衣、包裹、抱姿。

（6）协助新生儿沐浴；沐浴前准备工作；眼、鼻、耳、口腔、指甲、脐部、臀部照护；更换尿布/纸尿裤；新生儿抚触。

（7）协助母乳喂养（包括哺乳姿势、托乳房方法、含接姿势等）。

（8）新生儿人工喂养的方法；配奶用物的准备和清洁消毒等。

（9）新生儿窒息、跌落、烫伤等意外伤害的预防和应对措施。

中华人民共和国卫生行业标准

居家、社区老年医疗护理员服务标准

（WS/T 803—2022）

本标准于 2022 年 9 月 28 日发布，2023 年 3 月 1 日实施。

前　言

本标准由国家卫生健康标准委员会老年健康标准专业委员会负责技术审查和技术咨询，由国家卫生健康委员会医疗管理服务指导中心负责协调性和格式审查，由国家卫生健康委员会老龄健康司负责业务管理、法规司负责统筹管理。

本标准起草单位：中国老年医学学会、中国人民解放军总医院、北京大学护理学院、四川大学华西医院、北京老年医院、四川大学华西护理学院、首都医科大学宣武医院、北京社会管理职业学院（民政部培训中心）、国家卫生健康委北京老年医学研究所、北京医院。

本标准主要起草人：皮红英、侯惠如、石海燕、尚少梅、蒋艳、陈峥、李卡、杨莘、屠其雷、杨泽、孙超。

1　范围

本标准规定了居家、社区老年医疗护理员服务的基本要求、流程、项目及要求、评价与改进。本标准适用于居家、社区中为老年人提供辅助医疗护理服务的从业人员。

2　规范性引用文件

下列文件中的内容通过文中的规范性引用而构成本标准必不可少的条款。其中，注日期的引用文件，仅该日期对应的版本适用于本标准；不注日期的引用文件，其最新版本（包括所有的修改单）适用于本标准。

WS/T 313 医务人员手卫生规范

3　术语和定义

下列术语和定义适用于本标准。

3.1　老年人 older adults

年龄在 60 周岁及以上的人。

3.2　医疗护理员 medical nursing assistants

主要提供辅助护理等医疗辅助的服务人员。

注：医疗护理员不属于医疗机构卫生专业技术人员。

［来源：《中华人民共和国职业分类大典（2015 年版）》，4-14-01-00］

3.3　老年医疗护理员 medical nursing assistants for older adults

以老年人为主要服务对象的医疗护理员（3.2）。

4　基本要求

4.1　提供服务的老年医疗护理员应经过专门培训，并考核合格。

4.2　服务内容不应涉及医疗护理专业技术性工作。

4.3　服务流程应按照本标准第 5 章执行。

5　服务流程

5.1　服务接洽

5.1.1　服务接单

5.1.1.1　服务提供机构通过管理平台或其他方式接单，做好登记。

5.1.1.2　机构应对服务对象的健康状况、居住环境、照护风险等进行综合评估，制定服务计划。

5.1.1.3　机构应与服务对象或主要家庭成员签订协议。

5.1.2　服务准备

根据服务计划准备照护用品。

5.2　服务实施

5.2.1　根据服务计划提供照护服务。

5.2.2　服务操作应按照《医疗护理员培训大纲（试行）》（2019 版）执行。

5.2.3　手卫生应按照 WS/T 313 执行。

5.3　服务结束

5.3.1　按照垃圾分类管理规定处理垃圾。

5.3.2　检查核对照护用品，整理好照护设备设施。

5.3.3　在管理平台上或通过其他方式做好服务记录。

5.4　服务反馈

5.4.1　与服务对象或主要家庭成员沟通，记录并反馈服务信息。

5.4.2　应及时进行服务回访及总结。

6 服务项目及要求

6.1 服务项目

根据老年人的需求，宜提供表1中的服务项目及内容。

表1 服务项目及内容

服务项目	服务内容
生活照护	清洁照护、饮食照护、排泄照护、睡眠照护、移动照护
基础照护	指标观测、用药照护、排痰照护
安全与急救	安全防护、现场初级急救
康复照护	日常活动训练、功能位摆放及肢体被动活动
心理照护	沟通交流、精神慰藉
临终照护	心理支持、症状观察及躯体照护

6.2 服务要求

6.2.1 生活照护

6.2.1.1 清洁照护

为老年人提供清洁服务，包括晨晚间护理服务、助浴服务、床单位清洁服务、环境整理服务：

——晨晚间护理服务：应为老年人提供身体清洁服务，更换衣裤、刮胡须、修剪指（趾）甲，有义齿者协助摘取、佩戴、清洗和存放，使颜面、口腔、手、足部、会阴部清洁；

——助浴服务：应根据老年人身体情况协助其淋浴或盆浴，给予卧床老年人床上洗头及擦浴，使身体清洁、无异味；

——床单位清洁服务：应按需为老年人清洁床单位，使其清洁、平整、舒适；

——环境整理服务：应为老年人进行居室环境整理、定时通风，使室内整洁。

6.2.1.2 饮食照护

为老年人提供饮食照护服务，包括膳食准备、进餐服务、异常情况观察及处理：

——膳食准备：应根据老年人身体状况、营养状况、饮食习惯及宗教信仰为其准备适合的食物及频次；

——进餐服务：进餐前应为老年人准备适宜的进餐环境、合适的进餐体位；协助老年人经口进食/水，必要时为其喂食/水；为管饲老年人实施管饲喂养；

——异常情况观察：进餐过程中应观察有无噎食、呛咳、误吸、呕吐等异常情况并及时处理。

6.2.1.3 排泄照护

为老年人提供排泄照护服务,包括协助如厕、使用便器、更换纸尿裤/尿垫、协助排便、观察排泄物:

——应协助行动不便的老年人如厕;

——应为卧床老年人放置便器,及时取出,用后清洗、消毒;

——应及时为卧床老年人更换纸尿裤/尿垫并清洁身体;

——应为老年人进行肠造口及膀胱造口护理;

——应观察排泄物的次数、量及性状,必要时协助排便、留取大小便标本、记录出入量;

——应注意保暖并保护老年人隐私部位。

6.2.1.4 睡眠照护

为老年人提供睡眠照护服务,包括布置睡眠环境和观察睡眠状况:

——布置睡眠环境:应根据老年人的睡眠习惯和需求为其创造良好的睡眠环境,包括安静的环境及适宜的光线、温度等;

——观察睡眠状况:应适时巡视并观察记录老年人睡眠状况,协助睡眠障碍老年人入睡、遵医嘱协助老年人正确使用睡眠药物。

6.2.1.5 移动照护

为老年人提供移动照护服务,包括辅助用具的选择和使用、体位转换:

——辅助用具的选择和使用:应根据老年人实际情况及需求协助老年人选择合适的辅助用具,指导或协助老年人使用拐杖、轮椅、习步器等辅助用具进行移动;

——体位转换:应协助老年人床椅转移,根据老年人情况为使用轮椅或卧床的老年人变换体位,预防压力性损伤。

6.2.2 基础照护

6.2.2.1 指标观测

为老年人进行生命体征、体重、末梢血糖、脉氧饱和度等生理指标观测,并做好记录:

——应根据老年人身体状况为其测量体温、脉搏、呼吸、血压、脉氧饱和度,并观察精神状态;

——每周为老年人测量体重;

——遵医嘱为老年人测量末梢血糖。

6.2.2.2 用药照护

为老年人提供用药照护服务,包括药物保管、药物使用、中药煎制、用药观察:

——药物保管:应检查药物有效期,药物标识清晰、存放环境适宜;

——药物使用:应遵医嘱协助老年人使用内服及外用药物;

——中药煎制:应遵医嘱煎制中药;

——用药观察:应观察药物效果,发生不良反应及时处理。

6.2.2.3 排痰照护

为老年人提供排痰照护服务,包括叩背、有效咳嗽:

——叩背:应为卧床或排痰困难的老年人进行叩背,促进痰液排出;

——有效咳嗽：应指导或协助老年人有效咳嗽，保持呼吸道通畅。

6.2.3 安全与急救

6.2.3.1 安全防护

为老年人提供安全防护服务，包括预防意外事件、使用保护性用具：

——预防意外事件：应对老年人及主要家庭成员进行安全宣教，预防跌倒、坠床、误吸、噎食、烫伤、走失、中毒、自杀、自伤、触电等意外事件，发现意外情况及时协助处理；

——使用保护性用具：应指导或协助老年人使用床挡、支具、习步器等保护性用具，防止使用不当造成损伤。

6.2.3.2 现场初级急救

为老年人提供现场初级急救服务，包括心肺复苏、止血包扎、海姆立克法急救等：

——心肺复苏：应为发生心脏骤停的老年人实施心肺复苏术，并拨打急救电话，医务人员到达后，向医务人员陈述病情；

——止血包扎：应为发生外伤的老年人进行初步止血包扎处理，及时协助就医；

——海姆立克法急救：应为发生噎食的老年人实施海姆立克法进行急救。

6.2.4 康复照护

6.2.4.1 日常活动训练

为老年人提供日常活动训练服务，包括基础性日常活动训练和工具性日常活动训练：

——基础性日常活动训练：应对老年人进行个人卫生、穿（脱）衣物、进食、移动等训练；

——工具性日常活动训练：可对老年人进行购物、外出活动、使用电话、家务维持等训练。

6.2.4.2 功能位摆放及肢体被动活动

为卧床老年人摆放功能位并协助进行肢体被动活动：

——摆放功能位：应为老年人摆放舒适体位，使肢体处于功能位；

——肢体被动活动：应协助老年人进行肢体被动活动，维持关节活动度，防止关节僵硬、变形，促进关节功能及肢体血液循环，维持肌力，预防肌肉萎缩。

6.2.5 心理照护

6.2.5.1 沟通交流

为老年人提供沟通交流服务：

——应根据老年人的沟通能力，选择适宜的方式和技巧进行情感交流；

——应鼓励老年人表达感受和需求，注意保护隐私信息。

6.2.5.2 精神慰藉

为老年人提供精神慰藉服务：

——应注意观察老年人的精神状态、情绪及行为变化；

——应根据老年人心理及情绪变化采取应对措施；

——应在老年人有异常情绪时给予安抚，并及时与主要家庭成员沟通。

6.2.6 临终照护

6.2.6.1 心理支持

为临终期老年人提供一般性心理支持服务：

——应尊重老年人宗教信仰和个人生活习惯，了解其感受并满足其需求；

——与家庭成员沟通交流，帮助其充分了解老年人的身心需求，提供适宜的临终期陪伴。

6.2.6.2 症状观察及躯体照护

为临终期老年人提供症状观察及躯体照护服务：

——及时从医护人员处获取老年人的预后信息及病程发展过程中可能会出现的症状变化；

——识别老年人临终期常见的不适症状并及时向医护人员反馈；

——维持老年人临终期的舒适，包括协助翻身、安置舒适体位、喂食/水、辅助排痰及排便、清理污物等工作，改善和维持躯体和环境的舒适；

——协助有需求的老年人就医。

7 服务评价与改进

7.1 评价主体

服务提供机构的质量管理人员以及服务对象或主要家庭成员等利益相关方。

7.2 评价指标

以服务内容达标为主要评价指标。

7.3 评价方法

结合服务过程、服务内容及结果进行服务评价，采用意见征询、问卷调查、实地检查等方法，实施服务监督考核。

7.4 服务改进

根据服务评价结果采取改进措施，持续提高服务质量。

参考文献

[1]《中华人民共和国职业分类大典(2015年版)》

[2]《医疗护理员培训大纲（试行）》（2019版）

[3] 李小寒，尚少梅.基础护理学（第六版）[M].北京：人民卫生出版社,2018.

参考文献

[1] 李小寒，尚少梅.基础护理学.第6版.国家卫生和计划生育委员会"十三五"规划教材［M］.北京：人民卫生出版社，2017.

[2] 李乐之，路潜.外科护理学.第5版.卫生部"十二五"规划教材［M］.北京：人民卫生出版社，2014.

[3] 全国卫生专业技术资格考试用书编写专家委员会.护理学（中级）.2018全国卫生专业技术资格考试指导［M］.北京：人民卫生出版社，2017.

[4] 云南省老年护理协会.云南省养老护理管理规范与护理技术操作规程［M］.昆明：云南科技出版社，2017.

[5] 王爱平，孙永新.医疗护理员培训教程［M］.北京：人民卫生出版社，2021.

[6] 崔玉霞.护理员培训教程［M］.北京：人民卫生出版社，2017.

[7] 皮红英，张立力.中国老年医疗照护·技能篇（日常生活和活动）.中国老年医学学会医疗照护国家级规划教材［M］.北京：人民卫生出版社，2017.

[8] 黄岩松，李敏.老年健康照护（临床案例版）.全国高职高专医药院校护理专业"十三五"规划教材（临床案例版）［M］.武汉：华中科技大学出版社，2017.

[9] 孙红.老年护理学–问题与实践［M］.北京：人民卫生出版社，2019.

[10] 刘云.医疗护理员操作技能实践技能［M］.南京：东南大学出版社，2019.

[11] 邹文开，赵红岗，杨根来.失智老年人照护职业技能教材（初级）.教育部第二批1+X失智老年人照护职业技能教材系列丛书［M］.北京：化学工业出版社，2020.

[12] 中华人民共和国民政行业标准老年人能力评估（MZ/T 039—2013）[S].2017.10.

[13] 田兰宁.老年人能力评估基础操作指南［M］.北京：中国社会出版社，2016.

[14] 尤黎明，吴瑛.内科护理学[M].北京：人民卫生出版社，2017.

[15] 孙红.老年护理学——问题与实践[M].北京：人民卫生出版社，2018.

[16] 周芬华，潘卫群.养老护理医疗照护[M].上海：上海科学技术出版社，2019.

[17] 刘云.医疗护理员操作技能实践手册[M].南京：东南大学出版社，2019.

[18] 林萍，马素慧.康复护理学[M].北京：北京大学医学出版社，2015.

[19] 张绍岚，王翔.运动治疗技术[M].北京：人民卫生出版社，2014.

[20] 郭红.养老护理学[M].北京：北京大学医学出版社，2017.

[21] 李小寒，尚少梅.基础护理学[M].北京：人民卫生出版社，2017.

[22] 化前珍，胡秀英.老年护理学[M].北京：人民卫生出版社，2017.

[23] 赵佛容.口腔护理学[M].上海：复旦大学出版社，2017.

[24] 王爱平，孙永新.医疗护理员培训教程[M].北京：人民卫生出版社，2020.

[25] 崔焱.儿科护理学.第6版[M].北京：人民卫生出版社，2017.

[26] 周乐山 . 儿科护理学 . 第 3 版 [M]. 北京 : 人民卫生出版社，2020.

[27] 余雨枫 . 精神科护理学 . 第 2 版 [M]. 北京 : 人民卫生出版社，2016.

[28] 李丽萍 . 护理心理学 . 第 2 版 [M]. 北京 : 人民卫生出版社，2016.

[29] 尤黎明 . 内科护理学 . 第 6 版 [M]. 北京 : 人民卫生出版社，2017.

[30] 中国营养学会 . 中国居民膳食指南（2016）[M]. 北京 : 人民卫生出版社，2016.

[31] 蔡威，万燕萍，等 . 临床营养学 [M]. 上海 : 复旦大学出版社，2018.

[32] 胡辉，李静 . 老年常见病与社区护理 [M]. 北京 : 人民军医出版社，2015.